上海卫生政策研究年度报告
（2017）

ANNUAL REPORT OF SHANGHAI HEALTH POLICY RESEARCH (2017)

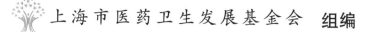

上海市卫生和计划生育委员会

上海市医药卫生发展基金会　组编

上海市卫生和健康发展研究中心

U0301111

科学出版社

北　京

内 容 简 介

本书是《上海卫生政策研究年度报告》系列绿皮书的第六辑,该绿皮书由上海市卫生和计划生育委员会、上海市医药卫生发展基金会和上海市卫生和健康发展研究中心联合组织编写,自 2012 年起每年出版一辑,定位于打造上海卫生政策信息发布的"制高点"、医改成效评价的"权威版"和卫生政策导向的"风向标"。结合上海市卫生和计划生育委员会 2017 年度工作重点和卫生政策研究成果,本年度绿皮书共设置了健康上海、健康服务业、医药卫生体制改革、公共卫生服务、基层卫生服务、药政管理、学科与人才、生育指导与家庭发展、行业监督管理、卫生筹资与保障、他山之石 11 章,以及《2017 年度上海市主要卫生计生统计公报》《2017 年度国家主要卫生计生政策文件一览表》和《2017 年度上海市主要卫生计生政策文件一览表》3 个附录,是 2017 年度上海卫生政策研究成果和重要数据文献的集中展示。

本书可为上海市及其他地区从事卫生管理与改革相关工作的各级领导同志提供有价值的参考信息,能够帮助基层卫生管理人员理解、把握卫生政策及其走势,也可作为卫生政策研究人员的参阅读物。

图书在版编目(CIP)数据

上海卫生政策研究年度报告.2017 / 上海市卫生和计划生育委员会,上海市医药卫生发展基金会,上海市卫生和健康发展研究中心组编.—北京:科学出版社,2018.2

ISBN 978-7-03-056388-0

Ⅰ.①上… Ⅱ.①上… ②上… ③上… Ⅲ.①卫生工作-方针政策-研究报告-上海-2017 Ⅳ.①R-012

中国版本图书馆 CIP 数据核字(2018)第 012423 号

责任编辑:闵 捷
责任印制:谭宏宇 / 封面设计:殷 靓

科 学 出 版 社 出版

北京东黄城根北街 16 号
邮政编码:100717
http://www.sciencep.com

南京展望文化发展有限公司排版
上海叶大印务发展有限公司印刷
科学出版社发行 各地新华书店经销

*

2018 年 2 月第 一 版 开本:787×1092 1/16
2018 年 2 月第一次印刷 印张:27 1/2
字数:638 000

定价:140.00 元
(如有印装质量问题,我社负责调换)

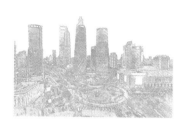

编委会名单

顾　　问：邬惊雷　黄　红　宁　光　李宣海　彭　靖　赵丹丹

主　　任：胡善联

委　　员：(按姓氏笔画排序)

丁汉升　王庆华　王　彤　王　玲　王　惟　卢　华

田文华　付　晨　许　速　苏　燕　李志民　吴文辉

吴向泳　吴苏贵　吴　宏　何梦乔　何智纯　张　文

张　帆　张　勘　张　超　陈　文　陈　昕　陈　博

陈群民　陈　霆　金春林　周少云　周艳琴　周海旺

赵致平　赵益民　胡善联　俞　卫　倪卫杰　徐崇勇

高　红　高解春　郭永瑾　唐　琼　黄　丽　梁　鸿

葛燕萍　谢　桦　鲍　勇　蔡江南　樊　华

编辑工作组

组　　长：金春林

副 组 长：丁汉升　黄玉捷　吴凌放

组　　员：(按姓氏笔画排序)

丁汉升　王力男　王月强　王美凤　王　莎　王海银

方欣叶　石　瑛　丛骊萱　冯旅帆　许明飞　杜学礼

李　芬　杨山石　杨　燕　吴凌放　何　达　何江江

张伊人　张　苹　张昀羿　张晓溪　张　雪　陈　多

陈珉惺　岳秋颖　金春林　周书豪　周佳卉　周　娜

柯　林　信虹云　徐嘉婕　高广文　唐　密　姬雪萍

桑培敏　黄玉捷　曹宜璠　彭　颖　程佳露　谢春艳

雷　涵　操　仪

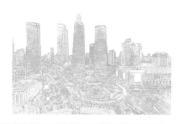

序

天道酬勤，日新月异。《上海卫生政策研究年度报告》也迎来第六个年头。

六年来，《上海卫生政策研究年度报告》紧紧把握卫生改革发展大趋势，从实践立场、学术视角，全方位呈现了党的十八大以来上海卫生改革发展的政策实践脉络，成为上海卫生政策信息发布的"制高点"、医改成效评价的"权威版"和卫生政策导向的"风向标"，成为深受政府官员、学者、卫生从业人员欢迎的工具书。

《上海卫生政策研究年度报告(2017)》秉持紧扣时代脉搏、紧贴工作实际的思路，充分反映上海市在落实健康中国战略、推进健康上海建设、深化医改过程中的一系列科学决策过程，充分反映了上海对全面取消药品加成、探索医疗联合体建设、完善家庭医生制度等改革中的一些热点问题的思考。同时，也收集了一些学者在精准医疗、智慧医疗、健康旅游等新产业、新业态、新模式、新技术领域的探索性研究成果。

2018 年是贯彻党的十九大精神的开局之年，是改革开放 40 周年，是决胜全面建成小康社会、实施"十三五"规划承上启下的关键一年。上海将坚持需求导向、问题导向和效果导向，开启健康上海建设新征程，全面推进省级综合医改试点，推动健康服务供给侧结构性改革，提高行业治理现代化水平，加快建立成熟稳定的基本医疗卫生制度。希望广大卫生政策研究者和卫生智库增强使命感、责任感，顺应新形势、新变化，紧扣新时代主要矛盾，进一步深入实际问题研究，为上海健康事业的改革发展作出新贡献！

敬终如始，继往开来！新时代的大幕已经开启，健康上海的美丽蓝图也已绘就。我们要不忘初心，牢记使命，奋发有为，锐意进取，共同谱写上海健康事业的美好明天，为实现人民对美好生活的向往不懈奋斗！

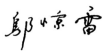

2018 年 1 月

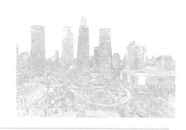

主编寄语

　　时光流转，岁月如歌，转眼 2018 年又到来了。在上海市卫生和计划生育委员会、上海市医药卫生发展基金会的支持下，上海市卫生和健康发展研究中心已连续 6 年组织编写《上海卫生政策研究年度报告》（简称"绿皮书"）。我们不忘推进医改的初心，坚持将"绿皮书"打造成上海卫生政策信息发布的"制高点"、医改成效评价的"权威版"和卫生政策导向的"风向标"。《上海卫生政策研究年度报告（2017）》将本市和各区卫生计生优秀研究成果以及上海申康医院发展中心、上海市卫生和健康发展研究中心的 2017 年度研究成果共计 53 篇文章（含附录）汇编成册，以飨读者。

　　2017 年 9 月，中共上海市委办公厅、上海市人民政府办公厅颁发了《"健康上海 2030"规划纲要》，为未来健康上海指明了方向。未来，上海将进一步迈向卓越的全球城市、亚洲一流的健康城市和亚洲医学中心城市。要实现上述目标，首先要转变健康理念，根据上海市情，按习近平同志提出的"普及健康生活、优化健康服务、完善健康保障、建设健康环境、发展健康产业"五大健康改革创新的战略要求，实施健康战略，加强部门协调，将健康融入所有政策。通过《上海市健康城市 2015—2017 年行动计划》的实施，"减盐、减油、减糖、健康口腔、健康体重、健康骨骼"的"三减三健"和社会共治理念已经深入人心。

　　上海市是全国科技创新基地，在建设健康服务业方面具有很大的潜力。发展健康产业园区、医疗旅游业、智慧医疗、精准医疗和健康医疗大数据正是上海的优势。为了提升健康产业园区的集聚效应，展开差异化竞争，在统筹规划、政策保障、产业转型、信息共享、人才培养等方面还有待于进一步加强。

　　上海市的医药卫生体制改革正在向优化健康服务方向发展。本书对上海区域医疗联合体、医疗服务与社会工作服务相结合、医保部门开展药品批量采购、医院病例组合模型的构建、院前急救建立医疗急救决策辅助系统（medical emergency decision support system，MEDSS）的经验都做了专门介绍，均具有上海特色，可供全国借鉴。特别是医院病例组合模型的构建，为控制住院、门诊服务费用，药品、耗材、财政拨款，医保总额管理和薪酬制度改革提供了科学依据。

从全生命周期贯彻"预防为主"的方针，控制各种影响健康的危险因素、治理各类急性和慢性疾病、实施食品安全战略，让人民吃得放心，才能最终增进上海人民的健康福祉。2017年上海修订了《上海市公共场所控制吸烟条例》，虽然公共场所吸烟发生率已下降到13％，但还需要从根本上降低人群吸烟率及控制"二手烟"的被动吸烟。

近几年来，上海市社区卫生服务综合改革在全国一直处于领先的地位。健全家庭医生签约服务的关键是要提高医疗服务质量、提升服务能力、拓展服务内容、做实分级诊疗的管理体制。只有通过激励机制调动患者、医生和社区组织三方的积极性，才能提升基层卫生服务的水平，让人民有获得感。

上海市药政管理的特点是注重调查研究。上海药品的招采价注重药品质量，并建立了以市场为主导的药品价格形成机制，提出了适合上海的药品医保支付标准建议。当前存在的问题是如何在保证疗效的前提下合理使用抗菌药、减少自费药品的使用，这不仅能控制药品费用，而且可以降低患者的经济负担。上海抗菌药的用药结构不合理与定价机制密切有关，值得关注。

上海要成为医学创新型城市，关键要做好医学学科和人才队伍的建设，在临床研究项目、医院科研竞争力、科研成果的临床转化、规范化的全科和专科医师培训、紧缺专业和人才的建设和培养方面均要有所突破。人才培养是一个长期而艰巨的任务，需要有规划的引领、政策的配套、财政的支持和激励的机制。目前需求和供给、理想和现实还有很大的差距。

随着上海人口老龄化、二孩政策的放开，居民家庭面临的养老和生育、养育需求日益增长。"新家庭计划——家庭发展能力建设"是以家庭文化理念转变为基础，通过家庭发展能力的建设，完善儿童保健、妇女保健、养老照护的工作，这同时需要政府引导、社区参与，以及家庭实施。出生性别比偏高的现象是长期以来生育政策导致的结果，需要从社会、经济、文化、教育、管理、制度等多方面来综合治理。

《"健康上海2030"规划纲要》的实现需要有立法的支持和保障。本书在对现行法律、法规梳理的基础上，提出未来5年上海市拟制定3项新立法条例和5项修订条例。全国人大目前正在审议的《基本医疗卫生与健康促进法(草案)》，将会对上海市未来立法带来新的启示。

最后是关于卫生筹资和保障。总的来说，2016 年上海市卫生总费用的结构更趋于合理，社会卫生支出占比达 57.8%。个人现金卫生支出占比 18.8% 也是比较低的，但不能简单地认为该比例就是就医时个人自付的比例。2016 年，上海市卫生费用总量达 1 838.0 亿元，已占到 GDP 的 6.5%。值得注意的是，2016 年 GDP 年增长率为 7.8%，而卫生总费用年增长率已达 14.9%，两者差距达到 7.1%，说明卫生总费用增长已过快，急需采取相应的控费措施。2018 年起上海推行长期护理保险，上海市在老年照护统一需求评估和对老年照护服务项目成本核算方面已经做了充分的研究。此外，本书对医保支付改革方案和利用个人账户资金购买商业保险、慢病长处方政策方面均进行了有益的探索，值得一读。

以上是我通读全书后的一些不成熟的体会。好在本书在各篇文章前加注了"导读"，便于读者快速了解每篇文章的内容。由于编辑时间仓促，错误难免，敬请批评指正。

上海市卫生和健康发展研究中心首席顾问、教授

2018 年 1 月

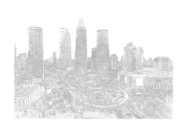

目录

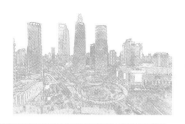

第一章

党的十九大提出我国进入了中国特色社会主义新时代,进一步明确实施健康中国战略。经过近一年的研究,2017年9月,中共上海市委、上海市人民政府正式印发实施《"健康上海2030"规划纲要》,为迈向卓越全球城市的健康上海建设提供了行动纲领,大大拓展了健康上海的内涵和范围。本章主要围绕健康上海建设,分别从《"健康上海2030"规划纲要》文件本身的理念、愿景、战略,以及从如何落实两个方面做了解读。同时,回顾过去健康城市建设经验,对第五轮(2015~2017)健康城市建设三年行动计划做了评估研究。另外,针对健康上海建设的重点人群之一,介绍了"十三五"上海市妇女健康服务能力建设的基本思路。

健康上海

健康：人民幸福之本、城市发展之基

——健康上海建设的理念、愿景与战略

邬惊雷

【导读】　健康是人民幸福之本、城市发展之基，为推进健康上海建设，上海 2017 年出台了《"健康上海 2030"规划纲要》，为未来十多年的健康上海建设指明了方向、明确了要求。本文从推进理念转变，把健康融入所有政策；实施五大健康新战略，全面推进健康上海建设，完善保障能力，强化医学科技创新对健康的支撑引领作用等三个角度对纲要进行了解读，介绍了健康上海建设的理念、愿景与战略。

健康是促进人的全面发展的必然要求，是经济社会发展的基础条件，是上海迈向卓越的全球城市的重要标志，也是广大市民的共同愿望。上海市委、市政府一直致力于打造健康之城，增进人民群众健康福祉。中华人民共和国成立以来，特别是改革开放以来，上海健康事业的改革发展取得了显著成就，健康服务体系不断完善，城乡环境面貌明显改善，市民身体素质和健康水平持续提高。2017 年，本市平均期望寿命已达 83.37 岁，婴儿死亡率、孕产妇死亡率分别下降到 3.71‰、3.01/10 万，居民主要健康指标处于发达国家和地区水平，为建成国际经济、金融、贸易、航运中心和社会主义现代化国际大都市，在更高水平上全面建成小康社会，奠定了良好的健康基础。为进一步促进健康领域之间、健康领域与经济社会发展之间的协调发展，更好地应对当前仍然面临的多重疾病威胁并存、多种健康影响因素交织的复杂局面，解决健康服务需求与供给之间的矛盾，中共上海市委、上海市人民政府根据党的十八届五中全会关于推进健康中国建设的战略部署和贯彻《"健康中国 2030"规划纲要》的要求[1]，于 2016 年 8 月启动《"健康上海 2030"规划纲要》[2]编制工作。经过一年多的努力，《"健康上海 2030"规划纲要》经市委、市政府审定，于 2017 年 9 月 5 日印发，为未来十多年健康上海建设指明了方向、明确了要求。

一、推进理念转变，把健康融入所有政策

推进健康上海建设，最突出的特点就是理念的转变，紧紧围绕"健康"主题，将健康放到整个

第一作者：邬惊雷，男，上海市卫生和计划生育委员会主任。
作者单位：上海市卫生和计划生育委员会(邬惊雷)。

环境中、放到全生命周期中来考虑,从"医疗"转向"健康",从"治病"转向"防病",从"防疫"转向保障城市公共安全。特别是在建设理念上,突出将健康融入万策的指导思想,把人民健康放到优先发展战略地位,推进共建共享,促进健康公平,增进人民健康福祉。

按照这些理念和指导思想的转变,健康上海建设提出两个阶段的奋斗目标:到2020年,城市公共政策充分体现健康理念,建立与上海经济社会发展水平相适应、与城市功能定位相匹配、以市民健康为中心的整合型健康服务体系,健康基本公共服务更加优质均衡,多层次健康服务和健康保障体系进一步完善,绿色安全的健康环境基本形成,健康产业规模和质量显著提升,基本实现健康公平,市民健康水平进一步提高,成为亚洲医学中心城市、亚洲一流的健康城市。到2030年,健康融入所有政策,形成比较完善的全民健康服务体系、制度体系和治理体系,实现健康治理能力现代化,健康与经济社会协调发展,健康公平持续改善,人人享有高质量的健康服务和高水平的健康保障,市民健康水平和生活质量不断提升,健康预期寿命达到全球城市的先进水平,健康产业成为城市支柱产业,率先实现可持续健康发展目标,成为具有全球影响力的健康科技创新中心和全球健康城市的典范。

按照总体战略目标要求,上海对标全球城市,从健康水平、健康生活、健康服务和保障、健康环境、健康产业等五方面,提出了23项健康上海建设指标。其中,特别增加了"健康预期寿命"(到2020年≥70岁;到2030年≥72岁)、"常见恶性肿瘤诊断时早期比例"(到2020年≥30%;到2030年≥40%)等市民关注、体现健康水准的10个指标。

为保证目标实现,下一步,上海要建立健康上海建设领导小组,统筹协调推进健康上海建设的全局性工作,将主要健康指标纳入各级党委和政府考核指标,建立相应的考核机制和问责制度,并将《"健康上海2030"规划纲要》的各项任务做出分解,把责任落实到各个相关部门。同时,建立和完善健康融入所有政策的机制,全面建立健康影响评估机制。

二、实施新战略,全面推进健康上海建设

实施新战略,全面推进健康上海建设重点是推进"五大健康"战略。

(一)第一大战略:普及健康生活

影响健康的因素中,生活和行为方式占比60%。提高居民健康水平,必须把普及健康生活作为建设健康上海最根本、最经济、最有效的举措。上海从加强健康教育、塑造健康行为、建设健康文化、提高身体素质等四方面,大力普及健康生活方式。重点是突出三方面:一是突出优化健康教育策略,提高市民健康素养。坚持需求导向和品牌导向,深入开展全民健康教育。注重健康素养从小抓起,把学校健康教育作为健康教育的重中之重。到2030年,市民健康素养水平达到40%,参加健康自我管理小组的人数达到120万。二是突出潜移默化和共治,塑造和培养健康生活方式。加强健康文化建设,发挥政府在健康文化建设中的主导作用,强化市民对个人健康的责任,鼓励全社会共同关心和支持健康促进工作,引导群众形成合理膳食、适量运动、戒烟限酒、心理平衡的健康生活方式。三是突出体育生活化,提高居民身体素质。完善全民健身公共服务体系,广泛开展全民健身运动,加强体医结合和非医疗健康干预,进一步提高居民身体素质。不断

完善体育健身设施,充分利用沿江、公园、林带、绿地、屋顶等空间,与教育、卫生、文化等功能设施相融合,重点建设一批便民利民的中小型体育场馆、市民健身活动中心、户外多功能球场、健身步道、自行车健身绿道等场地设施,形成15分钟体育生活圈。到2020年,建成区级体育中心23个,新建市民健身活动中心50个、市民多功能运动场150个、市民足球场100个、市民健身步道300公里。到2030年,实现城乡居民体质达标率达到96.5%、经常参加体育锻炼人数达到46%等目标。

(二)第二大战略:优化健康服务

作为一座超大型城市,上海在健康服务领域存在一些突出困难和挑战:一是城市人口深度老龄化带来的慢性病威胁。到2030年,预计60岁及以上常住老年人口达785.5万人,届时阿尔兹海默病、脑动脉硬化、脑卒中、慢性支气管炎与肺炎、高血压、冠心病、糖尿病、恶性肿瘤等与年龄相关的慢性疾病将对市民健康形成重大威胁。二是超大型城市对公共卫生安全提出了更高要求。三是随着经济社会发展和居民收入水平提高,居民对高质量医疗服务需求日益增长。

对此,上海按照"治未病、抓医改、补短板"的要求,积极转变健康服务策略,优化健康服务。重点是六方面:一是开展全人群、全生命周期健康管理,加强对老年人、妇女、儿童、残疾人等人群的健康服务,努力实现人均预期寿命、婴儿死亡率等指标保持发达国家水平,健康预期寿命超过72岁、常见恶性肿瘤诊断时早期比例不低于40%等目标。二是强化慢性病防控。推进基本公共卫生服务均等化,根据本市居民疾病负担和主要健康危险因素,实施慢性病综合防治战略,到2030年重大慢性病过早死亡率控制在9%以内。三是加强重大传染病防控,完善传染病监测预警体系和实验室体系,建成菌毒种保藏中心、公共卫生生物样品库、感染性动物实验室基地、高等级生物安全实验室等重大公共卫生设施,加强疫苗接种管理,切实保障城市公共卫生安全。四是建立整合型医疗服务体系,明确各级医疗机构的功能定位,优化医疗资源配置,形成成熟定型的分级诊疗制度,让家庭医生切实成为居民健康和医疗费用的守门人。五是提高医疗服务质量,顺应人民群众的需求,建立与国际接轨的医疗服务质量管理与控制体系,持续提高医疗服务质量,主要指标达到国际先进水平。六是推进中医药传承创新,弘扬海派中医药,发挥中医药在治未病中的主导作用、在重大疾病治疗中的协同作用、在疾病康复中的核心作用。

(三)第三大战略:完善健康保障

总的来看,上海的健康保障体系比较完善,基本医疗保障水平较高,并实现了全覆盖。当前主要挑战在于如何完善医疗保障制度,优化基本医疗保障的服务管理,加快商业健康保险发展,加强药物供应保障,提高居民的抗风险能力,促进健康公平。

完善健康保障的一个重要目标是,到2030年将个人卫生支出占卫生总费用的比重控制在20%。上海将推进医疗保障制度改革和完善的新探索。例如,要"探索建立以家庭为单位的医疗保障机制","建立与筹资水平相适应的基本医保待遇调整机制,丰富和拓展保障内容"等,这些都是基本医疗保障制度改革的重要方向。其中,"丰富和拓展保障内容"也为将来医保制度更好地促进预防为主、促进体医结合,提供了政策调整空间。同时,上海将推进医保支付方式改革。例如,推进按病种付费、按人头付费,探索按疾病诊断相关分组付费、按服务绩效付费等复合型付费方式,探索医保梯度支付办法,支持建立以家庭医生制度为基础的分级诊疗制度等。

此外,在推进健康上海建设过程中,上海将利用建设国际金融中心的便利和优势,大力发展商业健康保险,使商业健康保险支出占卫生总费用比重不断提高。

(四) 第四大战略:建设健康环境

良好的生态环境是人类生存与健康的基础,也是全球面临的共同挑战。针对影响健康的环境问题,上海重点推进四方面工作:一是广泛开展爱国卫生运动,加强城乡环境卫生综合治理,推进健康城区和村镇建设,努力把上海建设成为人居环境干净整洁、适宜居民生活的美丽家园。二是加强大气、水、土壤污染防治,滚动实施重点区域环境综合整治,建立健全环境与健康监测评估制度,到 2030 年,实现空气质量优良天数比例不低于 80%,重要水功能区水质达标率不低于95%,受污染地块及耕地安全利用率达到 98%。三是构建安全的食品药品环境,充分运用互联网+、大数据分析、人工智能等新技术手段,进一步完善食品安全全程追溯系统,实现智慧监管。加强药品、医疗器械安全监管,确保市民用药安全。四是完善公共安全体系,强化安全生产和职业健康,促进道路交通安全,预防和减少伤害,提高突发事件应急能力,健全口岸公共卫生体系,最大程度减少环境因素对健康的影响。

(五) 第五大战略:发展健康产业

近年来,上海健康服务业发展迅猛,2016 年上海健康服务业总产出 3 454 亿元,增加值 1 338亿,年增长 9.1%,占 GDP 的 4.6%。上海健康产业发展的目标是,到 2020 年,健康服务业总值占 GDP 比例达到 5.5% 左右,到 2030 年,占 GDP 比例达到 7.5% 左右。要实现这个发展目标,今后主要是从四方面推进:一是以上海国际医学园区、上海新虹桥国际医学中心为重点,培育以健康为主题的产业园区,推进健康特色小镇建设,推动现代医疗健康服务业市场化、高端化、国际化、集聚化发展。二是鼓励发展健康服务业新业态,加强医疗与养老、旅游、互联网、体育和食品的融合,推进跨界融合型健康产业发展,特别是要完善行业管理规范和标准,加快发展精准医疗、智慧医疗、健康旅游,满足市民多样化的健康需求。三是积极发展健身休闲运动产业,扩大体育产业门类规模,优化市场环境,完善相关基础设施,发展体育产业新业态。四是发展生物医药产业,重点是加快医药科技创新,提升产业发展水平,2030 年基本建成亚太地区生物医药产业高端产品的研发中心、制造中心、服务中心、商业中心。

三、完善保障能力,突出健康科技创新对健康的支撑引领作用

实现健康上海建设的目标和战略,需要一个强有力的支撑和保障体系。既要从人力资源、健康信息化、法治、体制机制改革等方面为健康上海建设提供支持保障,更要从建设具有全球影响力的科技创新中心战略高度,推进健康科技创新,发挥创新对健康上海建设的引领支撑作用。下一步,要面向世界科技前沿,紧跟全球医学科技创新潮流,完善医学科技创新制度,发挥上海医学科技资源集聚的优势,打造医学科技创新平台,建成一个比较完善的医学科技创新体系,建设一批亚洲一流的医学学科,建设一支一流的医学领军人才队伍,推进一批一流的医疗和信息技术广

泛应用,进一步增强在世界医学科技前沿领域的话语权,努力在 2030 年成为具有全球影响力的健康科技创新中心,成为我国重大疾病领域医学科技创新的领跑者、新型医学技术领域科技创新的全球合作者、临床诊疗规范与技术标准的全球制定者。特别是要把三级甲等医院建设成为具有一定国际影响力的危重疑难病症诊疗中心和本市医疗技术创新、临床医学人才规范化培养的主要基地,打造一批国内领先、国际知名、特色鲜明的医疗中心。为落实《“健康上海 2030”规划纲要》要求,上海下一步将加强临床重点专科建设,提高临床专科服务能力与水平。要按照 2017 年发布的《上海市临床重点专科建设“十三五”规划》的部署和要求,通过实施“腾飞计划”、建设“五新”转化平台、推动重大疾病多中心临床研究、培养和引进一批国家级医学人才等举措,不断提高本市临床专科服务能力。力争到 2020 年,基本建成与上海科创中心建设目标和亚洲医学中心城市定位相符合的临床重点专科学科群,争创 2 家以上国家医学中心、10 家以上国家区域医疗中心、15 个以上国家级临床重点专科,不断巩固上海临床专科能力在国内的领先地位,切实增进市民健康福祉。

健康上海建设蓝图已绘就。上海市卫生和计划生育委员会(以下简称“上海市卫生计生委”)将认真贯彻党的十九大精神,按照市委、市政府的战略部署,切实深化改革,大力推动健康上海建设,为上海建成“四个中心”和社会主义现代化国际大都市、加快向具有全球影响力的科技创新中心进军,做出更大贡献。

参 考 文 献

[1] 中国共产党中央委员会,中华人民共和国国务院."健康中国 2030"规划纲要.北京:人民出版社,2016,10.

[2] 中共上海市委办公厅,上海市人民政府办公厅.《"健康上海 2030"规划纲要》.2017,9.

《"健康上海2030"规划纲要》之我见

胡善联

【导读】 解读《"健康上海2030"规划纲要》的指导思想、战略目标和主要指标,与"健康中国2030"规划指标进行比较,结合"五位一体"战略重点,提出"健康上海2030"落实的建议。

《"健康中国2030"规划纲要》[1]于2016年8月在习近平同志主持的政治局会议上审议通过,是今后15年推进健康中国建设的行动纲领,纲要坚持以人民为中心的发展思想,贯彻创新、协调、绿色、开放、共享的发展理念,明确要求加大政府投入、改善健康公平[2]。

《"健康上海2030"规划纲要》是在《"健康中国2030"规划纲要》的框架下,制定的一份地方性发展规划,既体现国家的总体原则和要求,也成为具有上海特色、符合健康城市要求的中长期发展纲要。

一、《"健康上海2030"规划纲要》指导思想和战略目标

在《"健康中国2030"规划纲要》总体战略指导思想的指引下,遵循习近平同志提出的四大原则——"健康优先、改革创新、科学发展、公平公正",《"健康上海2030"规划纲要》将"共建共享、全民健康"的理念包含在内[3]。"健康优先"是将人民健康放在优先发展的战略地位,使全体人民享有所需要的、有质量的、可负担的预防、治疗、康复、健康促进等健康服务;"改革创新"是要以体制机制改革为动力,创新医疗卫生服务模式;"科学发展"是指稳步前进和可持续性的发展;"公平公正"是指提供均等化服务,通过健康扶贫彻底改变因病致贫和因病返贫的现象,促进公平与效率的平衡;"共建共享"是要动员全社会参与,推动社会共建共享,最终实现全民健康、全民小康。要践行这些原则,就需要把健康融入所有政策,发挥政府和市场的作用,强化国家、社区、家庭和个人的健康责任,推进"人人参与、人人享有"的理念。

基于市情,上海市提出了建成"亚洲医学中心城市、亚洲一流的健康城市"的宏伟目标。在战略目标上具有两个明显特点:一是基于已有良好的社区卫生服务体系、家庭医生制度及优质的

第一作者:胡善联,男,教授,上海市卫生和健康发展研究中心(上海市医学科学技术情报研究所)首席顾问。
作者单位:上海市卫生和健康发展研究中心(上海市医学科学技术情报研究所)、复旦大学公共卫生学院(胡善联)。
本文已发表于《卫生经济研究》2017年第6期。

公共卫生服务体系,提出建设"整合型的健康服务体系";二是注重"健康治理能力的现代化",未来要建立高水平的健康保障制度和高质量、高效率的基本医疗卫生服务体系,两者缺一不可。为有力推进《"健康上海2030"规划纲要》建设,上海市提出了"治未病、抓医改、补短板"的要求:把"治未病"放在首位,预防为主,坚持防治结合、联防联控、群防群控;把"抓医改"作为核心举措,推进国家综合医改试点,织密织牢人民群众看病就医"安全网";将"补短板"作为工作重点,更好地满足群众多样化医疗卫生需求,补好儿科、产科、老年护理等资源不足的短板。

为实现《"健康上海2030"规划纲要》,上海市设定了23个指标,比国家指标多10个。在健康服务与保障方面,增加了每千人注册护士数和全科医师数指标,到2030年,上海市每千人护士数与执业(助理)医师数分别是≥3.0人和≥4.7人,两者比例为1:1.57;每千人全科医师数为0.5人左右,约占执业医师数的1/6。上海健康医学院还定向培养全科医生,提示上海市对社区卫生人力资源的重视。在健康环境方面,增加了绿化覆盖率和食品、药品质量安全指标,以适应建设健康城市的需要。在健康产业方面,用健康产业的产值占GDP的比例代替了绝对产值,更为科学(表1)。

表1 健康中国和健康上海主要指标比较

领域	指 标	全 国			上 海		
		2015年	2020年	2030年	2015年	2020年	2030年
健康水平	人均预期寿命(岁)	76.34	77.3	79.0	82.75	≥82	≥84
	人均健康预期寿命(岁)	—	—	—	—	≥70	≥72
	婴儿死亡率(‰)	8.1	7.5	5.0	4.58	≤7	≤5
	5岁以下儿童死亡率(‰)	10.7	9.5	6.0	6.15	≤8	≤6
	孕产妇死亡率(1/10万)	20.1	18.0	12.0	6.66	≤12	≤10
	城乡居民达到《国民体质测定标准》合格以上的人数比例(%)	89.6	90.6	92.2	95.8	96.0	96.5
健康生活	人均体育场地面积(m²)	—	—	—	1.76	2.45	2.65
	居民健康素质水平(%)	10	20	30	21.94	≥25	≥32
	经常参加体育锻炼人数	3.6亿人	4.35亿人	5.3亿人	40.8	45	46
	参加健康自我管理小组的人数(万人)	—	—	—	35	70	120
健康服务与保障	重大慢性病过早死亡率(%)	19.1	比2015年降低10%	比2015年降低30%	10.07	≤10	≤9
	常见恶性肿瘤诊断时早期比例(%)	—	—	—	24.2	≥27	≥30
	每千人常住人口执业(助理)医师数(人)	2.2	2.5	3.0	2.61	≥2.8	≥3.0
	每千人注册护士数(人)	—	—	—	3.12	≥3.6	≥4.7
	每千人全科医师数(人)	—	—	—	0.24	≥0.4	0.5
	个人卫生支出占卫生总费用的比重(%)	29.3	±28	±25	21	20	20

续　表

领域	指　　标	全　国			上　海		
		2015 年	2020 年	2030 年	2015 年	2020 年	2030 年
健康环境	空气质量优良天数比例(%)	76.7	80	持续改善	70.7	≥75.1	≥80
	地表水质量达到或好于Ⅲ类水体比例(%)	66	≥70	持续改善	48.3	78	≥90
	受污染地块及耕地安全利用率(%)	—	—	—	—	95	98
	建成区绿化覆盖率(%)	—	—	—	38.5	40	42
	主要食品安全总体监测合格率(%)	—	—	—	97.0	≥97	98
	药品质量抽检总体合格率(%)	—	—	—	97.6	≥98	≥98
健康产业	健康服务业总规模(万亿元)	—	≥8	16	—	—	—
	健康服务业产值占 GDP 比例(%)	—	—	—	4.6	≥5.5	≥7.5

注：1. 城乡居民达到《国民体质测定标准》合格以上的比例人数，全国 2015 年数据为 2014 年数据。

2. 经常参加体育锻炼人数，全国 2015 年数据为 2014 年数据。

3. 重大慢性病过早死亡率，全国 2015 年数据为 2013 年数据。

4. 常见恶性肿瘤诊断时早期比例，上海 2015 年数据实际为 2013 年数据。

二、结合"五位一体"战略重点，推进"健康上海"建设

《"健康中国 2030"规划纲要》提出"普及健康生活、优化健康服务、完善健康保障、建设健康环境、发展健康产业"，"五位一体"的战略要求，只有部门联动、齐抓共管，将促进健康的理念融入各项公共政策中，才能得以实现。

1. 以普及健康文化为引领，普及健康生活

《"健康上海 2030"规划纲要》提出了"普及健康文化"的要求，是指人人要有健康的生命观和生死观。即使是医疗技术日益发展的今天，也不可能治好所有的疾病。国家要以提高人民健康水平为核心；医疗卫生机构要以患者为中心，坚持公益性质和为人民服务的精神。同时，要强化个人健康责任，包括养成健康生活习惯、培养个人健康行为，不吸烟、少饮酒，通过体育锻炼，增强身体素质，自觉参加社会保险和购买商业保险，等等。对此，《"健康上海 2030"规划纲要》特别提出了具体的控烟限酒指标，"2030 年，上海成年人吸烟率要降至 20%，二手烟暴露率要降至 36%，青少年(11~24 岁)吸烟率控制在 4% 以下，18 岁以下儿童青少年二手烟暴露率控制在 10% 以下，中学生饮酒率控制在 15% 以下，大学生饮酒率控制在 25% 以下"。另外，对抗生素耐药性问题，有了明确的要求："利用多种途径提高居民合理使用抗生素的意识，完善抗菌药物临床检测网和细菌耐药监测网，加强抗菌药物临床应用管理，提高合理用药水平。"

2. 以全民健康覆盖为基石，优化健康服务

这里提到的健康服务包括健康促进、预防、医疗、康复的全民健康覆盖(universal health coverage, UHC)。上海市加强全人群健康管理，基本实现健康管理全覆盖。2016 年，甲、乙类传染病的报告发病率为 138.6/10 万，已降到历史最低水平，儿童计划免疫接种率一直维持在较高

水平(99.9%),慢性病社区综合防治管理、促进健康老龄化方面也取得了非凡成绩[4]。依托健康云平台,完善了预防、治疗、健康管理"三位一体"融合发展的慢性病防控机制,开展高血压、糖尿病、脑卒中、癌症、冠心病的早期筛查和有序分诊。

当前,上海市需要建立一个整合型医疗服务体系,以家庭医生为基础,完善分工协作模式,真正做到"分级诊疗、双向转诊、急慢分治、上下联动"。上海市从2015年12月起推行"1+1+1"的组合签约模式,即签约居民除了选择一家社区卫生服务中心外,可以再选择一家区级医疗机构和一家市级医疗机构。目前,全部社区都已启动签约服务,实现全市覆盖。此外,全科医师培养、职称晋升、薪酬制度等方面的改革,为"健康上海2030"建设整合型医疗服务模式打下了坚实基础。

3. 以建立多层次医疗保障为特色,完善健康保障

上海市提出,到2030年建立一个定型、成熟、统一的基本医疗保障制度。

(1)设计可持续性的医保基金筹资和管理方案[4]。2017年,已将职工医保基金年度最高支付限额从42万元提高到46万元,最高支付限额以上的部分仍由地方附加医疗保险基金支付80%。同时,适当提高个人账户计入标准,特别是将退休人员中74岁以下的医保个人账户计入标准由1 120元提高到1 400元;75岁以上的医保个人账户计入标准由1 260元提高到1 575元,使上海市老年人有更好的医疗保障[5]。上海市实行医保基金总额控制制度,并希望通过建立以服务量和病种组合指数(case mix index)的方法,更科学地分配医保基金。同时,在家庭医生为基础的分级诊疗制度中探索复合型付费方式,规范和激励公立医疗机构的行为。

(2)促进健康老龄化(healthy aging)保障体系完善。以老年人群需求为导向,建设全覆盖、整合型的老年健康服务体系。推进医养结合,促进老年医疗、康复、护理、生活照料、安宁疗护的有序衔接。完善老年照护统一需求评估标准和相关制度。建立长期护理保险和商业保险等多层次护理保障制度。全面建立经济困难的高龄、失能老人补贴制度。规划老年医疗护理机构,形成护理院、护理站、养老机构内设医疗机构三大托底机构;鼓励部分二级医院转型为护理院;还将按老年人口数1.5%的标准推进老年护理床位建设。

(3)建立多层次的医疗保障体系。作为国际性大都市,上海市应鼓励个人购买商业医疗保险,广纳各种类型的商业医疗保险,开发各种形式的保险产品,以满足不同层次的医疗服务需求。

4. 以是否影响人群健康为指针,建设健康环境

《"健康上海2030"规划纲要》提出,到2030年上海市空气质量优良的天数要达到80%以上,水质达标率要在90%以上,绿化覆盖率要达到40%以上,食品和药品的合格率要在98%以上。因此,要加强"三废"的处理和防治,创造绿色社区和生态环境,提倡绿色出行。同时,要努力在减少空气PM2.5细颗粒物的平均浓度方面提出明确的具体指标。

5. 以建成亚洲医学中心城市为目标,发展健康产业

上海市是科技创新基地,要成为亚洲医学中心城市,必然要建立"医学园区",健康服务业向高端化、国际化、集聚化发展。《"健康上海2030"规划纲要》明确提出,加快上海国际医学园区和新虹桥国际医学中心的建设,发展一批具有一定规模及品牌特色的社会医疗机构。鼓励医养结合,发展养老机构、护理医院、康复医院和临终关怀服务。发展医疗互联网+、APP、各种医疗穿

戴设备等健康服务新业态,发展具有海派特色的中医药健康服务业,发展健身休闲运动产业。到2030年,上海市健康服务业产值要达到GDP的7.5%以上。

三、将健康融入所有政策

《"健康上海2030"规划纲要》不是卫生计生部门一家的任务,要将健康任务融入所有的政府部门。按世界卫生组织的提法[6],需要各个部门一起工作,如卫生计生、交通、住房建设、劳动保障、营养食品、环境保护等部门共同合作,确保人人享有获得最高健康水平的权利。以治理空气的雾霾为例,全球有1/8的人死于空气污染,需要清洁的能源、供暖和通风良好的住房,这涉及城市规划和建筑标准、交通工具的废气排放、工业系统的废水排放和管理、废弃物处理等。

卫生计生部门要与其他部门沟通和联动,使各部门将健康问题作为其工作和制定政策的一个重要理念。《"健康上海2030"规划纲要》的重点是突出体制机制的改革,重点是建立把健康融入所有政策的机制,形成健康上海建设的合力。将健康上海建设列入经济社会发展规划,将主要健康指标纳入各级党委和政府考核指标,做好相关任务的实施落实工作。

总之,《"健康上海2030"规划纲要》的贯彻执行要与全面深化医药卫生体制改革和"十三五"卫生计生发展规划结合起来,在分级诊疗制度、现代医院管理制度、全民医保制度、药品供应保障制度、综合监管制度5项基本医疗卫生制度的建设上取得突破,让百姓有更强的获得感。要从深化公立医院改革、全面推进社区卫生综合改革、推进健康城市建设、强化公共卫生服务、优化医疗服务体系、推进中医药传承创新、加快健康服务业发展7个方面入手,全面推进《"健康上海2030"规划纲要》。

--------------------------------------- 参 考 文 献 ---------------------------------------

[1] 中国共产党中央委员会,中华人民共和国国务院."健康中国2030"规划纲要.北京:人民出版社,2016,10.

[2] 新华社.将健康融入所有政策,人民共建共享.新民晚报,2016-08-21.

[3] 上海市公共卫生工作联系会议办公室.上海公共卫生年报(2016年度).内部资料.

[4] 鲁哲.上海市一系列民生保障待遇标准明起调整.新民晚报,2017-03-31.

[5] 上海市人力资源和社会保障局.关于本市基本医疗保险2017医保年度转换有关事项的通知.http://www.12333sh.gov.cn/201412333/xxgk/flfg/gfxwj/shbx/yilbx/201704/t20170411_1253687.shtml.

[6] WHO. Health in All Policies: Framework for Country Action. http://www.who.int/healthpromotion/frameworkforcountryaction/en[2017-04-01].

上海市建设健康城市第五轮
行动评估研究

吴　凡　唐　琼　崔元起　乐之春　武晓宇　尉晓霞　姜综敏

【导读】 2017年是上海市第五轮(2015～2017)建设健康城市三年行动计划的收官之年,本研究回顾了第五轮期间全市范围内实施开展的一系列重大举措,并通过对工作指标完成情况的统计分析,对总体的行动效果进行评估。同时也通过对建设健康城市的主要工作方法和创新点的总结,对健康城市创建过程中存在的问题进行了梳理和总结,并提出相关政策建议。

一、工作指标完成情况

《上海市建设健康城市2015—2017年行动计划》目标设定突出以人为本理念,聚焦于市民健康素养和健康行为的提升,以健康城市建设面临的难点、医疗卫生改革面临的问题及市民健康需求的优先排序为依据,涵盖了对市民自身主动参与、政府职能部门提供保障和社会各方支持配合的要求,共确定科学健身、控制烟害、食品安全、正确就医和清洁环境5项市民行动,涉及32个指标,其中,"家庭医生有效服务率"已不作统计,签约对象当年度基本都利用过家庭医生基本诊疗服务,指标意义不大;"病媒生物防制达标小区"和"病媒生物防制达标集市"创建已在全市铺开,不做数据统计。

复旦大学公共卫生学院的外部评估发现,全市人群健康素养监测水平从18.24%提高至21.07%;经常参加体育锻炼者在总人群中比例从40.6%提高至42.2%;成人吸烟率呈下降趋势,公共场所内人群吸烟率从4.3%降低至0.84%,公共场所二手烟暴露率继续降低;合理膳食理念,食品安全核心知识的公众知晓率稳步提升,食品安全的社会监督氛围进一步形成,食品安全知晓率为80.2%;市民科学就医行为逐渐养成;环境进一步改善,城镇污水处理率从87.7%提高至94.3%,环境空气质量优良率(AQI)从66.0%升至78.8%;健康细胞工程进一步扩大,健康单位达标数从200个增加至801个,健康家庭达标数从100家增加至3 261家。

第一作者:吴凡,女,医学博士,上海市卫生和计划生育委员会副主任。
作者单位:上海市卫生和计划生育委员会(吴凡、唐琼、崔元起、乐之春、武晓宇、姜综敏),上海市健康促进中心(尉晓霞)。

二、重点工作举措

(一)"科学健身"市民行动

1. 开展群众性体育活动,倡导体育生活化

倡导"体育生活化"理念,突出"全民参与、全民运动、全民健康、全民欢乐"的宗旨,创新举办上海市民体育大联赛,成功举办上海市第二届市民运动会,竞赛参赛人数达 144.5 万人。积极举办路跑为特色的户外休闲运动赛事。委托相关企业、协会等参与比赛,提升全民健身赛事活动的群众性、可持续性。

2. 优化公共体育服务水平,提升市民科学健身素养

积极推进"体医结合"慢病运动干预工作,继续加快培养社会体育指导员,改善高血压、糖尿病、肥胖等慢病人群健康生活质量。整合资源,规划布点,多渠道筹措资源,努力实现体育场地面积有所增长,人均体育场地面积稳步增加。促进场馆设施向市民公益或免费开放,进一步挖掘学校体育场馆对社会开放的潜能,提高场馆利用率及服务水平。加强建管结合,完善全民健身设施更新维护工作机制,获得市民群众普遍好评。

3. 推进中小学校体育课程改革,提高学生体质健康水平

推进学校体育课程改革,修订中小学《体育与健身课程标准》,建设市级体育百门精品课程。搭建各类赛事平台,积极构建学校竞赛体系,形成以阳光体育大联赛和学生运动会为纽带,市、区、学校三级,普及与提高相结合的学生课外体育竞赛活动体系,年度平均参与人数达百万人次。此外,以"三课两操两活动"为载体,全面落实中小学生"每天校园体育活动一小时",促进学生体质健康发展。

(二)"控制烟害"市民行动

1. 修订地方控烟法规,推进依法控烟进程

通过充分论证、开展民意调查、举行专家座谈、现场专门测试等方式,结果显示公众对室内无烟立法支持度达 90% 以上。2016 年 11 月 11 日,市十四届人大常委会第 33 次会议通过关于修改《上海市公共场所控制吸烟条例》(以下简称《条例》)的决定,并于 2017 年 3 月 1 日起施行。通过修订《条例》,使禁烟场所覆盖到所有的室内公共场所、室内工作场所和公共交通工具,增加综合治理的责任和要求;完善了行政处罚条款。由于《条例》推出和实施,上海市人民政府被世界卫生组织授予 2017 年世界无烟日奖。在《条例》的宣贯过程中,加强宣传引导,加大培训和执法力度,严格依法加大处罚力度,通过组织执法周、联合执法、专项整治等多种形式,重点加强对网吧、餐饮、娱乐场所等场所的监管,总体上《条例》实施平稳有序。

2. 加强无烟环境创建,提高戒烟服务水平

2017 年起进一步加大力度对新增全市各街道、镇、乡一级的政府机关办公点开展控烟暗访督导,形成可持续的良性循环;对学校、企事业单位持续性开展上海市无烟单位的规范化创建、培训指导、督查整改、评审验收工作,取消无烟单位的终身制,进一步强化和巩固创建成效。同时推进戒烟服务网络和戒烟专业人员能力建设;规范设立戒烟门诊,为公众提供方便可及、经济实惠

和切实有效的戒烟咨询服务;通过12320戒烟热线,积极开展热线戒烟干预工作。

3. 丰富控烟倡导形式,夯实社会支持环境

研发控烟宣传资源工具包,并专题创作、录制"无烟上海"宣传主题歌;开展烟包警示展板巡展;印发"无烟上海,您的支持很重要"主题宣传手册和"控烟劝导三步法"公益海报、吸烟危害宣传海报;在电视、电台、报纸、文明小区、重要区域地铁站、商业街区户外大屏、所有火车站和长途客运站、全市6万辆出租车,完成控烟公益视频或平面广告的投播,营造覆盖面极广的条例宣传氛围。在《条例》修正案生效前后,在上视新闻综合频道、电台交通频率、电视台东方财经浦东频道、东方卫视等推出控烟专题。在3月1日《条例》修正案生效启动日、5月31日第30个世界无烟日,策划举办"无烟上海"主题活动,如上海市公务人员戒烟大赛、医务人员戒烟大赛、无烟集体婚礼等,开展"无烟上海"随手拍活动,特别落实外滩—陆家嘴地区4处地标性建筑户外视频免费投放控烟公益广告近6 000次,形成浦江两岸为无烟上海亮灯祝福的集中宣传效应。

(三)"食品安全"市民行动

1. 创新社会宣传方式,提高公众食品安全知晓水平

创新宣传载体,将食品安全纳入公益性宣传范围,列入国民素质教育内容和中小学相关课程。创新宣传方式,联合上海广播电视台融媒体中心,每周推出一期"舌尖上的安全"餐厅后厨执法检查直播节目;展示科技监管,深入社区、学校等场所开展"六进"宣传,开展"快检实验室公众开放"活动,加强远程实时监控系统、食品安全信息追溯管理监管工作。

2. 推进信息主动公开,完善食品安全社会监督机制

利用公共信用信息平台,加大对违法违规生产经营企业的曝光力度;建立食品安全社会监督员制度,首批聘请50名市人大代表、市政协委员担任上海市食品安全社会监督员;加强投诉举报办理,市食品安全投诉举报受理中心"啄木鸟APP"正式推出并上线运行;落实食品安全投诉举报奖励制度。

3. 加大分类培训力度,提升单位食品安全责任意识

分层次、分类别加强对食品生产经营单位负责人和质量管理人员的业务培训和法制教育,增强食品加工企业"产品质量第一责任人"的法律意识、责任意识和道德观念,以"六进社区"(进机关、进工地、进社区、进学校、进连队、进企业)的形式,加大食品安全宣传教育和培训力度,不断提高食品安全健康知识覆盖率和居民知晓率。

(四)"正确就医"市民行动

1. 多措并举,促进就诊下沉

一是落实分级诊疗制度。实现预约优先转诊,市级医院预留50%的专科和专家门诊预约号源、在前50%预约时间内优先向家庭医生与签约居民开放,截至2017年10月,已接入36家市级医院,7 700余名专科医生;深入推进全市一、二、三级医疗机构之间双向转诊、疑难病例联合讨论等业务协同合作;完善分级诊疗相关配套政策,建立引导与考核机制,健全医疗服务价格形成机制,引导常见病、多发病向社区下沉。

二是做实家庭医生签约服务。由家庭医生对签约居民进行初诊和分诊,并对转诊回社区的

患者予以社区康复、家庭病床或居家护理服务。截至 2017 年 10 月,全市签约"1+1+1"医疗机构组合居民 270 万人,本市 60 岁以上老人签约率约 56%,社区卫生服务中心开具"延伸处方"近 70 万张,签约组合内就诊比例近 80%,签约社区就诊比例超过 60%。

2. 创新服务,提升就诊满意度

积极推进多学科联合诊疗模式,市级医院以患者为中心的流程再造,引导建设集约式住院服务中心,实现"一站式"服务;积极推广整合门诊和日间手术;在全市推行医保慢病长处方,65 个延伸处方;充分利用现代信息网络技术和新媒体平台,实现从院内到院外、从门诊到住院、从信息流到资金流、从医疗服务到健康管理的全程贯通,打通医院服务与群众之间的"最后 1 公里"。

3. 重点引导,增进医患互信

通过在诊疗场所设置电子屏幕以及医院网站发布等多种渠道和形式,主动向社会和患者公开医疗服务信息、医疗服务收费信息,建立医疗机构卫生监督信息公示栏。以宣传引导为桥梁,增强医患互信。积极加强典型宣传,推广先进做法,加强正面宣传,传递行业正能量,加强职业道德建设,构建和谐医患关系。

(五)"清洁环境"市民行动

1. 综合推进水气治理,继续改善环境质量

建立市、区、街镇三级河长制体系,加快落实未达标河道断面"一河一策"治理,聚焦 471 条 631 公里黑臭河道。积极配合开展农村生活污水处理,至"十三五"期末,市农村生活污水处理覆盖率超过 75%。大力推进生态文明建设和环境保护战略,全面落实能源、产业、交通、建设、农业、生活六大领域大气污染防治措施,环境空气质量明显改善,重度污染天数大幅减少。2017 年,本市环境空气中多项污染物浓度均较 2016 年同期下降。

2. 加快处置收集系统建设,提高生活垃圾无害化处置能力

加快固体废物处置体系建设,形成了以老港为主、远郊为辅的"一主多点"生活垃圾无害化处置设施的布局,无害化处理率实现 100%。形成城乡一体生活垃圾收运体系,按照生活垃圾"一主多点"的布局,全市在长距离、大型化运输环节实现了无二次污染的"水陆集装化运输"。巩固完善以"村收、镇运、区处置"为核心的农村生活垃圾收集处置系统,在全市 300 个行政村中因地制宜开展农户干湿分类的示范村创建活动,改造村级垃圾分类收集房 665 座、湿垃圾利用点建设 232 个。积极推进生活垃圾分类工作,现生活垃圾分类覆盖区域已超过 356 万户,具有上海特色的垃圾分类推广模式——绿色账户已覆盖达到 86 万户。

3. 强化爱国卫生常规工作,持续改善城乡环境卫生管理水平

深入开展市容环境专项整治工作,重点治理乱设摊、乱占道、乱设广告、乱张贴、乱抛物现象;加大集贸市场的标准化建设和管理力度;注重做好城乡结合部(城中村)的环境整治。强化病媒生物防治规范化实施,加强病媒监测体系建设,关注民生环境病媒生物防控工作,采取措施加大防治力度;开展应急处置演练,提升本市病媒生物防治应急处置能力。促进国家卫生区镇常态化管理,按照城乡联动,整体发展,聚焦问题的原则,把创卫工作与精神文明建设紧密结合,推行国家卫生区镇巩固任务书制度,建立爱国卫生大巡查工作机制,加强已有国家卫生区镇的动态管理,逐步形成一套科学完善的长效管理机制。

（六）特色活动

各区结合自身优势，开展了具有本区特色的活动。宝山区、嘉定区、静安区和长宁区融合中医药文化，深化健康生活方式推广工作；松江区倡导"生活安全"理念，开展生活安全行动，提高市民安全互助能力；金山区、崇明区、奉贤区借助民俗特色文化和特色旅游项目，探索健康教育"民俗化"，打造群众喜闻乐见的系列健康主题活动；普陀区和青浦区开展"健康心理"市民行动，加强心理健康知识宣传，强化心理健康教育；浦东新区开展"校园健康"支持行动，加强学校卫生日常管理、检查与培训。

三、主要工作方法与创新点

（一）领导重视，部门联动，加强保障力度

上海市政府把建设健康城市置于城市建设与发展的全局中进行通盘考虑、宏观决策。领导高度重视，部门协同合作，财政保障到位，将健康融入所有政策，不断增强健康城市建设合力。

1. 领导重视

全市高度重视健康城市建设工作，市委常委会把健康城市重点工作纳入年度工作要点，以市政府名义下发健康城市建设三年行动计划，市领导多次听取全市健康城市建设工作汇报。全市依托上海市健康促进委员会平台，以年度爱卫全委扩大会议、全市卫生工作会议为抓手，对健康城市建设工作进行广泛动员、全面部署和扎实推进。各区在市民基线调查的基础上，因地制宜、研究制定辖区内《建设健康城区 2015—2017 年行动计划》并由各区政府转发，在区内全面启动建设健康城区工作。

2. 部门合作

各目标任务均有明确的牵头部门和协作部门，指标明确，职责分明。市级健康促进委员会成员单位数量扩充至 43 个委办局，工作网络纵深下探到 16 个区、215 个街道/镇/乡和 5 500 余个居（村）委会。在区级层面，各区均建立起由分管区长为组长和各有关部门分管领导参加的健康城区领导小组，完善健全了各街镇爱卫办主任、各有关部门联络员组成的工作网络，建立健全例会制度，定期召开联席会议，决策健康城区建设工作。各区围绕行动内容，按照分工，聚焦具体任务，增强部门工作合力，保障行动计划顺利开展。

3. 财政保障

市、区两级政府把建设健康城市行动列入核心议事日程，从公共财政上予以切实保障，不断加大对健康城市建设及健康促进相关工作的经费保障力度，财政资助了一系列惠及民生的实事项目。例如由市健康促进委员会牵头实施的健康礼包发放项目，得到市政府专项财政经费保障，三年累计投入过亿元，保证了发放项目的连续性，每年都会以市政府名义将健康知识读本及工具免费发放到全市 880 万户常住家庭，体现了健康促进公平性。

（二）全民动员，社会参与，推动健康共治

发挥爱国卫生运动传统的动员优势，健康促进工作的重心下沉基层，动员市民参与健康城市

建设,树立共治思维,实现健康促进从"公共管理"向"社会治理"的根本性改变。

1. 培育健康促进志愿者队伍

招募健康促进和爱卫志愿者,以日常巡查和重要节点巡查相结合加大巡查频度,加强对城乡环境卫生的监督管理。组织控烟志愿者巡查控烟难点和问题场所,巡查线索向各控烟监管执法部门进行反馈,初步打造全市控烟社会监督的立体网络。组织完成百万份新版禁烟标识的印发与张贴。

2. 策划开展健康促进项目

以全民健康生活方式行动、健康素养促进行动、健康中国行主题活动等项目为抓手,开展多元化的健康促进活动,吸引市民积极参与,践行健康生活方式。在社区,深入开展健康自我管理小组建设工作,坚持"示范引领、点面结合"原则,不断提升健康自我管理小组的建设水平,并将小组与社区现有的各类机构、组织、团队有机融合,传播健康自我管理理念和技能,不断扩大健康自我管理覆盖面,树立社区居民健康自我管理的个人责任意识,提升了市民的健康素养。在工作场所,强调工作单位对于员工健康的社会责任,深入推进健康场所建设,不断拓展场所健康促进内容,为在职人群提供健康支持性环境。

3. 鼓励社会组织参与社区健康促进

依托社区,将健康促进工作与社区创新治理紧密融合。发挥社会组织专业职能,引进各类健康促进社会组织,依托社区、社会组织、社工"三社联动"机制,常态化推进针对社区慢性病、老年人心理健康和全民健身等特色项目。动员社区单位公益奉献,依托区域化党建平台,通过党建联建等方式为辖区各单位参与创建铺设通道。

(三)创新载体,科普先行,提升健康素养

聚焦与市民切身利益相关的重大公共卫生和健康问题,以提升市民健康素养为目标,以倡导科学健康的生活方式为要义,以健康教育项目为抓手,持续开展面向全体市民、重点人群和细分人群的健康科普宣传,不断加强健康教育与宣传,不断提升市民健康素养,努力创造健康城市建设良好氛围。

1. 打造"健康大讲堂"系列品牌

深化与主流媒体的多形式合作,联手打造在内容、风格、受众定位等方面各具特色的全市性"健康大讲堂"和覆盖面更广的巡讲活动。2015～2017年健康大讲堂围绕市民的健康需求从不同层面开展主旨演讲,成功举办了90余场市级讲堂,500余场小区讲堂,10余万市民直接受益,并形成了市级、区级和小区讲堂三级不同层次的健康讲堂梯队。与沪上主要媒体联合打造了解放健康讲坛、新民健康大讲堂、文汇中医药文化讲堂、徐汇健康30分讲堂等子品牌。

2. 实施健康读本发放项目

为保证健康科普行动的公平性和可及性,推动健康科普进家入户,市健康促进委员会依托建设健康城市行动的开展,持续组织实施覆盖全市约880万户常住家庭、免费发放"健康读本＋实用健康工具"组合式礼包的健康科普项目。2015年,市健促委以食品安全知识为主题,会同市食药监局邀请权威专家组织编写《上海市民食品安全知识读本》,并配发相关知识冰箱贴和健康握力圈。2016年,会同市体育局精心编制《上海市民科学健身知识读本》(配发一对健身哑铃手

柄)。2017 年,会同市公安局、市交警总队、市交通委等部门联合编写以道路交通安全为主题的健康知识读本。评估数据表明:86.7%的居民认为健康礼包已经成为其和家人获得健康知识、信息和技能的重要途径,发放项目的到位率(98.2%)、受欢迎度(92.1%)、知识知晓率(从 48.5%提高至 60.9%)、读本和工具使用率(78.7%)继续保持理想状态。

3. 推动传统传播渠道与社交媒体传播相互融合

探索加强健康公益传播微博(微信)平台、数字电视的建设与维护,充分运用社交媒体特点,开展互动性较强的公众健康传播活动。通过"健康上海 12320"微信微博、上海大众卫生报、上海人民广播电台"名医坐堂"栏目、上海教育电视台《幸福延长线》、IPTV 健康频道等多种形式广泛开展社会宣传。其中,"健康上海 12320"微信平台开通至今,用户数已超过 20 万,全年共推送各类健康信息 3 190 条,阅读量近 1 760 万次,转发量超 21 万次;同时向市民推送健康提示短信达80 万余条。

(四)广泛交流,深度合作,提升建设水准

以上海健康城市的实践经验为基础,依托世卫组织健康城市合作中心的平台,积极开展对外合作交流,学习交流健康城市建设方面的先进经验和优秀实践做法。

1. 建立健康城市合作网络

过去 3 年间,合作中心通过搭建健康城市合作网络,与浙江(杭州)、江苏(苏州)、广东等多个省份或城市建立了技术支持与合作。健康城市合作网络覆盖的城市数量和区域范围不断持续扩大,在城市、社区、单位之间,搭建起了一个健康促进工作交流与信息共享的机制和平台,通过这个长效的机制和平台,健康城市和健康促进的理念和优秀实践经验跨越城市和地区,更有效地在网络成员间进行传播和分享。通过举办"江浙沪"、"沪港粤澳"健康教育骨干培训班,"继续医学教育培训班",以及省际健康技能比武大赛等活动,不断推动跨地区合作,加强各地健康教育骨干能力建设。

2. 承办第九届全球健康促进大会

以筹办第九届全球健康促进大会为契机,全市 16 个区历时一年打造的健康促进示范项目精品参观线路,通过前期的周密组织、精心设计、科学指导,圆满完成"中国国家日"现场考察活动的线路培育和参观接待工作。大会期间,来自国内外的 455 名参会代表分组考察了本市 16 个区、47 条线路的 141 个健康促进案例并给予高度评价。国家日现场考察活动成为本届大会的一大亮点。

3. 丰富完善健康促进工作的交流机制和平台

与国内外知名院校和技术机构合作,连续多年举办脑健康论坛(暨慢性病,健康教育与健康促进大会),邀集全球知名心脑血管及慢性病防控等方面的权威专家,共同探讨、积极探索,共同研讨脑卒中的治疗策略、慢性病健康管理和国内慢性病防控模式机制,推动慢性病的防治干预,为社会减轻经济负担。"上海—台北城市论坛"自 2010 年以来在上海、台北轮流举行,已成为两座城市之间重要的机制化交流平台。"2017 上海—台北城市论坛"7 月在沪开幕,以"健康城市"为主题,双方签署了一系列合作交流备忘录。2017 年,上海市与友好城市爱尔兰科克市签署新一轮的合作备忘录,将卫生及健康城市领域作为重点的合作领域之一,不断加强友城间的合作交

流、互学互鉴和能力建设。

四、问题与建议

(一)健康城市建设的覆盖领域、范围和内涵还须进一步拓展和深化

健康决定因素涉及社会、经济、环境等各个方面,健康城市建设是一项社会综合工程。未来政府各部门在制定各类规划和公共政策时,应将健康融入所有政策,将健康作为决策的重要考虑因素,优先实施有利于促进市民健康的政策。同时,不断深化健康城市发展规划和政策的内涵,重点聚焦减少贫困和不公平,关注个体的健康权益,加大社会投入,增进社会包容,促进城市资源可持续利用;推动卫生和社会服务公平化:确保公共服务公平可及,实现医疗卫生服务全覆盖。

(二)健康促进跨部门合作的工作机制还须进一步完善

从健康影响因素的广泛性、社会性、整体性出发,推动政府各部门之间,政府与社会组织之间的协作和社会联动,以跨部门合作项目为抓手,充分调动和发挥各个部门的资源优势,共同推进健康城市建设。围绕健康城市核心议题,建立部门间常态化的信息共享和沟通磋商机制。联合开展城市生活、疾病负担和健康决定因素的长期监测,对重大公共政策和法律法规的人群健康影响进行评估,根据评估结果修订完善各项政策法规,推动各部门的政策落实和执行力度。

(三)服务于健康促进工作的社会组织和人才队伍亟待培育和加强

健康城市建设需要在政府引导下,通过凝聚企业、社会组织、社区的力量,强化个人健康责任,形成全社会维护和促进健康的强大合力,推进人人参与、人人享有。通过鼓励社会组织和企业投资健康领域,引导企事业单位加大"健康单位"和"健康促进场所"的创建投入,形成多元化筹资格局。通过扶持健康公益组织和非营利组织,探索拓宽项目筹资渠道,尝试与相关部门、非政府组织和企事业单位开展公益合作。健康城市建设需要大量具备专业知识和跨领域综合素质强的人才队伍,下一步应就健康城市理念开展系统深入的培训,切实提高健康城市建设队伍总体水平。

上海市妇女健康服务能力建设
（2016～2020 年）基本思路研究

王磐石　吴向泳　杨　杪　闵　琛

【导读】　2016～2020 年是贯彻落实全面两孩政策，深化医药卫生体制改革、加强妇女健康服务体系和能力建设及提高妇女健康水平的重要时期。本文全面梳理总结了"十二五"时期上海市妇女健康事业的主要进展，分析了面临的发展形势，提出了 2016～2020 年上海市妇女健康服务能力建设的发展理念和发展目标，明确了优化资源布局、着力机制突破、优化全程服务、注重医防结合、加强科技创新和队伍建设及强化组织领导等主要任务。

一、"十二五"时期主要进展

"十二五"期间，上海市认真落实 2012 年市政府第 147 次常务会议关于加强产科、儿科资源建设的决定，不断加强产科医疗资源配置，努力提高妇女健康服务质量和水平。2015 年，全市孕产妇死亡率为 6.66/10 万，其中户籍人口孕产妇死亡率为 4.16/10 万，非本市户籍人口孕产妇死亡率为 9.08/10 万，继续保持发达国家和地区水平。

（一）妇女健康服务资源配置不断加强

新建上海市妇幼保健中心；上海市第一妇婴保健院、复旦大学附属妇产科医院、中国福利会国际和平妇幼保健院（上海交通大学医学院附属国际和平妇幼保健院）3 家市级专科医院各增加 100 张产科床位；新建上海市第一妇婴保健院东院，设置 350 张产科床位。增加综合医院产科床位，鼓励产科基础较好的市级综合医院扩大现有床位数；郊区"5＋3"项目医疗机构产科和儿科床位不低于总床位数的 10％。加强社会办医，新增高端产科床位约 150 张。全市产科床位比"十一五"末增加了 978 张。截至 2015 年底，全市助产医疗机构共有 87 家；产科床位数达到 4 360 张；产科医师 1 487 人，助产士 1 313 人，产科护士 2 422 人。2015 年全市活产数为 195 306 人。

（二）母婴安全服务体系不断完善

建立 5 家危重孕产妇会诊抢救中心和 6 家危重新生儿会诊抢救中心，实行分片对接，形成

第一作者：王磐石，男，上海市卫生和计划生育委员会巡视员。
作者单位：上海市卫生和计划生育委员会（王磐石、吴向泳、杨杪、闵琛）。

"覆盖全市、及时响应、有效救治"的母婴安全保障网络。"十二五"期间共救治危重孕产妇3 400余人、危重新生儿2.2万余人,成功率分别为97%和91%。进一步完善母婴安全服务机制,强化危重孕产妇报告和抢救;在全市87家助产医疗机构设立产科安全办公室,全面负责产科质量管理、高危孕产妇全程随访、母婴抢救协调等工作;建立严格评审和及时反馈机制,连续3年开展国家级孕产妇死亡评审质控,考评中对发生可避免的孕产妇死亡病例的机构和区县实行一票否决。

(三)产科医疗运行模式不断创新

积极探索产科医疗联合团队和联合体模式,2012年上海市第六人民医院和上海市第八人民医院组建产科联合团队;2015年由复旦大学牵头,复旦大学附属妇产科医院联合11家医院共同组建"复旦大学妇产科医疗联合体",充分发挥优质医疗资源的辐射带动、业务支撑和技术引领的作用,实行同质化管理。

(四)人才队伍建设迈上新台阶

在上海健康医学院开设护理学(助产士方向),启动在职产科人才培养计划;各级办医主体和公立医院在内部分配中向产科倾斜;设立妇幼公共卫生"红枫奖",激励广大医护人员积极投身母婴健康事业。

(五)妇女健康服务保障力度加大

各级财政加大对妇女健康服务的投入,支持产科专科和危重会诊抢救中心建设,在上海交通大学医学院附属仁济医院建立孕产妇重症监护病房。同时,充实加强产科医疗服务力量,探索产科医疗服务价格形成机制和向产科倾斜的内部绩效考核与薪酬分配制度。实施生育保险制度,保障覆盖范围进一步扩大。

二、发展形势分析

(一)产科服务需求增长,产科风险增加

据测算,随着全面两孩政策有效实施,"十三五"期间,全市常住人口出生数预计在2017年前后将出现小高峰,高龄孕产妇比例也将增高,发生孕产期合并症、并发症的风险增加,危重孕产妇与新生儿救治任务将进一步加重。

(二)市级优质产科资源总量不足,资源利用不均衡

据测算,全市产科资源在郊区、人口导入区和城乡结合部相对短缺;市级优质产科资源超负荷运行,床位使用率超过100%。

(三)女性恶性肿瘤发病呈一定上升趋势

据统计,近十年全市女性恶性肿瘤发病缓慢上升,其中乳腺癌发病持续上升,居女性恶性肿瘤发病首位。

（四）妇幼卫生人员职业成就感相对不足

各级妇幼保健机构与产科医务人员工作量过大,职业风险高;妇幼保健机构薪酬待遇较低,导致人才招聘和引进困难。

（五）妇女健康服务补偿机制不健全

服务项目价格与成本不相匹配,例如,孕产妇保健项目、筛查项目和部分促进自然分娩的项目尚无收费标准,医务人员劳动价值得不到充分体现,运行补偿机制尚不完善。

三、发展理念和发展目标

母婴安全和妇女健康是全民健康的重要基石,是家庭幸福和社会和谐的重要基础,是经济发展的重要保障,是社会进步的重要体现。保障母婴安全和促进妇女健康状况的持续改善,对全市经济社会发展和提高出生人口素质具有重要意义,为实现"健康上海"奠定更加坚实的基础。

（一）指导思想

树立创新、协调、绿色、开放、共享的发展理念,进一步全面深化医药卫生体制改革,把保障妇女健康放在卫生计生工作的突出位置,坚持"母亲安全"宗旨,保障妇女健康发展权利,落实健康上海建设战略。坚持政府领导、多方参与的工作机制,落实"全程化、精细化、高效化、绩效化和让妇女放心满意"的工作要求;坚持以"一法两纲"为核心,以问题为导向,聚焦妇幼公共卫生核心指标,确保母婴安全和妇女健康的各项任务和指标全面落实,在更高的起点上提升本市妇女健康水平。

（二）基本原则

1. 坚持适度超前,促进均衡发展

落实全面两孩政策,主动服务"四个中心"、社会主义现代化国际大都市和科技创新中心建设,把保障母婴安全作为妇幼卫生事业发展的首要任务,以需求和问题为导向,推进供给侧改革,按照"资源与需求相适应,结构和效率相协调"的原则,盘活存量、发展增量、注重质量,优化资源配置,实现产科资源总量合理、结构协调、高效可及,完善具有上海特点的妇女健康服务体系,依法保障妇女健康合法权利。

2. 坚持改革协同,优化资源利用

深化医疗、医保、医药"三医联动",坚持中西医并重,推进政策协同和制度创新。建立产科专科医院、综合医院和中医、中西医结合医院产科、社区卫生服务中心和妇幼保健机构协同机制,推进分级诊疗,引导有序就医,提高产科服务体系运行效率。积极稳妥推进服务模式创新和医学科技创新,提升优质资源辐射能力,优化服务流程,改善就医体验。

3. 坚持优质服务,强化精细管理

把实现好、维护好、发展好妇女健康权益作为妇女健康服务的根本出发点,发挥政府主导作

用,改善医疗服务,提高诊疗水平,让每一位妇女享有便捷、平等、优质的健康服务。完善"责任链"、"实施链"和"绩效链",实行精细化服务管理,提升发展质量和服务绩效。关注妇女健康行为和疾病谱变化,全面加强青少年期、孕产期、更年期等妇女各年龄期的健康管理,普及科学、权威的妇女保健知识,从源头保障妇女健康水平。

(三)发展目标

1. 总体目标

到 2020 年,建成与上海城市功能定位相适应、与妇女健康需求相匹配的妇女健康服务体系,形成引领全国、具有国际影响力的妇女健康服务高地。进一步完善妇女基本医疗卫生制度,形成分工明确、功能互补、上下联动、协同创新的运行机制,让妇女都享有便捷、均等、优质、连续的健康服务,使妇女健康服务人员共享妇女健康事业改革发展的成果、拥有职业尊严和发展成就感,促进妇女健康服务机构再上发展新台阶,妇女健康继续保持发达国家和地区的水平。

2. 主要指标

到 2020 年,满足妇女健康服务需求,全市每千分娩量产科床位数达到 18 张。妇女健康管理进一步加强,免费孕前优生健康检查目标人群服务覆盖率达到 80% 以上;孕产妇系统保健管理率不低于 90%;降低非医学指征的剖宫产率;0～6 个月婴儿母乳喂养率达到 85% 以上。妇女健康水平进一步提高,女性平均期望寿命保持稳定,全市孕产妇死亡率继续保持发达国家水平。

四、主要任务

(一)完善服务体系,优化资源布局

注重资源共享、优势互补、协同合作,强化包括产科专科医院、综合医院和中医、中西医结合医院产科、社区卫生服务中心和妇幼保健机构在内的产科服务体系功能建设。产科床位按照总量控制、分类管理的原则,着重进行布局调整和结构优化。在薄弱郊区适度增加三级专科医院的产科床位。加强综合医院和中医、中西医结合医院产科建设,通过政策引导,鼓励产科基础较好的市级综合医院扩大现有产科床位数,产科床位数原则上为医院核定床位的 5%,发挥市级综合医院学科资源优势。郊区"5+3+1"项目医疗机构将产科门急诊和住院作为必设服务科目,通过加强政府支持力度,力争产科床位不低于总床位数的 5%。严格控制公立医院产科特需床位,市级综合医院产科特需床位数控制在产科总床位数的 8% 以下,三级专科医院产科特需床位数控制在产科总床位数的 5% 以下。各区域医疗机构按人口需求配置相应的产科和新生儿床位,按床护比等要求配置医护人员;提高二级妇产医院产科利用率,促进区域产科服务资源均衡发展,满足辖区内常住人口孕妇建大卡和分娩需求。完善危重孕产妇会诊抢救网络,加强会诊抢救中心建设,配置能够满足临床需求的医务人员、医疗设施和各项保障措施,切实保证有效运行,发挥其技术优势和辐射作用。加强孕产妇重症监护病房建设;二级以上综合医院重症医学科要保障危重孕产妇救治床位,二级以上妇幼保健院原则上要设立重症监护室。按照实际管理人口规模,拓展和完善三级妇幼保健网络功能,加强各级妇幼保健机构标准化建设,提升市、区两级妇幼保健机构服务能级,提高社区妇幼保健服务能力。发挥中医药特色优势,加强产科专科医院、妇幼

保健机构中医临床科室建设。引导、鼓励和促进社会力量举办符合要求的妇产科服务医疗机构，逐步形成多层次的产科服务体系。

（二）着力机制突破，推进协同发展

着力解决突出问题，缓解优质资源供需矛盾，落实分级诊疗，建立梯度有序、安全便捷的孕产妇保健分娩制度，提供分级分类和精细化服务，提高孕产妇保健服务体系的运行效率。明确各区医疗资源配置和功能定位，推进全市孕产妇系统保健服务实现"区域划分、梯度服务、有序转诊"，以孕产妇为中心制定分级诊疗规范，综合运用行政、医保、价格等多种措施，推动建立基层首诊、双向转诊、上下联动的分级诊疗制度，增强服务体系协同性和接续性，引导孕产妇合理就医。

推进产科联合团队建设，发挥市级优质医疗保健机构的辐射作用，形成市级优质医疗保健机构支撑相应区域医疗保健机构、区域医疗保健机构支撑相应社区卫生服务中心的格局。以品牌和技术为纽带，建立市级优质医疗保健机构对区级医疗保健机构的分类指导、对口帮带、质控管理等运行机制，促进就近医疗保健和健康管理，确保区域医疗保健机构运行高效，孕产妇救治便捷、规范和可靠。参加联合团队的区级医疗机构应至少配置50张产科床位。通过市和区合力加强产科服务能力建设，取消孕产妇建"大卡"限号措施，实行区域化管理，实现区域医疗保健机构为市民提供优质服务。

（三）强化精准管理，优化全程服务

加强孕前优生健康检查，各级妇幼保健机构和助产医疗机构积极设立再生育服务咨询室，加强对高龄妇女、拟生育二孩并患有基础性疾病妇女的健康咨询和指导，规范提供生育力评估、备孕指导、妊娠风险提示等系列服务。充分发挥全市卫生计生基层网络优势，强化孕情排摸和监测，进一步加强早孕建册、入院建卡和产科分娩各环节的动态监测和报告。切实强化孕产妇风险管理，做好妊娠风险预警和评估，充分告知妊娠风险，提出科学严谨的医学建议。强化助产机构"产科安全办公室"职责，切实落实产科质量管理、高危孕产妇全程随访、母婴抢救协调等工作。完善和强化危重孕产妇报告和抢救工作制度，发现危重孕产妇第一时间上报，确保绿色通道畅通，及时集聚优质资源救治，加强多学科协作，提高危重孕产妇综合救治能力。完善严格评审和及时反馈机制，实施诫勉谈话制度，考评中对发生可避免的孕产妇死亡病例的机构和区实行一票否决。分层分类加强产科相关医务人员对产科相关危急重症的风险预判、临床救治技能培训和演练，提高快速反应和处置能力。

推广便民利民服务举措。改善就诊环境，优化诊室布局和诊疗流程。运用互联网手段，提供就诊信息查询服务，全面推行孕产妇预约诊疗服务，推广预约住院分娩，引导市民有序就诊。广泛提供在线预约诊疗、候诊提醒、缴费支付、诊疗报告查询等便民服务，切实改善市民就诊体验。

（四）注重医防结合，深化妇女保健

围绕妇女健康管理，促进内涵发展，实现从以疾病治疗为主向以健康管理为中心转变；加强依法监管，规范行业行为，推动妇女健康管理科学、规范、持续发展。充分发挥各级妇幼保健等专业机构在妇女健康管理中的技术支撑作用，充分发挥医疗卫生机构在妇女疾病管理中的纽带作

用,以社区卫生服务中心为平台,运用互联网技术推进妇女健康管理服务,提高群众获得感。促进自然分娩和母乳喂养,加强爱婴医院管理,降低剖宫产率,鼓励有条件的医疗机构设置母婴室或增加母乳喂养设施,推广使用母子健康手册;落实国家和本市基本和重大公共卫生服务项目,规范化、温馨化开展孕产妇保健、妇科病和乳腺病等妇女常见病筛查、预防艾滋病、梅毒和乙肝母婴传播等项目,进一步促进妇幼健康服务均等化;积极推广乳腺癌、宫颈癌有效防治措施。加大婚前医学检查工作协同推进力度,加强孕前优生健康检查,强化产前诊断筛查技术服务和管理,推广唐氏综合征筛查。拓展生命全程健康管理,探索示范性整链式生殖保健服务,全面促进生殖健康,强化人类辅助生殖技术和精子库管理,严禁非医学需要的胎儿性别鉴定和选择性别的人工终止妊娠,优化免费计划生育技术服务基本项目,加强流动人口、青少年、未婚育龄和更年期人群生殖健康公共服务。实施预防意外妊娠干预项目,推行避孕节育知情选择,减少非意愿妊娠和人工流产,提高流产后妇女保健水平,保护妇女身心健康。充分发挥中医药在妇女健康服务中的优势,扩大"治未病"在孕育调养、产后康复等方面的作用,积极推进妇女健康领域中中医药公共卫生服务项目的实施。强化母婴保健专项技术的监督和管理。加强《出生医学证明》管理,提高规范化管理水平。

(五) 推进科技创新,激发人才活力

聚焦妇产科医学科技发展前沿,营造良好的创新氛围,增强妇产科医学创新内动力,主动服务科技创新中心建设。发挥科技创新在妇女健康服务中的引领作用,打造妇女健康高新技术平台,针对主要健康危险因素开展重大科研攻关。加强基础研究和科技创新,开发推广妇幼保健、生殖健康、避孕节育和优生优育新技术新产品,促进成果转化和技术进步。充分发挥市妇幼保健中心作为全市妇女儿童健康服务与管理的平台作用,加快出生缺陷诊断技术研究,开展遗传咨询服务,打造国内人类遗传领域的制高点,通过医疗科技创新实现产业化。加强妇产科学、妇女保健学、遗传学、生殖医学等重点学科和重点实验室建设,提升在国际妇女保健和妇产科医学科技创新领域的参与权、话语权和规制权。加快适宜技术推广,使科技创新服务于妇女健康大局。对妇女保健和产科类科研课题予以政策倾斜,同等条件下,优先资助妇女保健和产科类课题及人才培养项目。

加快产科医师、护士、助产士人才培养,力争"十三五"期间增加产科医师、护士和助产士1 800名。有条件的高校开展大学本科助产士相关专业招生培养工作。加强继续教育,加大产科住院医师、专科医师(含妇女保健)规范化培训。根据医学院校和规范化培训医院的教学容量及本市产科医疗人才需求,每年制定合理的招录规模,严格控制培训质量,输送合格产科人才。加强产科医师岗位培训,增强岗位责任感,提升临床救治能力和危重孕产妇管理服务水平。开展助产士转岗培训和骨干产科医师培训。持续推进继续医学教育,提高基层妇幼保健和产科医务人员服务能力。将产科和妇幼保健人才纳入卫生行业紧缺人才预警和管理机制。以产科床位和服务对象等为基础要素,充实加强产科和妇幼保健相关服务力量,配足助产士、产科护士和妇幼保健相关人员数量。改善产科医务人员执业环境,医疗机构配备医务社工,强化人文关怀,加强医患沟通,促进医患和谐。深化人事、收入分配制度改革,向妇幼保健、助产士、产科医师、产科护士等紧缺岗位倾斜,完善职称评审标准和助产士评价标准;按照"允许医疗卫生机构突破现行事业

单位工资调控水平,允许医疗服务收入扣除成本并按规定提取各项基金后主要用于人员奖励"的要求,以岗位职责、工作负荷、服务质量、服务效果为要素建立健全绩效考核办法,根据考核结果进行绩效工资分配,体现按绩分配,优绩优酬,增加岗位吸引力和职业认同感。

(六)强化组织领导,实施监督评估

各级政府要切实加强领导,落实责任,根据区域实际,调整优化区域内的妇女健康服务资源;加大财政投入,完善政府主导的多元化筹资机制,鼓励、引导和促进社会资本参与妇女健康服务发展,形成多元化的办医格局。充分发挥医保支付和医疗服务价格的调节作用。加强对供需双方的行为调控,提高资源整体配置效率,减轻个人就医负担。通过开展医疗服务价格比价关系研究,科学调整提升体现产科医务人员技术劳务价值的产科诊疗、检查等服务项目价格,特别要向助产等耗时长、人力成本高的服务项目倾斜,体现促进自然分娩政策引导。要推进妇幼健康信息化建设。加强宣传引导,多渠道加强健康教育,倡导市民在最佳生育年龄生育,提高群众健康素养,积极引导孕妇合理选择助产医疗机构,避免扎堆分娩。各级政府要把产科服务资源配置落实情况纳入政府目标责任管理,健全完善监督评估工作机制,建立督办、评估和问责制度,加强规划的宣传和舆论引导,确保规划实施和推进。

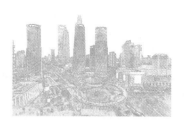

第二章

大力发展健康服务业是健康上海建设的重要举措之一，也是满足人民日益增长的美好生活需要的必然选择。上海健康服务业发展具有较好的基础：健康产业园区多点开花，两个国际医学园区初具规模，生物医药产业和美丽健康产业蓬勃发展；新虹桥国际医学中心和浦东新区分别被遴选为首批国家健康旅游示范基地和国家中医药健康旅游示范区；精准医疗和智慧医疗也被上海定位未来发展的重点。本章主要介绍了上海市健康产业园区、医疗旅游、精准医疗以及智慧医疗等领域的相关研究情况，力求呈现上海健康服务业重点领域的现状问题并提出政策建议，为今后上海健康服务业以及健康产业政策的制定提供借鉴。

健康服务业

上海市健康产业园区发展现状研究

康 琦 徐崇勇 许明飞 陈珉惺

【导读】 目前,上海市已初步形成了健康产业的政策体系,并建成了多个生物医药园区和健康服务园区,健康小镇也在积极谋划,部分地区健康产业与区域融合发展初见成效。但园区发展还存在一系列问题,主要包括缺乏对健康产业的统筹规划、生物医药产业亟待转型、健康服务园区建设缓慢、健康产业园区集聚效应较弱等,以致园区的整体发展进入了一个瓶颈期。为更好发展上海市健康产业园区,需要充分认识发展健康产业的重大意义,统筹规划健康产业的战略发展,持续增加高端要素向园区聚集,积极给予园区先行先试空间,大力拓展产业集聚"新载体",着力健全园区发展的保障措施。

在不少发达国家,健康产业已成为其国民经济的重要支柱产业[1]。我国近年来也越发重视健康产业的发展,习近平同志在全国卫生与健康大会提出了"以普及健康生活、优化健康服务、完善健康保障、建设健康环境、发展健康产业为重点,加快推进健康中国建设",李克强同志并提出"努力把健康产业培育成为国民经济的重要支柱产业"。发展健康产业已被提升到了空前高度。引导产业集聚发展,推动产业园区化,发展健康产业园区,是健康产业发展的重要举措[2]。因此,健康产业园区也成了许多城市投资建设的热点,尤其是在长三角、环渤海、珠三角等经济较发达地区。

上海作为我国经济发展的龙头,医疗资源和健康相关研发力量集中,具备发展健康产业发展的诸多区位、要素优势[3,4]。但健康产业范围广、链条长、关联性大,健康产业园区由此也是类型多样,管理主体多元,这就为全面掌握本市健康产业园区的基本情况造成了很大困难。本研究旨在梳理上海市健康产业园区的类型、数量、分布等情况,分析不同类型园区的整体发展现状和问题,并提出相应政策建议,进而为今后统筹发展大健康产业及其园区提供依据。

一、政策体系

(一)国家层面

近年来,国家层面对健康产业发展的宏观政策体系逐渐完善。从《国务院关于促进健康服务

基金项目:上海市卫生和计划生育委员会 2017 年度卫生政策研究定向委托课题"上海市健康产业园区战略发展研究"(课题编号:2017HP05)。
第一作者:康琦,男,助理研究员。
作者单位:上海市卫生和健康发展研究中心(上海市医学科学技术情报研究所)(康琦、陈珉惺),上海市卫生和计划生育委员会(徐崇勇、许明飞)。

业发展的若干意见》(国发〔2013〕40 号)发布至今,已有多个重大政策明确了健康产业发展的重要地位。包括《"十三五"国家战略性新兴产业发展规划》(国发〔2016〕67 号)将生物医药产业列为到 2020 年的五大 10 万亿元级的新支柱产业之一,《"健康中国 2030"规划纲要》将发展健康产业列为五大战略举措之一,《"十三五"卫生与健康规划》(国发〔2016〕77 号)将加快健康产业发展列为了十四项主要任务之一。2016 年,国务院办公厅出台了发展医药产业的专项政策——《国务院办公厅关于促进医药产业健康发展的指导意见》(国办发〔2016〕11 号)。

(二)上海层面

虽然上海尚未出台有关健康服务业或健康产业的专项政策,但已相继出台了一些相关细分产业的发展规划或扶持政策。在产业集聚方面,上海市专门出台了有关两个国际医学园区和体育产业集聚区的指导意见或规划。整体来说,目前上海市初步形成了健康产业的相关政策体系(表 1)。此外,部分区(如徐汇、嘉定、虹口等)已将健康产业纳入区域经济和科技发展的重要范畴。

表 1　上海市健康产业相关政策体系

类　别	专　项　政　策	综　合　政　策*
健康产业		《"健康上海 2030"规划纲要》(沪委办发〔2017〕26 号)
健康服务业	—	《上海市卫生计生改革和发展"十三五"规划》(沪府发〔2016〕57 号)
医疗服务	《关于进一步促进本市社会医疗机构发展的实施意见》(沪府办发〔2013〕6 号) 《关于中国(上海)自由贸易试验区外商独资医疗机构管理暂行办法》(沪府办发〔2013〕63 号)	《"健康上海 2030"规划纲要》(沪委办发〔2017〕26 号)
园区	《关于促进本市国际医学园区医疗机构建设与发展的若干意见》(沪卫医政〔2012〕33 号) 《本市国际医学园内医疗服务业发展规划的指导意见》(沪卫计医政〔2015〕60 号)	
中医药	《上海市中医药服务贸易发展规划纲要(2014—2018 年)》(沪卫计委中医〔2013〕006 号) 《上海市中医药健康服务发展规划(2016—2020 年)》(沪府办发〔2016〕36 号)	
生物医药产业	《上海市生物医药产业发展行动计划(2009—2012 年)》 《关于促进上海生物医药产业发展的若干政策规定》(沪府办发〔2009〕23 号) 《上海市生物医药产业发展行动计划(2014—2017 年)》(沪府办发〔2014〕5 号) 《关于促进上海生物医药产业发展的若干政策(2014 版)》(沪府办发〔2014〕37 号) 《上海市人民政府办公厅关于促进本市生物医药产业健康发展的实施意见》(沪府办发〔2017〕51 号)	《关于进一步推进科技创新,加快高新技术产业化的若干意见》(沪委发〔2009〕9 号) 《"健康上海 2030"规划纲要》(沪委办发〔2017〕26 号)
美丽健康产业	《关于推进上海美丽健康产业发展的若干意见》(沪府发〔2017〕67 号)	—
养老服务业	《上海市人民政府关于加快发展养老服务业推进社会养老服务体系建设的实施意见》(沪府发〔2014〕28 号) 《关于全面推进本市医养结合发展的若干意见》(沪民福发〔2015〕19 号)	《"健康上海 2030"规划纲要》(沪委办发〔2017〕26 号)

类　别	专　项　政　策	综　合　政　策*
体育产业园区	《上海市体育产业发展实施方案(2016—2020 年)》(沪府办发〔2017〕10 号) 《上海市体育产业集聚区布局规划》(2017—2020)(沪体计〔2017〕501 号)	《"健康上海 2030"规划纲要》(沪委办发〔2017〕26 号)

* 指在综合政策中有相关产业的专题规划或将其列为重点发展领域。

二、健康产业园区概况

健康产业内涵丰富、门类繁多,本研究所分析健康产业园区主要聚焦于生物医药和健康服务领域,并未涉及健康养老、体育健身、健康食品等领域。

(一)生物医药园区

1. 制造业基地

目前上海市主要有 7 个生物医药制造业基地,其重点发展产业及规划目标如表 2 所示。

表 2　上海市生物医药制造业基地情况[1]

基地名称	地理位置	重点发展产业	规划目标
浦东基地	张江核心区、上海国际医学园区和康桥工业园区内	生物制药、药物新制剂、高端医疗器械等知识密集、高附加值、高容积率、低能耗、低污染的产业	形成具有国际水准、亚太一流的创新产品制造集聚区
闵行基地	莘庄工业园区、闵行经济技术开发区和漕河泾开发区浦江园区内	生物制药、化学药物制剂、医疗器械的研发和生产制造,加快药物制剂新技术和生物医用新材料的产业化	成为生物医药高端制造基地
奉贤基地	生物科技园区和星火开发区内	生物制药、现代中药、高端化学原料药及其制剂	—
金山基地	金山工业园区	化学原料药及中间体、药物制剂、医疗器械、医用包装材料	—
嘉定基地	嘉定工业园区	数字化医学影像、微创介入与植入器械等高端医疗器械领域	打造高端医疗器械领域项目的成果转化与产业化孵化平台,加速形成产学研合作创新基地和孵化基地
青浦基地	青浦工业园区	医疗器械、现代中药、生物制药、医药包装材料等领域的生产制造	—
松江基地[2]	松江工业园区	—	—

[1]资料来源:上海市生物医药产业相关政策文件(表1)。
[2] 松江基地最新被纳入,尚缺乏重点发展产业及规划目标等具体信息[见《上海市人民政府办公厅关于促进本市生物医药产业健康发展的实施意见》(沪府办发〔2017〕51 号)]。

2. 研发外包服务业园区

目前上海市有 2 个市级生物医药研发外包服务业基地,即浦东基地和徐汇基地。虹口健康产业园依托原上海医药工业研究院和区域科技产业规划,也主要聚焦于研发等领域。各园区依托基础、重点发展产业和规划目标如表3所示。

表3　上海市生物医药研发外包服务业园区情况*

园区名称	依托基础	重点发展产业	规划目标
浦东基地	张江国家生物医药产业基地核心区和中国（上海）自由贸易试验区	以生物医药创新集群建设和融入国际生物医药创新研发链为抓手，以区域内生物医药研发服务外包龙头企业为重点，在大力发展研发服务外包业的同时，加快引进外资研发中心和跨国公司总部	形成具有国际水准、亚太一流的创新产品研发和外包服务集聚区
徐汇基地	徐汇枫林生命科学园等区域医疗资源优势	做大做强上海临床医学研究中心，加快引进国内外著名研发、合同研究组织（contact research organization）和跨国公司总部	力争建成符合国际新药开发和临床研究标准的示范区，成为中国生命科学研究水平最高地区之一
虹口健康产业园	原上海医药工业研究院	聚焦精准医疗与诊断、医学工程研究、健康大数据分析和新药研制四大板块	虹口区"两大两新"科技产业中"大健康"产业的重要载体，纳入虹口北部地区总体规划以及大柏树科创中心建设的产业规划

* 资料来源：上海市生物医药产业相关政策文件（表1）和健康产业园区座谈会。

3. 商业基地

目前上海市主要有3个生物医药商业基地，即浦东基地、黄浦基地和普陀基地。其商业内容包含物流配送、连锁经营、电子商务等多方面。

（二）健康服务园区

目前上海市已有多个健康服务园区。其中，上海国际医学园区既是以高端健康服务为主的健康服务园区，也是综合了医药研发、医学教育等多方面的综合类健康产业园区。而新虹桥国际医学中心和青浦远大健康城主要以医疗机构为主，是典型的医疗服务园区。嘉定区目前已有两个健康服务园区：安亭健康医疗产业集聚区以精准医疗、癌症治疗等前沿诊疗技术为主，上海国际健康产业园（嘉定）以中医养生保健等健康管理服务和培训为主。各健康服务园区的基本情况如表4所示。

三、健康产业集聚新载体

除了传统意义上的健康产业园区，上海也出现了一些健康产业集聚的新载体。

（一）健康小镇

随着国家倡导特色小镇建设，上海某些城镇也正积极整合区域健康资源，旨在建设以健康产业为主导的特色小镇。金山区山阳镇已与上海市公共卫生临床中心（复旦大学附属中山医院南院）形成战略伙伴关系，将以"疾病诊疗的临床研究与应用""组织再生修复、健康保健与抗衰老"为健康产业主要抓手，带动开发与利用养老、休闲、旅游资源，建设"上海·湾区医学（健康）科创中心"和"湾区健康小镇"。闵行区华漕镇则在积极整合区域内养老社区资源（快乐家园）、医疗卫

表 4　上海市健康服务园区基本情况[*]

名称	基本情况	建设年份	牵头部门	依托基础	产业门类	主要规划	目标定位	建设进程
上海国际医学园区	位于浦东新区张江，占地11.88平方公里	2003年	原国家卫生部（现国家卫生计生委）、上海市人民政府	张江高科技园区核心园	除国际医院区外，还有医学院校区、医疗器械及生物医药产业区、国际康复区、医学研发区、国际商务区	形成"2+30+X"形态布局（2：上海国际医学中心、上海市质子重离子医院；30：专科医疗机构；X：若干个特色服务区域）	全国范围内的医疗特区，全球极具代表性的国际医学城之一，辐射整个长三角地区乃至全国，成为上海打造亚洲医疗中心城市的重要支撑	上海国际医学中心和上海市质子重离子医院已开始运营；宝隆医院、新加坡新安国际妇产医院，日本永远幸妇产科医院、德国际医院、香港眼视光医院等多家国际医院已经落户；上海健康医学院已开始招生；上海交通大学医学院预计于2018年投入使用
新虹桥国际医学中心	位于闵行区华漕镇，1期42公顷，2期58公顷，建筑面积约70万平方米	2010年	原国家卫生部（现国家卫生计生委）、上海市人民政府	虹桥商务区，园区毗邻地块为复旦大学附属华山医院临床医学中心，首批13个国家健康旅游示范基地之一	医疗服务	形成"1+2+10+X"形态布局（1：包括医技服务布局，药品供应、运行保障等在内的综合服务支持平台；2：2家综合医院；10：10家专科医院；X：若干个特色门诊部）	立足上海、辐射长三角，服务全国，吸引国际的高端医疗服务集聚区	医技中心已于2016年完成工程竣工和专项调试与验收，但仍在调试与诊所的配合；悦心综合门诊、美视美景眼科门诊部基本完成建设，但尚未正式运营；慈弘妇产科医院、万科儿童医院预计于2018年上半年投入运营，复旦大学附属华山医院西院预计于2018年运营；绿叶爱丽美医疗美容医院、泰和诚肿瘤医院、百汇医院、览海康复医院已入驻，览海骨科医院预计于2020年基本完成开发建设
青浦远大健康城	位于青浦区徐泾镇，规划建设用地约16.5公顷，总建筑面积约为48万平方米	2012年	原青浦卫生局（现青浦区卫委）、上海远大医谷国际投资管理有限公司	无	医疗服务	一所提供基本医疗服务的三级非营利性医院（2000张床位）和一所提供高端医疗服务的二级营利性国际医院（499张床位）	打造全球最大规模的多专科联合体医院群（即建设数家分别针对单一病种，提供全套诊疗服务的专科楼）；基本医疗服务面向上海，高端医疗面向全国，服务全球	1期工程预计于2018年投入运营

续　表

名称	基本情况	建设年份	牵头部门	依托基础	产业门类	主要规划	目标定位	建设进程
安亭健康医疗产业集聚区	位于嘉定安亭镇，集聚区首期规划开发面积约166.6公顷	2014年	上海市和嘉定区人民政府相关部门，原第二军医大学医学门（现海军医学院），同济大学、上海市健康科技协会	嘉定区是国家首批试点的健康城市（城区）；安亭镇经济实力较强，是上海国际汽车城所在地，是上海"一城九镇"建设的重点城镇	医疗服务、研究	集聚区分为健康医疗产业核心园、国际精准医学园，国际健康服务中心；坚持"一个方向"（精准医疗），打造"两个特色"（细胞科技和癌症治疗）	打造国内一流、国际知名的健康医疗产业集聚区	健康医疗产业核心园内，东方肝胆外科医院于2015年投入运营，国家肝癌科学中心（由东方肝胆外科医院托管）已完成外部建设；国际精准医学园内，吴孟超肿瘤医院预计于2018年竣工；国际健康服务中心内，上海国际汽车城健康端金广慈医院国际门诊及医保健中心已投入运营使用类健康管理中心
上海国际健康产业园（嘉定）	位于嘉定新城，总规划面积约4公顷	2016年	嘉定新城管委会（马陆镇），美年大健康产业（集团）有限公司	嘉定新城是新确立的城市副中心之一，是新城中医资源丰富；中医底蕴深厚，区中医医院实力较强，创建国内首个国际中医药城区；上海中医医院将整体搬迁至嘉定	中医养生保健、健康管理、培训等	致励各类基本与非基本医疗卫生服务行业（医疗护理、中医诊测、卫生保健、健康检测，康复护理、健康教育与培训，健康管理咨询、商业健康保险）企业入驻，打造以及养老研发办公总部以及养老护理、体检中心、健康门诊等功能项目	以打造"全国首个健康产业发展示范基地"为目标	目前注册企业达200多家（主要从事健康管理服务，以办公为主，技能培训和居民服务为辅，2016年税收为2000多万元）；目前园区正在积极推进有机构的洽谈，引进

* 资料来源：健康服务园区座谈会和现场调研。

生资源(即将建成的新虹桥国际医学中心)和休闲养生娱乐资源(快乐家园开心农场),发挥区域内国际和区位优势,打造以优质健康服务为主的特色小镇。

(二)产城融合

健康产业市场空间广阔,某些区域已将健康相关产业列为其重点产业方向,大力促进产城融合。目前张江科学城和徐汇区已初步实现产城融合,奉贤区和嘉定区则在大力建设和推进健康产业的产城融合。具体情况如表5所示。

表5　上海市部分区域健康产业的产城融合情况*

区　域	区域定位/目标	健康产业地位	健康产业规划布局
张江科学城	上海具有全球影响力科技创新中心的核心承载区、上海张江综合性国家科学中心	生物医药产业是其两大核心产业之一	从北至南的三大科创要素集群,其中南部结合国际医学园区,形成以医疗为特色的国际院校、研究所集群
徐汇区	上海科技创新中心的重要承载区、现代化国际大都市一流中心城区	生命健康产业是其两大创新极之一,努力形成千亿级产业集群;生命健康产业增加值占地区生产总值比重达到10%	形成以枫林和漕开发为双核,徐汇中城与华泾为两翼的生命健康产业布局,推动建设中国一流、亚太有影响力、国际有知名度的生命健康产业集群
嘉定区	上海科技创新中心的重要承载区、现代化新型城市	高性能医疗设备及精准医疗被列为四大新兴产业集群之一	包括嘉定生物医药制造业基地(表2),安亭镇和嘉定新城的健康服务园区(表4)
奉贤区	上海中小企业科技创新活力区、上海统筹城乡发展改革示范区、长三角城市群综合性节点城市、杭州湾北岸综合性服务型核心城市	将奉贤"东方美谷"作为上海大健康产业的先行先试核心承载区推进升级为"上海东方美谷",使之成为上海一张新的产业名片	一个特色镇(以金汇镇为区域范围的东方美谷小镇)、一条特色街(整体改造升级奉浦大道建设"东方美谷大道")、一个核心区(在东方美谷核心区重点打造南上海国际科技创新中心、美丽健康产业、战略新兴产业以及新三板集聚区)、若干产业园

*资料来源:相关政策文件(《上海市徐汇区国民经济和社会发展第十三个五年规划纲要》《上海市嘉定区国民经济和社会发展第十三个五年规划纲要》和《上海市奉贤区国民经济和社会发展第十三个五年规划纲要》等)和健康产业园区座谈会。

四、存在问题

上海市依托国家生物医药产业基地规划和建设,非常重视生物医药园区的发展,现已形成了分布广泛、门类丰富的多个生物医药基地,并联合原国家卫生部开创性建设了两个以医疗服务为重要主题的国际医学园区;近年来,个别区也积极投入健康产业及园区的发展,嘉定区的安亭和新城都在区域内建成了健康服务园区,徐汇区、浦东新区张江高科技园区等地的健康产业更是与区域整体融合发展;另外,数个健康小镇也已开始积极谋划。但目前上海市健康产业园区的发展还存在几个主要问题,园区整体发展进入了一个瓶颈期。

(一)缺乏对健康产业的统筹规划

健康产业门类繁杂,需要政府统筹规划。某些省(市、自治区)早年就已制定健康产业的发展战略,如深圳市早在 2013 年就制定了《深圳市生命健康产业发展规划(2013—2020 年)》(深府〔2013〕121 号)、浙江省于 2015 年制定了《浙江省健康产业发展规划(2015—2020 年)》(浙发改规划〔2015〕882 号)。近年来,随着国家层面越来越重视健康服务业和健康产业,北京、天津、重庆等许多地区都已跟进相关发展规划。虽然上海市对生物医药、美丽健康等产业高度重视,健康服务业也越发得到关注,但目前上海市有关健康产业的政策仍是分割和碎片的,政策体系不尽完善,缺乏统筹规划。因此,相关统计体系、行业标准也迟迟无法建立,行业审批与管理主体多元,这都极大限制了健康产业及园区的发展。

(二)生物医药产业亟待转型

上海在 20 世纪 90 年代长期保持全国医药工业第一的位置,但在近些年全国医药工业主营业务收入排名中,已滑落至国内中游水平。目前上海市生物医药基地虽然种类多样,但整体对研发的投入还不足,基地缺乏龙头企业,创新成果外流。上海市生物医药产业及基地都亟待转型、创新。

(三)健康服务园区建设缓慢

目前各健康服务园区发展都比较缓慢,尤其是医疗服务园区。两个国际医学园区早在多年前就已立项建设,但至今离规划的目标还距离尚远。虽然基于园区开展社会办医有着诸多优势:规划方向较为清晰;土地、用房等方面的基本优惠;资源更为集聚,可以共享、合作;有相关政府平台基金入股,既能增加投入,又能增加民营资本信心;有管理委员会等协助审批、许可等。但举办医疗机构所牵涉管理主体实在众多,在各类审批、许可环节,园区内社会办医机构并没有获得更多倾斜政策。此外,社会办医疗机构往往有多个投资主体,其股权分散,对园区社会办医期望值高等也增加了磨合成本,影响了机构的建设进度。

(四)健康产业园区集聚效应较弱

整体上看,目前上海市还是以单一型健康产业园区为主,缺乏综合类大健康产业园区。在涉及多产业的园区内,不同产业、不同机构之间的合作仍然较少。此外,不同产业园区之间也缺乏联动,没有积极发挥资源的互补、实现共赢。虽然部分地区积极推进健康产业的产城融合,但无论融合的产业方向还是地域范围仍比较局限。因此,广泛分布的健康产业园区并未进一步形成真正大规模和影响力的产业带等大型集群。

五、政策建议

(一)充分认识发展健康产业的重大意义

上海发展健康产业意义重大,是满足庞大、多元卫生和健康需求的必然趋势,是转变经济发展方式的重要举措,对推动建设健康上海和全球城市都具有重要意义。更为关键的是发展健康产业不仅是为经济发展、科技进步做加法,也是为城市发展补短板。尤其是在健康服务领域,虽然上海市已经建立了比较健全的医疗服务体系,医疗技术水平和能力在全国也遥遥领先,但与其他国际大都市和未来卓越全球城市的目标相比,目前上海市尚难以较好满足个性化、多元化、品质化、高端化的医疗服务和健康管理需求。因此,需要加快发展健康服务业,进一步缓解健康服务需求与供给之间的矛盾。

(二)统筹规划健康产业的战略发展

管制较少或适度的行业,可以在一定的政府监管下充分调动市场机制,发挥市场在资源配置中的决定性作用。但在管制较多的特殊领域,一方面需要深化改革、开放市场,一方面需要政府强有力的规划引导和统筹协调,并培育市场主体,进而促进产业发展。健康产业涵盖医药、医疗器械、医疗服务、养老、保健、健康保险等诸多领域,亟须由市政府层面统筹协调,编制上海市健康产业的专项政策,以指导健康产业发展。而基于上海市健康需求和供给现状,医疗服务业始终是上海市发展健康产业的重点和难点,需要结合医学园区等多种载体形式,不断优化政策。

(三)持续增加高端要素向园区聚集

发展健康产业园区是为了以点带面,形成健康产业的示范效应。无论是基于上海市的经济水平和城市定位,还是迫于土地控制和成本,大部分健康产业园区的定位都应该瞄准高端。因此在园区的规划、建设、发展过程中,需要始终积极引进高端资源,持续增加高端要素向园区聚集。具体应该积极引进龙头企业或机构,实施重大项目,并发挥其示范引领作用,从而做强产业园区,提高产业园区的不可替代性,进而才能提高产业园区的效益。

(四)积极给予园区先行先试空间

健康产业园区的发展离不开对其的扶持。对健康产业园区的扶持应该有基本扶持和特殊扶持两类。基本扶持主要侧重于土地、用房、投融资、财税、补贴、奖励、人才引进、基础设施配套、服务配套等方面,如可以通过一些财税杠杆鼓励生物医药企业的研发、创新等。特殊扶持主要是指在一些关键政策方面给予园区一事一议、先行先试的待遇,如可以在医学园区内进一步简化审批许可、引导多点执业、引进国际医疗保险,探索建立医疗服务"特区",为社会办医和健康服务业发展提供进一步的试点空间。

(五)大力拓展健康产业集聚新载体

传统的产业园区往往是一块固定的、范围有限的区域,因此其集聚程度和效应也是有限的。随着产业发展动力和压力的增加,产业集聚的载体也在升级变化。为更好发展健康产业,提高健康产业集聚程度,发挥健康产业集聚效应,形成健康产业集群,应该突破传统产业园区的地域限制,拓展产业集聚新形式,如健康小镇、健康产业城等。要将健康产业融入更大区域范围的发展规划建设之中,进一步提高众多健康细分产业的联动,发挥其他产业对健康产业的支持配套作用。而已经在建设和运营的健康产业园区也要积极拓宽合作范围,不同园区之间也可以积极寻找合作点。

(六)着力健全园区发展的保障措施

除了政府的规划、扶持和监管以外,还需要充分发挥市场在资源配置中的作用,促进资源要素向健康产业配置。要推动相关体制机制的改革,消除制约健康产业的各种障碍,激发市场活力和社会创造力。健康产业及园区的协调统筹方面,现阶段可以积极汇聚市场声音(如建立健康产业园区联盟等),进而拓展升级至政府参与的半官方机构(如成立健康产业协会等),最终推动健康产业官方领导协调机制的建立。此外,健康产业门类众多,园区多样、分布广泛,而目前信息不健全,统计标准缺失,部门联动不畅,所以还需开展长期跟踪和深入研究。

参 考 文 献

[1] 邵刚,徐爱军,肖月,等.国外健康产业发展的研究进展.中国医药导报,2015,12(17):147-150.
[2] 何达,金春林,陈珉惺,等.健康服务业集群化发展的国际经验及启示.中国卫生资源,2016,19(2):141-144.
[3] 薛霞,王建平.上海健康产业发展态势及对策研究.中国卫生经济,2016,35(3):33-35.
[4] 王振,王玉梅.健康经济与上海的转型发展.上海:上海社会科学院出版社,2014.

上海市医疗旅游发展问题和对策分析

陈珉惺　徐崇勇　许明飞　信虹云　康　琦　金春林　丁汉升

【导读】 发展医疗旅游成为很多国家的重要战略规划,亚洲已成为全球"国际医疗旅游中心",医疗旅游业发展成熟的国家及地区,其发展的积累时间、发展路径、发展模式等都有其共通之处可供上海发展借鉴。上海具备打造亚洲乃至世界医疗旅游高地的优势,但发展过程中同时面临政府管理和服务提供方面的较多阻碍。上海在医疗旅游的发展中可在战略管理、品牌产品设计、服务操作和配套保障层面制定支持性政策扶持产业发展。

一、医疗旅游的发展概述

1. 医疗旅游的概念梳理

医疗旅游最早表现为健康旅游,指任何可以使自己或家人更健康的旅游方式[1]。随后发展为医疗旅游,主要是指人们旅行到其他国家或地区接受整容、牙科、外科等医疗治疗的同时享受旅游等相关服务[2,3]。国外学者对医疗旅游内涵的研究很丰富,主要从地域跨度、游客动机、发展动因等角度来研究医疗旅游的内涵,但尚未达成共识[4,5]。这一方面促进了医疗旅游的多元化发展,但也导致了医疗旅游行业缺乏统一的标准和行业约束力。目前认可度较高的定义由世界旅游组织界定,即为以医疗与护理、疾病与健康、康复与修养为主体的新型旅游服务,是集疾病治疗、护理保健、养生康复、度假娱乐于一体的过程,其服务对象不仅包括以医疗保健为主要目的、旅游度假为次要目的的旅游者,也包括以旅游度假为主要目的、医疗保健为次要目的的旅游者[6]。国内学者也基于此多认同将医疗旅游分为"治"为主和"疗"为主两大类[7]:以"治"为主的医疗旅游需求可分为基本无生命危险的项目(如牙科、美容整形、皮肤病、生育疾病等)、有生命危险且医疗资源较为稀缺的项目(如器官移植手术)、客源国尚未开发或被法律禁止的医疗项目(如堕胎、干细胞技术治疗瘫痪、安乐死等)这三种形式;以"疗"为主的医疗旅游需求主要有康复理疗类项目(如健康检查、康复、养生及其他疗法等)。

基金项目:上海市卫生和计划生育委员会2017年度卫生政策研究定向委托课题"上海市医疗旅游业发展战略研究"(课题编号:2017-Z-M03)。
第一作者:陈珉惺,女,助理研究员,上海市卫生和健康发展研究中心(上海市医学科学技术情报研究所)医学科技情报研究部副主任。
通讯作者:丁汉升,男,研究员,上海市卫生和健康发展研究中心(上海市医学科学技术情报研究所)党总支副书记、副主任。
作者单位:上海市卫生和健康发展研究中心(上海市医学科学技术情报研究所)(陈珉惺、信虹云、康琦、金春林、丁汉升)、上海市卫生和计划生育委员会(徐崇勇、许明飞)。

2. 医疗旅游的国际经验总结

国际医疗旅游业的发展已初具规模,很多国家成为国际医疗旅游的主要目的地。传统医疗旅游主要是欧美发达国家依托领先的医疗技术吸引发展中国家病人前往就医,随着发展中国家医疗服务体系的完善、交通的便利、低成本的优势,国际医疗旅游出现了发达国家病人向发展中国家流动的新趋势。《亚洲经济一体化进程 2011 年度报告》指出,亚洲已成为全球"国际医疗旅游中心"。医疗旅游业的发展不仅为这些城市和地区医疗服务业带来了丰厚的收益,而且带动了周边产业(饮食、交通、住宿)和中介服务的发展。日益激烈的竞争使每个国家更加专注于擅长的医疗保健领域,试图通过差异化提升自身竞争力。基于对泰国、印度、韩国等亚洲国家及地区的发展经验梳理,分析发现这些医疗旅游业发展成熟的国家及地区,其发展的积累时间、发展路径、发展模式等都有其共通之处可供上海发展借鉴。亚洲各国及地区发展医疗旅游概况见表1。

表 1   亚洲各国及地区发展医疗旅游概况[8~12]

国家及地区	开始时间(年)	政府支持开发政策时间(年)	提供服务机构
泰　国	1997	2004	私立医院
印　度	1995	2002	私立医院
韩　国	2000	2009	私立医院
日　本	—	2010	私立医院
新加坡	2001	2003	私立＋公立
中国台湾地区	2003	2007	私立＋公立

(1)医疗旅游业的发展不可一蹴而就

亚洲医疗旅游业发展成熟地区基本上在 2000 年左右开始自主发展医疗旅游业,其中泰国和印度发展较早;在自主发展了 2~9 年后,政府开始关注和重视。即使在政府的顶层战略规划和一系列优惠政策的扶持下,医疗旅游业发展需经过 10 年左右时间的路径摸索和产品设计,才发展成为医疗旅游强国(地区)。提示上海在发展医疗旅游业的过程中,发展定位、产品设计、服务模式等都需要经过时间的论证和打磨不可一蹴而就。

(2)充分利用独特竞争优势

诸多文献都提示患者(游客)在选择医疗旅游目的地时,重强调技术领先、特殊需求、价格差异、等候时间是主要动因。医疗旅游发展地区能够把握患者需求,并推出具有本土优势、特色的、高利润、高科技的医疗服务。如韩国的医疗美容行业处于权威性地位,印度以"第三世界的价格,第一世界的品质"在心血管疾病等复杂手术领域吸引众多患者,日本则以精密高端体检服务得到认可。

(3)积极推动医疗服务的国际化

医疗旅游产业面对全球客源,服务提供机构多为社会办医疗机构,国际化服务程度成为重要的竞争力。服务国际化体现在两个方面:一是鼓励有资格的医院获得国际联合委员会国际部(Joint Commission International,JCI)认证,通过药品和器械安全审核;二是支持能力强的医生获得国际行医资格,或者吸引国际医生前来行医,打造一流的服务队伍、服务质量和技术水平。

(4)医疗费用相对低廉

发达国家医疗费用昂贵,发展中国家医疗旅游具有价格优势。如近年美国医疗和医疗保险费用不断上涨,许多美国人不再购买医疗保险而转向国际医疗旅游,许多美国公司也将雇员医疗转向海外医疗旅游[13],公司与个人可取得"双赢",这就使得越来越多的企业和个人青睐国际医疗旅游。东南亚国家的医疗费用只是美国等发达国家医疗费用的几分之一甚至十几分之一[14]。

(5)有效推广平台和渠道提高医疗服务和技术国际知名度

政府或行业协会都大力搭建各国和地区的医疗旅游宣传平台。一方面,积极组织医疗机构和相关服务机构人员参加或承办各种国际性医学交流会议、医疗旅游大会,扩大本地优势医学学科和医疗机构在国际医学领域知名度。另一方面,通过与国际上著名的医疗机构建立双向转诊通道,利用国外的医疗机构、保险公司、中介机构的媒介作用提高国际患者对本国医疗技术的认知和认同。

(6)以患者为中心形成完善的医疗服务配套产业链

医疗旅游的患者通常停留时间比普通旅客长,除了医疗服务的支出,还会派生出从基本的食宿消费到观光、购物、翻译等多项需求,由此发展出一条医疗服务之外的配套产业链。其一为第三方服务专业机构,即为需要医疗旅游的海外患者和医疗机构间搭建平台,提供各种流程服务的中介机构;其二为保险公司组织简化患者报销程序,即国际保险公司在客源国建立保险分支机构或者办事处,搭建国际间医疗费用报销网络信息平台,简化的国际账单报销程序;其三为医院自身国际化建设,即医院为国际患者专门设立多语种的翻译部门,开设多语言网站等服务,提高患者与医院的有效沟通;其四形成医疗服务的全服务链,即建立集预防、诊疗、护理、康复于一体的整条服务链。

二、上海医疗旅游发展面临的问题

"十三五"期间,上海要打造亚洲医疗中心,大力发展医疗旅游应是题中之意。上海是我国医疗资源聚集高地,同时都市旅游也取得诸多成果,完全有条件集中医疗、旅游的优质资源,打造亚洲乃至世界医疗旅游高地,在区域医疗旅游竞争中取得胜势,但发展过程中同时面临诸多客观障碍。

1. 政府管理方面

在战略规划层面政府尚未能将医疗资源和旅游资源进行有效整合,缺乏专门的机构或部门来协调医疗和旅游两个领域的合作,难以发挥两个领域结合的最大效能。同时,政策环境支持不足、管理体制不够完善,目前上海乃至全国尚无建立有关医疗旅游的专门管理机构、法律法规、行业规范,难以应对未来医疗旅游业发展过程中的医疗纠纷、医院认证标准、医生资质认定、市场监管等问题[15]。

2. 服务提供方面

其一,目前上海的优质医疗资源集中在公立医疗机构,社会办医疗机构尚未真正参与高层次医疗服务竞争,难以承担医疗旅游服务功能。其二,医疗服务受国际认证的程度不高,从事医疗服务的医务人员国际化认证程度不高。其三,上海尚未形成特色独有的医疗旅游产品,特别是中医药尚未得到国际医疗市场的认可。其四,医疗人才尚不能自由流动制约医疗旅游产业的发展,海外人才引进机制虽已建立但审批繁琐,国内一流医生又大多集中在公立医院,多点执业政策实施效果不显著。其五,高端医疗技术、医疗器械、进口药品的引入受到现有设置规划等政策制约。其六,缺乏成熟的第三方支付机制,国际医疗保险尚未和上海医疗机构无缝衔接。

三、上海医疗旅游发展的路径探索

1. 在差异化竞争中明确上海战略定位

根据《关于促进健康旅游发展的指导意见》和《健康医疗旅游示范基地建设方案》,国家批准了13家首批国家级医疗旅游示范基地中,12家基地中的"旅游"属性大于"健康",大多依托于当地的自然旅游资源。上海在旅游资源的优势不强,应在打造亚洲医学中心目标的引领下,以优质医疗服务质量为核心竞争力,明确集聚化、高端化、市场化和特色化的发展战略定位。

2. 循序渐进,分步打造上海健康旅游基地

健康产业和旅游产业由于市场化运作的属性,不论在行业规范、监督管理等环节都存在较多漏洞和黑洞。高端的服务质量是上海医疗旅游的品牌特色,起步阶段需依靠政府资源,在优惠政策、行业规范、服务监督等方面进行突破和限定,打造上海市医疗旅游基地、园区、特色小镇等品牌标杆。医疗旅游发展第一步不宜追求量的扩张而在于质的把控,需聚焦各方面资源和优势在较成熟和最具潜力区域打造上海市标杆,再循序渐进的分布发展。尝试将上海医疗旅游发展的发力点聚焦于上海新虹桥国际医学园区和崇明生态岛,从高端医疗和生态疗养两个维度,集聚各方资源打造上海品牌。下一阶段再以国家级健康旅游基地为龙头,引导培育若干市级健康旅游基地建设。

3. 行业间充分融合,研制多元化上海特色产品

医疗旅游产品设计并非医疗服务和旅游观光和简单叠加,需卫生行业和旅游行业的深度融合。政府和行业部门对于产品设计的原则进行把控,产品设计应有市场化操作。产品模式为高端医疗、高端体检、中医药治疗康复、养生康复为主,在新虹桥国际医学园区和崇明生态岛两个区域研发具体产品。按照分步发展的策略,卫生行业需提供以特色病种为核心,筛选治疗方案明确、疗效可期、时间可估、价格合理的医疗健康服务项目,旅游行业需在此基础上添加观光行程、交通、住宿、陪同、翻译等全流程服务包装和无缝衔接,设计可实施、可操作的医疗旅游产品。

四、上海医疗旅游发展的对策建议

1. 战略管理层面

其一,构建专门组织体系。建立市级层面的医疗旅游联席会议制度,由发改、财政、卫生、旅游、保监、食药监等部门构成,负责规划的制定、实施、监督检查。由区政府牵头建立基地的建设管理组织,负责基地申报、管理和考核。其二,培育建立市级基地。以国家级健康旅游基地为龙头,引导培育若干市级健康旅游基地建设,作为国家基地的储备项目。选择一批具有良好资源条件、具有前期工作基础、符合政策支持方向、地方积极性较高的健康旅游项目,建设各具特色的市级健康旅游基地。由区级自行申报,并在申报成功后给予倾斜政策及资金上的支持。其三,加大专项资金支持力度。市财政设立医疗旅游专项资金,制定相关审批、管理和考核办法。对基地内

机构建设、新技术引进等项目,提高贷款贴息比例,延长贴息年限。其四,建立第三方行业组织。建立市级医疗旅游的第三方行业组织,负责行业的治理和监督等。主要开展基地遴选、机构准入、服务和产品的标准制定和评估。加强行业自律和社会监督,制定行业自律标准,探索建设诚信服务制度。

2. 品牌产品设计层面

其一,产品设计及推介。加强医疗和旅游行业的深度融合,强化基地医疗机构和旅游企业互动,联合开发设计高端化、本地特色化、疗程适宜、效果显著、高附加值的多样化医疗旅游产品,拓展服务空间,延伸产业链。其二,打造优质专科品牌。鼓励基地机构与国内优质公立医疗资源合作,打造若干优质专科,尝试探索"名医工作室"建设。以战略合作、人才交流、远程医疗等多种灵活的方式,与国外有相当影响力的机构和专家,建立和保持合作,吸引全球范围的优质医疗资源。

3. 服务操作层面

其一,加大进口药品、器械、新技术的准入力度。加快基地医疗器械和药品进口注册审批。对国外依法批准上市、未获得我国注册批准的药品进口注册申请,可按照新药注册特殊审批管理规定的要求,申请实行特殊审批。按照医疗技术临床应用管理办法和医疗技术临床研究有关规定实施医疗技术准入。基地可根据自身的技术能力,申报开展干细胞临床研究、基因检测等前沿医疗技术研究项目。其二,建设特许医疗机构或平台。充分利用基地享有的新技术、新器械、新药品打造一流的医疗机构和服务团队,建设特许医疗机构或平台。其三,简化大型设备审批程序。在审批基地医疗机构及其开设的诊疗科目时,对其执业范围内需配备且符合配置标准要求的大型医用设备可一并审批。

4. 配套保障层面

其一,加强医疗旅游相关人才引入和培养。结合基地自身实际,完善实施境外医技、医护人员来先行区执业的相关办法,放宽执业时间。鼓励基地在中医预防保健机构和人员准入、服务规范,以及服务项目准入、收费等方面先行试点。加强针对健康医疗服务机构、国际旅行健康咨询机构、旅游服务机构等相关服务人员的业务培训和语言培训。其二,积极发展商业健康保险。丰富商业健康保险产品,鼓励商业保险公司提供与健康旅游服务相适应的多样化、多层次、规范化的产品和服务,促进基地内医疗机构与国际商业保险的无缝衔接。其三,加强国际合作与交流。加强与健康旅游产业发达国家和地区的交流,学习及借鉴其先进的发展经验,加强国际相关组织和机构的合作,提升健康旅游的技术和管理水平。

参 考 文 献

[1] Christine N B,Careen Y. Therapeutic landscapes and postcolonial theory:a theoretical approach to medical tourism. Social Science & Medicine,2012,(74):783-787.

[2] Smith M,Puczko L. Health and wellness tourism. Oxford:Elsevier,2009.

[3] Marlowe J,Sullivan P. Medical tourism:the ultimate outsourcing. Human Resources Planning,2007,30(2):8-10.

[4] Ramirez de Arellano A. Patients without borders:the emergence of medical tourism.

International Journal of Health Services,2007,37(1)：193－198.

[5] Connell J. Medical tourism：sea，sun，sand and surgery. Tourism Management,2006,27(6)：1093－1100.

[6] Health Tourism 2.0. World Health Tourism Congress. 2007－04－13.

[7] 王颖. 国外医疗旅游评述. 科技视界,2015,(3)：148－149.

[8] Ivy Teh. Healthcare Tourism in Thailand：Pain ahead? Asia Pacific Biotech News, 2007, 11(8)：493－497.

[9] 宋丽莉.中国发展医疗旅游的条件研究——泰国、新加坡、印度、菲律宾与中国的对比研究.经营管理者,2014,(30)：184－185.

[10] 新加坡旅游局.2014 年新加坡旅游年度统计报告.2015.

[11] 王红芳. 医疗旅游发展与国际经验研究.调研世界,2012,(1)：61－64.

[12] 陈沛悌,蔡宏进,陈甫鼎.台湾医疗观光发展之探讨.健康管理学刊,2010,8(2)：183－197.

[13] Marcia Wagner. Medical tourism：What are your options?. Employee Benefit News, 2006,(10)：60－61.

[14] Tracey Walkey. Consumers go abroad in pursuit of cost-effective health-care. Managed healthcare Executive, 2006, 7：10.

[15] 冯晓晖. 上海发展国际医疗旅游的 SWOT 分析与对策思考. 中小企业管理与科技(上旬刊),2015(12)：147－149.

上海市精准医疗发展现状与对策思考

许 丽 徐 萍 苏 燕 丁 蕾 孙学会

【导读】 精准医疗已成为新一轮国家科技竞争和引领国际发展潮流的战略制高点，各国积极布局，我国也推出了中国特色的精准医疗重点专项。上海作为创新发展的先行者，在精准医疗方面应该走在全国乃至全球的前沿。本文系统梳理了国内外精准医疗的相关观点及推进经验，调研分析了上海精准医疗的发展基础、资源和优势，以及上海现有的相关国家和省部级研究设施、平台及医院。提出要紧抓"十三五"这一重要窗口期，以体制机制和环境建设为突破口，进行贯穿技术开发与平台建设、临床示范与应用推广、产业转化全创新链条的布局，为上海市推进精准医疗发展提供参考。

"精准医疗"(precision medicine)是基于患者个体特征(遗传、环境和生活方式等)，适时给予正确干预治疗的个体化医疗模式。整体而言，精准医疗处于初期起步阶段，近期目标是实现疾病的精准诊疗，长期目标是构筑预防为主的精准健康体系。

一、研究背景和意义

(一)精准医疗的概念提出与国际进展

精准医疗的首次正式提出源自 2011 年美国国家研究理事会(National Research Council，NRC)的报告《迈向精准医疗：构建生物医学研究知识网络和疾病分类新标准》(*Toward Precision Medicine: Building a Knowledge Network for Biomedical Research and a New Taxonomy of Disease*)[1]，该报告将精准医疗描述为，面对生命复杂性的巨大挑战，整合个体的基因组、蛋白质组和代谢组等分子数据与临床信息、社会行为和环境等不同层级、不同维度的数据，构建人类疾病知识数据库，进而支持精准诊断和个体化治疗的一种医学模式，其主要任务是为每一个体建立一个整合各种相关信息的疾病知识网络。此后，该理念逐渐受到重视，相关技术不断发展成熟，至 2015 年，美国精准医疗计划(Precision Medicine Initiative，PMI)[2]的提出将其

基金项目：上海市人民政府决策咨询研究重点课题"上海推进精准医疗发展的战略研究"(课题编号：2017 - A - 060 - A)，上海市软科学研究计划项目"精准医学技术路线图"(课题编号：16692107700)。

第一作者：许丽，女，助理研究员。

作者单位：中国科学院上海生命科学研究院(许丽、徐萍、苏燕)，上海交通大学医学院(丁蕾)，复旦大学生命科学学院(孙学会)。

上升为国家战略,将精准医疗描述为考虑人群基因、环境及生活方式的个体差异,寻求疾病预防和诊疗效果最大化的新模式。

精准医疗研究已经成为国际竞相布局的科技战略制高点,欧美主要国家与日本、韩国、澳大利亚等发达国家已分别提出了相关发展计划,同时,沙特阿拉伯、以色列、印度等发展中国家也都集中布局精准医疗相关研究,以期推动本国医疗健康领域发展。

尤其是美国精准医疗计划,已经全面布局并对此进行前瞻长远的规划,对核心关键领域进行整体设计。2015年,美国宣布投资2.15亿美元实施精准医疗计划[2],先后启动了百万人群队列项目(PMI - Cohort Program)、癌症基因组图谱(TCGA)项目2期、癌症知识库建设等;2016年底,又将精准医疗作为三大重点计划之一列入《21世纪治疗法案》(*21 Century Cure Act*)[3],在未来10年出资近15亿美元予以资助,从法律层面保障计划实施。与此同时,美国精准医疗计划实施中还积极推进医疗信息和基因组数据共享,尤其关注数据共享中涉及的数据安全与隐私保护问题,先后制定了相关配套政策法规[4,5]。另外,在组织方式与推进模式上,美国通过公私合作模式(public-private-partnership,PPP)推进计划实施,强调要与其他项目协同,推动数据的标准化和共享,并强调患者、科研人员和医疗工作者之间的合作;还通过建立国家卫生保健提供者组织网络(Healthcare Provider Organization,HPO),综合社区、区域和国家医疗中心的力量,以保障百万人群队列的志愿者招募。

(二)中国特色的精准医疗研究已全面推进

针对国际各国争相部署精准医疗的格局,我国积极发挥本国优势,全面布局具有中国特色的精准医疗研究。目前,中国"精准医学研究"重点专项目前已全面开展,科研机构也纷纷发起精准医疗计划,成立多个精准医疗中心、研究院,及产学研联盟。产业界也相当活跃,相互竞争提供基因测序服务,并相继通过与医疗机构合作,启动相关研究计划;同时,相关互联网公司也积极跨界,已在精准医疗的新一轮竞争中占有一席之地。

二、上海市精准医疗发展的现状研判

推进"健康上海"建设是把人民健康放在优先发展战略地位的重要体现,提升市民健康水平是上海"十三五"规划的重要任务,加快建设全球具有影响力的科技创新中心是上海当前和未来发展的重要战略目标。《上海市"十三五"规划纲要》《"健康上海2030"规划纲要》,以及《上海加快建设具有全球影响力的科技创新中心方案》等主要规划文件均将建设精准医疗研发与示范应用平台、加快精准医疗等领域关键技术、发展精准医疗等前沿领域作为重点布局领域。

本文通过资料调研与专家访谈相结合的方式,调研了上海市相关技术与平台基础、优势学科和病种,及精准医疗在医院开展的现状,并分析了精准医疗整体行业以及上海发展所存在的问题和面临的挑战。

(一)上海市精准医疗的发展基础

上海优越的政策环境、雄厚的科研实力、齐全的多学科优势、丰富的医疗资源,以及突出的生物样本资源储备、医疗信息化水平等为精准医疗发展奠定了基础。

1. 初步建设了国际水平的大型队列，生物样本库也率先实现标准化和信息化

上海拥有丰富的人群健康资源优势，目前初步建立了多个大型队列。复旦大学启动的"泰州（复旦）人群健康跟踪调查"，目前综合能力已达国际领先水平，收集样本达 125 万人份；上海交通大学附属瑞金医院（以下简称"瑞金医院"）基于其内分泌肿瘤及糖尿病的研究与应用优势，创建了 45 万人份代谢性疾病队列研究资源库，并通过"精准医学研究"重点专项"代谢性疾病专病队列研究"项目进一步扩大；此外，上海引领性地启动了国内首个大规模出生队列研究，并将逐渐推广到全国，建立 10 万人左右的大规模前瞻性出生队列。

生物样本库的建设上，上海相对国内起步较早，且在标准化和信息化方面走在我国前列。目前，上海市级生物样本库中心——上海生物样本库工程技术研究中心，存储生物样本 50 万份；由上海长征医院牵头建设的我国首家全自动深低温百万级生物样本库，标志着我国生物样本存储技术进入全自动信息化时代；"张江生物银行"储存能力达 1 000 万份，是目前国内规模最大的第三方生物样本存储中心。同时，上海聚集了 40 多家三甲医院，基于其临床样本资源优势，目前已建立多个完整配套信息、标准化的疾病生物样本资源库，其中，国家肝脏组织样本库收集肿瘤样本逾 12 000 例。另外，生物芯片上海国家工程研究中心牵头成立的全国生物样本标准化技术委员会，在推动我国生物样本库国家标准的制定中起到引领作用。

2. 基因组测序能力国内领先，且在代谢组、影像组等新兴生命组学相关技术中具先发优势

上海基因组测序能力在国内、甚至国际上有显著优势。国家人类基因组南方研究中心、上海生物信息技术研究中心，以及云健康基因科技（上海）有限公司（以下简称"云健康"）、上海药明康德新药开发有限公司（以下简称"药明康德"）等机构建设了多个大型测序平台，配备有全球最先进的超高通量全基因组测序技术平台 HiSeq X Ten（专用于大规模的人类全基因组测序），其中，全球前 10 大药业公司中有 5 家是药明康德基因组学中心的测序客户。

在代谢组、影像组等新兴生命组学相关技术中，上海具有显著的先发优势。上海拥有复旦大学、上海交通大学等代谢组分析技术领域的领先研究团队，在代谢组原位分析技术上具有优势；上海市"医联工程"的实施、上海联影医疗科技有限公司（以下简称"联影医疗"）的多项突破，以及全球最大的脑科学数据库落户上海，为上海影像数据集成共享奠定了坚实的基础，同时，联影医疗等公司在推动我国高端医学影像设备的国产化中作出突出贡献，目前已向市场推出掌握完全自主知识产权的 21 款产品，并包括多项国际首台高端设备。

3. 生物大数据资源储备丰富，且对健康数据的研究及应用转化能力较强

在"医联工程"的推动下，上海市已建立了全球规模最大的临床信息共享系统，引领全国医疗卫生信息化建设，加之复旦大学、上海交通大学以及医院等的资源累积，形成了丰富的医疗健康大数据资源储备。同时，上海超级计算中心、上海数据科学重点实验室、中国科学院-马普学会计算生物学伙伴研究所的生物医学大数据中心等均配备了先进的大数据基础设施和多学科交叉数据技术平台；复旦大学大数据学院、万达信息股份有限公司，以及药明康德等的大数据分析水平在国内甚至国际领先，使上海在医疗健康大数据挖掘技术中具其优势，研究应用转化能力强。

4. 具有人工智能技术开发的基础与优势，且在医疗领域的应用研究取得初步进展

丰富的临床数据资源、先进的人工智能技术研发团队，为上海发展医疗人工智能奠定了前期基础；同时，上海通过产学研合作推动技术转化，如上海交通大学-联影医疗医学影像先进技术研

究院、国家级人工智能研究和产业化应用中心的建设，加快了医疗人工智能技术的产业应用；人工智能在医疗领域的应用上，复旦大学与上海中医药大学合作开发的中医人工智能机器人，不仅将原本依赖于医生主观判断的中医把脉诊断技术精准化，还利用其深度学习能力来分析名中医积累的经验信息。

5. 精准诊断技术临床应用稳步发展，液体活检、分子影像诊断等前沿技术具先发优势

目前，精准诊断技术的重点领域主要包括基因检测和液体活检等分子诊断技术，以及医学影像数字化推动产生的精准化的分子影像诊断技术。从分子诊断整体市场来看，国内目前仍被跨国企业所占据，上海科华生物工程股份有限公司、上海之江生物科技股份有限公司等进入国内市场的领先行列；发展较为成熟的基因检测技术上，上海已初步开展临床应用与推广，且在心血管疾病基因检测产业领域具有一定的竞争力；尤其在新兴的液体活检技术领域，上海企业研发水平居全国前列，格诺思博生物科技(上海)有限公司开发了国内甚至全球首个获批上市的肺癌CTC检测试剂盒，上海鹍远生物技术有限公司突破性的高通量甲基化液体活检技术更是引领全球；分子影像诊断领域，上海具有中科院分子影像重点实验室等分子影像诊断技术研发的优势机构，加之联影医疗等多家国内领先企业，有望推动上海在分子影像诊断领域脱颖而出。

6. 前沿精准治疗技术研发水平国内领先，多个创新型药物有望走向国际

个体化药物的开发是当前精准治疗的重点领域，靶向药物和免疫治疗是当前重大慢病治疗的研究热点。上海聚集了中国科学院上海药物所、复旦大学、上海交通大学等药物基因组学领域优势高校、科研院所及领军人才，已在药物基因组学、分子标志物，以及基于此研发的个体化药物与重大疾病的个体化治疗领域取得重要成果。上海药物所已成为我国药学研究的标杆与"领头羊"，在肿瘤、阿尔茨海默病靶向新药研发水平上处于国内领跑、国际并行的地位，在研的AL3810(靶向抗肿瘤药物)等多个创新型靶向药物有望走向国际。免疫治疗领域，上海在治疗性疫苗研发、肝癌细胞免疫治疗领域处于全国领先地位，国内首家CAR-T开发企业——科济生物医药(上海)有限公司已开展多项全球首例临床试验；西比曼生物科技(上海)有限公司是在美国纳斯达克上市的唯——家中国细胞治疗生物科技集团，其CAR-T核心技术于2016年获得首个国家专利授权；同时，药明康德、上海复星医药(集团)股份有限公司分别与免疫治疗领域的两大巨头Juno Therapeutics、Kite Pharma公司联合成立合资企业，通过引进国外先进技术推动我国免疫治疗产业。

7. 多种疾病诊疗水平国际先进、国内领先，已开展大量精准化探索

上海在糖尿病、肥胖症和代谢综合征的发病机制、预诊治等方面达国际先进、国内领先水平，依托瑞金医院建立的首批国家临床医学研究中心"代谢性疾病国家临床医学研究中心"，更是协同全国优势力量共同推进；常见恶性肿瘤中，上海在肝癌、肺癌、乳腺癌、结直肠癌的早期筛查、治疗方面处于国内领先甚至国际先进的水平，尤其是在肝癌领域，上海已形成了集成式研究基地，在肝癌的精准诊断、治疗上都取得已产业化或有望快速落地的重要成果。此外，上海市正组织各优势医院力量，着力建设国际先进、统一标准、具有规模的上海市或中国恶性肿瘤临床标本资源库，这将成为精准医疗研究的重要基础。

(二) 上海市发展精准医疗面临的瓶颈与不足

整体而言，全球精准医疗处于初期起步阶段，上海市面临着精准医疗整体行业问题的限制，

同时也存在自身的瓶颈与不足。

1. 上海市发展精准医疗面临着整体行业问题的限制

从全球来看,目前可实现精准诊疗的疾病类型还非常少,个体化诊疗体系尚未形成:① 生物医学大数据收集、存储、分析能力不足,疾病分子分型、分子诊断、分子影像等个体化诊疗技术等需进一步突破;② 医生、患者了解不足,遗传咨询专业人员和机构缺乏,阻碍精准医疗的临床应用;③ 基因检测及定制化医疗方案成本较高,加之医保政策不完善,阻碍精准医疗的临床推广;④ 现有的监管法规不相适应,伦理体系缺乏,阻碍精准医疗的临床转化;⑤ 产品审评审批制度不完善,阻碍先进技术、药物及疗法的应用转化;⑥ 缺乏技术标准和行业规范,基因检测、液体活检等核心技术与产品良莠不齐,健康医疗数据分析质量控制不足,不利于精准医疗产业的发展。

2. 上海市发展精准医疗面临的自身问题与不足

与国际及国内领先水平相比,上海在精准医疗创新链条和产业链中,还存在不足。

(1) 技术链条不完整,核心技术原研能力不足:基因组学相关技术中,我国已批准及正在批准的 8 款国产基因测序仪中,生产商均为北京、广东的企业,上海自主知识产权的基因测序核心技术研发相对薄弱,相关设备、配套试剂的原研能力不足;蛋白质组学中,尽管建设了国家蛋白质科学研究(上海)设施、蛋白质组研究分析中心(RCPA)及复旦大学蛋白质组学与系统生物学研究所多个大型专业技术平台,但上海设施侧重于蛋白质结构和功能解析,在蛋白质组学分析方面弱于北京,尚未形成完整的研究体系。

(2) 生物样本库的联合运行、共享机制急待完善:虽然上海生物样本库的建设处于国内领先水平,但目前各大生物样本库仍处于各自为营的阶段,生物样本库的规范化和系统化水平急待提高,生物样本库之间的联合运行、共享机制急待完善。尽管"张江生物银行"的建设旨在推动生物样本资源的共享应用,但目前职能仅限于将各大医院、科研院所的生物样本资源进行集中储存管理,推动生物样本资源有效共享的机制尚未建立。

(3) 产业转化进程相对较慢,缺乏大型龙头企业:尽管上海在多种先进诊疗技术的研发能力全国领先,企业活跃度较高,但产业化水平相对较低。就前沿新兴液体活检技术而言,相关技术的行业标准尚未形成,技术精确性不足,不同公司产品的准确性差距较大;免疫治疗领域,目前上海仍以临床前研究为主,仅有少量产品进入临床研究Ⅰ期,发展水平与 Juno Therapeutics、Kite Pharma、诺华(Novartis)等国际领先的免疫治疗开发企业存在一定差距;同时,上海在精准医疗领域缺乏类似中山大学达安基因股份有限公司和深圳华大基因股份有限公司规模的龙头企业。

三、上海推进精准医疗发展的战略建议

全球精准医疗目前刚刚起步,这为上海布局精准医疗发展提供了难得的机遇。与此同时,全球竞相布局,国内多个省(市、自治区)也将精准医疗列为重点发展领域,跨国企业也在中国积极规划,争夺市场份额。面临激烈的竞争,上海市应紧抓全球科技创新中心建设的重大机遇,尽快进行顶层设计,完善精准医疗科技创新制度和平台,推动科技资源整合与成果转化应用,提高精准医疗科技创新发展质量,加快建成亚洲医学中心城市,助力生命科学和生物医药的全球创新中心的实现。

（一）基本思路

充分利用上海领先的技术、平台基础和医疗资源优势,以体制机制和环境建设为突破口,进行前瞻部署,并使精准医疗技术尽快落地。以助力全球科技创新中心建设和《"健康上海2030"规划纲要》为战略目标,进行顶层设计,明确上海推进精准医疗发展的关键领域和主要抓手,进行分阶段、全链条布局。

（二）战略重点

1. 瞄准核心关键技术与国产设备,夯实精准医疗产业长期发展基础

第三代基因测序技术已逐步发展起来,上海要紧抓发展窗口期,开发具有自主知识产权的核心技术和国产设备,推动上海精准医疗核心技术产业的发展;瞄准其他生命组学技术、液体活检技术、生物医学大数据挖掘技术、医疗人工智能技术等上海具有优势的前沿技术,前瞻布局,实现技术引领。

2. 依托已有优势机构与平台设施,打造精准医疗高端创新资源高地

充分发挥上海生物医学数据资源,及大数据分析与利用的优势,依托并整合上海现有相关国家和省部级研究平台、机构,包括生物大数据平台、临床医学研究中心,以及张江大科学设施群等,在临床生命组学、生物医学大数据等上海优势领域布局国家医学中心,打造全球精准医疗研究高地。

3. 强化学科融合与产学研医合作,搭建专病精准医疗协同创新网络

精准医疗覆盖从基础研究到产业应用的全创新链,涉及多个学科交叉,因此,应围绕上海具有基础与优势的单病,搭建专病精准医疗协同创新网络,协同各领域的团队,布局全创新链条开发,通过产、学、研、医等多方协同攻关,实现精准医疗的临床应用。

4. 实施优势病种临床示范与推广,推动精准医疗方案快速惠及民生

边研究、边应用、边推广,聚焦上海具优势的、初步实现精准化诊疗的肺癌、乳腺癌,先期开展临床应用示范,形成一批上海制定、国际认可的疾病预防和临床诊疗指南,并进一步聚焦更多的恶性肿瘤、心脑血管疾病、代谢性疾病、罕见病等,全创新链布局,不断扩大"临床可精准化的疾病"范畴。通过临床示范基地和精准医疗体系建设、大数据平台和远程医疗。

5. 瞄准重大疾病早期筛查与诊疗,建设精准医疗产业基地与集群

以重大疾病的风险评估、预测预警、早期筛查、分型分类、个体化治疗、疗效和安全性预测及监控等为主题,在适当区域建立基因检测技术等应用示范中心和精准医疗相关产业园区,进一步吸引相关企业聚集,形成精准医疗产业集群,加速推动上海精准医疗相关产业的规范化和跨越式发展。

（三）推进策略

1. 完善行业标准与保障政策体系,引导精准医疗产业有序发展

充分发挥上海生物样本库标准化建设优势,率先推进国家行业标准的出台;制定基因检测、液体活检等核心关键技术和产品的标准,推进上海乃至我国的精准医疗尽快与国际接轨;完善数

据安全及伦理规范等监管法规,健全医保政策等,保障精准医疗的全面临床应用与相关产业的有序发展。

2. 制定相应支持措施与扶持政策,孵化精准医疗行业龙头企业

上海缺乏类似深圳华大基因的龙头企业,但在精准医疗领域具有雄厚的发展基础、科研实力及人才优势。目前药明康德、云健康等企业在技术、设施和平台上都发展迅速,有望打破国内人类基因组测序市场被华大基因垄断的格局,因此,要制定相应的重点扶持政策,建设科研成果孵化基地,推动企业发展。

3. 加大领军人才引进与培养力度,健全精准医疗高精尖人才体系

精准医疗为医生决策提供更为精准的依据和手段,同时,精准医疗也对临床医学人才提出更高要求。目前,懂基因检测的医生比例非常低,需对临床医生进行再教育,培养高精尖医生;健全遗传咨询师,以及医疗机构专职科研人员的体系建设等。

4. 建立政府协调、多主体协同模式,创新精准医疗推进的组织机制

精准医疗目标的实现需长期布局和大量投入,因此,需加强政府部门协调,积极引入科研院所、各级公立医院、私营医院、公私营医药企业及外资医药企业等各类市场主体,采用多主体协同的PPP方式共同推进。

参 考 文 献

[1] Nuclear Regulatory Commission. Toward Precision Medicine:Building a Knowledge Network for Biomedical Research and a New Taxonomy of Disease. Washington:NRC,2011.

[2] The Whitehouse. FACT SHEET:President Obama's Precision Medicine Initiative. http://www. whitehouse. gov/the-press-office/2015/01/30/fact-sheet-president-obama-s-precision-medicine-initiative[2015 - 11 - 09].

[3] FDA. 21 Century Cures Act. https://www. fda. gov/RegulatoryInformation/LawsEnforcedbyFDA/SignificantAmendmentstotheFDCAct/21stCenturyCuresAct/default. htm [2017 - 01 - 09].

[4] The White House. Precision Medicine Initiative:Privacy and Trust Principles. https://obamawhitehouse. archives. gov/sites/default/files/microsites/finalpmiprivacyandtrustprinciples. pdf[2015 - 11 - 29].

[5] The White House. Precision Medicine Initiative:Data Security Policy Principles and Framework. https://www. whitehouse. gov/sites/whitehouse. gov/files/documents/PMI_Security_Principles_Framework_v2. pdf[2016 - 05 - 29].

上海市智慧医疗发展战略研究

张录法　钱鹏程　文　阳　沈福来　李林青

【导读】　党的十九大报告明确了大健康观的核心要义,即"为人民群众提供全方位全周期健康服务",并上升到国家战略高度。智慧医疗是实现全周期健康服务的重要路径。近年来,上海市智慧医疗事业取得很大成绩,其中部分领域已经走在全国前列,但是上海智慧医疗发展还面临一系列问题和挑战。本研究通过文献查阅、系列调研和专家研讨,阐释了智慧医疗的内涵,分析了上海市智慧医疗体系中医疗平台、医院及社区卫生服务、支撑产业的发展现状,从政府、医院和社区、公众,以及产业层面归纳总结了当前上海市智慧医疗体系存在的主要问题,进而提出了上海市智慧医疗进一步发展的战略。

一、智慧医疗的内涵

智慧医疗是"智慧地球"的重要组成部分,虽然全世界都对智慧医疗投入了极大的关注,但当前智慧医疗的概念尚处于探索阶段;智慧医疗的概念也应该是一个动态的概念,在不同的发展阶段有不同的侧重点。因此,结合国家和上海市层面的战略规划,本研究认为,在当前阶段,智慧医疗是为传统医疗服务的角色出现,即智慧医疗以患者为中心,充分利用互联网、云计算、大数据、智能可穿戴设备等新一代技术和手段,通过流程的优化和再造,提升患者的就医可及性、效率和就医体验;通过辅助的决策、更好的学习甚至部分的替代减少医生的不必要时间化费,使其更加聚集到更核心的业务,提升医生的技术水平和医疗质量,从而提升对患者的诊治能力。当然,随着技术的发展,未来智慧医疗可能影响甚至重构当前主流的医疗服务体系,颠覆传统就医方式,形成一种新型的医疗模式。

在智慧医疗体系中至少包括智慧医疗服务提供者、智慧医疗服务需求者、智慧医疗联动平台和智慧医疗支持产业等四大类。这其中,产业是基础,平台是纽带,而智慧医疗服务提供者不断利用相应的技术来优化自身流程管理,实现平台上的共建共享,从而不断满足智慧医疗服务需求者的服务,推动他们对智慧医疗服务的使用度和黏性。

基金项目:上海市政府决策咨询卫生计生政策专项课题"上海市智慧医疗发展战略研究"(课题编号:2017‑Z‑M04)。
第一作者:张录法,男,副教授,上海交通大学国际与公共事务学院、中国城市治理研究院院长助理。
作者单位:上海交通大学(张录法、钱鹏程、文阳、李林青),健康动力学与政策转化实验室(沈福来)。

二、上海市智慧医疗发展现状

（一）上海市市级、区级智慧医疗平台发展现状

目前上海市市级、区级智慧医疗平台建设初具规模,建成了包括基于健康档案的区域卫生信息平台、基于电子病历的医院信息平台、公共卫生业务协同管理软件、区域医疗与药品保障协同服务监管软件以及基于医疗卫生大数据的卫生管理和临床决策等智慧医疗平台。

1. 上海市健康信息网

上海健康信息网工程作为国家卫生计生委"十二五"期间卫生信息化建设总体框架首批试点省级项目,于2011年6月正式启动,基于市区两级平台总体框架,实现市级平台与医联平台、16个区域平台的互联互通。目前已将拥有的70多亿条各类医疗卫生服务数据组成4 000多万份个人健康档案,积累了近15 T的数据量,并且以每天2.5千万条数据的速度增长[1],全面整合用户的全量数据并进行管控,逐步推进医疗服务、公共卫生服务和社区卫生服务初步实现智能化。

健康网紧密围绕四大核心平台(统一的公共预约挂号平台、丰富的健康知识库平台、个性化的公众健康自管理平台、在线的医患互动平台)建设,扩展网站应用服务,使公众享有方便、高效、优质的医疗卫生服务,提升上海市公共医疗服务水平。

2. 上海市医联工程

上海市在全国建立了首个三级医院区域医疗信息共享和协同服务系统,各家医院的临床信息交换平台可以实现检查检验结果、处方、住院病案首页等临床信息的共享。上海市持社保卡就医的患者在这些医院就医时,经授权的医生就可以通过医生工作站调阅该患者近一个月来在本院及其他医院的就诊记录、检查检验结果、处方、住院病案首页等临床信息,并可以调阅部分疗学影像。

目前已建立了3大数据中心、3大应用系统以及17个子应用系统,已覆盖38家上海市市级三级医院,连接15 000多个医生工作站,累计为4 000多万就诊人群建立了健康档案。三级医院将数据传输到医联平台,并连入到健康网,再传输到区级医疗平台。这样使得三级医院的数据(检查检验结果、处方、医嘱、医疗影像等)和其他二级医院、社区卫生服务中心的数据能够形成有效的互联互通。另外还积累诊疗事件2.6亿条、检验检查报告1.3亿、各类处方12亿、医疗影像3.8亿幅以及住院病案1 000多万份等数据[1]。

3. 区域卫生信息化

区域卫生信息化主要核心任务是构建和谐的智慧卫生生态链,使医生获得高效与智能的信息,促使管理源自科学与真实的数据,居民享受便捷与公平的服务。连接全部区属一、二级医院、专业站所和社区卫生中心,建立三大中心(影像诊断中心、区域临检中心、远程心电中心),每日抽取区域卫生服务数据、下推数据,对健康档案实施动态管理。通过机制与信息化双重手段加强数据源头控制,提升数据质量,保证数据真实性、客观性。平台提供健康档案注册、整合、共享调阅、

---

① 资料来源:万达信息股份有限公司。

双向转诊、智能提醒、短信平台、预约挂号等多项数据、业务服务。

（二）上海市医院智慧医疗发展现状

基于判断抽样法，本研究邀请了上海市3家三甲综合医院、1家三甲专科医院，以及1家二级医院，共计5家医院的院长或信息中心/计算机中心主任开展半结构化访谈，主要从顶层设计与管理层战略、智慧医疗集体实施情况、下阶段智慧医疗推进预期三方面了解上海市医院层面的智慧医疗发展现状。调研发现，当前医院智慧医疗工作开展主要在四个方面：数字化医院、互联互通、临床科研以及新技术的使用。

数字化医院方面主要包括多途径预约挂号方式、多途径付费方式、自助终端、移动智能终端、电子病历、临床数据中心（Clinical Data Repository，CDR）、数字化信息系统等优化患者就诊流程、提高患者满意度以及提升医院运行效率的应用以及系统。从门诊就诊流程来看，各院都开展了网上预约挂号环节，大大节省了患者的就医时间；其中上海交通大学医学院附属仁济医院开展的网上挂号服务同时显示患者的预约号码，并将预约患者病历等基本信息提前向医生公布，进一步精简了就诊流程。针对在线付费，各家医院都能支持支付宝或微信等支付方式，但只有上海交通大学医学院附属瑞金医院（以下简称"瑞金医院"）和上海交通大学医学院附属第九人民医院做到了诊间付费，即让患者在诊室就能确认账单并付款，减少不必要的时间。

互联互通方面各家医院都做到及时上传电子病历，但在数据应用和联通程度上发展水平不尽相同。瑞金医院已经初步建成内外、上下的互联互通体系，包括建立各科室数据内部共享、区域医疗数据共享、远程会诊等互联互通体系。

临床科研方面由于多数医院开展智慧医疗的目的局限于患者层面，以节省患者就医时间为智慧医疗主要定位，因而在面向医生的临床科研以及各医疗机构间的互联互通层面举措不多。目前只有瑞金医院和徐汇区中心医院（以下简称"徐中心"）积极开展了相关工作，瑞金医院建立了CDR整合以患者为中心的全院大数据，徐中心也建立了全院大数据中心，并且能够运用大数据进行人工智能辅助决策以及健康管理等工作。

新技术的使用方面，运用较多的是达芬奇手术机器人、医疗3D打印技术和可穿戴设备。2006～2016年，复旦大学附属中山医院使用达芬奇手术机器人手术共计2 617例[1]，位列全国第二，瑞金医院和上海市胸科医院的手术量也突破千例，跻身全国前十；2017年第二军医大学附属长海医院成立了国内首家达芬奇手术机器人基础培训基地，为国内外医生提供国际化培训服务。同时，上海市医疗3D打印也逐渐发展，尤其在口腔科和骨科方面的发展显著。2017年上海长征医院骨肿瘤外科为患者安装上全球首个全颈椎的3D打印人工颈椎椎体[2]。另外，在可穿戴设备上，上海市正在探索其在分级诊疗中的应用，如上海市第十人民医院心脏中心在分级诊疗的探索中，创新性地应用可穿戴设备——可穿戴远程心电监控仪，作为心脏病及术后患者的一道安全保障。

（三）上海市社区智慧医疗发展现状

基于判断抽样法，本研究邀请了上海市徐汇区内2家（徐家汇街道社区卫生服务中心、康健街道社区卫生服务中心）、闵行区2家（莘庄社区卫生服务中心、古美社区卫生服务中心）和浦东新区1家(大团社区卫生服务中心),共计5家社区卫生服务中心主任开展半结构化访谈,访谈问题包括访谈对象基本工作内容、社区卫生服务中心业务模块、智慧医疗开展现状等方面。

目前社区卫生服务中心的智能化、信息化建设主要体现在两个大方向:一是便民措施,核心在于实现居民在社区的自助服务,已有形式包括居民自检设备、自助挂号、自助取药、自助打印报告、自助租赁轮椅、移动支付等。二是医院内部的软硬件优化,通过信息化运作帮助医务人员共享信息、提高工作效率,包括院内各类信息系统、远程会诊系统、双向转诊平台等。

在便民措施方面,一些社区卫生服务中心开通了网上挂号预约服务,但由于社区以老年患者为主,预约更多是家庭医生主动引导,依然以传统方式为主。同时闵行区、徐汇区的社区卫生服务中心大多都配备了自助取号、自助检测等设备,但在浦东新区的社区卫生服务中心,从2011年开始实施"1+X制度",区内实行严格的财政预算,不允许社区采购自助挂号、自助取药等设备,智慧医疗发展相对落后。

在软硬件设施优化方面,徐汇区的发展处于领先地位。徐汇区专门建立了三大中心来进行影像、报告、视频的数据传输,方便远程就诊;利用区内优质医联体资源,建立了徐汇区自身的转诊系统,实现家庭医生点对点转诊。相较之下浦东新区的转诊系统构建并不顺利,由于社区医疗能力有限,居民更倾向于直接到大医院就诊,对于社区卫生服务中心和家庭医生的信任不够。

在区域内的顶层设计和协同改革层面,闵行区位于各区前列。从2005年开始,闵行区致力于信息化顶层设计,区域内13家社区卫生服务中心的信息化建设和智能化设备的配置统一。目前,闵行社区卫生服务中心的信息化系统几乎涵盖了所有业务,将健康管理系统、生产系统、管理系统、双向转诊等资料都整合到了家庭医生工作平台,已形成较为成熟的管理体系。在个性化模块的开发拓展上,通常区内会先选择试点社区医院进行开发应用,再经过区卫生计生委的批准,13家社区同步复制。相较之下,徐汇区、浦东新区的社区卫生服务中心缺乏统一的顶层设计,在改革、试点上也都有自己的着重点,未能做到协同发展。

(四)上海市智慧医疗支撑产业发展现状

1. 上海市达芬奇机器人发展情况

2016年12月10日,上海复星医药(集团)股份有限公司与美国直观医疗器械公司正式宣布启动在华战略合作,双方共同注资1亿美元在上海市成立合资企业[3],主要研发、生产和销售针对肺癌的早期诊断及治疗的基于机器人辅助导管技术的创新产品。在未来,上海市的"达芬奇手术机器人"产业发展将进一步形成"研发、生产、销售"的产业链条。

2. 上海市3D打印行业发展情况

虽然目前3D打印在医疗行业由于技术尚未完善、价格昂贵等原因推广存在困难,但上海市3D打印行业产业链从原材料、核心硬件等上游产业,各种打印设备组成的中游产业到最后的应用组成的下游产业,已形成了一条完备的行业产业链(表1)。

表1　上海市3D打印行业产业链发展情况

上 游 产 业	中 游 产 业	下 游 产 业
上海材料研究所、上海联泰、达索系统	上海普利生、上海航天、上海联泰	时代天使、正雅齿科、三的部落、上海慕课信

3. 上海市可穿戴医疗设备现状

上海市可穿戴医疗设备行业在全国的发展态势较好,上海米开医疗科技有限公司(以下简称"米开医疗")和上海脉感科技有限公司(以下简称"脉感科技")分列全国可穿戴医疗设备十强企业的第四和第九。其中,米开医疗是一家"互联网＋医疗＋智能硬件"的综合性企业,专注于智能医疗自测设备的研发与生产及家庭医疗服务,构建面向未来的家庭医疗自检入口和服务平台。米开智能体温棒是其第一款核心产品。脉感科技成立于2015年,其最新研发的Mystrace系统通过无创采集脉搏波,实现对血压及其他参数的24小时移动监测。这个便携式终端设备,外形如一个轻巧的手环,由获取脉搏波的用户终端、智能手机APP和云中心组成,用户终端采集脉搏波发送给用户手机,通过手机传送脉搏波至云中心,云中心返回计算结果至手机,而APP协调控制数据的交流和展示。Mystrace系统基于临床脉图诊断学的大数据分析,可预测佩戴者心血管疾病的潜在风险等级,提供个性化的风险评估报告,并实现家庭成员共享数据。

4. 大数据50强企业

2017年8月2日,《2017中国大数据产业生态地图暨中国大数据产业发展白皮书》在中国大数据产业生态大会上正式发布。在该报告中提及的全国大数据优秀企业名单上,来自上海市的企业有5家:浪潮云计算、晶赞科技、天玑科技、星环信息科技和合合信息科技[4]。

5. 基因行业发展状况

目前国内的基因行业发展市场大前景及发展态势良好,上海在国内157家基因测序机构中占47家,仅次于北京,包括药明康德、上海伯豪生物技术有限公司、云健康等[5]。

三、上海智慧医疗发展存在的问题

(一)政府层面

1. 数据的多重管理

相同的数据需要上报到上海申康医院发展中心、市人社局医保管理部门、市卫生计生委等部门,且对数据的要求越来越精细化,不仅加重了医院的工作负担,而且对现有的数据传输能力更是提出巨大的挑战。

2. 大量数据仍未公开

不管是在医院内部还是医疗机构之间,医疗行业还是跨行业,都缺少明晰的数据管理办法,数据上传后处于空置或并未开放状态,不利于进行有效的科研建设。

3. 卫生信息网络的安全和带宽问题

卫生信息网络建设较晚且对卫生信息的安全性认识不足,因此现在经常出现卫生信息被泄露的情况。未来应尽快建成医疗机构之间的卫生信息专网。同时,医院之间信息传输的带宽不够,现在主要是100 M左右的带宽,但是这对影像传输等是远远不够的,未来至少要达到300 M甚至500 M的光纤网。

4. 区域互通存在障碍,各区发展差距明显

各个区的信息化建设仍然没有形成统一的标准,不同软件系统之间的对接问题给医务人员的工作带来了不便。因此,如何实现区域内外不同系统之间的信息有效对接,方便家庭医生及时

调取签约患者的电子病历和健康档案是当前两区域亟待解决的关键问题。

（二）医院层面

1. 深层次预约没有实现

现在的智慧医疗基本上是解决患者的预约挂号问题，但是对其他医技的需要，如放射、B超等并没有能够做到预约。而这都是造成患者就诊时间长、等待时间长最重要的原因。

2. 智慧医疗未能有效为医生服务

智慧医疗有助于医生方便获得患者的全周期的数据，以及知识库数据，对医生的诊疗、科研以及诊疗技术的提升具有非常深远的意义。但现在医生有些能够看到医院里的数据，有些连医院整体的数据都看不到，只能看到科室的数据。

3. 信息安全意识薄弱

卫生信息系统建设比较晚且医疗人员对于信息安全的认识不足，经常出现信息被泄露但医疗人员未发现或发现较晚的情况。因此，需要加强医护人员的信息安全意识建设。

（三）社区层面

1. 家庭医生执业软硬件水平待提升

家庭医生与患者之间缺乏及时、有效的沟通平台，信息在家庭医生与患者之间流动缓慢。部分地区的家庭医生执业环境信息化水平薄弱，缺乏智能设备，严重拖累家庭医生的工作效率，甚至出现家庭医生上门服务时需要先行纸质记录，回到社区后再进行统一录入的情况。

2. 绩效考核体系尚需优化

家庭医生的考核体系需要经过科学规划，不能过于依赖传统社区医生绩效考评体系路径。家庭医生的考评体系更应该关注与签约患者的长效互动机制、社区卫生工作的基本职责落实等方面，而不是聚焦于家庭医生的劳动量。只有家庭医生和患者之间形成信任的牢固关系，才能更有效快速地推进智慧医疗发展成果在社区落地。

3. "1+1+1"平台建设缺乏深度

"1+1+1"平台建设缺乏深度，部分区域家庭医生调取平台数据存在障碍。家庭医生对现有应用系统运用不充分，更多的只是利用三级医院的号源为患者进行转诊，对患者的健康跟踪不够，未能做到精细化管理。

（四）公众层面

1. 公众对于互联互通的认识不足

目前，许多居民对互联互通的认识非常低，很多患者都不知道他们的数据在不同医院之间是共享的。对医生来说，如果没有患者主动的提醒，他们也没有很高的积极性去获取共享信息。因为获取共享信息更加的耗时，而医生的忙碌程度都很高；同时，让患者再做一次检查等可以获取相应的收益。

2. 对医保的旧有认识未改变

许多患者就医时会认为医保是属于国家的，多花一点也无关紧要，这导致在就医时滥用资源的现象常常发生,同时这种心理的存在也会造成医保的脱卡结算(无须医保卡实体卡结算,医保账户与个人绑定)无法得到民众的支撑。

(五)产业层面

1. 科技型中小企业融资难,发展受限

目前,上海科技型中小企业的发展环境落后于北京、深圳,融资难成了发展的最大瓶颈。银行金融服务尚未到位,商业银行发展科技贷款缺乏必要的技术条件和高风险融资的经验。同时,中小企业发展过度依赖于银行融资,尽管上海为中小企业贷款担保市场规模不断扩大,但是相对于庞大的市场规模来说,担保资源依然不足,融资依旧较为困难。

2. 科技产业缺乏人才优势

相较于北京、深圳,上海缺乏科技人才招、用、留的整体环境营造,使得上海难以凝聚互联网人才高地的示范效应;上海的外语优势与规范的市场机制,更适合海归及受雇人才。创业型人才长时间被边缘化,不利于科技产业的进一步发展。

3. 旗舰企业缺乏,比如 BAT(百度/阿里巴巴/腾讯)级别

旗舰企业作为行业的领先者,能够创立科技创新的企业发展标杆,给创业者、投资人和整个社会带来示范效应。而目前,上海缺乏具有颠覆性创新的"旗舰"创业企业,无法以旗舰企业为中心形成集聚效应,长此以往,上海对于创业者、投资人的吸引力会大大下降。

四、上海市智慧医疗发展对策

1. 扩大比较优势,占领智慧医疗制高点

抓住上海在构建科创中心、亚洲医学中心以及全球城市的机遇,发掘、利用好相关产业政策、人才政策,将上海在临床、人才、大数据、信息建设方面的优势高效整合,巩固并扩大比较优势,占领制高点。

(1)进一步提升医疗大数据的存量尤其是高质量大数据的存量:目前数据采集机制基本已经形成,但是数据质控方面还有很多不足。这既需要上下一致加强对数据质量的重视程度,更需要在医疗机构配置专门的人员来完成数据的即时核对、勘误等工作,保证数据的准确性。积极探索临床数据的全结构化路径,提高录入数据的便捷性和可靠性。

(2)加快推进医疗大数据的应用,将大数据与临床科研、科技研发有机结合:尽快将现有的优势数据存量运用于临床科研项目,尤其是上海占优势的心脏、儿科、口腔等优势学科,巩固上海市优势医院和优势学科的地位。同时,智慧医疗的发展,离不开支撑产业的支持。尽快以大数据为载体,将优秀企业与优势学科的发展相结合,加快优秀科研项目的成果产出以及成果的成功转化落地,从而保持上海市在全国的科技水平和产业地位,争取培育出 BAT 级别的领军企业,占领智慧医疗发展高地。

(3)充分利用现阶段信息化基础建设的优势,推动互联互通和系统整合:智慧医疗结合智慧城市的建设,加快实现智慧家庭、社区智慧中心、基层医疗机构与医院"点对点"的互联互通、信息的共建共享和系统整合。明确医院、医疗机构、社区卫生中心、自助医疗站点与家庭健康医疗的

分工体系,以市场化推进为抓手,开展智慧家庭和智慧社区试点。

(4)加强云医院建设,巩固智慧医疗中心城市的地位:在基于患者诊疗、健康管理大数据的基础上,推进人工智能等新技术的使用,解放专家,提升上海医疗服务运行的潜力,巩固上海作为中国乃至亚洲医疗中心地位;总结云医院的运行规律,积极开展远程医疗、在线诊疗活动,确立上海作为中国乃至亚洲智慧医疗核心地位。

2. 迅速补足短板,夯实智慧医疗基础

(1)加快数据公开,积极试点数据开放平台:凡是符合相关资质的机构,可以申请对相关数据的使用和开发。在保证数据得到合理脱敏和使用安全的情况下,加强对现有数据的挖掘使用,提升数据利用效率和范围,既要做到放得开,又要做到管得住。基于数据的使用,发现数据现存的问题,进一步促进数据质量的提升。

(2)协调城乡之间、医院和社区之间的资源配置差异,逐步强化基层建设,增加基层资源供给,在人力资源、物资供给、财政预算方面加强对基层的扶持力度,提高郊区、社区智慧医疗的硬件和网络设施建设,实现智慧医疗基础的全覆盖。

(3)强化深层次预约等功能,加快开发智慧医院建设:加快推进诊间付费、深层次预约等功能的实现,最大化提升医疗服务效率,缩短患者等待时间。积极尝试医保脱卡交易,将医保卡必须插卡结算的流程融入智慧医疗的便捷流程中,结合实名制的办法,进一步提升医保患者的就诊效率,减缓看病难的问题。探索建立医保、商保统一平台,简化患者商保理赔程序。

(4)加大对创新人才和创新企业的扶持:人才方面,加快培养和引进健康与信息技术复合型人才,以完善上海智慧医疗技术产业。企业方面,通过政府优势资源,整合产业发展优势,在关键领域加强投融资政策的关注度,要能够有效识别需要重点扶持并且真正有潜力、可持续发展的创新企业做大做强,形成网格化的产业布局。加强相关行业中小企业孵化效率,提升资金利用效率,集中资金重点扶持目标企业发展,减少无效的配套资金支持办法,适当拓宽资金使用范围,鼓励企业合理使用资金提升相应软实力,同时监管到位,保证资金流向正确,提升资金利用效率。

(5)加强公众引导并强化示范推广效应:公众注意普及智慧医疗相关知识或技术培训。医护人员需要加强引导,鼓励有效使用智慧医疗产品提高工作效率。尤其是针对家庭医生的职业定位和基本要求,全面更新对家庭医生的绩效考评体系,有效激励家庭医生推动基层和家庭智慧医疗的使用,夯实智慧医疗的基础。

3. 提前系统谋划,完善智慧医疗制度体系

(1)建立健全大数据管理制度,做好数据隐私保护、信息安全工作:目前大数据管理已面临着隐私保护的重大挑战,应确定明确的权利和责任边界,建立完全的个人隐私保护机制,完善有偿隐私服务系统,对医疗数据进行脱敏等保护隐私的专业操作,构建医疗数据"面罩"。同时加快推出医疗数据安全的部门规章,包括数据的使用伦理、数据的使用权限、跨机构或跨区域数据的使用规定等,严格防范内部相关人员造成数据泄露,强化数据风险控制,增强数据加密和接触等级,保证相关责任落实到位。

(2)优化顶层设计、加强制度保障,减少数据的多部门重复管理:由于智慧医疗是一项系统性的项目,并且与分级诊疗建设息息相关,作为城市管理者,应该强化顶层设计,针对智慧医疗发展提前进行战略布局,尽快明确全市统一的发展方向,以制度设计、基础建设、互联互通以及科研

运用的发展方向逐步推进智慧医疗工作,打破行政壁垒,实现横向跨部门合作,实现数据融合、共建共享,确保在市级层面能够有效统筹各区工作进度。

(3)尽早形成智慧医疗建设标准和评价指标体系:智慧医疗是新生事物,建议在市级层面,在智慧城市评价指标系统框架下,尽快组织专家出台上海智慧医疗建设标准和评价指标体系。对智慧医疗的功能规范、技术规范、管理规范提出应用模式和效果指标,统筹指导智慧医疗的建设,提升上海智慧医疗的整体效果和效率。

参 考 文 献

[1] 全国达芬奇机器人装机及手术汇总(2017 年). http://mp. weixin. qq. com/s/YymeeqBcAwBM9cVwxLbI7A[2017 - 08 - 25].

[2] 让椎体"再生",我国成功植入全球首例全颈椎的 3D 打印人工颈椎. http://www. sohu. com/a/160698854_324615[2017 - 08 - 26].

[3] 复星医药与美国直观医疗器械公司今日启动战略合作. http://news. cnr. cn/native/city/20161210/t20161210_523320936. shtml[2017 - 08 - 28].

[4] "2016 中国大数据企业 50 强"榜单公布. http://www. ccidnet. com/2016/0808/10167252. shtml[2017 - 09 - 02].

[5] 2016 年中国基因测序产业市场规模、技术发展历程、机构分布及基因产品渠道分析. http://www. chyxx. com/industry/201610/461426. html[2017 - 09 - 02].

"区域卫生＋互联网"在微信
公众平台的应用与探索

杨莉敏　孔　斌　赵　君

【导读】 互联网技术不断发展,新兴技术不断涌现,静安区卫生信息中心为响应国家社区卫生服务综合改革号召,促进卫生事业全面、协调、可持续发展,将惠民、便民落到实处,在静安区现有信息化的优势基础上,充分利用云计算、大数据、物联网、移动通讯等技术,打通医疗数据通道,探索"区域卫生＋互联网"的融合方式,打造"健康静安"微信公众号,为居民提供咨询、预约、查询、支付等线上健康服务,改善了居民就医体验。为了让这个平台发挥更大的作用,将持续提升以下几方面工作:加强宣传工作,引导居民使用此平台;建立相应的就医规则和制度,让居民规范使用此平台;保障用户的隐私与信息安全;整合医疗数据实现健康医疗价值的最大化。

一、"健康静安"微信公众号的建设

(一) 建设背景

1. 国内背景

国家发改委于 2015 年 1 月 9 日发布了《关于加快实施信息惠民工程有关工作的通知》(发改高技[2014]46 号)[1],国家决定开展信息惠民国家示范省市创建工作、社会保障信息惠民行动计划、健康医疗信息惠民行动计划、优质教育信息惠民行动计划等 11 大信息惠民任务和计划,重点解决社保、医疗、教育、养老、就业、公共安全、食品药品安全、社区服务、家庭服务等九大领域突出问题,促进信息消费、提升基本公共服务水平、加强和创新社会管理、构建和谐社会。

与此同时,移动互联网的浪潮席卷到社会的方方面面,新闻阅读、视频节目、电商购物、公交出行、产品营销等热门应用都出现在移动终端上。而微信公众平台是腾讯公司在微信的基础上新增的功能模块,通过这一平台,个人和组织可以打造一个微信公众号,并实现和特定群体的文

第一作者:杨莉敏,女,副主任医师,上海市静安区卫生信息中心主任。
通讯作者:赵君,女,信息处理技术员,上海市静安区卫生信息中心助理工程师。
作者单位:上海市静安区卫生信息中心(杨莉敏、孔斌、赵君)。

字、图片、语音的全方位沟通和互动[2]。相比于 APP,微信具备诸多优点:无须安装,扫码打开可直接进入,使用便捷;不占用用户手机内存;开发和维护成本低;借助于微信的用户和生态体系易推广。目前国内已有多家医院利用微信公众平台发布就医讯息、导医服务、患者教育等资讯,并实现了微信挂号、微信支付等服务[3],但基于区域卫生在微信公众平台的应用还存在空白,针对"区域卫生＋互联网"这一空白,"健康静安"微信公众号进行了探索。

2. 静安区背景

静安区卫生信息化发展具备良好的基础条件。经过"十二五"期间的卫生信息化建设,静安区已经完成卫生数据中心、卫生专网的搭建,实现了与各区属医疗机构的网络互联互通。同时,在信息安全方面加强了信息安全防护体系建设,强化了数据中心的容灾备份,且都通过了区域卫生信息平台的信息安全三级等保测评。在网络、数据中心建设完善的基础上,搭建完成区域卫生信息平台,实现了医疗机构间、市区两级平台间的互联互通和业务协同。同时,在区域平台的基础上整合了常住人口信息库,形成了常住人口信息库、电子健康档案和电子病历三大数据库,支撑了公共卫生、计划生育、医疗服务、医疗保障、药品管理、综合管理六大业务应用。

(二)目的和意义

医疗卫生事业关系到居民的身体健康,与人民群众的切身利益相关,为响应国家号召,让百姓能实实在在地体验自助就医的便捷与实惠。"健康静安"微信公众号以区域卫生信息平台为载体,在实际应用中探索如何利用微信公众平台开展信息惠民服务,保障患者公平地享受医疗服务的基本权益,改善居民就医体验。

(三)需求分析

静安区卫生信息中心紧密围绕深化医改工作,以静安区 126 万常住居民健康档案及亿级医疗数据为基础数据支持,通过对百姓日常健康保健、慢病健康管理、就医需求的调研,充分整合区域卫生平台及区域内医疗机构卫生信息资源,利用云计算、大数据、物联网、移动通讯等技术,在静安区现有的信息化优势基础上,将医疗服务线上线下资源进行有效整合[4]。进而确立"健康静安"微信公众号的建设需求:在实现居民统一身份注册与实名认证服务的基础上,建立统一的信息惠民微信服务平台[5]。

(四)建设内容

"健康静安"微信公众号提供了诊间、诊中、诊后的全流程基础医疗服务[6],包括:自助问诊、体质自测、预约挂号、排队候诊查询、诊间费用及医药费在线支付、检验检查结果查询、延伸处方的物流配送查询等便利服务。用户随时随地都可以拿出手机,登录服务平台,享受需要的服务。此外,个人健康管理服务提供个性化的健康保健知识、慢病动态管理、健康小工具等功能,填补了传统健康服务在用户日常健康管理上的空白,亲情账户让用户可以实时关注家人的健康状况;此平台还贴心地设计了"轻问诊功能"让居民与医生通过网络互动,做到小病不出门,大大增进了医患感情[7]。

具体实现的建设内容如下：

（1）健康服务：知识库、中医保健、孕保服务、健康小工具、健康宣教、我的家庭医生。

（2）就医服务：预约就诊、当日挂号、候诊排队、实时缴费、院内导航。

（3）个人中心：登录/注册、我的预约、健康档案、亲情账户、基本信息、我的候诊、我的历史账单、我的积分、就医评价、在线调查、处方延伸查询。

二、系统设计与实现

"健康静安"微信平台是一个基于移动互联网技术的服务平台应用，其系统架构如图 1 所示：后端服务部署在互联网云端，前端应用可运行在苹果 IOS 和安卓平台的移动设备上（如手机、平板电脑及其他移动终端），前端基于微信的公众平台进行业务应用部署，在医院平台和区域平台端分别部署前置服务器提供接口服务，使云端服务器能与区域平台的健康档案服务及医院现有的医院信息系统（hospital information system，HIS）、实验室信息系统（laborary information system，LIS）、放射信息管理系统（radiology information system，RIS）等联接并交换相关数据，整合健康管理服务和医疗服务通道[8]。

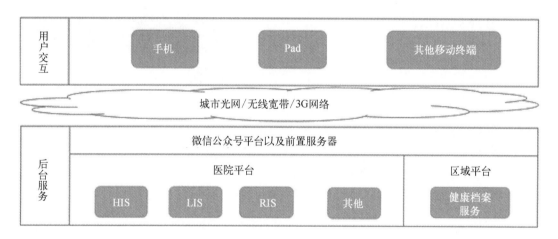

图 1 "健康静安"微信公众号系统架构

整个微信平台的服务端采用了 SOA（service oriented architecture）的技术方案，每一个服务部署成一个单独的 Web API（application programming interface），增强了复用性和可维护性。每个服务采用分布式的方式部署，提高了扩展性。

在安全策略方面进行了重点考虑。根据国家卫生计生相关规定，不得越界采集信息，不得泄露用户健康信息。因此，在利用移动互联网技术为患者提供信息服务的同时，需采取严格的安全策略避免信息的超范围使用，阻止非法入侵。其网络架构如图 2 所示：移动客户端通过公共网络接入，针对敏感数据采用 SSL（secure sockets layer）数字证书加密，使用 HTTPS（hyper text transfer protocol over secure socket layer）协议进行加密传输，防止用户敏感信息泄露。

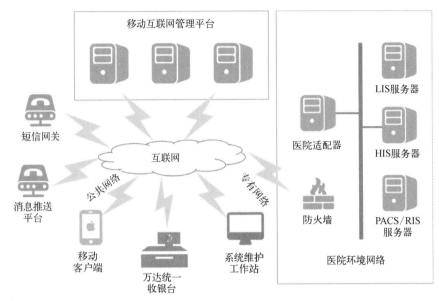

图 2 "健康静安"微信公众号网络架构

三、建设亮点与成效

2017 年"健康静安"微信公众号项目被列为年度静安区政府实事项目,并已经提前完成项目目标;2017 年 4 月,"健康静安"微信公众号项目被评为上海市(区、市)人口健康信息化建设优秀案例;2017 年 8 月,"上海市静安区全力打造'健康静安'信息惠民应用"案例入选国家卫生计生委办公厅经验交流稿,刊登于《卫生计生工作交流》(第 83 期),供全国各省(市、自治区)学习借鉴。

(一)特色亮点

1. 创新公共卫生服务模式

通过"健康静安"微信公众号的使用,可促进提升医疗服务资源等数据的真实性、准确性、完整性和开放性。利用移动互联网,通过微信公众号推进家庭医生制服务,为辖区居民提供便捷、有序的医疗卫生服务,从而提高居民的健康状况,进而提高居民的生活质量。

2. 促进灵活移动的就医服务

通过使用"健康静安"微信公众号,可以足不出户在线与家庭医生进行咨询互动,并且能够针对相关问题得到及时在线解答,以及提供预约就诊(图 3)。家庭

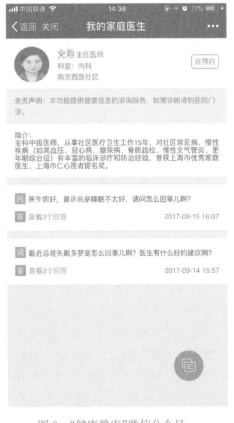

图 3 "健康静安"微信公众号
家庭医生互动界面

医生通过家庭医生工作平台将签约的门诊患者转入试点的二、三级医疗机构。提高了服务层次和服务质量,全面有效地减少了居民在院排队预约挂号的繁琐过程及等待时间,居民满意度明显提高。

3. 高效便捷的个人健康档案管理

居民通过"健康静安"微信公众号就能轻松查阅个人的健康档案详情,不用为查找辖区内各个医疗机构的就诊病情以及体检报告等,整理收纳各种繁琐的就诊单、报告单,并且可以通过把家人加入"亲情账户",及时关注家人健康状况,轻轻松松帮助家人管理健康(图4、图5)。

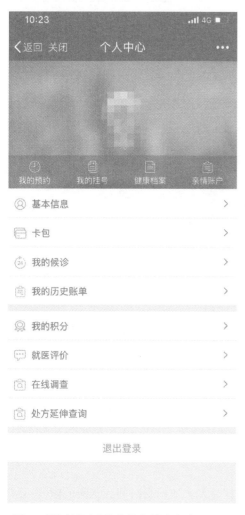

图4 "健康静安"微信公众号个人中心界面

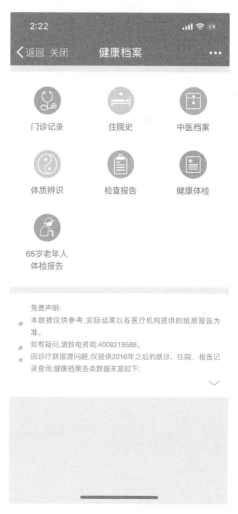

图5 "健康静安"微信公众号个人健康档案管理界面

4. 基于全程健康管理服务的功能延伸

除此之外,微信公众平台还配合医改,提供了居民端直接通过"健康静安"微信公众号在手机端实时查阅最新的处方物流状况以及处方详情的功能(图6)。基于孕保系统,微信公众平台也在迭代开发面向孕产妇的孕保服务,提供了预约建小卡、产检提醒、预约产检、产检报告查询、健康指导等便民功能(图7)。

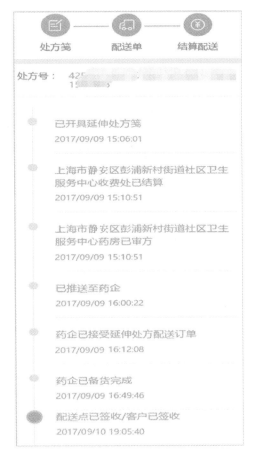
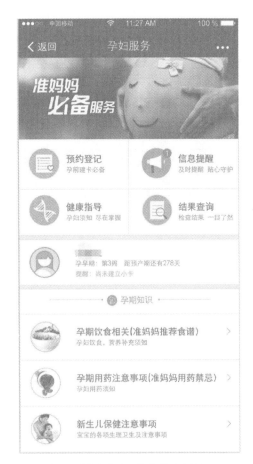

图 6 "健康静安"微信公众号处方物流查阅界面　　图 7 "健康静安"微信公众号基于延伸处方、孕妇服务的界面

（二）应用成效

依托健全的区域信息化基础,通过标准规范逐步整合区域卫生资源,全面提升区域内的信息化水平。

1. 社会效益

通过"健康静安"微信公众号,新增就医途径,让挂号和预约不受时间和空间的限制;让居民在家就能快捷的线上查询自己的账单和检查报告,免去就诊期间在医院内奔走往返排队之苦,提高居民的就医体验。居民在家指尖上就能跟医生沟通,完成咨询轻问诊。通过居民在微信公众号的就诊评价,为卫生监管提供真实有效的重要数据。

2. 经济效益

通过使用"健康静安"微信公众号,促进区域卫生资源及配置优化;利用信息化手段提升健康管理效率;通过居民的满意度评价提高卫生监管效率,节约居民就医时间成本;为居民提供高效的健康管理,从而有效降低个人医疗费用支出。

四、探索与思考

利用微信公众平台开展医疗服务是一种新兴的服务模式,是移动互联网时代医患双方共同的选择,它使"医疗即服务、服务常在身边"成为可能,大大提升了医院服务和管理水平。下一步将持续提升以下几方面工作。

第一,进一步加强宣传工作,通过门诊大厅、就诊台、义诊活动、线上线下发布文章、易拉宝、宣传册等方式,引导居民使用"健康静安"微信公众号。

第二,进一步建立相应的就医规则和制度,让居民规范使用此平台,促进医疗资源更合理有效的利用。针对居民在"健康静安"微信公众号挂号预约后没有在规定的时间段就诊,就诊序号过号现象频发,影响了医院现场就诊秩序的现象,需要建立相应的就医提醒规则和黑名单制度。

第三,进一步保障用户的隐私与信息安全。在开展微信医疗服务工作中需要从制度、技术和监督三个方面入手建立隐私保护与信息安全保障。首先与相关公司签署保密协议,明确各自的责任与义务;其次在技术方面,确保核心数据信息掌握在医院方,并对隐私信息进行匿名和保密处理,做好安全防护设备和软件的部署;最后是加强监督监测[9]。

第四,进一步整合医疗数据,将患者的个人数据逐渐从临床信息转变为健康、基因组学信息等全生命周期的数据,利用大数据、人工智能等技术为患者提供精准医疗服务,实现健康医疗价值的最大化。

"区域卫生＋互联网"在微信公众平台的应用与探索,不仅提高了健康管理效率,更建立了一个灵活的、以居民为中心的卫生健康服务体系;同时也优化了医疗资源,拉近了医患距离,响应了国家社区卫生服务综合改革号召,促进卫生事业全面、协调、可持续发展,将惠民、便民落到了实处。

参 考 文 献

［1］国家发展改革委,中央编办,工业和信息化部,等.关于加快实施信息惠民工程有关工作的通知(发改高技［2014］46 号).2014.

［2］胡灏,卢海峰.基于微信公众平台的医院预约挂号系统研究.吉林工程技术师范学院学报,2014,30(12):94-96.

［3］周丁华,卢敬泰,吕晓娟,等.微信医疗服务模式及建设策略研究.中国数字医学,2015,10(10):33-35.

［4］苏浩然.BAT 悉数入场医疗 O2O 闭环期待政策开闸.中国企业报,2014-12-2(8).

［5］胡珊,李超峰,刘芜苑.网上预约挂号系统的开发和应用.中国数字医学,2011,6(9):70-72.

［6］孟群,胡建平,屈晓晖,等.从生态系统的角度看移动医疗.中国卫生信息管理杂志,2013,10(6):479-484.

［7］Colin Konschak,Dave Levin,William H. Morris. 移动医疗:医疗实践的变革和机遇.时占祥,马

长生译. 北京：科学出版社，2014.

［8］谈永奇，苏莹. 基于 Oracel 的数据同步技术在 HIS 中的应用与研究. 中国数字医学，2010,5(5)：68 - 70.

［9］于广军，钮俊，王淑，等. 基于微信平台优化医疗服务流程的探索. 中国卫生资源，2015,18(9)：315 - 317.

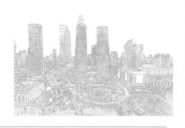

第三章

医药卫生体制改革

根据《上海市深化医药卫生体制综合改革试点方案(2016—2020年)》的文件要求,2017年,上海市加强了公立医院病例组合模型在公立医院医疗服务评价、医药费用总量控制、医保按病种支付等方面的探索、应用;全面取消了公立医院药品加成(不含中药饮片),继续开展医疗服务项目比价研究,实施第三轮医疗服务项目价格调整;配合医保部门实施药品带量采购,支持公立医疗机构药品集团采购,探索药品采购"两票制",通过提高采购集中度、压缩流通环节,降低药品虚高价格;建立健全"沪苏浙皖闽"四省一市综合医改联席会议制度,探索开展医用耗材联合采购等。本章重点阐述了上海市深化药品领域改革的实践与思考、大数据理念下上海市病例组合构建及评价、区域医疗联合体的探索和实践等重点改革领域的研究成果;同时在老年照护统一需求评估、医务社会工作参与构建整合型健康服务和医疗急救决策辅助系统开发等领域进行了一些创新性的探索研究。

上海市深化药品领域改革的实践与思考

陈 霆 张昀羿 柯 林 章 雄

【导读】 新一轮医改以来,国家围绕生产、流通、使用、保障链条,从供给侧到需求侧深入推进药品领域改革。上海按照国家明确的政策框架,结合自身实际,在深化药品领域改革方面进行了积极的探索。本文介绍了上海深化药品领域改革的实践探索,并对此进行了相关思考。

药品作为一种特殊商品,直接关系到人民群众的身体健康和生命安全。药品领域改革是"三医联动"改革的重要一环。2017 年,国务院办公厅出台了《关于进一步改革完善药品生产流通使用政策的若干意见》(国办发〔2017〕13 号)[1],药品领域改革从供给侧到需求侧,构建生产、流通、使用、保障的完整政策框架,使得"三医联动"改革向纵深发展。

上海市根据国家要求,结合本地实际,在市委、市政府的统一领导和各部门的大力协同下,在深化药品领域改革中积极探索实践。按照国家统一部署,总结以往经验教训,思考和谋划深化上海药品领域改革的思路和举措,是上海进一步深化医药卫生体制改革必须回答的重要命题。

一、上海在深化药品领域改革的实践

药品生产流通、医疗供给、医疗保障制度相互联系、相互影响、相互制约。随着中国特色社会主义市场经济体制的建立和完善,我国药品生产流通领域率先开始了市场化改革,而与之紧密关联的医疗供给制度和医疗保障制度的市场化步伐相对滞后,加之药品需求缺乏弹性,且存在明显的信息不对称问题,造成了药品生产流通领域的乱象。新一轮医改启动以来,国家从供给侧到需求侧,沿着生产、流通、使用、保障的完整链条,出台了针对药品生产流通领域乱象的专项治理和一系列政策措施。按照国家总体政策框架部署,上海结合自身实际,在提高药品研发和创新能力、加快推进生物医药产业发展、完善药品采购模式、降低药品虚高价格、推进医药分开等方面做了积极探索,取得了初步成效。

第一作者:陈霆,女,上海市发展和改革委员会(上海市深化医药卫生体制改革工作领导小组办公室)副处长(主持工作)。
通讯作者:章雄,男,上海市发展和改革委员会副主任。
作者单位:上海市发展和改革委员会(陈霆、张昀羿、柯林、章雄)。
原文发表于《中国卫生资源》2017 年第 20 卷第 6 期。

1. 大力发展生物医药产业,不断提高药品质量和疗效,深化药品供给侧结构改革

(1)聚焦优势重点领域,提升自主创新能力,打造医药链供应高地。近些年上海生物医药产业发展面临龙头企业缺乏、研发投入不足等挑战,在全国医药工业主营业务收入排名中已滑落至中游水平。为促进生物医药产业高端化、智能化、国际化,自“十二五”以来,上海将生物医药产业作为重要的战略性新兴产业,出台行动计划和实施方案,在浦东、闵行、奉贤、金山、嘉定、青浦、松江形成生物医药制造业基地,并在浦东、徐汇形成研发外包服务基地,浦东、黄浦、普陀形成商业基地,带动了医疗器械、生物制药、研发外包、精准医疗和智慧医疗服务等一大批相关产业的发展。2016年生物医药产业主营业务收入达到2 900亿元。

(2)鼓励药企开展仿制药品质量和疗效一致性评价,积极推进药品上市许可持有人试点,不断提高药品质量和疗效。针对医药产业对药品质量相关的生物等效性重视不够、通用名药品质量和疗效参差不齐的现状,上海出台政策,从科研补贴、税收优惠、临床技术优先保障、优先纳入药品带量采购范围、医保支付支持等方面,鼓励支持药企开展仿制药一致性评价。目前,上海已有1个品规完成生物等效性试验,6个品规完成药学研究,122个品规进行了参比制剂的备案或申报,居全国前列。同时,积极推进上市许可人制度试点工作实施方案的落实,目前已有16家申请单位,18家受托生产企业的24个品种提交了申请,其中有9个品种为用于治疗肿瘤、糖尿病等具有自主知识产权的1.1类新药。据统计,由研发机构作为申请持有人在上海试点中,占比是75%,远高于其他省市水平。

2. 打造“阳光平台”,率先实行由医保部门牵头开展的药品招标采购工作,完善药品集中采购模式,深化药品流通领域改革

(1)互联互通,打造公共平台,促进药品“阳光”采购。2013年,上海启动建设市药品集中采购平台——上海市医药采购服务与监管信息系统(以下简称“阳光平台”)。自2015年7月起,全市所有公立医院和医保定点医疗机构全部上线,与124家药品经销配送企业直连,并与国家药品供应保障信息管理平台实现互联互通。历经几年努力,“阳光平台”已基本实现“范围全覆盖、模式全支撑、流程全阳光、信息全共享”的预期目标,这不仅达到国家要求,而且在信息的完整性、准确性和实时性等方面更具先进性。

(2)探索实施医保药品“带量采购”,从付费端控制药品费用。自2014年起,上海开展医保药品带量采购试点,以全市公立医疗机构试点药品采购总量的一定份额为标的,在符合质量综合评价指标前提下,不区分进口原研药和国产仿制药,在同一平台上竞价,价低者中标,由医保部门执行统一采购,实现真正意义上的“招采合一、量价挂钩、优质低价”。目前,已完成两批9个试点品种的带量采购,价格平均降幅超过60%。

(3)开展药品集团采购(group purchasing orgnization,GPO)改革试点,从成本端降低药品价格。对暂未实施带量采购的药品,上海借鉴国际通行做法,由各区和医疗机构联合委托第三方组织,开展药品联合竞价。2016年2月,由上海市医药卫生发展基金会发起,首批5家三级医院和6个区组成公立医疗机构采购联盟,实施完成三批700多个品种的GPO采购试点,中标药品价格总体降幅超过20%。

3. 分批取消药品加成,破除以药补医机制,深化医药分开改革

自2015年以来,上海分三批降低药品加成率,至2017年2月,所有公立医院药品全部实现

零差率销售,进一步降低居民用药负担。同时,为保障医院良性运行,上海通过调整医疗服务价格、加大政府投入、改革医保支付方式、降低医院运行成本等联动举措,建立科学合理的补偿机制。取消药品加成改革实施以来,市场总体平稳,实现了"腾空间、调结构、保衔接"的预期改革目标。

二、上海进一步深化药品领域改革的总体考虑

按照国家深化药品领域改革的总体部署,上海积极探索,并取得了一定成效,但从总体来看,很多改革还处于起步阶段,面临着诸多挑战,如在药品生产环节,龙头企业缺乏,创新动力不足,药品质量参差不齐;在药品流通环节,产业集中度低、行业发展布局不合理;在药品使用环节,制约药价虚高的博弈和制衡机制尚未有效建立、医药分开改革任重道远。

2017 年 9 月,上海市政府印发《关于本市进一步改革完善药品生产流通使用政策的实施意见》(沪府办发〔2017〕57 号)[2]。下一步,上海将积极发挥全国综合医改省级试点优势,坚持问题导向、标本兼治、综合施策,统筹推进药品生产、流通,使用全链条、全流程改革。

1. 在药品生产领域,重点围绕提升自主创新能力,提高药品质量和疗效,进一步加大改革力度

(1)加大医药产业结构调整力度,深化本市医药产业供给侧改革。推动企业按照产业链上下游集聚与合作,支持药品生产企业兼并重组,引导具有品牌、技术、特色资源和管理优势的中小企业做优做强,促进形成一批临床价值和质量水平高的品牌药,加快产业集聚发展和转型升级,优化产业结构,提升创新能力,培育新兴业态。

(2)持续推进仿制药一致性评价和药品上市许可持有人制度试点工作,提高药品质量,加强质量监管。加大专项资金和医保支持力度,鼓励上海市医药企业加快开展一致性评价,对通过一致性评价的药品优先纳入上海市药品带量采购品种范围。通过设立试点药品的风险救济资金、对持有人购买商业责任险给予保费补贴、对试点单位和试点品种开辟绿色通道等方式,积极推进药品上市许可持有人制度试点工作。同时,进一步加强对企业药品生产质量管理规范执行情况的监督检查力度。

(3)健全药品储备制度,完善预警机制,保障药品供应。采取挂网采购、直接网上采购、备案和应急采购等措施,保障短缺药品、急(抢)救药品、常用低价药品、国家定点生产药品的市场供应。保障儿童、罕见病、艾滋病防治等特殊用药,加强对麻醉药品和精神药品的管理。

2. 在药品流通领域,重点围绕完善药品招采和监管制度,促进药品流通体系变革

(1)完善采购模式,规范采购行为。进一步明确带量采购、国家谈判采购、直接挂网采购、定点生产药品采购、备案采购和应急采购等分类采购范围,规范各类采购行为。总结医保药品带量采购经验,结合国家仿制药一致性评价进展,优先选择国家食品药品监督管理总局公布的仿制药参比制剂目录涉及品种,稳步推进带量采购。总结集团采购模式经验,规范操作流程,加大信息公开,逐步扩大试点范围。

(2)压缩流通环节,规范流通秩序。2017 年起,上海在全市所有公立医疗机构药品采购中实行"两票制",鼓励其他医疗机构执行"两票制"政策。依托"阳光平台",实现医疗机构医药货款网

上集中统一支付和医药采购资金的有效监管。支持药品流通企业与互联网企业加强合作,推进线上线下融合发展,培育新兴业态。

(3) 完善监管手段,加强过程监管。推进建立覆盖药品招标、采购、配送、使用全过程的服务与监管系统,逐步实现上海市公立医疗机构使用的所有药品、医用耗材通过"阳光平台"采购。制定本市药品价格行为规则,重点做好竞争不充分、价格变动频繁、价格调幅较大的药品价格监测。强化药品购销合同管理,落实医药购销领域商业贿赂不良记录制度,建立医药代表登记备案制度,严厉打击违法违规行为。

3. 在药品使用领域,重点围绕建立医院控制药费不合理增长内在激励约束机制和医保支付方式改革,规范用药行为,促进合理用药

(1) 破除以药补医,建立科学合理补偿机制。进一步理顺医疗服务比价关系,实施医药分开改革财政阶段性补助办法,深化公立医院内部绩效考核和收入分配制度改革,探索采取多种方式推进医药分开,控制公立医院医药费用总量增长速度。运用大数据方法,合理确定和量化医药费用增长幅度。

(2) 加强临床药物使用管理,规范用药行为。优化调整上海市基本药物目录,公立医院要全面配备、优先使用基本药物。扩大临床路径覆盖面,进一步规范诊疗行为。加强医疗机构药事委员会建设,强化药品遴选、采购、监管的集中统一管理。落实医疗机构处方点评制度。医疗机构全面建立网上用药监管系统,对单品种用药数量和金额实行双排序、双公示、双监控。建立定点医疗机构执业医师医保卫生联合约谈制度,约谈结果与绩效考核等挂钩。

(3) 多措并举,促进合理用药。充分发挥医疗保险对医疗服务行为、医药费用的控制和监督制约作用,加强对医疗机构和医务人员的监管。积极推进医保支付方式改革,2017 年按病种付费的不少于 100 个病种。充分发挥药师在处方审核、处方点评、药学监护、药学查房和会诊、精准药物治疗、用药指导方面的专业价值,促进合理用药。

三、若干思考

从总体来看,上海药品领域改革依然面临着诸多矛盾和问题,在"三医联动改革"持续深入推进的大背景下,需要充分认识药品领域改革的重要性、紧迫性和艰巨性,在总结以往改革经验教训的基础上,沿着药品生产流通使用保障的完整链条,统筹推进供给侧和需求侧改革,着力在牵一发动全身的重点和关键领域取得突破性进展。

一是注重医药、医疗、医保制度的耦合创新。"三医"相互关联,任何一项制度改革,都要充分考虑对其他制度的影响,只有注重系统性和联动性,进行医药、医疗、医保制度的耦合创新,才能提高制度变迁的效率。

二是注重充分发挥市场机制作用。要进一步明晰政府和市场的职责边界,在促进医药产业发展、推进药品领域供给侧改革、深化医药分开改革、提高基本药物保障制度效率,以及推进药品流通体系变革等各领域,充分发挥市场配置资源的决定性作用,进一步完善政府治理体系。

三是注重完善药品价格形成的博弈制衡机制。统筹推进医保支付制度与药品集中采购改革。一方面,要深化医药分开改革,进一步完善补偿机制,逐步建立医院降低药价的内在约束激

励机制,进而更好地发挥药品招采制度的作用;另一方面,要紧紧抓住药价改革的医保支付价格管理这一关键环节,充分发挥"阳光平台"、医保价格博弈作用,建立、健全药品质量监管机制。

参 考 文 献

［1］国务院办公厅.关于进一步改革完善药品生产流通使用政策的若干意见(国办发［2017］13号).2017.

［2］上海市人民政府办公厅.关于本市进一步改革完善药品生产流通使用政策的实施意见(沪府办发［2017］57号).2017.

大数据理念下上海市
病例组合模型构建及评价

谢之辉　高广文　许明飞　吴　骋　应晓华

徐崇勇　冷熙亮　陈　雯　曹剑峰　谢　桦

【导读】　本文利用多元线性回归方法进行了医疗消耗主要影响因素研究,并探索建立大数据理念下的上海市住院病例组合模型,利用费用评价法、方差减少量(RIV)、变异系数(CV)、ROC曲线等方法对病例组合分组结果合理性进行评价。结果显示,本文构建的住院病例组合模型简明易行,分组结果合理,可用于指导本市公立医院改革实践。

病例组合(case mix)被广泛认为是一种直接、合理、有效的医疗产出测量单位,在卫生政策、医疗管理及卫生经济研究等很多领域有应用意义。由于其发展背景、应用目的、适用范围以及使用者的不同,国际上对病例组合模型尚没有统一的定义。由美国研制成功的疾病诊断相关分类法(diagnosis related groups,DRGs)是最早、最为有名的病例组合方案。不同病例组合之间的区别,主要是分类理念和方法的差异[1~4]。

不同于美国、英国等以主要诊断或操作为首要分组原则,再进行多层式分组的方法,本文依据上海市近年来积累的1 300多万份住院病案首页数据资源,探索以诊断和操作组合进行分组的理念,建立上海市病例组合模型,暂命名为"sh-DRGs",并对构建的病例组合的科学性、合理性进行客观评价。

一、资料与方法

1. 资料来源

本文资料来源于上海市2013~2016年住院病案首页数据,共1 300多万份。

2. 研究方法

本文用文献分析法、多因素回归方法分析评价主要因素对住院费用的影响;用费用评价法、方差减少量(RIV)、变异系数(CV)、ROC曲线对分组结果的合理性进行检验和评价。

基金项目:上海市政府决策咨询卫生计生政策专项研究课题"基于大数据的公立医院医疗评价体系深化研究"(课题编号:2017-Z-M01)。
第一作者:谢之辉,男,统计师。
作者单位:上海市卫生计生信息中心(谢之辉、陈雯、曹剑峰、谢桦),上海市卫生和计划生育委员会(高广文、许明飞、徐崇勇、冷熙亮),第二军医大学(吴骋),复旦大学(应晓华)。

二、研究结果

1. 病例组合模型构建

通过文献研究发现,主要诊断、主要手术、重要并发症、年龄、性别、疾病危急程度、合并症等是影响住院费用的重要因素[5~9]。由于住院费用呈正偏态分布,所以本文用住院总费用对数进行转换,在不考虑主要诊断、手术、重要并发症三个因素对住院总费用影响的情况下,研究其他因素对住院总费用的影响。

通过对病例进行多因素回归分析,发现回归模型有统计学意义($F=39\,747.7,P<0.000\,1$),性别、年龄、疾病危急程度、合并症等因素对住院总费用影响均有统计学意义(表1),但对住院总费用影响不大(矫正 $R^2=0.088\,2$)。因此,本文将依据主要诊断和手术两因素的组合构建病例组合模型。

表 1　住院总费用多因素回归分析

变　量	β	标准差	t	P	标准后 β	F	P
性　别	−0.203 74	0.001 69	−120.73	<0.000 1	−0.090 37		
年　龄	0.150 16	0.000 54	275.91	<0.000 1	0.209 54		
疾病危急程度	0.258 31	0.001 28	201.70	<0.000 1	0.150 82	39 747.7	<0.000 1
合并症	0.167 10	0.001 71	97.45	<0.000 1	0.073 88		
截　距	8.344 22	0.004 16	2004.24	<0.000 1	0		

注:性别:1=男,2=女;危急程度:1=轻,2=中,3=重;次要诊断:0=无,1=有;年龄:1=<18 岁,2=18−,3=30−,4=40−,5=50−,6=60−,7=70−,8=>70 岁。

第一步,根据病案首页中的主要诊断提取国际疾病分类与代码(ICD-10)前四位亚目形成疾病组,同时对病案首页中记录的多条手术与操作代码(ICD-9-CM-3)进行拼接构建"手术1+手术2+…+手术5"的形式形成手术组;第二步根据病例中实际存在的"疾病组+手术组"模式构建组合,即病例组合,暂命名为"sh-DRGs"。病例组合构建流程见图1。

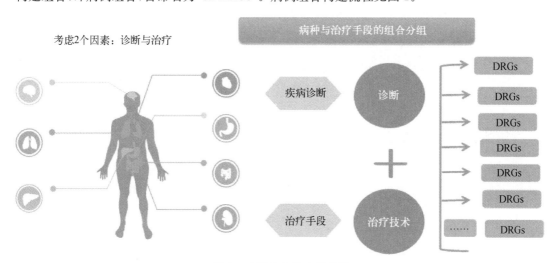

图 1　病例组合构建示意图

在模型构建中,采用疾病亚目原因是在亚目层级各疾病主要并发症已包含进来,并能加以区分。如胃溃疡,K25.0表示胃溃疡急性伴有出血,K25.1表示胃溃疡急性伴有穿孔,K25.2表示胃溃疡急性伴有出血和穿孔,K25.3表示胃溃疡急性不伴有出血或穿孔,K25.4表示胃溃疡慢性或未特指的伴有出血,K25.5表示胃溃疡慢性或未特指的伴有穿孔,K25.6胃溃疡慢性或未特指的伴有出血和穿孔,K25.7表示胃溃疡慢性,不伴有出血或穿孔,K25.9表示胃溃疡未特指为急性或慢性不伴有出血或穿孔等。

在模型构建中,治疗方式以是否手术及具体手术方式表示,具体手术方式以手术及操作分类与代码(ICD-9-CM3)表示,因住院病案首页中手术记录条数限制,最多可以有5个手术代码的叠加。如I21.0(前壁急性透壁性心肌梗死)疾病组形成2组病例组合,分别为I21.0无手术组、I21.0+36.0601[前壁急性透壁性心肌梗死+冠状动脉内支架植(入)术]组。

2. 病例组合分组结果

根据上面所述构建病例组合方法,本市初步构建了297 515组病例组合(表2)。

表2 上海市病例组合

主要诊断代码	手术代码组	疾 病 名 称	手 术 组 名 称
A04.9		未特指的细菌性肠道感染	
A08.0		轮状病毒性肠炎	
A09.9	45.2301	未特指病因的胃肠炎和结肠炎	纤维结肠镜检查术
A15.0	31.5009	肺结核,经显微镜下痰检查证实,伴有或不伴有痰培养	气管镜下病损烧灼术
……	……	……	……
C34.1		上叶,支气管或肺的恶性肿瘤	
C34.1	32.4002	上叶,支气管或肺的恶性肿瘤	胸腔镜下肺叶切除术
……	……	……	……
C34.9	32.2506	未特指的支气管或肺恶性肿瘤	胸腔镜下肺楔形切除术
……	……	……	……
I25.1	88.5701+36.0601	动脉硬化性心脏病	冠状动脉造影+冠状动脉内支架植(入)术
……	……	……	……
Z96.0	97.6201	具有泌尿生殖器植入物	输尿管双"J"管取出术
Z98.8		其他特指的手术后状态	

三、病例组合分组结果的评价

1. 费用评价法

由于住院费用呈正偏态分布,所以本文用住院总费用对数进行分组,用中位数取反对数作为各组合的费用标准。最高组O组可以解释全部实际消耗费用的99.12%,最低组Z组可以解释全部实际消耗费用的90.47%,总的分组可以解释实际消耗费用的96.92%,说明分组具有合理性(表3)。

表 3　实际费用与标准费用比较

MDC	ICD-10 编码	人数(人)	标准费用(元)	实际费用(元)	百分比%
A	A00.0 - A99.9	35 254	327 513 738	335 675 417	97.57
B	B00.0 - B99.9	36 937	312 120 648	342 127 345	91.23
C	C00.0 - C97.9	325 486	7 132 765 501	7 422 179 450	96.10
D	D00.0 - D89.9	123 357	1 641 369 903	1 718 902 551	95.49
E	E00.0 - E90.9	136 987	1 493 845 839	1 519 218 009	98.33
F	F00.0 - F99.9	21 825	270 509 645	277 595 719	97.45
G	G00.0 - G99.9	92 436	1 111 058 488	1 158 536 426	95.90
H	H00.0 - H95.9	103 811	935 126 231	957 386 016	97.67
I	I00.0 - I99.9	667 936	10 813 268 752	10 964 790 171	98.62
J	J00.0 - J99.9	425 545	4 294 525 058	4 369 257 946	98.29
K	K00.0 - K93.9	345 999	3 726 426 421	3 831 183 498	97.27
L	L00.0 - L99.9	18 831	149 831 770	157 201 190	95.31
M	M00.0 - M99.9	103 397	2 092 416 196	2 133 653 592	98.07
N	N00.0 - N99.9	209 652	1 942 668 957	2 022 658 717	96.05
O	O00.0 - O99.9	426 988	2 452 958 546	2 474 855 762	99.12
P	P00.0 - P96.9	49 200	306 630 758	320 179 978	95.77
Q	Q00.0 - Q99.9	40 547	762 922 101	775 053 002	98.43
R	R00.0 - R99.x	54 697	475 107 039	524 385 853	90.60
S	S00.0 - S99.9	168 504	4 124 043 437	4 165 284 489	99.01
T	S00.0 - S98.3	15 453	167 450 890	172 918 644	96.84
Z	Z00.0 - Z99.9	431 361	4 131 106 554	4 566 087 775	90.47
合计		3 834 203	48 663 666 476	50 209 131 552	96.92

2. 方差减少量(RIV)

方差减少量(reduction in variance,RIV)方差减少量反映了数据集分成子集后,子集间数据的异质性程度。RIV 被用来测量组合间的异质性程度,其值越大说明组间异质性越好,分组效果越好。经过计算得出 RIV 的值为 0.548 8,说明分组后组间异质性较好,分组较为合理(表 4)。

表 4　病例组合 CV 和 CSS

疾病编码	手术组编码	CV	CSS
A04.9		104	12 783 618 610
A15.0	33.2401	33	15 537 851 070
A15.1		57	5 022 462 511
A15.1	33.2401	41	1 410 343 507
A16.4	31.5009	41	587 774 153
A16.4	33.2401	47	2 969 669 509
A16.5		75	49 109 201 652
A16.5	33.2401	23	1 109 694 031

续　表

疾 病 编 码	手 术 组 编 码	CV	CSS
A16.5	33.2401＋34.0401	15	95 707 394
……	……	……	……
Z98.8	57.3201	88	301 911 546
Z98.8	58.4602	47	9 917 057 930
Z98.8	78.6001	37	1 438 173 395
Z98.8	97.6402	102	191 850 238

3. 变异系数(CV)

变异系数(coefficient of variation,CV)用于评价组内医疗资源消耗的同质性。所产生的 29 万多个组合的变异系数平均值为 65.02,中位数为 56.12,表明用该病例组合对检验样本分组,各组内住院费用消耗的同质性较好(表 4)。

4. ROC 曲线

利用 ROC(receiver operating characteristic)曲线评价病例组合分类合理性[10~12],ROC 曲线下面积在大于 0.5 的情况下,越接近 1,诊断价值越大。

对病例进行分组的目的主要是制定各组合的住院费用标准,如果在一个大类里面,各个组合的住院费用可以区分出来并且具有显著性差异,说明达到了分类的目的,组合具有合理性。用 ROC 曲线,以前壁急性透壁性心肌梗死(I21.0)小类为例来评价分组的合理性,此类分 2 组,分别为"I21.0 无手术组""I21.0＋36.060 1 组"。图 2 显示 ROC 曲线下面积为 0.953(标准误为 0.015,P 为 0.000,95%的置信区间为 0.923~0.983),表明诊断价值较大,各组之间的费用存在差异,进一步说明分组具有合理性。

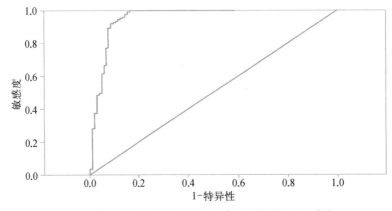

图 2　前壁急性透壁性心肌梗死各组比较的 ROC 曲线

四、讨论

1. 病例组合组数

本文利用近年来收集的 1 300 多万份住院病案首页数据,以主要诊断和手术组两因素排列组合的方式建立一种新的病例组合模型,共形成 29 万多组病例组合。有学者提出病例组合组数不宜过多,1 000 组左右较为适当,原因是分组过多,不便于医院进行管理,失去了实用性[13]。在当前大数据时代背景下,无论在计算机硬件方面,还是在算力等软件技术方面均有了较大突破,因此,本文认为病例组合组数的多少已不是主要问题,几乎不会增加管理成本,有利于数据驱动下的全行业精细化管理。

2. 分组结果合理性

本文分别用费用评价法、方差减少量(RIV)、变异系数(CV)、ROC 曲线四种方法评价了病例组合分组结果的合理性。结果显示,本文分组结果费用解释度、组间异质性、组内同质性等统计指标均高于有关 DRGs 病例组合分组结果[13~15],说明本文的病例组合具有合理性。另外,由于本文构建的病例组合模型 sh-DRGs 遵从了大数据真实性特征,以实际存在为原则,未做人为修饰,且相较于传统 DRGs 简明易行,可操作行强,有利于在全国快速复制推广,指导公立医院深化改革。

3. 病例组合建立基础

上海市自 2006 年以来,在全市医疗卫生行业内规范了 ICD‐10 和 ICD‐9‐CM‐3 的使用,各级各类医疗卫生机构统一使用该编码规范,与医保等有关行政管理部门共享,为病例组合的构建奠定了基础。在病例组合构建过程中也发现住院病案首页主要诊断选择、手术及操作选择存在不合理性,需加大对医疗机构病案首页填写规范的培训,为病例组合迭代更新提供保障。

参 考 文 献

[1] Roger FH. Case mix:globalviews,localactions:evolution in twenty countries, Amsterdam:IOS Press,2001.

[2] 江芹,张振忠,赵颖旭,等.试论病例组合 DRGs 与临床质量管理.中国卫生质量管理,2012,19(1):2‐6.

[3] 朱海滨.研究和实施 DRGs 时应考虑的若干问题.中华医院管理杂志,2006,22(7):456‐459.

[4] 郭志伟.GRGs 的原理与方法及在我国的应用对策.中国卫生经济,2010,29(8):37‐39.

[5] 徐勇勇,张音,潘峰,等.基于我国病案首页的病例组合方案与病例组合指数.中华医院管理杂志,2001,17:34‐36.

[6] 黄少敏,李玲,郑锴炘,等.综合医院住院费用的影响因素分析:医院案例分析.经济科学,2006,(5):120‐128.

[7] 杨学岭,王新菊,赵敬东,等.单病种住院费用影响因素研究.中国医院统计,2000,(1):34‐36.

[8] 郝娟.同级别医院住院费用影响因素研究.山西:山西医科大学,2011.

[9] 阎玉霞,徐勇勇.利用"小样本"对住院病人病例组合方法及分类变量的探讨.中国卫生统计,2007,24(3):316‐317.

[10] Lall R,Campbell MJ. A review of ordinal regression applied on helated quality of life assessments. Statistical Method in Medical Research,2002,11:49‐67.

[11] 宇传华.ROC 分析方法及其在医学研究中的应用.西安:第四军医大学,2000.

［12］颜虹,徐勇勇,赵耐青.医学统计学.北京：人民卫生出版社,2005：220-225.

［13］何凡,沈毅,刘碧瑶,等.浙江省住院病人病例组合研究.中华医院管理杂志,2006,22(7)：460-464.

［14］阎玉霞,徐勇勇.病例组合分类结果的评价.中国卫生统计,2007,24(2)：163-164.

［15］高建民,郑古崢玥,詹梅,等.疾病诊断相关分组分类节点变量的选择及其分组结果的合理性评价.中国卫生经济,2013,32(1)：16-19.

上海市老年照护统一需求评估工作进展

丁汉升　王常颖　杜丽侠　谢春艳　陈　多　曹宜璠

杨逸彤　程文迪　冯旅帆　薛　佳　施　俊

【导读】　医养结合是上海市民生工作的重点内容。2014 年 12 月 26 日起上海市试行老年照护统一需求评估工作,在两年探索实践的基础上,2016 年 12 月 29 日上海市人民政府印发了《上海市长期护理保险试点办法》(沪府发〔2016〕110 号),这标志着上海市已先试先行建立起了第六大保险体系——长期护理保险。而老年照护统一需求评估作为长期护理保险的评估标准,其科学性、公正性和可操作性受到了诸方关注。本文基于上海市实施老年照护统一需求评估的前期经验与基础数据,总结了该标准的特点、评估工作面临挑战与下一步建议,为上海市进一步完善医养结合体系建设以及其他省市开展类似工作提供借鉴与参考。

《上海市老年照护统一需求评估办法(试行)》(沪社养老领办〔2014〕2 号)于 2014 年 12 月 26 日发布,上海市老年照护统一需求评估标准在徐汇全区及普陀、杨浦、浦东和闵行 4 个区的部分街道进行试点的基础上,经过不断研究讨论和修正,现已推广至全市,并作为上海市长期护理保险的评估标准。2016 年 12 月 29 日,上海市人民政府印发了《上海市长期护理保险试点办法》(沪府发〔2016〕110 号),规定经过老年照护统一需求评估、符合一定等级的老年人,能够按各自级别享受不同服务。老年照护统一需求评估是获得医养结合服务的门槛和前提,做好老年人的需求评估工作,可以有针对性地给不同老年人制定不同的照护服务计划,做好医养结合体系建设的“守门人”。

一、政策背景

为适应人民群众日益增长的健康需求和城市经济社会发展的新要求,积极应对上海市人口老龄化带来的挑战,根据《上海市老年人权益保障条例》、《国务院办公厅转发卫生计生委等部门关于推进医疗卫生与养老服务相结合指导意见的通知》(国办发〔2015〕84 号)、《上海市人民政府关于加快发展养老服务业推进社会养老服务体系建设的实施意见》(沪府发〔2014〕28 号)、《上海市卫生计生改革和发展“十三五”规划》(沪府发〔2016〕57 号)、《上海市老龄事业发展“十三五”规

基金项目:上海市加强公共卫生体系建设三年行动计划(2015 年—2017 年)课题“上海市医养结合体系建设研究”(课题编号:GWIV - 37)。

第一作者:丁汉升,男,研究员,上海市卫生和健康发展研究中心(上海市医学科学技术情报研究所)党总支副书记、中心副主任。

作者单位:上海市卫生和健康发展研究中心(上海市医学科学技术情报研究所)(丁汉升、王常颖、杜丽侠、谢春艳、陈多、曹宜璠、薛佳、施俊),中国太平洋保险(集团)股份有限公司(杨逸彤),复旦大学公共卫生学院(程文迪、冯旅帆)。

划》（沪府发〔2016〕85号）等精神[1]，结合上海市实际，市卫生计生委等多部门于2017年2月14日共同出台了《上海市老年医疗护理服务体系发展"十三五"规划》，提出了"加强政府主导、社会参与、医养结合、系统推进"的工作目标，以期基本形成以"社会办为主、公办托底补充"的规模化、优质化、品牌化老年医疗护理服务格局。

上海市正在持续推进医养结合工作，新公布的《"健康上海2030"规划纲要》将医养结合放在了比较重要的位置，要重点推进社区医养结合平台的建设，着力培养护理员队伍。同时相关政策配套力度也越来越大[2]，"十三五"期间上海将进一步优化资源配置，合理规划布局和调整老年医疗护理机构，形成以护理院、护理站、养老机构内设医疗机构为三大托底，老年医学专科和区域老年医疗中心为两大支撑，上海市老年医学中心为一大引领的"3-2-1"三级老年医疗护理机构布局，鼓励部分二级医院、社会办医疗机构、企业医院转型为护理院，鼓励三级医院发展老年医学专科，支持部分二级医院向康复医院或护理院转型，并以国家级/区域性研究中心为定位建立上海市老年医学中心。

二、标准依据与评估维度

（一）标准依据

上海市老年照护统一需求评估标准参考了本市多个部门的涉老服务评估标准。

1. 民政部门标准

民政部门标准为《DB31/T 684—2013 老年照护等级评估要求》（上海市地方标准）。此评估要求主要利用老年人的生活自理能力、认知能力、情绪行为和视觉，辅助社会生活与环境，以评定其照护需求。

2. 医保部门标准

医保部门标准为《上海市老年护理服务需求调查表》。此评估体系主要考察老年人的日常生活能力（activities of daily living，ADL）、视力和用药情况，按照得分将老年人分为老年护理重度、中度、轻度和正常。

3. 卫生计生部门标准

卫生计生部门标准为上海市卫生计生委2013年发布的《上海市老年护理医院出入院评估标准》（沪卫计基层〔2013〕2号）。考察患病老年人是否符合进入护理医院的要求，评估的内容包括临床标准、ADL量表和智能精神状态评价量表（mini-mental state examination，MMSE）。其中，临床标准满分为100分，考虑了老年人常见的十种疾病，对每个疾病从症状、体征、辅助/实验室检查及合并症四个方面进行考察，分数越高，说明老年人疾病越严重，通过这份标准可以基本判定老年人的疾病状况。

上海市老年照护统一需求评估标准对以上三个标准进行了统一，既能衡量老人的自理能力，又可以对疾病情况进行考量。

（二）评估维度

上海市老年照护统一需求评估标准由两个维度组成——自理能力与疾病状况。

自理能力维度以国际上常用的评估老年人日常生活能力（ADL）、工具性日常生活能力

(iADL)和认知能力(MMSE)的三个量表计入。标准的 ADL 共有 10 个项目,不同的项目有不同的得分,满分为 100 分。标准的 iADL 评估个体的工具性日常生活能力,共 8 项,每项满足得 1 分,满分 8 分。标准的 MMSE 满分 30 分,共有 11 题。三个量表都是分数越高,个体情况越佳。在本文的自理能力维度中,对标准的 ADL、iADL 和 MMSE 都作了一定程度的修改和删减,并且经过试点测试专家讨论研究和不断修正后,最后三个量表的权重分别为 85％、15％ 和 5％。此外,为了与疾病状况维度相一致,得分的方向也进行了变化,最终是分数越高,自理能力越弱。

疾病状况维度采用《上海市老年护理医院出入院评估标准》中的临床标准,经由流行病学调查和专家组论证后提出,在本市已经有多年的实践经验。疾病健康维度满分为 100 分,分数越高,老年人疾病越严重。目前已纳入 42 种本市老年人常见的慢性病,每个疾病都从局部症状、全身体征、辅助检查和并发症/合并症四个方面进行评判。

三、2014～2016 年分级结果

(一)人群特征

2014～2016 年调查老年人年龄性别比例金字塔见图 1。其中,75～89 岁的老年人比例最高。

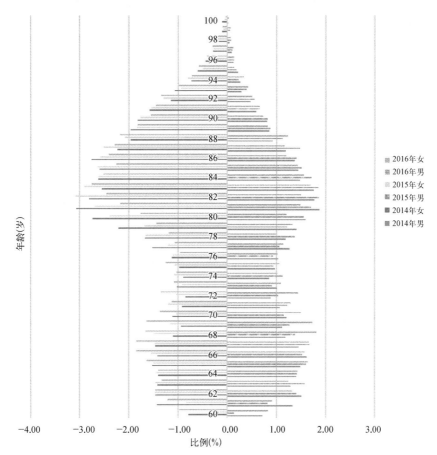

图 1　2014～2016 年调查对象年龄性别人口金字塔

　　参与调查的老年人三年的重合情况见图2,三年共调查不同的老年人29 909人(未给出正确身份证信息的老年人不计入),连续三年都参与调查的老年人共6 180人,占比18.78%。

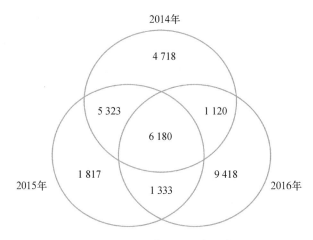

图2　2014~2016年调查对象的韦恩图

　　图3为2014~2016年居家、养老机构和护理机构的老年人人数,居家老年人人数连续三年保持最高,而机构老年人的比例远高于实际水平。

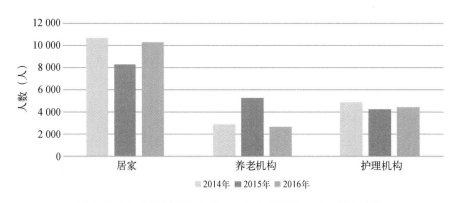

图3　2014~2016年居家、养老机构和护理机构的老年人人数

(二)2014~2016年需求评估分级总体情况

　　利用现行的需求评估分级标准,得到2014~2016年的60岁及以上老年人分级情况(图4)。

　　若是采用上海所有老年人的数据,应该呈现0级到7级逐渐递减的状态,但是本文调查的养老机构和护理机构的老年人比例远高于实际比例,5级和6级的比例都在10%以上。此外,按照调查对象居家和居于机构的比例,可以发现有很大一部分目前居住在机构的老年人未达到5级及以上,并不满足入住机构的标准。

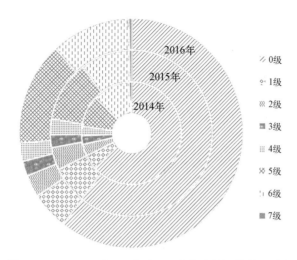

图4　2014～2016年60岁及以上老年人的评估等级分布

（三）居住情况及年龄对评估等级的影响

图5为2014年调查人数达到100人时各年龄段(60～91岁)居家老年人的等级分布。等级分布基本符合预期,任何一个年龄的等级人数均呈现0级>1～4级>5～7级。即便90岁,仍旧有超过50％的居家老年人自理能力和疾病都处于比较好的状态,这种情况可以存在这样的解释,当老年人已处于耄耋之年,若其身体状况不够良好,就不会居住在家中,而是进入机构照护。

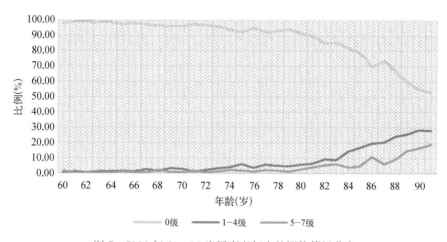

图5　2014年60～91岁居家老年人的评估等级分布

图6为2014年调查人数达到100人时各年龄段(60～95岁)居于机构的老年人的等级分布。按照评估等级,居于机构的老年人中仍需居住在机构的老年人比例基本维持在50％以上,但是仍旧有相当大比例的老年人为0级,说明目前老年人入住机构并不仅依赖于老年人自身的身体状况。

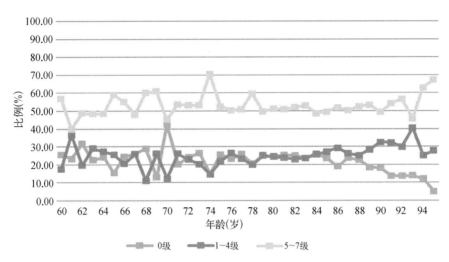

图 6　2014 年 60～95 岁居于机构的老年人的评估等级分布

（四）需求评估分级变化趋势

2014 年和 2015 年连续调查的老年人数量超过 10 000 人。两年重复调查的 11 545 名 60 岁及以上老年人中，有 8 316 人维持原有的评估状态，占比 72.03％；评估等级仅相差一级的老年人共 9 995 人，占比 86.57％。

维持原有等级的 8 316 名老年人，他们在 2014 年的等级分布见图 7 的折线图，而这些人在当年的等级中占比见柱状图。维持原有等级最高的三个等级为 0 级、5 级和 6 级，其他等级的老年人维持原有等级的比例基本都在 20％以下。

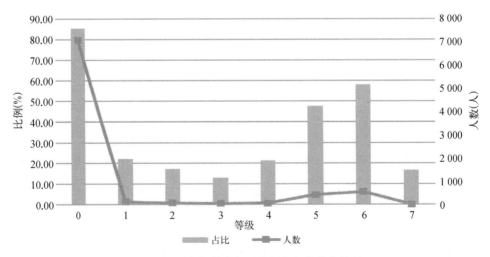

图 7　2014 年评估等级不变的老年人分布情况

所有 2014～2016 年都参与调查的 6 180 个老年人中 73.51％的老年人维持原来的等级，近 90％的老年人三年的等级相差≤1 个级别（图 8）。

2014 年 60 岁的老年人中，82.29％的老年人 2016 年评估等级相同，评估等级不变的老年人年龄分布情况见图 9。由此可知，当老年人年龄超过 70 岁，年龄越高，其维持两年前评估等级的概率越低。

将老年人三年的等级进行组合，按照人数排序，占比超过 1％的组合及所占的比例见图 10。三年延续调查的老年人中，一直维持 0 级状态的老年人共 3 348 人，占比 54.17％，而一直维持 5 级和 6 级的老年人数量也分别达到了 237 人和 163 人，分别占比 3.83％和 2.64％。其他的组合基本维持在可以接受的范围内，说明仅两年的时间，绝大多数老年人们基本维持原有的状态，或者仅少量变化。

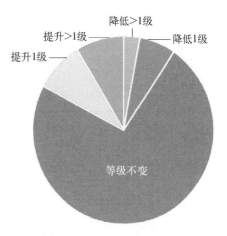

图 8　2014～2016 年老年人评估等级变化情况

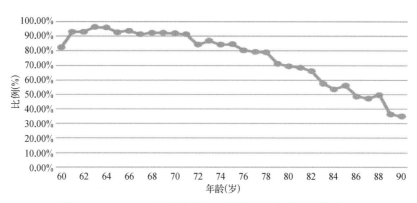

图 9　2014～2016 年评估等级不变的老年人的各年龄占比

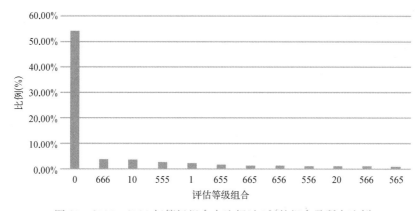

图 10　2014～2016 年等级组合占比超过 1％的组合及所占比例

四、老年照护统一需求评估评估质量评价

表 1 对 2017 年 1～8 月的老年照护统一需求评估复评结果分析发现，当前的老年照护统一

需求评估复评率总体水平较低,平均只有1.3%的人提出复评。部分地区如黄浦、嘉定、青浦等区甚至是0复评。这也从一定程度上反映了当前的老年照护统一需求评估还是比较科学严谨的,比较能够反映老年人的真实状况。

表1　2017年1～8月上海市老年照护统一需求评估统计表

序号	区	当月评估人数(人)	年累计评估人数(人)	年累计复评人数(人)	复评率(%)
1	黄浦	218	1 219	0	0.0
2	徐汇	342	5 413	3	0.1
3	长宁	79	694	2	0.3
4	静安	629	3 606	3	0.1
5	普陀	838	7 619	210	2.8
6	虹口	101	762	17	2.2
7	杨浦	441	3 035	20	0.7
8	闵行	217	1 393	75	5.4
9	宝山	248	1 606	27	1.7
10	嘉定	357	2 282	0	0.0
11	浦东	871	7 128	78	1.1
12	奉贤	67	406	2	0.5
13	松江	135	1 053	0	0.0
14	金山	291	4 179	70	1.7
15	青浦	117	528	0	0.0
16	崇明	101	1 113	39	3.5
合计		5 052	42 036	546	1.3

为进一步了解上海市老年照护统一需求评估能否准确地反映老年人的实际需求,课题组采用双盲法、分层随机抽样等科学方法对以往的评估的质量状况进行评价。经过细致的比较,此次评估和第一次评估的结果基本一致。上海市老年照护统一需求评估质量是确切可信的。

五、面临挑战

上海市老年照护统一需求评估质量真实可靠,具有科学性和可操作性。然而,老年照护统一需求评估分级标准制定是一个逐步完善的过程,目前无法一蹴而就地将所有因素都纳入考虑,还有待于将来进一步完善和修订。在实际实施过程中,根据一线评估人员和管理机构的反映,目前还存在以下问题。

(一)需加强对现实变化情况的考虑

一是老年人个体的疾病状况是不断变化的。老年人的疾病状况对整体评估结果的影响较大,申请和接受评估时处于疾病发展阶段的老年人,在评估后较短时间内健康状况可能会好转或恶化,使评估结果的合理性产生一定偏倚;某些患有重病的老年人在疾病的早期自理能力较好,如肿瘤早期患者可能具有较好的自理能力和活动能力,但由于疾病的权重因素评估结果为5级(入住养老机构)或6级(入住老年护理机构),可能造成照护资源浪费。

二是老年人群整体的身体状况会随着社会的发展而变化。上海市人均预期寿命不断延长、疾病谱发生改变,部分慢性病如阿尔茨海默病将对老年人的照护带来愈加严峻的挑战。老年照护统一需求评估调查表中虽然在疾病情况中有一项对阿尔茨海默病的评估,但总体而言对老年人失智问题的考虑不足。面对日益加剧的人口老龄化、高龄化趋势,上海市失智老年人口的数量急剧增长,对这类老年人的评估和照护问题迫在眉睫,需要在统一照护需求评估调查中加以考虑解决。

(二)评估实施过程中存在的问题

一是部分评估员对评估工作的理解尚有不足。部分评估员工作时间短,老年照护服务领域相关工作经验不足,甚至部分评估员是首次参加评估,对老年人的生理、心理、认知及精神等方面的特征不了解,对评估标准的理解不深,在评估过程中随机性大。例如,有的评估员可能会受到评估对象家庭环境及倾诉情绪的影响,潜意识中同情评估对象,从而影响评估结果的客观性。

二是不同执照评估员的评估结果在实践中可能存在差异。目前A类评估员是来自民政部门所辖养老机构的工作人员和卫生部门所辖社区卫生服务中心的护士(师),B类评估员是来自卫生部门所辖社区卫生服务中心的医生,两类评估员由于工作性质不同,对统一评估标准的理解和操作存在着一定差异。另外,由于来自民政部门的评估员习惯于过去民政系统的评估方式,对新的评估体系不熟悉,对新的评估标准的理解易受惯性思维影响。

三是需要入住机构的老年人排队时间可能较长。评估结果发现,5级和6级老年人数量占总体评估老年人数量的比例较高,入住机构的排队时间过长,可能导致老年人及其家庭的不满。

四是老年照护统一需求评估收费不统一。目前,各区老年照护服务没有统一的收费方式,居民和机构都对此存在疑虑。另外,老年人的照护需求评估资料存放于多个系统,相互之间存在断连,从而导致信息的碎片化。

(三)评估员队伍能力有待进一步提高

截至2017年9月,上海市已开展老年照护统一需求评估培训38个班次,培训评估员9 501人,其中A类4 261人、B类5 240人。已发放评估员证书8 050人,其中A类3 411人、B类4 639人。从数量上来看,17个区仅达到平均每区473名评估员(其中A类200名,低于B类),较难满足日益增长的老年照护评估需求;从质量上来看,接受培训的评估人员背景不一、参差不齐,既有养老机构工作人员和护士(师),也有医生,造成了能力不一致、理解存在误差等情况,在使用同一套评估标准时出现人为因素造成的误差。

(四)缺乏统一的信息化平台

根据社会养老服务体系建设领导小组办公室印发的《上海市老年照护统一需求评估办法(试行)》(沪社养老领办〔2014〕2号),和市政府办公厅印发的《上海市人民政府办公厅印发关于全面推进老年照护统一需求评估体系建设意见的通知》(沪府办〔2016〕104号)文件要求,目前已初步开展了区级综合管理信息平台的建设工作,各区已能够做到在区级层面通过信息化软件保存上传的录入数据,同时发送至系统实现自动计算分级,避免人为操作可能产生的误差。但由于平台由各个区自行建设完成,不可避免地存在信息碎片化的情况,各区之间数据缺乏互联互通,对于需要改变住处的上海市老年人带来较大不便。此外,目前部分区的评估人员依旧使用纸质调查表进行上门评估,现场填表结束后再由人工输入系统,不仅影响服务效率,同时也造成资源浪费,两次信息填写录入过程中还易产生由人为操作导致的差错率。

六、建议

(一)完善多维度的科学综合评价指标,使结果更加贴切老年人真实需求

随着社会经济的快速发展和医药卫生体制机制改革的不断深入,人均期望寿命持续增长,疾病谱发生变化,这意味着老年人群对医疗卫生服务的需求也将越来越多样化。目前,新标准分别从疾病状况和自理能力两个维度对老年人进行评估分级。这种多维度的分级标准综合考虑了老年人的整体情况,在从老年人的实际需求出发的同时,也兼顾了未来老年照护服务体系和保障制度的发展目标。随着评估体系的不断修订和完善,未来的评估体系中将进一步增加和细分家庭支持维度(即老年人自身家庭对其的照护能力)等多方面的综合评价指标,务求细致地了解影响老年照护服务需求的多方面因素,切实评估老年人所需要的照护服务。

同时,随着人口老龄化、高龄化程度的不断加深,阿尔茨海默病的患病率将会随之跃增,将给家庭和社会带来沉重的负担。通过健康的生活方式、合理的照护服务和有效的治疗措施,控制阿尔茨海默病的危险因素,可以有效地减缓该病的进展,防止患者及其家人生活质量出现急剧下降。在未来的评估标准中适时纳入对阿尔茨海默病的评估,一方面可以尽早发现早期症状,实施早期预防和干预,另一方面能够充分反映老年患者的真实需求,制定人性化的服务方案。

(二)适时考虑年龄因素对评估分级的影响,提升评估标准的灵敏度

根据评估工作开展的实际经验可知,随着年龄的增长,老年人的照护需求进一步增加。对处于相同评估级别的老年人而言,由于身体机能不断下降,年纪越大所需照护服务越多、对服务的要求越高。因此,评估需要基于老年人的身体状况,通过一系列的观察和了解,对年龄更长的老年人进行进一步科学性地区分,适当合理地增加其所处的评估级别与所需的照护服务。此外,在确保每一位申请人的真实需求得到满足的同时,没有对他们提供不必要的多余服务,造成老年照护资源的浪费。

(三)开发老年照护统一需求评估工作手册,进一步加强评估员队伍建设

老年照护统一需求评估体系经过前期试点,目前已逐渐在全市铺开,试点范围不断扩大。为确保评估结果的公平合理,在工作开展前,根据要求需对评估员进行培训。在此基础之上,下一步将开发老年照护统一需求评估工作指南,以供评估员和参与工作的其他人员了解评估工作的目标、原则、具体内容和操作准则,以此提升评估员对自身工作内容的认识,进一步降低各评估流程环节因人为操作造成的差异性,保证被评估老年人的服务公平性。最终形成全市统一的老年

照护评估规章制度和诚信服务质控评估体系,符合 ISO 全程质量控制体系,实行评估员的统一管理,进一步降低各环节工作人员的操作差异性。

从以往评估员培训工作中可以侧面了解到,虽然评估员对该项工作具有较高的认同感,但对评估目标、意义、原则缺乏足够认识,较难从全市层面认识到该项工作的重要性,对于部分评估内容的设定可能存在误解。因此,要加强评估员调查前的培训工作,强化评估员培训工作和后续答疑工作的开展,使评估员进一步了解评估工作的目标和意义,强化评估员对评估工作的认识及工作认同感,对调动评估员的责任感和积极性具有非常重要的意义和作用。此外,建议通过评估质量考核与评价,建立评估员进入、评价和退出机制。

（四）建立全区统一的老年照护综合管理信息平台,提高评估工作整体的科学性和工作效率

根据社会养老服务体系建设领导小组办公室印发的文件要求,目前已初步开展了各区综合管理信息平台建设的试点工作,并已能够做到在全区层面通过信息化软件对评估员的调查录入数据进行系统的自动计算分级,避免人为操作可能产生的误差,做到信息化系统的统一评估、任务统一派发等,提高了老年照护服务的利用效率。下一步工作将计划为每一位评估员配备适宜的可携带软件终端,开发在线 APP 评估,方便评估员在开展评估的同时将信息数据直接录入,实现数据的即时传输和后台计算,不仅可以加快整个流程的工作进度,同时还可以提高评估员的工作效率,避免现场填表再进行电脑录入的重复劳动。此外,也降低了两次信息填写录入过程中由于人为操作而可能存在的差错率。

参 考 文 献

［1］中华人民共和国民政部.国务院关于加快发展养老服务业的若干意见(国发〔2013〕35 号).2013.

［2］上海政协.关于进一步完善上海市养老机构开展医养结合服务的建议.http://www.shszx.gov.cn/node2/node5368/node5376/node5388/u1ai98928.html[2017－07－14].

"健康中国"背景下医务社会工作参与构建整合型健康服务的探讨

倪艳华　谢春艳　陈　多　周书豪

【导读】 党的十八届五中全会肯定了"健康中国"战略的重要地位,"健康中国"上升为国家发展的主要战略之一。社会与卫生发展理念和发展方式的转型创新,需要卫生服务提供方式进行相应的转变和创新。本文从对卫生领域面临的问题和挑战的分析入手,探讨了构建整合型健康服务方式的必要性,论述了医务社会工作在其中可以发挥的重要作用,提出了医务社工参与提供整合型健康服务的相关建议。

一、卫生领域面临的严峻挑战与健康服务需求

(一)人口老龄化导致的社会结构与疾病谱变化

近几十年来,随着我国卫生体系建设的不断完善和居民生活方式的改变,人口老龄化已成为我国现阶段面临的重大挑战之一。上海市是全国最早进入老龄化社会的地区,截至 2016 年,60 岁及以上老年人口已达 457.79 万,占总人口的 31.6%,且该比例预计在 2020 年将达到 36%,常住人口老龄化程度也将超过 21%[1]。人口年龄结构的变更将带来以经济、政治、文化和心理等要素为表征的社会架构的变化,进而促使社会形态发生转变。

同时,疾病谱也发生了根本变化,主要影响我国居民健康的疾病逐渐开始从传染性疾病向非传染性疾病转变[2]。1990~2010 年上海相关调查研究显示,近 20 年的慢性病死亡率虽大幅下降,但仍是上海市市民的主要死因[3]。慢性病在老年人群体中高发,也是造成老年人失能失智的重要原因[4]。

上述社会形态和疾病谱的变化带来健康服务需求与需求主体的改变,进而对相关健康政策、体系与制度安排从传统的"疾病治疗"模式向"健康管理"新模式转向提出了要求。

(二)过度医疗化导致健康的社会影响因素被忽略

随着医疗技术的发展,过度医疗化的弊端也日益显现。首先,它带来医疗费用的上涨,从而

第一作者:倪艳华,女,上海市卫生和计划生育委员会干部人事处副处长。
作者单位:上海市卫生和计划生育委员会(倪艳华),上海市卫生和健康发展研究中心(上海市卫生和健康发展研究中心)(谢春艳、陈多),复旦大学社会发展与公共政策学院(周书豪)。
本文已发表于《中国社会工作》2017 年第 27 期。

加重家庭与社会的经济负担;其次,部分大众传媒对于医疗效果的宣传具有虚假和夸大的成分,进而使得患者及家属在治疗过程中预期过高,与医学的不确定性和医生强调的医学精准性发生矛盾,加剧了医患冲突;最重要的是,医疗化使得健康的社会性特征常常被忽略,虽然在新一轮的医改中,我国财政投入巨大,取得了一定的进展,但民众的获得感普遍不高,"看病贵""看病难"等问题仍然突出,医疗不公平背后一系列的经济、政治和文化等社会性因素被严重忽视。

(三)生物医学模式下现代医疗服务体系与就医体验的矛盾

我国医改的一个重要目标是要改善人民群众的就医体验。然而随着医疗体系的发展,医学专业高度分化和专科化,越来越以"疾病"为中心,而不是以"人"为中心,这表现在患者自身和医疗系统两个方面。对于患者而言,住院经历往往带来对疾病的无力感,活动和自理的受限,对死亡或者临终话题感到交流困难,经济上和照护上的存在压力等[5]。这种"疾病"和"人"的机械分离,否定了人在其自身健康维护中的主动性和能动性,也弱化了公众参与医疗卫生服务体系设计与改善的能力。

在医疗系统方面,传统的医院服务模式以"治疗"为核心,各相关机构间的运行、服务人员都相对独立,各级各类机构间没有形成综合性、连续性的服务体系,更缺乏以人为本、以需求为导向的整合型服务模式的设计。

要改善患者的就医体验,需要强调服务理念和服务方式的创新,实现多个医疗卫生机构、社会服务机构和服务人员间的高度合作与协同。

二、"健康中国"战略的提出与意义

(一)"健康中国"战略的提出

我国处在经济增长"新常态"的关键时刻,人民的健康也遭受了来自环境污染、食品污染、收入差距扩大、城市病、农村空心化、社会排斥、弱势人群进一步边缘化、心理抑郁焦虑等方面的危机。而"健康中国"的概念正是在这一新的挑战下诞生的。此概念自 2008 年被首次提出后,在《"健康中国 2020"战略研究报告》[6]中得到了巩固。2015 年党的十八届五中全会对健康中国地位的肯定,使这一概念上升为国家发展的主要战略之一,同时标志着中国进入健康福祉国家发展时代[7]。

2016 年 8 月召开的全国卫生与健康大会上,习近平总书记在讲话中首次提出"人民健康优先发展"的战略,明确一切经济和社会活动的目标是满足人民群众对健康幸福生活的真实需要,同时首次提出了中国特色卫生健康发展道路,要求"把健康融入一切政策"。2016 年 10 月中共中央、国务院印发的《"健康中国 2030"规划纲要》成为新时期推进健康中国建设的行动纲领。

由上述可见,健康中国已经成为一种崭新的治国理念,其重要性得到了政策纲领层面的保障。

(二)健康中国战略对于医疗服务转型的意义

"人民健康优先发展"的理念代表着"以人为本"思想的回归,这对于当下我国医疗卫生体系的完善具有重要意义。医疗卫生体系改革强调"整合",具体可分为组织整合、功能整合、医师整合、规范整合、临床整合和系统整合几种形式;在理念上它既包括医疗卫生服务的整合,也包括对人作为健康整体的重视。

在医疗卫生服务方面,医疗资源的过度浪费促使服务模式进行创新。20世纪70年代以前,西方国家社会福利多以项目形式提供,在项目执行中造成了资源分散、浪费及效率低下,却又不能满足服务对象多样化需求的状况。于是,政府鼓励不同组织或组织内部不同部门在资源、人员、技术和服务规划等方面进行整合,例如强调社区层面的组织网络化,同时针对居民多元化的需求建立起医疗、预防、保健、康复和健康教育全方位一体的服务体系。

在对"人"作为健康整体的重视上,美国学者发现跨系统的、连续的、以患者为导向的协同卫生服务,有利于提升服务团队对于患者的熟悉程度、服务主动性和服务反应性,实现真正的以患者为中心。不论是从历史事实还是从研究结果来看,"健康中国"战略指导下的医疗服务整合对服务系统效率的提升和患者多元化需求的满足都具有重要意义。

三、医务社会工作在提供整合型健康服务中的作用与建议

(一)医务社会工作者参与提供整合型健康服务的作用

医务社会工作是社会工作专业的一个分支,是指社会工作者在医疗照顾处境中提供的专业社会服务活动的总称[8]。医务社会工作综合运用社会工作专业知识和方法,为有需要的个人、家庭和社区提供专业医疗社会服务,帮助其舒缓、解决和预防影响健康的社会问题,恢复和发展社会功能的职业活动,其宗旨是通过专业化的工作程序与方法,为患者及其家属提供社会心理服务,帮助和促进医患之间的沟通,协助医护人员,提高服务的整体水平。

从国际经验来看,社会工作部门作为医疗机构或社区中的独立部门,与其他部门形成合作关系,以中立的立场、第三方的角色参与处理相关问题。随着生物医学模式被生理—心理—社会医学模式取代,医务社会工作逐渐向健康社会工作转变,卫生和健康领域社会工作的服务领域目前不断向院前和院后延伸,实现医院院后健康服务到社区照顾服务的有效衔接,形成以人的健康为导向、以不同情境下医务社会工作服务为载体的全过程的整合型服务模式。

在整合型健康服务的构建中,医务社会工作者所掌握的专业理论和实务方法应当在服务理念与流程的设计及服务模式的创新方面发挥桥梁与纽带的作用。例如,社会工作"助人自助"的专业理念,以及在实务工作中经常运用的优势视角、赋权理论、人本视角、任务中心模式、危机干预等。在英国,社会工作者通常与医疗、护理、物理、音乐治疗等其他方面的人员形成一个跨学科团队共同工作;在日本,从患者入院出院到居家生活的重新构建全过程中,社会工作者都对患者及其家属进行经济和心理援助,同时建立患者协会,加强医患沟通,并亲自参与社区居家护理和养老体系的建设[9]。

(二)医务社会工作者参与提供整合型健康服务的思考与建议

整合型健康服务的理解应该着眼于"全人"(whole-person/holistic approach)的视角,即对生理、心理、社会因素的全面干预,尤其要充分考虑到个体的精神健康状况以及所处的社会环境,为

其制定有针对性的个案管理服务方案,具体建议如下。

1. 组建多学科服务团队

相关调查研究发现,医院内患者普遍存在的认知偏差、支持缺乏、信息缺乏、经济压力、医患互动不良等问题,而以专科治疗为主、碎片化的医疗模式是导致患者心理情绪压力的主要因素,进而会影响患者的治疗效果和就医体验,这对于慢性病患者而言尤为明显。面对这一状况,多学科团队服务模式在医院服务中有着明显的优势。可在各医疗机构、养老机构、社区综合为老服务平台或社区卫生服务平台分别组建多学科服务团队,根据具体情况,由相关服务提供机构的专科医生、全科医生(家庭医生)、社区护士、养老护理员、康复治疗师、营养师、心理咨询师及社会工作者组成的多学科服务团队人员可以在不同服务机构和平台柔性流动。

2. 医务社会工作者承担起个案管理员(服务协调人)的角色

由于上述多学科的团队服务方式可能存在沟通效率问题,患者面对不同学科的专业人士经常要重复自己的情况,因此鼓励在二、三级综合性医院和专科医院设置独立社会工作部,在相关科室的多学科服务团队中引入社会工作者作为高风险复杂病患的个案管理员(服务协调人)。在社区中鼓励家庭医生团队引入专业的社会工作者,承担个案管理员(服务协调人)的角色,或由具有一定社会工作知识和技能的护士承担。个案管理员(服务协调人)是每一个慢性病患者服务方案的管理责任人和协调人,通过团队管理和促进沟通合作对各种资源进行整合,患者在有卫生及社会服务需求时可以从同一个专业人士那里获得及时有效的信息和回应,降低了患者在复杂的卫生服务体系中与多个部门及其服务人员沟通的难度,提高了需方与多个服务提供方沟通的效率和便捷性,大大提高了服务的可及性、反应性和整合性,有利于提高服务能力,改善患者就医体验。

3. 对复杂慢性病患者进行个案管理

以对肿瘤患者的个案管理为例,先对风险人群进行肿瘤筛查从而发现服务对象,再针对病情比较复杂的肿瘤患者,进行生理、心理和社会的综合需求评估,并根据评估结果建立个性化的服务方案或服务包,进行主动的案例管理和强化服务。个案管理服务方案的制订和实施路径如下。

首先,由首诊机构肿瘤多学科服务团队对服务对象进行生理、心理和社会需求的综合性评估。这些信息主要来源于对患者健康档案的回顾、患者及其主要家庭成员的询问调查,其主要内容包括身体健康状况,心理健康状况,精神健康状况,意识、认知与行为,当前正在接受的服务及用药情况,药物使用及过敏史,家庭病史,收入及经济状况,住房及居住环境,社会支持网络,个人性格特点及家庭成员关系,个人教育、工作、生活历史,个人日常生活活动情况,兴趣爱好、休闲娱乐及社会活动情况,个人性取向及两性关系,语言及沟通,过去生活中发生的重大事件及刺激因素。

其次,由个案管理员(服务协调人)整合多学科服务团队的意见制定服务方案,主要内容包括服务团队成员的详细信息;个案管理员(服务协调人)的具体联系方式;患者所需要的医疗卫生服务具体内容及所用药品和治疗项目;心理、社会和生活方面的需求,包括居住情况、兴趣爱好、家庭关系、社会网络、文化与宗教信仰、日常生活活动方面的帮助和支持;根据需求动态调整进行服务需求再评估的具体时间;各相关方的权利与责任。针对每一个患者制订书面的服务方案并督促执行,定期召集多学科团队成员开会,对患者的情况进行评估和沟通讨论,患者及其家人也参与到相关的讨论中来,做出最符合患者需求的具体服务方案和详细计划安排,获得患者同意并签字后才能开始实施。如果对患者进行转诊,服务方案同时也跟随患者共享到转诊机构的多学科团队,不同机构之间的个案管理员做好服务方案的转介和调整。

再次,建议在社区服务平台上对肿瘤患者服务相关的资源和信息进行整合,包括可以提供帮助的相关政府部门、民间组织、病友自我管理和互助组织、慈善团体及专业服务机构,明确涉及的各个部门、服务提供者和相关利益方的责任、权利。

4. 建立资源共享与转诊协作机制

在资源共享方面,搭建统一平台,探索开展临床信息、业务信息共享的模式,共享的内容包括病理、影像诊断、检验检查资源的共享与互认,预约诊疗、大型检查,双向转诊、会诊、疑难病例讨论,继续教育等院际协作服务。这有利于对慢性病患者进行全面的电子病历管理,是整合型服务体系中各服务提供方长期协作与发展的重要基础。

在转诊协作方面,应有效推动患者的分级诊疗,引导患者有序就诊、合理分流,扩大优质医疗资源的辐射面,提高慢性病防治的效率和水平,也有利于充分满足患者医疗需求,有效缓解就诊压力。在门诊医疗方面,三级医院预留专家号源,并通过信息系统垂直下放给下级医院和社区内经过培训认证的医师。

在居家养老及护理方面,建议二级及以上医疗机构开具居家康复或护理服务的相关医嘱,或转诊到社区卫生服务中心与家庭医生签约,由家庭医生出具后续照护服务医嘱,并将医嘱下达给社区卫生服务中心与社区护理站,使其在转诊协作方面承担一定的职能。鼓励社区护理和社区生活照料服务场地共享,提供一站式服务;允许符合资质要求的老年护理院举办社区护理站,探索为失能失智老年人提供机构—社区—居家连续整合型服务。

参 考 文 献

[1] 上海市人民政府.上海市老龄事业发展"十三五"规划(沪府发[2016]85号).2016.
[2] 许海玲,李旭.中国近60年传染病疾病谱变化情况综述.安徽医学,2012,33(6):770-772.
[3] 施燕,王春芳,虞慧婷,等.1990—2010年疾病谱变化对上海市居民期望寿命增长的影响.环境与职业医学,2014,31(2):88-92.
[4] 孙菲,汤哲,何士大,等.北京市老年人健康状况调查研究.中国预防医学杂志,2015,16(12):912-916.
[5] 韩赛丹,郭桂芳,孙静,等.老年慢性病患者反复入院体验的质性研究.中国护理管理,2013(8):16-19.
[6] 任学锋."'健康中国2020'战略研究报告"对我国健康教育事业发展的几点启示.中国健康教育,2014,30(12):1142-1144.
[7] 刘继同.中国健康社会工作实务体系范围与现代医生人文关怀型社会工作角色.人文杂志,2016,(4):94-101.
[8] 刘继同.改革开放30年以来中国医务社会工作的历史回顾、现状与前瞻.社会工作(学者论坛),2012,(1):4-10.
[9] 荒川义子.实践的医疗社会工作者论.日本东京:金原出版株式会社,2004:37.

上海市闵行区医疗联合体的
探索和实践

杭文权　程　佳　简永志　宦红梅

【导读】 进一步优化医疗资源配置，完善分级诊疗体系，推动有序就医秩序，形成合理就医格局，为人民群众提供全方位、全周期的健康服务，是医改的关键问题。本文以落实国家和上海市医改精神为指引，结合区域实际，探索构建医教研协同型健康服务体系（academic health system，AHS）框架下的医疗联合体（以下简称"医联体"）建设，依托家庭医生制度建设，以信息化建设为支撑，以区域医疗中心为枢纽，"上联下牵"，形成了各级医疗机构资源纵向整合和优化配置，实现"以人为本"的一体化医疗卫生服务。

自新一轮医改以来，我国医疗卫生事业取得了显著进展。但随着改革深化，医疗资源配置不均、基层医疗机构服务能力薄弱等体制性、结构性问题日益凸显，并逐步成为制约我国医疗卫生事业进一步发展的瓶颈[1]。同时，随着人均期望寿命的延长、老龄化加剧、人群疾病谱的改变，居民对卫生服务需求，尤其是对连续性医疗卫生服务的需求不断增加[2]。上海积极推行新一轮社区卫生综合改革，构建基于"1＋1＋1"组合签约的家庭医生制度。闵行区充分依托复旦大学和上海中医药大学，构建集医疗服务、医学教育、科学研究三位一体的新型医联体，促进优质医疗资源下沉，提升基层服务能力，完善医疗服务体系，推动建立了合理有序的分级诊疗模式。本文旨在系统阐述闵行区医联体的探索和实践，为我国医改的进一步深化提供依据。

一、背景和依据

（一）2017 年闵行区医疗服务基本情况

全区常住人口总数为 253.79 万，户籍人口 104.04 万，区域面积 371 平方公里。辖区内共有 4 所三级甲等医疗机构，3 所区属综合性医疗机构，5 所区属专科医疗机构，13 所社区卫生服务中心。

基金项目：上海市闵行区卫生计生委政策研究课题"闵行区医教研协同型健康服务体系的研究"（课题编号：2017MWZ03）。
第一作者：杭文权，男，上海市闵行区卫生和计划生育委员会主任。
作者单位：上海市闵行区卫生和计划生育委员会（杭文权、程佳、简永志、宦红梅）。

（二）闵行区医联体建设的依据

1. 理论依据

目前,我国医疗卫生资源分布仍欠合理,大中型综合性医院"门庭若市",而基层医疗机构却"门可罗雀",这很大程度上造成了现有医疗卫生资源的不合理利用,降低了使用效率,严重影响着居民的就医感受[3]。通过医疗联合体建设,引导不同级别和类别医疗机构建立目标明确、责权清晰的分工协作关系,促进优质医疗资源下沉,逐步解决现有医疗服务体系布局不合理、优质医疗资源不足等问题,推动构建"小病在社区、大病进医院、康复回社区"的分级诊疗制度。

2. 实践依据

目前,医联体已成为各地探索新医改的有效载体,成为推进分级诊疗的重要举措[4]。上海共有两种不同医联体形式,即以区域为纽带的纵向医联体与以学科为纽带的横向医联体。纵向医联体是由二、三级综合医院和社区卫生服务中心组成的跨行政隶属关系、跨资产所属关系的医疗机构联合体。上海"瑞金—卢湾联合体"及"新华—崇明联合体"是最先开始试点的区域医联体,通过构建统一、节约、高效的运行机制,统筹规划联合体内医疗机构功能布局,推动人员柔性流动,构建分级诊疗的协同服务模式[5]。

3. 政策依据

2017年4月23日,国务院办公厅印发《关于推进医疗联合体建设和发展的指导意见》,提出2017年基本搭建医联体制度框架,指出建设和发展医联体是深化医改的重要步骤和制度创新,有利于调整优化医疗资源结构布局,提升基层服务能力,促进医疗资源上下贯通,提升医疗服务体系整体效能。2017年12月29日,上海市政府办公厅印发了《关于本市推进医疗联合体建设和发展的实施意见》的通知,就上海市推进医联体建设和发展提出了具体要求。

二、闵行区医联体探索和实施

（一）闵行区医联体建设基本情况

闵行区于2012年开始探索区域医联体建设,出台工作方案,制定医联体章程,明确核心医院与其他成员单位的责、权、利。2014年,闵行区与复旦大学、上海中医药大学签署战略合作协议,以"大学附属三甲医院＋区域医疗中心＋社区卫生服务中心"的形式,大力开展"共建医教研协同型健康服务体系"(AHS)框架下的医联体建设,迄今为止已建立8大医联体及2个专科联盟。同时,闵行区以社区卫生综合改革为契机,依托家庭医生制度,以信息化建设为支撑,形成了二、三级医疗机构资源对社区卫生服务中心的有效支撑与利用。

根据三甲医院的类别性质,闵行区已建立的8大医联体可分为综合型医联体、中医中西医型医联体和专科型医联体。综合型医联体包括"华山医院—五院—闵行""中山医院—闵行""仁济南院—浦江"3个医联体,中医中西医型医联体包括"龙华医院—闵行""岳阳医院—闵行"2个医联体,专科型医联体包括"复旦儿科(闵行协作网)""肿瘤医院—闵行""眼耳鼻喉科医院—闵行"3个医联体。2个专科联盟是指"口腔"和"中风120"。

（二）闵行区医联体实施运行

1. 管理体制

闵行区各医联体成立了管理委员会,分别由各联合体内的三级医院、区域医疗中心、社区卫生服务中心等联合体的成员代表组成。管理委员会负责医联体的规划发展、宏观调控及整体运作。

2. 运行机制

（1）流程优化:结合社区卫生综合改革,优化服务流程,引导居民与 AHS 中的二、三级医疗机构签约,形成"1＋1＋1"的签约医疗机构组合。充分利用信息技术,实现双向转诊、分级诊疗,综合性医院专家、专科号源向社区合理开放;实现号源的电脑端、微信端等多端口预约。同时,区域医疗中心的检查、检验资源下沉社区,实现面向签约居民的"全科—专科—疑难杂症"、"1＋1＋1"组合签约服务。医联体内各医疗机构各司其职,充分发挥资源整合优势,实现对社区居民的"全生命周期健康管理"。

（2）资源共享:以同质化服务辐射全区,实现医联体内的各级医疗机构管理、临床、教学、科研和预防五大方面的资源共享。在"复旦儿科（闵行协作网）"医联体建设中,全区 13 家社区均建成标准化儿科门诊,与复旦大学附属儿科医院建立共享信息平台,开展远程诊断（会诊）等院际协作服务。以学科建设为纽带,共享专科医院的优质资源与区域综合性医院及社区医院资源,方便居民就近就医,在家门口即可获得"同质化、连续性"的高水平诊疗服务。另外,基于闵行区居民健康大样本、大数据生物样本库,建设生命健康研究中心、"区域肿瘤大数据中心",以居民为中心,完成医联体筛查资源的集约化,满足广大区域内人群的筛查需求。

（3）需求导向:根据居民常见病诊治需求,"量身定制"专病菜单。三级医院在社区建立糖尿病、心血管疾病专家工作室,中医科专家工作室,以及呼吸科、老年科等教学门诊和脑卒中多学科诊治团队（MDT）;社区安排全科医生定期到三级医院参加"双向查房";探索打造日间手术"1＋1"延伸诊疗信息化平台,建立延续化诊疗随访数据库,在"全—专"团队配合下,为居民在社区、三级医院间建起一座"桥梁",搭建全新的慢性病管理模式,为患者提供优质、全程管理。

（4）品牌带动:引入华山医院神经内科、皮肤科等优势学科,建设区域医疗中心大学科;开设特需门诊、开展查房、手术门诊、教学等工作,为签约居民定向预留部分华山医院神经内科门诊资源。与复旦大学生物医学研究院签订科研合作协议,共建"复旦大学生物医学研究院闵行分院",引入双聘专家,建立周良辅、葛均波和顾玉东 3 个院士工作站,建立中山医院"大国工匠"周平红教授内镜工作站;共建上海复旦临床病理诊断中心-闵行区中心医院云病理疑难病理会诊平台,提供质优、高效的临床病理诊断服务。

3. 政府支持

医联体建设离不开政府的支持。闵行区政府对医联体建设给予了充分的政策支持,政策涵盖财政补偿、学科建设、人才引进、人员执业、绩效分配、职称晋升等;在医联体信息化建设投入、医疗业务政府补偿、大学科主任管理津贴等方面也均给予了经费保障。

三、闵行区医联体取得的成效与思考

(一)闵行区医联体建设初步成效

1. 充分调动医联体内各医疗机构积极性,落实功能定位

通过打造医联体,闵行区逐渐发展出以综合型医联体和专科型医联体为两大模块的、纵横交错的"基层首诊、双向转诊、急慢分治、上下联动、同质梯度"的分级诊疗模式,逐步提高常见病、多发病在基层医疗机构的首诊比例,促使大医院逐步回归疑难杂症诊断和科研教学。至 2017 年 10 月底,全区"1+1+1"组合签约居民 263 752 人,占全市 9.10%;延伸上级医院处方 255 491 人次,占全市 33.70%。闵行区内三所综合性医疗机构病例组合指数(CMI 指数)均有不同幅度上升,病种难易程度及诊断水平皆有所提高(表 1),其中各指标偏离度均达标,费用控制较好。

表 1　闵行区内三所综合性医院 CMI 指数分析

机　构　名　称	CMI　指　数		全　市　排　名	
	2016	2017	2016	2017
上海市闵行区吴泾医院	0.683 7	0.698 7	12	11
上海市闵行区中心医院	0.902 9	0.931 3	16	19
上海市第五人民医院	0.908 8	1.074 8	14	5

2. 建立医联体内双向转诊机制,提供整合型卫生服务

闵行区通过医联体内的双向转诊和跨学科团队合作,以人为本,将健康促进、疾病预防和治疗、养老服务和临终关怀相结合,为患者提供一体化、便利化的连续性服务,居民在家门口就能享受到三级医院的同质化医疗服务。2017 年 1~9 月,闵行区医联体为签约居民实现上级医院转诊 3 085 人次,完成心电图远程会诊 103 561 人次,放射远程会诊 308 996 人次、眼底镜检查 21 711 人次、双向查房 3 221 人次,医联体内二、三级医院向社区卫生服务中心转诊 4 738 人次。

3. 充分发挥医联体辐射带动作用,提升基层服务能力

闵行区依托复旦大学优质教学资源,开展社区全科和儿科服务人才培养工作。闵行区提供医联体内的居民电子健康档案资源,供复旦大学、上海中医药大学等附属医院的科研院所开展项目研究,各社区积极参与,在品牌医院、品牌专家的带动下,全区医疗服务和科研能力有了明显提升。

2017 年,上海市第五人民医院的骨科关节镜手术例数增长了 3 倍,脑卒中静脉溶栓例数增长了 7 倍,微创消化道肿瘤的诊疗量同比增长超过 40%;医院赢得中国首个"总统奖"(President Award);医院内分泌科、泌尿外科为上海市重点专科,中医科成为上海市中医优势学科,儿科列入上海市卫生计生系统重要薄弱学科建设计划。闵行区中心医院神经外科手术总人次增长 28.9%,Ⅲ级、Ⅳ级手术量增长 18.9%,肿瘤手术人数增长 80%;心内科、急诊医学科、妇科被成功评为新一轮上海市重点专科。闵行区疾控中心成为"复旦大学公共卫生学院研究生培养基地"。

（二）闵行区医联体建设思考和讨论

1. 政府主导与行业龙头牵头是构建闵行区医联体的关键

利用大型综合医院的技术优势和龙头地位建立的医联体,可突破分级诊疗瓶颈,有效带动基层能力的整体提升[6]。闵行区医联体基于闵行区政府与复旦大学、上海中医药大学的战略合作协议,结合区域内人口状况、医疗资源结构与布局,区域疾病负担情况,按照业务相关、优势互补、双向选择、持续发展等要求,以实现效用最大化原则,制订形成"资源＋功能"的区域规划;政府主导与行业龙头牵头,做好顶层设计是构建区域医联体的关键与核心。

2. 建立紧密合作,关键在于打造管理、服务、利益、责任共同体

长期以来,区域二、三级医院和社区之间存在定位不清、服务能力不足等问题。在常见的由三级医院牵头、自上而下"招纳入伙"形成的医联体中,区级医院往往位置尴尬、心态微妙。这种仅仅以松散技术合作为纽带组建的医联体,往往难以持久。闵行区医联体协议签订之初,区政府即把利益问题摆上桌面,约定医疗收入的分成比例,打造管理、服务、利益、责任共同体。依托家庭医生制度建设,把区级医院设为枢纽,上联下牵,形成了点对点的紧密型医联体,将三级医院在医、教、研各方面的优质资源与区域综合性医院及社区卫生服务中心共享,形成了各级医疗机构资源的纵向整合和优化配置,构建区域性医学教育和卫生综合发展的 AHS 型服务体系。

四、存在问题及分析

（一）吸引居民签约的政策措施问题

建设医联体的一个重要目标是引导居民就医模式科学化,形成分层、有序就医的良性循环。多年来,上海居民已习惯于基于"一卡通"的自由就医,仅靠绿色通道、优先就医等措施难以保证居民自愿签约,亟须出台引导患者就医下沉的医保配套政策,如进一步拉大在不同等级医疗机构间的医保支付比例,通过经济杠杆的作用影响居民选择。

（二）医联体内医保政策问题

医联体内部的各家医院相对独立,充分的利益联合才能使医联体有效运作并持续发展。建立以医保总量为纽带的医联体,将医保总量组合起来,统一管理、统筹使用,医保部门根据医联体内各家医院上一年度的服务量、考核结果及当年批准的规划,统一下达预付指标,由医联体理事会进行分配。

"十三五"期间,闵行区将继续以促进基本医疗卫生服务公平性和可及性为目标,强化学科引领、提升平台支撑功能,积极推进 AHS 型医联体建设,多管齐下提高社区卫生服务能力;充分发挥政府的主导作用,为实现分级诊疗提供政策保障;在全面提升区域健康服务能力的同时,探索可复制、可推广的各级医疗卫生机构联合协同发展模式,为上海市医药卫生体制综合改革的深化和实践做出新贡献。

参 考 文 献

［1］吴洪涛,黄长久.我国区域纵向型医疗联合体发展现状及政策建议.中华医院管理杂志,2017,8(33)：561-564.

［2］梁思园,何莉,宋宿杭,等.我国医疗联合体发展和实践典型分析.中国卫生政策研究,2016,5(9)：42-48.

［3］袁文颖.我国医疗卫生体制改革中的"看病难、看病贵"问题研究.法制博览,2015,(30)：16-17.

［4］任飞.完善区域纵向医疗联合体建设的思考.中国卫生政策研究,2016,9(10)：1-5.

［5］董蕾,郝志梅.我国医疗联合体政策的历史回顾与思考.卫生软科学,2016,30(6)：28-30.

［6］腾建荣.医疗联合体是分级诊疗突破口.中国卫生,2016,(3)：53-54.

基于区域性"1＋1"医联体
构建分级诊疗的探索

——以"仁济南院—浦江"医联体为例

李志勇   栾   伟   吴慧超   骆华杰   沈   洁

【导读】   分级诊疗是国际上先进且成熟的就医模式。上海交通大学医学院附属仁济医院南院(本书以下简称"仁济南院")与闵行区浦江社区卫生服务中心(本书以下简称"浦江社区卫生服务中心")建立"1＋1医疗联合体",开展了一年的分级诊疗试点工作且取得了一定成效。通过对三甲医院直接对接社区卫生服务中心建立医联体分级诊疗实践经验的总结,探讨现有医疗卫生体制下实行医联体分级诊疗的可行性及存在的问题,从而探索社区卫生服务中心分级诊疗的实践方案。本文以上海市闵行区浦江地区仁济南院—浦江社区卫生服务中心建立的"1＋1分级诊疗"模式为例,可见该模式在"双向转诊、资源配置、优势互补"等方面的作用有一定程度的体现,尤其是双向转诊绿色通道的开通,为患者的分级诊疗提供了良好的途径。

2015 年 1 月全国卫生计生工作会议上明确提出要大力推进社区卫生服务中心分级诊疗工作,以高血压、糖尿病等慢性病管理为突破口,推动建立"基层首诊、双向转诊、急慢分治、上下联动"的分级诊疗模式。目前,国内部分省市已结合本地情况开展了相关工作,但总体来说都处于起步阶段,尚未制定一套行之有效的推行分级诊疗的指导性意见和实施办法,缺乏实质性的政策措施,各级各类医疗卫生机构没有形成统一协调、分工明确、转诊有序的分级诊疗机制,继而对"急慢分治"的监督和考核也无章可循、无从入手。就上海市而言,2015 年启动新一轮社区卫生服务综合改革,"1＋1＋1"组合签约逐步推行(即居民可自愿选择一家社区卫生服务中心家庭医生签约,再从全市范围内选择一家区级医院、一家市级医院签约)[1~3]。上海的"1＋1＋1"模式对建立并完善分级诊疗模式,逐步实现"基层首诊、双向转诊、急慢分治、上下联动"的分级诊疗秩序取得了不少实践经验。但由于地区医疗机构布局的问题,并不是上海所有地区都能实现"1＋1＋1"模式。

第一作者:李志勇,男,副主任医师。
通讯作者:沈洁,女,副主任医师。
作者单位:上海市闵行区浦江社区卫生服务中心(李志勇、吴慧超),上海交通大学医学院附属仁济医院(栾伟、骆华杰、沈洁)。

一、核心概念

（一）医疗联合体

医联体主要是指两个或两个以上不同的医疗卫生机构，通过纵向或横向的资源整合所形成的利益共同体与责任共同体。美国早在 20 世纪 60 年代就以兼并、收购或联合的方式，构建了若干医疗联合体，英国、新加坡等国家也相继掀起医疗联合体构建的浪潮[4]。

（二）分级诊疗

分级诊疗是指按照疾病的轻、重、缓、急及治疗的难易程度进行分级，不同级别的医疗机构承担不同疾病的治疗，各有所长，逐步实现从全科到专业化的医疗过程。分级诊疗已在各地如火如荼地开展，但因医疗资源和顶层设计的不完善使得我国分级诊疗体系未取得实质性的进展[5]。

二、组织架构

作为分级诊疗医联体上海探索的"排头兵"，闵行区近年来从全局和战略上，把握卫生与健康事业发展，重点推进医教研协同发展，建立了区域性医疗中心大学科建设，落实医教研协同型健康服务体系（academic health system，AHS），目前闵行区已建立八大医联体，即"中山医院—闵行""龙华医院—闵行""复旦儿科（闵行协作网）""华山医院—五院—闵行""仁济南院—浦江闵行""肿瘤医院—闵行""岳阳医院—闵行""眼耳鼻喉科医院—闵行"，以及"口腔""中风 120"两大专科联盟。由于闵行区浦江郊区没有二级医院，仁济南院则为郊区新建三甲医院，"仁济南院—浦江"医联体在此背景下，由仁济南院直接与浦江社区卫生服务中心对接，实现上海"1＋1 分级诊疗"模式。

"仁济南院—浦江"医联体组织架构见图 1。

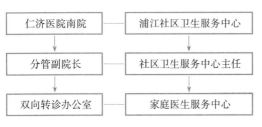

图 1 "仁济南院—浦江"医联体架构图

三、平台构建

（一）双向转诊平台

1. 管理平台构建

构建区域医联体内双向转诊平台主要从两方面入手。第一，建立双向转诊工作制度和规定，在院领导指导下，由专人负责双向转诊办公室相关工作。"仁济南院—浦江"医联体建立《双向转诊制度》《双向转诊门诊患者接诊流程》《双向转诊特殊检查工作制度和流程》等 6 项工作制度及细化工作流程图，并采用纸质版"双向转诊单"进行门诊、急诊、特殊检查和住院患者的双向转诊。

由双方院长、分管院长组成医联体执行委员会,同时下设工作办公室,由专人负责与社区卫生服务中心的对接工作,由相关负责人定期向分管领导汇报,以此构建医联体的整体组织架构,积极推进各项工作开展和落实。

2. 落实双向转诊绿色通道

为实行"优先预约、优先就诊、优先检查",仁济南院设立双向转诊绿色通道,在门诊便民服务中心设立"双向转诊"接待处,门诊收费挂号处开设双向转诊患者挂号收费专窗,2015年6月起开通双向转诊班车,每日从社区卫生服务中心接送转诊患者,受到社区卫生服务中心和就诊患者的欢迎。医联体内社区门诊患者上转接诊、特殊检查转诊、急诊患者转诊、住院患者下转至社区病房超过200人次/月。此外,采用市级预约网上平台,仁济南院每周开放近1 000个门诊号源给社区卫生服务中心家庭医生,优先预约门诊和特殊检查。

(二)信息共享平台

"仁济南院—浦江"医联体内共设有四大信息共享平台:居民健康档案信息共享平台、双向转诊三级查房系统平台、区域内临床检查信息共享平台和远程会诊平台。

1. 居民健康档案信息共享平台

仁济南院(hospital information system,HIS)系统与社区卫生服务中心家庭医生工作站信息对接,对于来院就诊的社区签约居民,可以在医院HIS系统中调阅居民健康档案,包括之前的就诊记录、检查结果、用药情况、健康体检结果等。

2. 双向转诊三级查房系统平台

签约居民住在医联体内的三级医院后,专科医师可以通过双向转诊三级查房系统平台发布患者查房信息,社区家庭医生可以了解签约居民在三级医院内的就诊信息,并参与三级医院查房,查房结束后可在该系统中登记患者情况及随访注意事项,为患者回归社区健康管理打下基础。

3. 区域内临床检查信息共享平台

通过区卫计委区域临床检查信息共享平台,签约居民至社区卫生服务中心进行心电图、检眼镜和胸片摄片检查后,图像上传至系统内,医联体内三级医院即刻可接收居民社区体检心电图、胸片和检眼镜片图像,并在系统内给予读片、撰写报告,及时反馈给社区卫生服务中心家庭医生,了解患者辅助检查化验的结果,需要转诊的患者可及时转诊。

4. 远程会诊平台

医联体内三级医院可与社区家庭医生、患者之间进行远程会诊,同步传输图像、声音,并通过上述三个系统查阅健康档案和诊疗信息,做出远程会诊结果。

(三)辅检诊断平台

建立医联体影像诊断、心电图诊断、检眼镜筛查辅助检查诊断平台,医联体内三级医院放射科、心电图室、眼科的副主任医师及以上专家担任平台审核专家,出具区域内胸片、心电图、检眼镜检查报告,提高报告正确性、及时性。

四、工作模式

（一）主诊医师团队的专家工作室模式

主诊医师团队领衔的"专家工作室"模式是指由一名副主任医师以上的主诊专家领衔、团队中包括专科医师、专科护士、全科医生、社区护士组成团队，开设在医联体内的基层医疗机构，由全科医生为签约居民预约，专家诊断并制定诊疗方案后，团队共同实施和完成诊疗计划，对患者进行全方位的健康管理和分级诊疗。"仁济南院—浦江"医联体开设五个专家工作室，即心血管病专家工作室、糖尿病分级诊疗专家工作室、中医科专家工作室、眼科专家工作室和妇产科专家工作室。如糖尿病慢病主诊医师团队，是由仁济南院专科医师与社区卫生服务中心的全科医师、专科护士组成。该团队目前已运转 3 年，共管理辖区内糖尿病患者 4 000 余人次/年。目前取得良好成效，2016 年糖尿病管理达标率为 86.70%，较 2015 年的 78.5% 有显著的成效。眼科主诊医师团队，由仁济南院每周选派一名主治以上的医生联合浦江社区卫生服务中心五官科医生共同开展为期半天的教学门诊，并由仁济南院提供技术指导和支持。另外，上转到仁济南院的眼科患者能享受优先转诊、优先手术和住院等绿色通道。专家工作室模式的建立，一方面降低了三级医院复诊率，提高了患者满意度；另一方面有利于专病诊疗管理实现区域一体化。

（二）"全—专培养"导师制家庭医生培养模式

1. 实施"导师制"培养及弹性进修

在全科医生培养上，"仁济南院—浦江"医联体采用"全—专培养"结合、一对一导师制培养模式，即全科医师在进行规范化全科培养的同时，选择合适的专科进行专科化训练和发展；全科医师培养上，三级医院为每个进修的全科医生制定了个性化的进修计划以及由带教科室副高以上的医师进行带教，采用"导师制"培养方法，采用弹性进修的方式，进行为期一年到两年的培养。弹性进修方式主要有跟查房、参加科室业务培训、病例讨论，论文指导和课题指导等多种方式。各科室轮转结束前，进修医生将接受带教老师的考核，考核合格者，在结业时会被授予进修结业证书。

2. 开展仁济南院与基层卫生机构的培训交流

由仁济南院牵头举办的医疗业务培训，涉及慢性心力衰竭诊治、婴幼儿喘息诊治、急腹症影像学、抗菌治疗基本思路、急性心梗 EKG 读图和肿瘤介入治疗等方面，共培训基层医务人员超过500 人次。旨在联系社区，逐步构建闵行地区医疗卫生人才资源的联动平台，为地处邻里的医院提供互相交流、互相学习的机会，同时为分级诊疗工作做好铺垫。同时医院举办多项学术活动，均在区域内开放共享相关学术讲座，吸引基层卫生服务中心的医生参与听课。

3. 共建分级诊疗联合病房医疗服务模式

医联体内共建分级诊疗联合病房的服务模式，有两个目的：一是能缓解三级医院床位紧张日益突出的问题，提升三级医院床位使用率和周转率，为真正有大病诊疗需求的患者腾出床位；另一方面，通过联合病房的设置，真正提高社区卫生服务中心康复能力和照护能力。目前，"仁济南院—浦江"医联体设有联合病房 32 张，主要用于神经内科与神经外科脑卒中康复期患者、肿瘤康复期患者及临终关怀患者。设置联合病房时,需要明确管理模式,由三级医院医生定期查房、制订联合诊疗方案,社区医生负责日常诊疗工作落实并及时反馈疗效,如有突发病情变化,设有绿色通道上转患者至三级医院内救治。

五、成效

(1) 医联体合作,患者预约医联体内就诊人数大幅增加,患者对家庭医生的转诊建议及依从性得到提高,一年来转诊预约率达到90%左右(图2)。

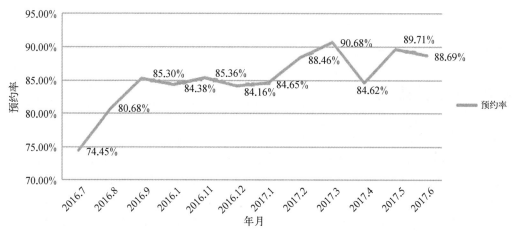

图 2　2016 年 7 月至 2017 年 6 月双向转诊门诊预约情况

(2) 开设的 5 个专家工作室,充分体现了医联体内上级医院优质医疗资源的下沉,让患者能不出社区就能享受到三甲医院的专家诊疗,专家门诊人次逐步平稳提高(图 3)。

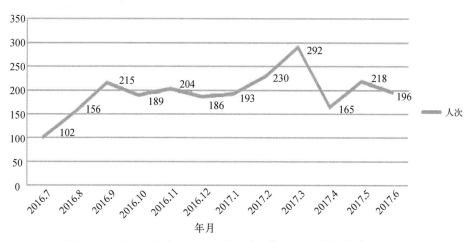

图 3　2016 年 7 月至 2017 年 6 月专家工作室门诊情况(单位:人次)

(3) 通过临床检查信息共享平台,心电图、检眼镜和胸片摄片图像上传仁济南院,并在系统内给予读片、撰写诊断报告,及时反馈给社区卫生服务中心家庭医生,一年来达到近 5 万人次(表1)。

表 1　2016 年 11 月至 2017 年 6 月临床检查信息共享情况（单位：人次）

月　份	心 电 图	检 眼 镜	胸　片
2016.11	870	/	2 465
2016.12	1 577	199	2 573
2017.1	881	311	1 989
2017.2	1 417	554	3 349
2017.3	2 949	996	5 075
2017.4	2 439	18	4 582
2017.5	3 075	91	5 181
2017.6	3 100	256	5 364
总计	16 308	2 425	30 578

六、其他社会效益凸显

（一）关爱社区患者健康，联合社区卫生中心开设健康讲座送医服务

建立仁济南院特色专病门诊医师团队系列健康讲座——健康"专门"听伊讲，特邀有专病研究方向、临床经验丰富、患者满意度高的骨干专病门诊医生团队为社区患者进行健康讲座，2016年1月至今共组织13次。为积极响应国家医药卫生体制改革，切实为周边居民送实惠，仁济南院联合浦江镇多个村委，自2015年下半年起每月举办送医下乡"村村行"大型活动，发放二次就诊卡，现已开展15余次，惠及立民村、联星村、镇北村、勤劳村、友健村、正义村、汇西村等居民。参与义诊人次累计1 327余人次，发放二次就诊卡累计812余张，参与义诊志愿者共计医生79人、护士68人、村志愿者59人。义诊活动中，为需要进一步诊疗的居民提供来院就诊、检查、住院手术等"绿色通道"，对于经济困难的居民提供一定的公益性措施，发放二次就诊卡550张，为需来院门诊就诊的村民给予免除挂号费一次，为居民带来实惠和健康。

（二）以"1＋1"肿瘤及癌前病变筛查工作为抓手，采用国际金标准，推行区域内肿瘤规范化诊疗

仁济南院携手浦江镇社区卫生服务中心举办"肿瘤名医进社区义诊活动"，积极探索推进闵行地区重大疾病防治关口前移到社区，开展肿瘤等重大疾病的早期筛查工作。肿瘤介入科、血液科、中医科、妇产科、普外科、呼吸科、消化科及PICC护理等专家与浦江镇社区服务中心的专家一同为当地居民进行癌症筛查与义诊，医联体同时推出肺螺旋CT筛查、胃癌早期发现筛查等公益项目。后续为高危患者提供双向转诊挂号专窗优先挂号、优先就诊的等延伸便利，疾病全程管理服务。

七、展望

"仁济南院—浦江"医联体的实践证明，在区域分级诊疗体系建设过程中，"1＋1"分级诊疗模

式,三甲医院直接对接社区卫生服务中心,同样能取得良好的成效。组建医联体有利于分级诊疗服务体系建的构建,促进了基层人才队伍的建设,提升了基层的服务能力,促进了双向转诊的建设,促进了急慢分治的建设,促进了三级医院与基层医疗机构的上下联动。但是基层医院的首诊制缺乏刚性,无法对患者进行有序分流,三级医院与一、二级医院差距较小的医保报销比例无法引导患者到相应医疗机构就诊,阻碍了分级诊疗体系的建立。此外,目前医联体采用的是技术协作模式,所有权等权益不明晰,各级医院在行政区域归属、财政补偿医院文化等方面也存在差距,三级医院对社区帮扶过程中没有得到太多的回报,其积极性无法保持。

八、建议

(1)建立紧密型医联体,让三级医院托管基层卫生服务机构,进行垂直整合,通过纵向整合医疗资源,实现基层医疗机构的服务与三级医院的无缝对接,有动力进行基层首诊、双向转诊、把慢病患者转到自办子管的社区医疗机构,真正促进分级诊疗。

(2)在医联体内实现利益共享,必须建立起风险共担、收益同享的机制,发挥整合效应,建立以医保总量为纽带的医联体协作机制。

(3)不断提升基层服务能力,在全科医师配置紧缺的情况下,要促进医疗资源的合理分布,三级医院要积极下沉医疗资源,帮助社区基层提升服务能级。

(4)积极引导患者有序就医,要社区居民在医联体内到基层就医既便捷又能得到优质服务,让社区居民得到实惠,要充分发挥医疗保险在构建分级诊疗中的作用,积极引导患者有序就医。

(5)政府要提供政策和财务支持,将特定区域内不同等级的医疗机构变为利益共同体和责任共同体,建立医疗联合体分级诊疗考核的定量考核指标与政府补偿机制挂钩,提升各级医疗机构参与分级诊疗服务体系的积极性。

九、对策

"仁济南院—浦江"医联体将在以下方面进一步拓展推进分级诊疗工作。

(1)建立统一的独立医疗档案数据中心,患者持有接入数据中心的磁卡。当患者需要去其他医院就诊时,可以通过磁卡读取病史、诊疗史等数据,实现信息随患者走,方便患者自由选择医联。

(2)采取建立医联体内部"大处方"、处方延伸等手段,确实达到将单纯配药的患者下沉到社区卫生服务中心。

(3)通过临床路径等手段加强单病种管理的医联体内部联动和诊疗一致性。

(4)医联体内部进行统一管理;对患者满意度、医疗费用等关键指标制定相关考核监督指标等[6~8]。

参考文献

[1] 高解春.医联体如何破题.中国医院院长,2013(11):3233.

［2］宓轶群,李娜,汪彬,等.基于医疗联合体的分级诊疗服务实践与思考.中国医院,2017,21(5)：1-2.

［3］张慧林,成昌慧,马效恩.分级诊疗制度的现状分析及对策思考.中国医院管理,2015,35(11)：8-9.

［4］王宁,邹世清,刘小丽.医疗联合体的实践与思考.现代医院,2016,16(11)：1627-1629+1632.

［5］何思长,赵大仁,张瑞华,等.我国分级诊疗的实施现状与思考.现代医院管理,2015,13(02)：20-22.

［6］刘志会,何思长,孙渤星,等.三甲医院医师对双向转诊的认知调查与分析.卫生经济研究,2016,31(1)：33-36.

［7］刘春富.区域医疗信息共享与分级诊疗结合模式研究.观察与思考,2012,29(8)：78-79.

［8］范红珍.分级诊疗对三级甲等医院的影响及探索.中国经贸,2016,21(6)：253-254.

医疗急救决策辅助系统研究

戴　臻　林全洪　朱勤忠　陆　峰　陆一鸣

吴　晓　徐中杰　盛继军　邱　勇　顾建华

【导读】　院前急救是指到达医院前急救人员对急症和（或）创伤患者开展现场或转运途中的医疗救治，是衡量一个城市乃至国家急救水平的重要标志。本文回顾性调查2015～2016年嘉定区医疗急救中心37 895车次现场急救患者相关资料，探索建立起一套以院前流行病学为依据、急救专家知识库为指导的标准化辅助系统，即医疗急救决策辅助系统（medical emergency decision support system，MEDSS），调度员依照该系统程序化问询，采集呼叫主诉的关键字眼，迅速对患者病情严重性做出评估，第一时间远程指导施救；同时，急救人员做好到达现场前的全程指导和应对准备。通过该系统使得院前急救真正做到"零分钟响应"与急救前移。医疗急救决策辅助系统设计与研究是系统工程，因其涉及专业门类多样，知识面广，有待进一步跟进和研究。

一、研究背景

院前急救（prehospital emergency）是指到达医院前急救人员对急症和（或）创伤患者开展现场或转运途中的医疗救治，体现其医疗属性，是衡量一个城市乃至国家急救水平的重要标志。其服务的患者发生如心脏骤停（out-of-hospital cardiac arrest，OHCA）、急性冠脉综合征、急性卒中、重度颅脑创伤等诸多危重疾病或严重创伤，病情变化快、时限性强，如不及时干预则可能导致患者死亡；而我国居民的急救知识水平的普及率与发达国家相比仍然有巨大的差异[1,2]，疾病识别能力和自救互救的能力低，一旦突发疾病，呼救者的呼叫主述复杂多样，调度员在短时间内难以甄别。指挥调度中心是医疗急救中心的核心枢纽部门，承担着电话识别疾病危重程度、远程指导患者（旁观者）自救（施救）及派遣急救车辆的任务。然而，目前我国调度派遣（emergency medical dispatch，EMD）模式普遍停留在"接线员"的角色，缺乏通过电话对呼救者进行伤病情判断、电话远程指导施救及按照病情危重程度而分类派遣急救车辆，从而导致急救资源无端浪费和急救效率低下的恶性循环。基于上述的认识，依靠目前"受理—派车"的调度模式，无法满足现实需要，

基金项目：上海市卫生和计划生育委员会政策研究课题"医疗急救决策辅助机制研究"（课题编号：2017HP36）。
第一作者：戴臻，男，上海市嘉定区医疗急救中心主任。
通讯作者：林全洪，男，副主任医师。
作者单位：上海市嘉定区医疗急救中心（戴臻、林全洪、顾建华），上海市医疗急救中心（朱勤忠、陆峰），上海交通大学医学院附属瑞金医院北院（陆一鸣），嘉定区中心医院（吴晓），闵行区医疗急救中心（徐中杰），浦东新区医疗急救中心（盛继军），宝山区医疗急救中心（邱勇）。

因此,必须建立一套以院前流行病学为依据、急救专家知识库为指导的标准化辅助系统,即医疗急救决策辅助系统(MEDSS),一方面调度员依照该系统程序化问询,采集呼叫主诉的关键字眼,迅速作出患者病情严重性的评估,第一时间远程指导施救;另一方面急救医生做好到达现场前的全程指导和应对准备。通过该系统,使得院前急救真正做到"零分钟响应"与急救前移。

(一)国外医疗调度辅助系统使用的益处

以美国医疗优先分级调度系统(medical priority dispatch system,MPDS)[3]为代表的计算机辅助急救系统,在识别危重疾病和远程指导施救方面均取得不错效果,根据国外资料显示,MPDS对OHCA的识别与救治有促进作用,如伦敦急救中心在使用MPDS之后,OHCA事件的检出率比没有使用MPDS时提高了约200%。另据调查,调度识别OHCA率在20%~97%水平,调度员一旦识别OHCA后,指导旁观者施救,从而可提高OHCA的出院存活率[4~6]。缺血性脑卒中患者也是时间限制性疾病,有明确的时间窗口,患者一旦出现脑卒中的症状,调度员通过中风评估工具可以早期识别并缩短延缓治疗的时间。一项调查显示,调度人员识别脑卒中的敏感度为73.5%,95%可信区间(confidence interval,CI)为67.7%~78.7%[7]。我国大陆地区引进MPDS系统较晚,2011年以后苏州、无锡等地才陆续使用[8~9],但是除了版权问题外,我国医疗急救系统、院前人群疾病谱、居民的急救意识和水平、急救车的配置、调度派遣体系,乃至医疗法规等均与国外有明显的差异,其运行情况有待进一步的评估。

(二)创建MEDSS的理论意义和实践意义

(1)创建MEDSS可以帮助调度员快速准确甄别如OHCA、重度哮喘、急性冠脉综合征等极其重要、极其紧急的危及生命的事件。

(2)标准统一的调度流程可以帮助调度员在正确的时间发出正确的指令,依照专家知识库,可以协助调度员/医生在到达现场的空白时间窗口中远程规范化指导呼救者施救,真正做到急救前移。

(3)MEDSS将提供一个标准化的调度专业操作,保证调度员/医生为患者提供同一水平的紧急医疗服务,同时为规范化培养专业性的调度员提供基本的平台与框架。

(4)使用MEDSS后,有益于科研、教学,通过标准化的评估报道将会为卫生政策的制定提供循证医学证据。

二、国际上医疗调度派遣的现状

(一)国外主要的医疗调度派遣方式

1. 美国医疗优先分级调度系统

美国的院前急救主要由接受过医学培训的消防队承担,统一接受911报警中心的指挥调度,其派遣系统采用了以专家知识库为基础的医疗优先分级调度系统MPDS,该系统从1977年开始研发,到现在已经走过近40年的历程。1992年,美国心脏协会认可其电话远程指导心肺复苏(telephone-assisted cardiopulmonary resuscitation,T-CPR)在医疗急救方面的地位。MPDS是多学科实力的体现,其主要功能包括伤情判断、电话指导和合理派车。帮助调度人员识别特别危重的患者并予以远程易于遵循的、步骤清晰的指令,使旁观者在急救人员到达前为患者提供基本的急救措施,MPDS电话医学指导消除了报警人呼救后至救护车到达之间的干预空窗期,推动了院前急救模式转变。目前MPDS在澳大利亚、德国、英国等国家的3 000多个城市接警中心使用。

2. 丹麦、挪威等北欧国家采用的"标准化派遣模式"

北欧的丹麦、挪威等国家普遍采用"标准化派遣模式"(criteria based dispatch,CBD)。以丹麦为例,其采用全国性的CBD派遣模式,即丹麦指数(Danish index),将呼叫主述分为胸痛、呼吸困难、车祸等37个大类,每一大类按照危重程度分为A、C、D、B、E 5个级别,每一级别包含若干不同的症状,调度员根据病情危重程度予以派遣,必要时电话指导呼救者施救。

3. 法国院前急救的"医生响应模式"

法国的院前急救主要由医院所属的急救机构负责,该机构派遣急救医生到达现场为危重患者提供高级生命支持(advanced life support,ACLS),形成了将医院急诊科送到患者身边的模式,每个急救机构均设有调度中心,由高年资调度医生负责响应呼救、甄别患者病情、远程指导患者(旁观者)施救和指导急救医生现场抢救,并且为不同病情的患者联系医院,即"医生响应模式"。调度医生根据预定的问询规则,重点放在判断意识和呼吸质量上,对其他非心脏骤停的情况也有类似的相应指导方案,该方案包括了对急腹症、胸痛、低血糖、脑卒中等约28个征候群的指导。

(二)国际上不同医疗调度派遣系统的异同

CBD派遣系统与MPDS是当今世界急救调度中心使用较多的两大系统,其他如新加坡、韩国等及我国台湾地区等国家和地区的派遣系统均是由MPDS延伸而来,MPDS、CBD、法国及我国医疗调度派遣系统的异同做一比较,见表1。

表1　部分国内外医疗调度系统比较

调度系统	电话号码	调度员	呼叫主述分类	主述危重分级	分类派遣	危重主述派遣的救护人员
MPDS	911	受训过的调度员	33类	A～E(E危重级别最高)	是	受过高级生命支持的急救员(消防员)
CBD	112/113等	护士/医生/急救员	37类	A～E(A危重级别最高)	是	包含一名麻醉医生的移动急救小组
法国使用的系统	15/112	急诊医生	28类	危重预案分级	是	包含一名内科医生的移动急救小组
我国使用的系统*	120/999	调度员	无	无	否	至少由一名急救/急诊医生组成的急救小组

*无锡等少数引进MPDS系统的城市除外。

三、MEDSS的呼叫主述设计

(一)呼叫主述大类的框定

1. 呼叫主述设计循证医学

(1)流行病收集资料与方法:上海市嘉定区人口学资料和上海市嘉定区医疗急救中心的相

关介绍请见《医疗急救决策辅助机制研究》(以下简称"内部材料")。

为构建 MEDSS 呼叫主述,课题组将 2015 年 1 月 1 日至 2016 年 12 月 31 日全部接警电话作为资料收集对象,以急救医生院外(现场、门诊部、村卫生所、校医院、护理院、社区卫生中心、康复医院等)急救的患者(同一患者多次接诊视为不同的研究样本)为研究样本(排除非现场急救患者,即转院患者,经医院治疗后送送回家、护理院、康复机构的患者,无效出车及其他情况患者),对呼叫主述的疾病种类构成比进行统计分析,以提供循证医学证据。研究对象的资料来源以本急救中心数据库为基础,结合原始病例记录和调度记录(语音等)作为补充资料,收集上述两年间所有院前需要急救的患者信息,研究重点为呼叫主述、患者的危重程度。

(2)统计结果:2015~2016 年全部接警共计 62 486 次,排除转出院的 16 774 次(26.84%),剩下为院外急救现场的共计 45 712 次(73.16%);排除无效出车、重复病例及其他情况,两年中共计派车到现场施救 37 895 车次(61.99%)。

研究发现,两年中呼叫主述有 66 个,种类繁多,比较凌乱,占比前四位的分别是车祸 8 130 例(21.45%),摔伤/摔倒 3 322 例(8.77%),胸闷/心悸/胸痛 1 765 例(4.66%),老年病 1 611 例(4.25%)。

2. 呼叫主述归类

(1)呼叫主述归类的依据:呼叫主述归类遵循以疾病/事件为指向,不以某一具体疾病为目的,这是院前急救的特点和远程电话问询的特质使然。呼叫主述是指呼叫者拨打急救电话时描述患者的主要症状或事件,是调度员对呼叫者经过简单的电话问询生成的,因为电话沟通效率明显低于面对面的交流,因此,呼叫主述与院内现场采集的主述明显不同,呼叫主述只能框定在某些症状/事件(如胸痛、呼吸问题、昏迷、中毒、不明原因、外伤等),多数情况下不能得出具体明确的诊断,这是呼叫主述归类的首要原则。

循证医学证据,即本次流行病学调查的结果,重点在调度员派车的原始记录。

结合医生的原始病例记录,对调度员的原始记录进行甄别,作出合理的区分与合并。

(2)呼叫主述归类的结果:课题组对每一例病例查询病例记录和调度记录,属于同一类病症/事件进行合并,同时参照国际上现行调度主述构成情况,结合本次流行病学的特点和本区居民呼叫主述,对上述 37 895 例进行合并归类为 26 个大项(表 2)。

表 2 呼叫主述归类一览表

项　目	合　计	百分比(%)
车祸	8 012	21.14
创伤/摔伤	6 118	16.15
一般患者	3 001	7.92
昏倒/晕倒	2 748	7.25
脑卒中	2 469	6.52
头晕/头痛	1 827	4.82
中毒/药物过量	1 794	4.73
腹痛	1 721	4.54

项　　目	合　　计	百分比(%)
呼吸问题	1 713	4.52
心脏问题	1 366	3.60
孕产妇疾病	1 258	3.32
非外伤性出血	1 133	2.99
发热	1 057	2.79
复诊患者	705	1.86
抽搐	704	1.86
儿童疾病	528	1.39
非外伤性腰背四肢疼痛	454	1.20
肿瘤	373	0.98
精神病	277	0.73
不明原因倒下	274	0.72
糖尿病问题	165	0.44
窒息/溺水	110	0.29
眼问题/外伤	31	0.08
触电	25	0.07
过敏/环境问题	17	0.05
宠物伤/蜇伤	15	0.04
合计	37 895	100

(二) 呼叫主述各大类中亚类的框定

1. 呼叫主述各大类中亚类的分类原因

(1) 症状是指患者主观感受到不适或痛苦的异常感觉或某些客观病态改变,症状表现具有多种形式,同一疾病有不同的症状,这就是对各大类呼叫主述进一步细化的成亚分类的原因。

(2) 便于调度员电话识别和归类。

(3) 为电话远程指导提供依据。

2. 呼叫主述各大类中亚类分类方法

(1) 循证医学证据,即根据对每一例病例归类的结果,进行区分与合并。合并的原则既体现疾病的危重程度,又要尽量包含常见疾病的主要类型,尤其是参照本次调查的结果。

(2) 结合流行病学调查与查阅文献资料[10]。以心脏问题为例,资料显示心脏问题者的主要临床表现为胸闷、胸部不适、心悸、胸痛、心慌、出冷汗等(表3)。

表3　心脏问题主述归类前构成表

危重分级	规　范　主　述	病例数(例)	百分比(%)
C	胸闷	731	53.51
C	胸痛	251	18.37

续 表

危重分级	规 范 主 述	病例数（例）	百分比（%）
B	心悸	110	8.05
B	心慌	85	6.22
D	出冷汗	65	4.76
B	头晕	22	1.61
C	胸痛-呼吸不正常	20	1.46
C	晕厥	19	1.39
C	气急	15	1.11
E	无呼吸	14	1.02
C	四肢无力	12	0.88
C	胸部不适	11	0.81
D	无反应	11	0.81
合计		1 366	100.00

3. 呼叫主述各大类中亚类归类结果

根据上述归类原则和方法，产生心脏问题的亚分类（表4），其中既包含了心脏问题常见症状（胸部不适、胸痛、出冷汗、胸闷、心悸等），也包含了危及生命的少见症状（如昏迷、呼吸不正常、无呼吸等）。

表 4　心脏问题主述归类后一览表

危 重 分 级	规 范 主 述
	心脏问题-无反应
E	-无呼吸
D	-呼吸不规则
	心脏问题-有反应
C	-胸部不适
C	-胸痛
D	-出冷汗
C	-呼吸不正常
C	-胸闷
B	-心悸/心慌/乏力
B	-其他

（三）呼叫主述各大类中亚类危重级别分级的设计

1. 呼叫主述危重级别分级设计的理由

对于如OHCA、急性冠脉综合征、急性卒中、重度颅脑创伤等危重患者，应该得到优先救治，以减少死亡和住院率，这是院前工作的重点和难点。因此，根据患者病情的危重程度，进行分类派遣急救车，是国际上常规的做法，这是本系统对呼叫主述进行危重分级的理由和出发点。同时，危重级别高的患者也是调度员识别和电话指导的旁观者施救的重点。

2. 呼叫主述危重级别分级设计的理论依据

本文根据急诊分诊指南[11]（表5），同时参照不同疾病的危重级别的分类细则（见内部资料中的"危重分级细则表"）；查询原始病历记录，具体操作中，对于不同疾病危重评估分别采用了采用格拉斯哥昏迷评分（Glasgow Coma Scale，GCS）、创伤评分（Trauma Index，TI）、改良早期预警评分（Modified Early Warning Score，MEWS）以及新生儿 Apgar 评分等评估工具，对每一例病例进行危重判断。

表 5　危重级别的分类

编　号	危重程度	评　估　内　容
E	危殆	急需马上 CPR 和生命垂危的患者：要分秒必争地抢救
D	危急	有生命危险的危重患者：应该在 5～10 分钟内评估病情和进行抢救
C	紧急	暂时无生命危险急救患者，应该 30 分钟内经过检查后给予急诊或急救
B	次紧急	普通急诊患者，可以在 30 分钟至 1 小时内给予急诊急救
A	非紧急	非急诊患者，根据当时救治能力和条件，适当延时治疗

3. 呼叫主述各大类中亚类危重级别分级设计的结果

危重级别分为五级，即 A、B、C、D、E。其危重级别依次递增，其中 A 最轻，为非紧急；B 次紧急，可以等候处理；C、D、E 为紧急患者，这类主述的患者，调度员应该进行二次问询，E 最危重，必须全程电话远程指导，直到急救人员到场为止。合并归类后危重级别统计见表6。

表 6　危重等级构成比

危重等级	病例数（例）	百分比（%）
A	8 513	22.46
B	7 722	20.38
C	12 237	32.29
D	8 047	21.23
E	1 376	3.64
合计	37 985	100

四、MEDSS 的电话问询设计

（一）电话问询的主要内容

MEDSS 的电话问询是本系统的核心内容之一，是在查阅国内外相关研究、凝聚课题组成员和行业内专家的共识设计而成，设计原则为易于实行、简洁凝练，重点在于帮助调度员电话识别出威胁生命的症状/事件，其内容包括以下两方面。

（1）症状/事件基础信息问询：包括事发地址、电话号码（因为呼入的电话号码有的调度系统均能自动生成，可以不在问询的范围）、是否在患者身边、主要问题、能否叫醒、是否有呼吸。

（2）二次问询评估：26 个大类中二次问询的方法各不相同，本文采用了不同的评估工具，因为篇幅关系，详见内部资料。

（二）把电话问询患者能否叫醒、是否有呼吸置于基础问询

MEDSS 系统的 26 大类症状/事件中任何一类患者均可出现 OHCA，而 OHCA 是导致死亡的重要原因[12]，一旦发生 OHCA，如果旁观者不在数分钟内予以 CPR，其存活率常不超过 5%[13]，然而旁观者参与施救率往往很低[13]，调度员指导下 T-CPR 是解决这一困境的有效途径。为此，早在 2005 年国际心肺复苏委员会就认可 T-CPR 的潜在益处[14]，而 T-CPR 的首要解决的就是电话识别 OHCA，据调查，经过相关培训的调度员识别 OHCA 率可达 20%～97%水平[4~6]。通过电话早期识别 OHCA 是 MEDSS 系统的重点，也是我们把问询患者是否昏迷和呼吸是否正常置于基础问询的这一重要地位的原因。

（三）电话问询的逻辑关系

调度电话问询中的基础信息是各大类主述中调度员均要首先问询的内容，其中，收集事发地址、电话号码、是否在患者身边的信息是为了第一时间派遣急救车或中途跟踪问询；主要问题的问询是为了框定患者属于何种主述/事件；能否叫醒、是否有呼吸是为了判断患者危重程度，即生成危重级别。

在收集患者的基础信息后，调度员应该二次问询评估，目的是为了归类、判断疾病/伤情危重程度和远程指导。因此，调度员为了及时派车并排除 OHCA 这一类病症/事件，基础信息的问询应该在前面完成，二次问询评估在后跟进，这是电话问询应该遵循的逻辑关系。

五、MEDSS 之远程指导设计

（一）远程指导的设计

1. 远程指导主要内容

MEDSS 的远程指导模块内容复杂，是在查阅国内外文献、结合自身院前急救的知识和咨询行业内专家的建议汇集而成，涉及 26 大类中的主要威胁生命的病症，如 OHCA、急产、抽搐、心肌梗死、哮喘、窒息、抽搐、脊柱损伤、大出血、低血糖等病症，重点在于心肺复苏和保护气道畅通。每一病症/事件指导的内容并不相同，详见内部资料。

2. 远程指导设计的原则

设计远程指导内容模块主要遵循以下原则：① 内容简练，依从性强。② 内容具有科学性，有循证医学证据。③ 针对院前危及患者生命的常见病症的急救内容。

3. OHCA 的 T-CPR 举例

调度员一旦识别患者为 OHCA，则要第一时间启动 T-CPR 预案，此时应告知呼救者急救车已经派出，以安抚呼救者的情绪，强调此刻施救的重要性，指导步骤具体见内部资料。

六、MEDSS 将来使用上的几点思考

（一）调度员工作模式的调整

目前，"受理—派车"的调度模式显然难于满足 MEDSS 系统中要求的第一时间对病症的识

别、危重分级和远程指导呼叫者施救的要求,因此,有必要的对调度员的工作范围进行调整和分解。可以参照国外经验,由 2 名调度员在一个工作平台上共同受理一个呼救电话(尤其危重级别为 D 和 E 的呼救电话),其中主调度员负责受理呼救电话,即问询和远程指导(如全程 T－CPR),副调度员负责派车事宜和基础信息的确认,这样既可确保及时派车,又能远程指导施救,不会顾此失彼,真正做到急救前移。

(二)调度员培训模式的改变

调度员的培训应该转向语言沟通能力、26 大类的主述的问询的程序和远程指导模块的相关内容的学习。

(三)公众急救知识普及的有关问题

旁观者及时对如 OHCA 等危重患者的施救能改善患者的预后,居民急救知识的普及已经刻不容缓,急救知识普及不局限于 CPR、止血包扎等,还应该普及常见急症的识别和处理,尤其是在调度员电话指导下如何实施 CPR 等急救技术。

七、结语

MEDSS 是个系统工作,美国的 MPDS 经历几十年的发展才形成相对完善的地步。本文在循证医学的基础上设计 MEDSS 系统的三大模块,即呼叫主述归类和亚分类的框定、电话问询的程序、远程指导的内容,初步设计出了 MEDSS 的框架,不足之处在所难免,有待于系统运行后进一步的修正和研究。

参 考 文 献

[1] Kuramoto N, Morimoto T, Kubota Y, et al. Public perception of andwillingness to perform bystander CPR in Japan. Resuscitation,2008,79:475－481.

[2] 费素定,胡苏珍,金晓霞,等.宁波市农村居民院前急救知识、态度与行为现状的研究.中华护理杂志,2014,49(3):275－278.

[3] Clawson J, Olola C, Heward A, et al. Ability of the Medical Priority Dispatch System Protocol to predict the acuity of "unknown problem" dispatch response levels. Prehospital Emergency Care,2008,12(3):290－296.

[4] Axelsson C, Borgström J, Karlsson T, et al. Dispatch codes of out-of-hospital cardiac arrest should be diagnosis related rather than symptomrelated. Eur JEmerg Med,2010,17:265－269.

[5] Ma MH, Lu TC, Ng JC, et al. Evaluation of emergency medical dispatch in out-of-hospital cardiac arrest in Taipei. Resuscitation 2007,73:236－245.

[6] Hardeland C, Olasveengen TM, Lawrence R, et al. Comparison of medical priority dispatch (MPD) and criteria based dispatch (CBD) relating to cardiac arrest calls. Resuscitation,2014,85(5):612－616.

［7］Oostema JA，Konen J，Chassee T，et al. Clinical predictors of accurate prehospital stroke recognition. Stroke, 2015,46：1513－1517.

［8］丁文博. 探讨医疗优先分级调度系统如何与我国具体国情相结合. 中国急救医学,2011,31(12)：1116－1118.

［9］罗双萍. 浅谈医疗优先调度系统在院外急救调度指挥中的应用. 中国急救复苏与灾害医学杂志,2011,6(2)：148－150.

［10］沈洪,刘中民. 急诊与灾害医学. 第 2 版. 北京：人民卫生出版社,2016：85－92.

［11］沈洪,刘中民. 急诊与灾害医学. 第 2 版. 北京：人民卫生出版社,2016：6.

［12］Minino AM，Heron MP，Smith BL. Deaths：Preliminary Data for 2004. National Vital Statistics Reports；Volume 54，no. 19. Hyattsville, MD：National Center for Health Statistics，2006，54(19)：1－49.

［13］Vaillancourt C，Stiell IG，Canadian Cardiovascular Outcomes Research Team (CCORT). Cardiac arrest care and emergency medical services in Canada. Can J Cardiol，2004，20：1081－1090.

［14］American Heart Association in collaboration with the International Liaison Committee on Resuscitation. 2005 International Consensus on Cardiopulmonary Resuscitation（CPR）and Emergency Cardiovascular Care（ECC）with Treatment Recommendations. Part2：Adult Basic Life Support. Circulation，2005，112：III5－16.

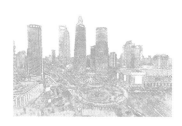

第四章

公共卫生服务

公共卫生服务是国家民生工程的重要组成部分，上海市紧紧围绕落实国家和本市医改工作目标要求，不断完善公共卫生服务体系，提升公共卫生服务能力。同时，不断强化疾病预防控制工作，进一步推进妇幼卫生工作，加强控烟监管执法工作，全面推进食品安全标准和风险监测评估工作。本章介绍了《上海市公共场所控烟条例》修订及实施情况；系统地分析了上海市食品安全风险监测评估体系建设，提出了建设本市食品安全风险监测评估体系的框架和思路；介绍了卫生系统视角下我国慢性病治理的现状及国际相关经验，并提出优化慢性病治理的策略；总结了上海市骨质疏松诊疗规范试点项目情况，并以此为基础，探索了完善骨质疏松三级预防和健康管理的新模式。

《上海市公共场所控制吸烟条例》
修订及实施情况

张梅兴　吴　凡　唐　琼　崔元起　高晶蓉
陆　轶　杨建军　顾希平　陈　德

【导读】《上海市公共场所控制吸烟条例》(以下简称《控烟条例》)自 2010 年 3 月 1 日生效实施以来,有效推动了上海的公共场所控制吸烟工作。但随着上海控烟实践的推进,条例滞后性逐渐凸显,为此,2016 年上海正式启动《控烟条例》修订工作,并同步推进培训、宣传和监督执法工作。《控烟条例》修正案(以下简称"修正案")自 2017 年 3 月 1 日起正式施行以来,市民的知晓率明显上升,各类场所的吸烟发生率显著下降,说明《控烟条例》的修订达到了预期效果。

一、《控烟条例》的修订背景

(一)《控烟条例》对于推动全市控烟工作曾发挥积极作用

2010 年,上海市在全国率先通过了《控烟条例》,经过 6 年多的实施,上海市已具备了良好的控烟执法基础,控烟成效逐渐凸显。监测结果显示,全市各类法定禁烟场所的吸烟发生率逐年下降。2015 年的监测结果显示,各类场所人群对《控烟条例》的知晓率达到 77%,支持率达到 94%;法定禁烟场所的吸烟发生率下降到 13.1%,对于违规吸烟的劝阻率从条例实施前的 19%提高到 36.1%。

(二)室内全面无烟已成为国际、国内控烟立法趋势

2005 年 8 月 28 日,第十届全国人大常委会第十七次会议正式批准世界卫生组织《烟草控制框架公约》(以下简称《公约》);2006 年 1 月 9 日,《公约》在我国正式生效。近年来,室内全面无烟立法已经成为趋势。截止到 2016 年 5 月 31 日,中国大陆已有 16 个城市依照《公约》第 8 条"防止接触烟草烟雾"的核心精神制定并实施了控烟条例或政府规章,基本做到了室内公共场所、室内工作场所和公共交通工具内禁止吸烟,其中《北京市控制吸烟条例》以最接近《公约》要求获得了世界范围内的一致好评。

第一作者:张梅兴,男,上海市卫生和计划生育委员会副巡视员。
作者单位:上海市卫生和计划生育委员会(张梅兴、吴凡、唐琼、崔元起、陆轶、顾希平),上海市健康促进中心(高晶蓉、杨建军、陈德)。

（三）《控烟条例》存在滞后性

《控烟条例》与城市自身的控烟实践相比，存在滞后性，这是本次修法的主要原因，表现在以下几个方面。

1. 对于不同场所的禁烟范围和要求存在差异，有失公平

《控烟条例》对于不同类型的场所在禁烟范围和要求上实施了有差别的对待，这种差别既存在于公共场所和工作场所之间（公共场所禁烟，而工作场所不禁烟），也体现在不同类型的公共场所之间（网吧全面禁烟，而歌舞厅等娱乐场所不全面禁烟），甚至同一类型的公共场所之间（规模不同的餐饮场所之间）也存在有差别的控烟规定和要求。用立法的形式，规定同一个单位中的一部分空间可以吸烟，另一部分空间禁止吸烟，立法的本意看起来是要保护前来办事的不特定个人（公众），但造成的结果却是，对工作在同一单位、同一场所的员工提供不平等保护。而以150平米、75座位作为餐饮场所可否设置吸烟区的标准，不仅使工作在同一行业的不同单位（场所）的员工处于不平等保护状态，而且还制造了餐饮业间的不公平竞争。

2. 允许保留吸烟室的做法弊大于利

《控烟条例》允许在部分公共场所（餐饮场所、娱乐场所、星级宾馆、机场、铁路客运站、港口客运站）内设置吸烟区（室），是当初立法时考虑到公众接受程度的权衡性选择。但从法理、科学性和实际执行效果等角度来评判，吸烟区（室）设置不符合《控烟条例》的立法宗旨，即"消除和减少烟草烟雾的危害，保护公众身体健康"，与期望实现的控烟效果相去甚远，也与《公约》等国内外控烟法律法规存在明显冲突。此外，由于室内吸烟室的设置，占用了过多的控烟执法资源，也为场所规避控烟义务提供可乘之机。

3. 执法中处罚、取证等程序有待进一步明确和简化

《控烟条例》设定的处罚程序繁琐，造成处罚难和执行力不足。《控烟条例》第二十条和第二十一条规定，控烟执法程序必须经过警告、责令整改，对于违反的场所和个人，逾期拒不改正（或不听劝阻）的，才可处以罚款。考虑到吸烟这一行为本身所具有的特性，违法吸烟者可轻易作暂时性停止，这种停止并不会对吸烟者本身造成实质性损害，因此警告或责令整改不具任何惩罚性，也无法对其未来的行为产生溯及性的导向作用。对违规个人和场所"第一次警告，第二次处罚"的规定，在客观上增加了执法人员实施罚款这一罚种的难度，降低了执法效率，影响了《控烟条例》的威慑力和执行力。

二、修正案调查的主要内容

（一）调整了禁烟范围，做到了室内公共场所、室内工作场所和公共交通工具全面禁烟

经过修订，全市所有室内公共场所、室内工作场所和公共交通工具已经做到全面禁止吸烟，没有例外，没有缓冲期。修正案还扩大了室外公共场所禁止吸烟的范围，增加了教育培训机构、演出场所、文物保护单位等室外的禁烟区域。此外，考虑到现实中的可执行性，修正案增加了对于室外吸烟的基本要求，以引导吸烟者到室外吸烟点吸烟。

（二）取消了所有的室内吸烟室

《控烟条例》中部分场所可以设置室内吸烟室，本次修订按照 100% 室内无烟的原则，包括旅馆、餐饮场所、娱乐场所、室内工作场所、机场等交通枢纽，原可以设置吸烟室的场所，均规定取消室内吸烟室，做到室内全面禁烟。

（三）增加了对综合治理的责任和要求

修正案在《控烟条例》规定的"限定场所、分类管理、单位负责、公众参与"控烟工作原则基础上，增加了"综合治理"原则。为体现综合治理原则，规定了下列措施。

一是强化禁止吸烟场所所在单位的责任。明确禁止吸烟场所所在单位应当落实劝阻吸烟人员或者组织劝阻吸烟的志愿者，对吸烟者进行劝阻；对不听劝阻也不愿离开禁止吸烟场所的吸烟者，应当向监管部门举报。二是进一步明确行政管理部门和行业协会的管理责任。为充分发挥行政管理部门和行业协会的管理优势，明确卫生和计划生育、教育、文广影视、体育、旅游、食品药品监督、交通、商务等有关行政管理部门以及相关行业协会应当将控烟工作纳入本系统、本行业日常管理。三是充分发挥志愿者的作用。鼓励控烟志愿者组织、其他社会组织和个人开展控烟宣传教育活动，组织开展社会监督，为吸烟者提供戒烟帮助，对控烟工作提出意见和建议。

（四）完善了行政处罚条款

为了提高执法效率，增强可操作性，修正案对《控烟条例》的罚则作了修改，对禁止吸烟场所所在单位不履行相关义务的违法行为，将原条例规定的"先警告并责令限期改正，逾期不改正的才可进行罚款"，调整为"责令限期改正，可处以罚款"。经过修订，对于场所违法的行政执法成本将会大幅度降低，也将进一步增加条例的可操作性和执行力。

三、修正案的贯彻落实情况

2017 年 3 月 1 日，修正案正式实施。为切实做好修正案的贯彻实施工作，按照中国共产党上海市委员会（以下简称"市委"）、上海市人民代表大会常务委员会（以下简称"市人大常委会"）、上海市人民政府（以下简称"市政府"）的要求，上海市健康促进委员会（以下简称"市健促委"）制定下发了贯彻实施的总体方案，对各控烟监管部门、各区健促委进行了工作部署，加强宣传引导，加大培训和执法力度，总体上修正案实施平稳有序。由于无烟法规的推出和实施，市政府被世界卫生组织授予 2017 年"世界无烟日奖"。

（一）建立统一高效的受理转处平台

多部门执法是上海控烟执法机制的特色，但也导致了控烟投诉渠道不一、执法不及时等问题。为此，早在修订前，市健促委办公室就积极争取市政府及相关部门支持，从形式上，把五花八门的各级、各部门控烟投诉热线统一调整为 12345 市民热线；从实体上，把各级、各部门分头受理的模式归并为由 12345 市民热线平台统一受理投诉,将投诉举报按类型分转各相关管理部门和执法部门,并将投诉举报的受理和处置情况列入对各部门的考核指标。同时,市健促委还和市民热线办公室加强协调沟通,就工单派送、处理过程中的疑难问题专题研商,"统一受理,行业管理,专业执法"的管理模式是修正案实施的亮点。

(二)固化成熟畅通的部门协作机制

《控烟条例》实施以来,上海市已经建立完善了"场所自律、行政监管、社会监督、人大督导、专业监测、舆情评价"相结合的控烟推进机制,修正案的生效进一步促进了多部门协作机制的完善。由市健促委组织协调、多部门监管执法的协作联动机制愈来愈顺畅成熟。

一是研究部署执法方案。在修正案正式生效实施前,市健促委和各区健促委办公室研究制定了详细的执法方案,利用有限的执法资源对重点商圈、楼宇、人流密集型场所进行执法规划。各监管执法部门也依据行业特点,分别研究制定了系统内的执法排班表,有针对性地开展监督检查,确保执法成常态、投诉有回应。二是组织开展集中执法。从 2017 年 3 月开始,市健促委保持频率,分别组织了为期 3 个月、每月 1 周的集中执法活动,市、区两级控烟执法部门有计划地对前期监督检查中发现问题的场所进行重点复检,对整改不到位的场所、不听劝导的个人,依法立案并处以罚款。8 月,市健促委印发了《关于组织开展下阶段本市控烟专项执法活动的通知》,根据控烟工作形势变化,对下半年各部门控烟执法治理的重点行业(场所)或区域进行明确,并分别于 9 月和 12 月的最后一周组织专项执法活动,完善控烟专项执法与日常监管相结合的监督执法机制。三是研究协调执法难点。针对实施中发现的问题,开展了多次监管执法方面的专题研讨,包括:组织监管部门梳理排摸管理相对人和执法相对人的底数,研究与 12345 热线投诉平台的对接;邀请北京、深圳、香港等地控烟执法部门同行来沪共同探讨执法难点;会同上海政法学院组织控烟执法专题座谈会,研究执法主体边界交叉等难点问题的解决对策;召集相关执法部门具体研究条例执法自由裁量权和规范的执法流程、棋牌室的执法归属和投诉转处流程等问题。2017 年 3 月 1 日至 9 月底,全市共检查各类场所 17.41 万户(次),处罚场所 942 户(次)、处罚金额 219.5 万元;处罚个人 340 名,处罚金额 2.39 万元。

(三)强化多措并举的媒体倡导行动

为了提升修正案的公众知晓度,进而从根本上提高《控烟条例》遵从度,市健促委、市卫生计生委协调筹集了大量的宣传资源,全方位开展声势浩大的媒体倡导,打造全社会支持的控烟氛围。

1. 禁烟标识和海报的全覆盖张贴

全市共发放 150 万份禁烟标识,基本覆盖所有法定禁烟场所;320 万份"控烟劝导三步法"公益海报,基本覆盖全市居民区(楼道);6 万份"为健康、不吸烟"的温馨提示,基本覆盖全市所有出租车;"控烟三步法"公益海报进入 700 个市级文明小区的灯箱广告位。

2. "二手烟危害"控烟科普视频和平面海报的多渠道投播

在上海电视台各主要频道持续播放逾 1 年;在东方明珠移动电视的 6 万个终端每天上下班高峰时间播放 20 次、持续 3 周;在 30 个重要区域地铁站点以及商业街区的 267 处户外大屏以及所有机场、火车站、长途客运站持续投放视频或灯箱平面广告。

3. "无烟上海"宣传语在城市地标窗口的纯公益投放

在滨江两岸 4 处地标性建筑的户外视频上免费投放近 6 000 次,形成浦江两岸为"无烟上海"亮灯祝福的效应。

4. "无烟上海"主题歌的大范围传唱

与控烟领域相关新媒体联动,开展"一千个无烟上海的理由"话题征集讨论,在此基础上创作"无烟上海"主题歌,邀请控烟大使和控烟志愿者共同演绎,继而在全市社区开展传唱活动,让无烟理念以快乐的方式传递。

5. 多形式控烟宣传资料的开发及投放

设计开发了包括视频、折页、海报、告知书、"一图看懂"提示帖等形式的宣传资源工具包,提供各级健促部门和各级控烟监管部门因地制宜投放。

6. 控烟重点活动的全媒体报道

在每个集中执法周期间,每天第一时间通过记者微信群通报控烟执法情况。全市各家主要媒体刊发控烟相关主题报道百余篇,绝大部分位于显著版位。会同广播、电视的品牌节目以及有影响力的报纸专栏推出一批访谈及报道。"上海发布"政务微信微博公众号及 16 个区的政务新媒体同步推送信息。

7. 集媒体报道与公益宣传于一体的控烟主题活动策划

在 3 月 1 日条例生效启动日和 5 月 31 日第 30 个世界无烟日,分别在世博园大舞台和中国金融中心策划举办了丰富多彩的"无烟上海"主题活动;组织开展公务人员、医务工作者戒烟大赛;会同《新闻晨报》及其隶属的"周到"新媒体与"外滩之窗"户外大屏合作开展"无烟上海"随手拍,把创作者对无烟上海的寄语投放在地标建筑户外大屏上,形成了整合式宣传效应。

(四)开展分层分类的控烟宣贯培训

加大普法培训工作力度,通过培训,动员各部门和社会力量共同参与修正案的宣贯工作。今年初,对市各控烟监管执法部门负责人、联络员及骨干人员、各区健促办负责人及师资人员等进行了培训,提高控烟核心工作人员控烟知识和技能修养,为大规模的普法培训奠定师资基础。随后,各区健促办、市和各区控烟监管部门以及 12345 热线管理办公室、12320 卫生计生热线办公室,组织分级分类培训约 2 千余场,接受培训人员近 20 万,增进了控烟工作队伍和社会监督力量的执行力。

四、修正案实施效果

(一)专业机构监测显示:修正案实施效果显著

2017 年 4 月,市卫生计生委委托专业机构开展了修正案实施情况监测评估,共监测全市 16 个区 1 793 个场所、调查人员 3.43 万名。结果显示,修正案实施效果显著。一是条例知晓率明显提高。禁烟场所工作人员和拦截受访人员对修正案的知晓率分别为 94.9% 和 88.3%,较 2016 年上升 7.3 个和 10.6 个百分点。室内全面禁烟的支持率进一步提高,禁烟场所工作人员和拦截受访人员支持室内全面禁烟的比例均在 99％以上。二是各类场所吸烟发生率显著下降。修正案实施后的法定禁烟场所吸烟发生率由 2016 年的 8.5％下降为 4.7％,下降了 44.7％;修正案实施后的非法定禁烟场所吸烟发生率由 2016 年的 35.8％下降为 21.0％,下降了 41.3％;所有场所吸烟发生率由 2016 年的 21.5％下降为 14.9％,下降了 30.7％。三是场所禁烟环境得到进一步改善。禁烟场所对违规吸烟行为劝阻的比例大幅提高,本次监测为 64.8％,比 2016 年上升了 24.8 个百分点。禁烟场所内设置烟具的比例显著下降,本次监测为 7.6％,比 2016 年下降 9.6 个百分点;"无烟蒂"场所比例明显上升,本次监测为 89.1％,比 2016 年上升 5.3 个百分点。

(二)市统计局电话调查显示：修正案获市民高度关注

2017 年 9 月,市统计局社情民意调查中心进行了一次专题电话调查,在全市 16 周岁以上常住市民中成功获取了 1 848 个样本,调查显示市民高度关注、积极参与。具体结果如下：2/3 受访市民知晓修正案于 3 月 1 日正式实施。受访市民对修正案规定的各类禁烟场所知晓率较高,最高达 99.4％,最低为 85.6％。3/4 受访市民知晓个人违反规定的罚则。80％受访市民知晓对违法吸烟行为的提醒劝阻义务。受访市民对于修正案的实施效果满意度较高。76.5％对室内工作场所控烟表示满意;74.6％对室内公共场所控烟表示满意;87.4％对公共交通工具内的控烟表示满意。70％受访市民表示修正案的实施对减少吸烟起到积极作用。本次调查中,受访市民中有 15.7％为吸烟者,其中 70.4％表示吸烟量有所减少或已经开始戒烟。超过 80％受访市民表示愿意积极参与控烟工作。近 50％受访市民认为对控烟违法行为的曝光最有待改善。近 30％受访市民最为关注吸烟点的各类标识规范问题。电话调查还显示,女性吸烟市民逐渐增多的情况应引起注意,1/3 受访市民认为应加强对女性吸烟危害的意识教育。

五、总结与建议

(一)开门立法有助于凝聚共识

上海市在《控烟条例》修订过程中,始终秉承开门立法原则,积极争取社会各方参与,营造有利于无烟立法的社会氛围。市健促委、市卫生计生委多次会同立法部门和相关单位组织高层研讨会,探讨室内全面无烟立法的可行性;积极组织人大代表、政协委员、民主党派等为无烟立法建言献策。在修订过程中,采取"联合调研、开门立法"做法,即由市人大常委会、市政府分管领导担任"双组长",共同领导、合力推进;市人大常委会组织 800 名市人大代表下基层调研,开展控烟修法问卷调查;市健促委等部门通过上海发布政务微信微博公众号,围绕修订内容开展网络调查,有效地凝聚了各方共识。市健促委、市卫生计生委借助各类有传播力的控烟科普和普法活动,积极开展无烟立法重要性的宣传,并与各类媒体合作,积极策划主题宣传活动、专题话题活动等。尤其是在媒体关注的控烟热点事件的发生过程中,主动引导舆论参与控烟立法的讨论。实践证明,正是开门立法的做法,让公众最广泛地参与修法过程,使得修订后的这部条例成为社会各方共同珍惜的成果。

(二)破解核心争议利于推进修法进程

上海在修法过程中将破解核心争议作为推进修法的重中之重。对于立法调研论证阶段以及人大代表审议过程中提出的各类关键问题,市健促委、市卫生计生委积极组织论证,引用国内外科学证据甚至进行本土科学测试来及时化解疑问。一是针对吸烟室是否可以有效隔绝二手烟雾的争议。市卫生计生委广泛收集国际国内的权威证据,安排市疾病预防控制中心进行本土测试,通过科学数据说明,没有任何技术手段可以消除二手烟雾,任何所谓密闭的吸烟室都无法隔绝烟雾通过通风系统、各类缝隙和人员进出的间隙扩散。二是针对机场、火车站等交通枢纽人流量大、室内全面禁止吸烟的可行性问题。市人大常委会、市政府分管领导专题到机场调研;市健促委多次与机场、车站等管理部门现场会商,实地勘察;并组织专家等对机场、车站的室外吸烟点设置进行专业指导。上述充分的准备工作,对上海的两大机场、三大火车站在修正案三审前宣布取消室内吸烟室,实现室内全面禁烟起到很大的推动作用。

(三)强有力的宣传是修正案有效实施的前提

修正案生效前后,全市组织了声势浩大的宣传活动。通过传统媒体(电视台、电台、报纸)、新媒体(微博、微信、移动传媒),传统渠道(宣传海报、禁烟标识、标语、黑板报)和新渠道(外滩墙体广告、户外大型屏幕广告)等开展了不同形式的宣传活动,将上海室内全面无烟的条例要点传达到方方面面,大幅度提高了市民对于《控烟条例》相关规定和条例义务的知晓度。2017年12月,上海市质协用户评价中心发布的《上海市民有关法律法规知晓情况社会公益调查报告》显示,《控烟条例》在市民知晓率最高的法律中居于首位,媒体对此评价称,"唯有知法,方能守法用法"。

(四)统一受理平台有助于控烟工作的考核评价

修正案进一步凸显了12345市民热线统一受理平台的双重作用。通过12345热线的工作流程和考核机制,不仅规范了控烟投诉的受理转处程序,而且使控烟投诉举报的受理处置情况纳入市政府对各区各部门的绩效考核范畴,进一步完善了对于控烟依法监管的考核评价机制。

上海市食品安全风险监测
评估体系建设研究

丁汉升　杜丽侠　曹宜璠　陈　多

【导读】　食品安全风险监测评估在维护食品安全过程中起着重要的作用。上海市食品安全风险监测评估工作先由上海市食品药品监督管理局承担,后转交上海市卫生和计划生育委员会(以下简称"市卫生计生委")承担相关业务。目前,上海市食品安全风险监测评估工作存在体系建设不完善、工作人员队伍不健全、实验室监测能力相对弱化、信息系统网络不成熟等问题。本文对上海市食品安全风险监测评估体系的现状、问题进行分析,并提出建设本市食品安全风险监测评估体系的框架和思路,为完善上海市食品安全风险监测评估体系提供政策建议。

《中华人民共和国食品安全法》[1](以下简称《食品安全法》)中规定了"国家建立食品安全风险监测制度,对食源性疾病、食品污染以及食品中的有害因素进行监测",将食品安全风险评估作为提高国家食品安全管理水平的一项重要科学保障措施,规定"食品安全风险评估结果是制定、修订食品安全标准和对食品安全实施监督管理的科学依据",并规定国家要"建立食品安全风险评估制度",开展食品安全风险评估。

食品安全风险监测评估涉及从田头到餐桌的每一个环节,在维护食品安全过程中起着重要的作用,而这与覆盖全过程的动态监测和食品安全问题对人体可能造成的不良影响的科学评估是密不可分的。上海市作为中国特大型城市之一,人口密集,食品数量、种类繁多,应更加重视食品安全问题。自市卫生计生行政部门正式承接食品安全风险监测评估工作以来,已初步构建了"市、区卫生计生委—市、区疾病预防控制中心—哨点医院/社区卫生服务中心"为主体的食品安全风险监测评估工作网络。然而,在实际工作中仍存在人员工作能力不足、数据共享不够、食品安全风险评估难以开展等问题,因此有必要完善现有体系构架,打开社会共治的新格局。

本研究基于文献检索,收集了食品安全风险监测评估体系建设资料,对上海市食品安全风险监测评估体系进行摸底调查。通过深入访谈市卫生计生委食品安全标准与评估处(以下简称"市卫生计生委食品处")、上海市疾病预防控制中心(以下简称"市疾控中心")、上海市食品药品监督

第一作者:丁汉升,男,研究员,上海市卫生和健康发展研究中心(上海市医学科学技术情报研究所)党总支副书记、中心副主任。
作者单位:上海市卫生和健康发展研究中心(上海市医学科学技术情报研究所)(丁汉升、杜丽侠、曹宜璠、陈多)。

管理局(以下简称"市食药监局")、上海市质量监督局、上海市农业管理委员会(以下简称"市农委")、高校等关键知情人,经过多轮专家咨询论证,提出了构建上海市食品安全风险监测评估体系,为建设食品安全城市打下扎实的基础。

一、上海市食品安全风险监测评估工作发展历程及现况

(一)上海市食品安全风险监测评估工作发展历程

上海市于 2005 年根据市政府要求,将食品安全职能及配套的所有资源从卫生行政部门划归食品药品监管部门。2009 年,《食品安全法》将食品安全部分职责划归卫生行政部门,但上海市具体工作实施则仍委托给食品药品监管部门。2013 年,市卫生计生委成立了"食品安全标准与评估处"。2014 年 1 月 13 日,市政府办公厅印发了《上海市人民政府办公厅关于印发市卫生计生委主要职责内设机构和人员编制规定的通知》(沪府办发〔2014〕4 号),明确由市卫生计生委会同市食药监局、市农委等部门制定实施食品安全风险监测计划,开展风险监测评估工作,参与制定食品安全检验机构资质认定的条件和检验规范。自 2014 年 7 月 1 日起,市卫生计生行政部门正式承接食品安全标准与风险监测评估工作。

自正式承接食品安全标准与风险监测评估工作以来,市卫生计生行政部门及相关单位已初步完成全市二级食品安全网络体系的建设,将"市""区"作为两个级别,由市卫生计生委食品处主导上海市卫生体系中的食品安全相关工作;各区卫生计生委完成本辖区食品安全工作;市疾控中心承担食品安全风险监测评估的相关工作,并对区疾控中心进行业务指导。但由于除食源性疾病以外,卫生系统已有多年未从事食品安全相关工作,除疾控中心承担风险监测任务以外,目前,市卫生计生委仍需要依靠有能力、有资质的社会检验机构来确保每年食品安全风险监测任务的完成,同时,每年对社会检测机构进行督查和筛选。

(二)上海市食品安全风险监测评估现况

据调查,2017 年,上海市从事食品安全风险监测评估的人员主要为卫生系统内的 18 家各级疾病预防控制机构,此外,还有系统外的 12 家实验室检测机构。卫生系统内的市级疾控机构人力、财力资源较系统外机构相对雄厚,区级卫生系统内疾控机构的人力资源相对较差。但系统内相关实验室检测人员并非食品安全方面的专职人员,一旦各类检测任务之间产生冲突,难以保障食品安全风险监测任务的持续开展,而部分系统外实验室人员为食品安全检测方面的专职人员,在人力资源方面可得到一定程度的保证。

调查结果显示,目前,上海市从事食品安全风险监测工作的人员队伍中,卫生系统内 96.4% 的人员岗位为事业单位编制,卫生系统外部的检测机构因政府办机构和社会机构兼有,以合同制和事业单位编制为主。总体来看,60% 以上的人员年龄集中在 25～45 岁,结构较为年轻;80% 以上都具有本科及以上学历,学历水平较高;人员队伍以中级及以下职称为主,占比达到 85% 以上,与年龄结构一致。卫生系统内检测机构人员队伍以中级职称为主要占比,而系统外检测机构人员以初级职称为主。就职称分布而言,卫生系统内外的分布较为平均。

上海市食品安全工作相关的信息化平台大多建立在疾控系统内,已有半数以上机构在疾控

系统内建立了信息化网络平台,且各区也在不断加大相关建设的投入力度。

二、上海市食品安全风险监测评估体系存在的问题

(一)各部门间存在壁垒,协同能力不足

目前,上海市食品安全委员会办公室(以下简称"市食安办")挂靠在市食药监局,成员单位涉及 20 余家政府行政部门,部门职能分化较细,总体体系不完整,而风险监测数据直接影响到各部门的工作成绩,且各职能部门仅对本系统内的上级部门负责,部门之间无法沟通。

(二)缺乏数据共享,各部门对现有监测数据利用程度有待提高

市食安办和市卫生计生委多年来积累了大量风险监测数据,但并未对其进行进一步的挖掘及利用,也缺乏对全链条数据的统筹使用。而且,因各部门建设程度存在较大落差,数据无统一口径和标准,人力资源的缺失、对数据梳理的重视不足及食品安全相关监测数据作为敏感数据需进行数据安全处理等因素,使各部门所获得的数据没有有效汇总、利用,从而导致无法对上海市的食品安全现状做到全面的深度分析,丧失了其最大价值。

(三)社会办检测机构具有营利性,检测质量较难控制

上海市由于前期食品安全工作整体移交等原因弱化了原有的食品安全风险监测能力,现各方面仍处于初步建设阶段,在保留政府办检测机构的同时,市卫生计生委食品处还需借助社会力量。食品安全风险监测作为政府办检测机构的分内职责,在保证工作质量、提升自身专业水平、攻克专业技术壁垒上均有一定积极性。相对的,社会办检测机构在纳入专业技术时还需考虑成本、效益等相关因素,且基于机构规模能力不同,存在对食品安全风险监测评估工作的内涵理解不足、相关人员专业素质参差不齐等问题。而质控多为抽查,样本代表性不足,检测质量难以控制。

(四)膳食消费量调查数据缺乏,难以开展风险评估工作

我国的食品安全风险评估主要由国家层面牵头开展(即国家食品安全风险评估中心),然而,国土辽阔造成了不同地区的膳食结构及消费量存在较大差异,因此,上海市应开展符合本地实际的食品安全风险评估。目前,上海市已经建立了自己的食品安全风险评估委员会,但由于膳食消费量调查数据缺乏,所以相关工作推进不多。此外,膳食消费量调查的开展需要投入大量的资源,还需制定长期规划,目前情况下较难开展风险评估工作。

(五)人才队伍不足,人员工作积极性不高

由于相关资源仍留在食品药品监督管理系统,因此,人才队伍仍处于建设阶段,人员总体年龄及职称偏低,缺乏领头人和相关业务经验。因薪酬及没有编制等原因,难以招收和稳定人才,且现有对口培训也较难运用于实际工作;同时,因为工作量与绩效工资的失衡,降低了人员的工作积极性,导致人才流失。

三、上海市食品安全风险监测评估体系的构建

针对上述问题,本文提出建设高管理层面的上海市食品安全风险监测评估体系构架,统一管理全市食品安全风险监测资源。

(一)体系建设思路

从卫生经济学的视角,食品安全风险监测评估对食品安全起到预防作用,属于准公共产品,具有正外部效应,如果相关工作做得好,会大大降低食品安全事件发生率。准公共产品的效益外溢性需要政府部门作为服务提供的主体,为公众提供或者购买公共服务。因此,建议加强政府部门对相关工作的重视程度,提高管理层次。

1. 打破部门壁垒,提高风险监测评估管理层次

针对当前存在部门壁垒、各部门之间协同能力不足的问题,从根本出发提高部门管理层次,建立一个真正能够统一市卫生计生委、市食药监局、市农委、市粮食局、市出入境检验检疫局等负责风险监测评估业务的相关部门的管理体制。只有把管理层次提高,才可能跨越部门利益,集中优势资源,共同做好食品安全风险监测评估工作。因此,建议在上海市食品安全委员会下面建立上海市食品安全风险监测评估中心(以下简称"风险监测评估中心"),统一管理全市食品安全风险监测评估工作。

2. 从长远和前瞻性的角度,学习国际统一管理经验

统一部门管理是最高效的管理方式,可以有效利用各方面资源,有利于提高公众的信任度,也有利于保证结果的科学性与客观性。建议建立统一的管理机构,赋予其独立开展食品安全风险监测评估工作的权利,使其在科研工作上具有相对独立性。

3. 整合风险监测评估资源,进一步提高管理效率

由上海市食品安全委员会统一管理可以解决资源分布在各个系统和社会机构中而造成的多头领导、散乱不成体系等问题。政府可采用项目委托、固定项目等多种方式购买风险监测评估服务,同时需要建立有效的制约与监督机制,充分发挥社会监督的作用,建立监测和监督处罚一条龙的工作机制,维持制度的权威性。

(二)体系架构

根据上述建设思路和分析结果,本文提出新组建风险监测评估中心,在市食品安全委员会的领导下,由市卫生计生委托管,统一管理上海市的食品安全风险监测评估工作。具体体系构架及其主要职能见图 1。

1. 以食品安全委员会为纽带,建立畅通的行政交流体系

我国当前的行政体系和构架决定了我们很难进行统一的划分。考虑到体系建设的可行性,建议以现有的食品安全委员会为纽带,建立畅通的行政交流体系。食品安全委员会主要职责是负责组织全市的食品安全风险交流及发布风险监测结果。在制定上海市食品安全风险监测评估计划方面,市卫生计生委应在食品安全委员会的领导下,会同市食药监局、市农委、市质量监督

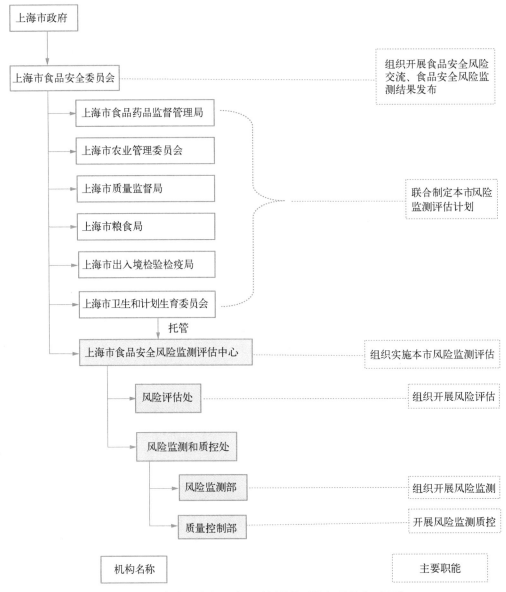

图 1　上海市食品安全风险监测评估体系构架及其主要职能

局、市粮食局、市出入境检验检疫局等部门,结合国家和上海市实际情况联合制定计划。制定时要注意部门之间的有效融合和衔接,短期、中期、长期结合,固定连续项目和动态项目相结合。

2. 在市食品安全委员会领导下,建设风险监测评估中心

风险监测评估中心由市食品安全委员会直属管辖,分管食品的副市长直接负责,可协调市卫生计生委、市食药局、市农委、市粮食局、市质量监督局、市出入境检验检疫局等相关部门。建设该中心,一是可以和国家食品安全风险评估中心在功能和业务上进行很好的交流;二是可以串接本市各技术体系,整合利用上海市各方面的资源。

具体管理可由市卫生计生委托管。原因是:第一,从法律层面,《中华人民共和国食品安全

法》第十四条和《上海市食品安全条例》均提出食品安全风险监测评估工作的牵头部门是卫生部门;第二,从操作层面,国家及各个省市的食品安全风险监测工作均归口在卫生系统,有利于和国家层面及各个省市对接;第三,从结果利用层面,风险监测评估结果可以指导食品安全标准的制修订工作,而这部分职能是由卫生部门承担的,因此可以更好地衔接"监测—评估—标准制修订"的工作循环。

3. 发挥风险监测评估中心作用,统筹全市风险监测评估工作

风险监测评估中心是连接各方资源的中介平台,具有相对的行政独立性和科研独立性,其主要职责是统筹管理上海市食品安全风险监测评估工作及对外的交流工作,下设"风险监测和质控处"及"风险评估处"两个机构。风险监测和质控处又分两大职能部门:风险监测部和质量控制部。

风险监测部可在国家食品安全风险监测(上海)中心基础上进行组建,主要职能为:① 承担辖区内食品安全风险监测相关工作;② 提交风险监测评估数据分析报告;③ 承担技术培训和新方法新技术的科学研究等相关工作;④ 负责食品安全风险监测的国内外学术交流工作。

质量控制部可在上海市卫生计生委食品安全风险监测质量控制中心基础上建设。其主要职能为:① 组织开展本市食品安全风险监测项目的管理工作,包括项目发包、中期考核和验收等工作;② 对监测机构进行资质审查和考核;③ 对监测项目实施过程中的抽样、取样、制样、测样及数据统计上报等环节的工作质量进行控制监督;④ 对风险监测评估结果进行分析、汇总,并向市卫生计生委上报。

风险评估处下设食品安全风险评估专家委员会。其主要职能为:① 组建食品安全风险评估专家委员会秘书处,定期组织专家委员进行讨论和交流,开展风险评估;② 制定本市食品安全风险评估技术规范;③ 委托具有风险评估资质的高校、科研机构等进行具体的评估研究工作;④ 对风险评估结果进行收集、上报和交流;⑤ 开展食品安全风险评估相关科学研究、成果转化、检测服务、信息化建设、技术培训和科普宣教工作;⑥ 开展食品安全风险评估领域的国内外合作与交流。

四、政策建议

完善的食品安全风险监测体系需随着社会经济政治的发展不断地更新和改变。在体系建立的过程中,有以下几点建议。

(一)加强领导重视,上升到法律层面

法律制度是建立社会规则的必要手段。在当前体制下,如果想顺利地推进食品安全风险监测评估工作,必须把工作的重要性、工作的内容和部门分工上升到法律层面,才可以引起各相关部门及社会的重视。国外在这方面大多有立法保障,而中国在这方面缺乏相应的法律体系。建议在本市探讨以工作条例等形式,明确各部门职责,完善本市的食品安全法律体系,顺利推进食品安全风险监测评估工作。

(二)加强各环节质量控制,保证监测评估结果的客观公正

风险监测过程中的质量控制是保证结果客观公正的基础,主要包括对监测评估机构的资质考核和对风险监测评估过程的质量控制。

机构考核方式主要有3种:一是国际上公认的机构认证方式,如英国的FAPAS的验证,监测机构是否具有这些资质可以作为一个重要的考量因素;二是参与实验室考核,如卫生计生系统的实验室可以参与国家食品安全风险监测参比实验室,组织各类质控考核,其他系统或社会机构可以参与上海市食品安全风险监测质量控制中心的监测复核工作;三是组织业内的专家进行评估督导。

风险监测过程质量控制包括监测点的选择、取样、制样、测样等多个环节。选择监测点要具有代表性,能够反映上海市百姓食品采购的特点;采样要考虑生产、流通、餐饮等多个环节,也要注意数量的代表性和产品的污染程度;取样、制样过程则要注意监督操作的规范性;测样环节可以通过重复测样、不同仪器比对等方式进行质量控制。风险评估质量控制的关键点主要在数据来源的真实性和代表性、风险评估方法的利用等。

(三)建立食品安全风险监测信息平台,充分利用大数据

建议在新组建的风险监测评估中心下建设上海市食品安全风险监测评估信息平台,建立上海市食品安全风险监测的大数据系统。数据来源分为3类:一是对过去的数据进行收集;二是对未来的风险监测评估结果的收集;三是该数据平台要预留接口与其他的数据系统(如食药监局的食品生产企业许可系统、监管系统,农委的部分农产品溯源系统等)进行对接。信息平台的功能可以包括:① 负责风险监测评估大数据的收集和储存;② 维护和保证监测数据的安全性;③ 食品安全风险监测数据的深度挖掘和利用;④ 开展食品安全风险监测评估的科学研究和数据交流;⑤ 定期展开上海市居民膳食调查,建立居民膳食数据库。

通过监测数据的连续性分析可以发现食品安全风险的变化和分布情况,可以根据结果调整风险监测计划和方案,还可以作为食品安全标准制修订的依据。建议市食药监局、市农委、市卫生计生委等部门在累积数据的基础上,进行深度数据清洗和挖掘。

(四)风险评估要体现地方特色,定期开展居民膳食调查

当前,食品安全风险评估基本上是由国家食品安全风险评估中心来做,地方上多负责数据的提供。然而,我国地大物博,各个地方居民的饮食习惯差异很大,因此建议逐步建立具有地方特色的食品安全风险评估体系,根据本地监测结果及本地群众的饮食喜好等制定短期、中期、长期的规划,对重点食品有害因素展开连续性的风险评估。

食品安全风险评估研究的关键指标是居民的膳食结构和消费量。建议根据《上海市食品药品安全"十三五"规划》(沪府发〔2016〕43号),依托市、区两级疾控系统,定期开展上海市居民膳食调查,建立上海市居民膳食数据库,为风险评估奠定数据基础。在技术方面,学习国内外先进经验,做成系统性、规范性、延续性的风险评估项目。

（五）充分利用社会资源，整合本市风险监测评估工作

食品安全风险监测评估包括食品安全风险监测和食品安全风险评估两大业务工作，食品安全风险监测主要包括常见食源性疾病和食品污染物和有害因素的监测。

在食源性疾病的风险监测方面，以现有的卫生系统为主线，扩展哨点医院范围，结合学校因病缺勤缺课系统和药店监测系统，建立上海市食源性疾病监测系统；在食品污染物和有害因素的监测方面，建议以项目委托的方式，充分利用现有的资源，请具有资质的机构开展风险监测任务。政府办实验室、食品相关的科研院所、具有资质的社会检测机构等，均可以根据自身的能力参加项目的竞争，其监测过程受上海市食品安全风险监测中心的质量控制。食品安全风险评估工作要求充分发挥食品安全风险评估委员会的作用，同时借助于科研院所、高校研究所等资源，利用其技术优势。

（六）加强人才队伍建设，提升现有工作人员技术水平

优化食品安全风险监测评估系统内人才结构，整合利用系统外人才队伍。系统内部人才队伍主要指现有的政府实验室、研究机构等相关技术人才，其所在机构是目前食品安全风险监测评估任务的主要承担方，是国家食品安全风险评估人才培养计划的一部分。系统外人才主要指社会第三方检测机构的人才。

系统内人才结构根据《食品安全标准与监测评估"十三五"规划（2016—2020 年）》，适当配置专（兼）职人员，均衡配置高中低人才。人才数量方面结合国家卫生计生食品安全人才培育"1-1-4-1"工程和高校、科研院所的人才培养计划，依托国家计划和上海市疾控中心，培养一定数量的市级和区县级的食品安全专业人才。业务能力方面可以通过集中培训、轮转培训、出国培训等方式提高人才业务能力；同时发挥劳动报酬的鼓励作用，畅通职业发展通道，提升工作人员积极性。

充分利用第三方专业机构人才，利用其体制上的优势，发挥上海市的优势和特色。同时，与高校、科研院所、食品行业协会紧密合作，充分发挥各类行业协会和社会组织的作用，引入市场机制，鼓励引导大力发展社会机构人才。

参 考 文 献

［1］全国人民代表大会常务委员会.中华人民共和国食品安全法（主席令第二十一号）. http://www. gov. cn/zhengce/2015-04/25/content_2853643. htm［2017-09-26］.

卫生系统视角下慢性病
治理现状及优化策略

刘　卉　朱　涛　王海银

【导读】 慢性病已成为我国居民健康的首要负担和威胁,且发病呈快速上升趋势,尚未得到有效遏制。本文基于卫生系统视角,从领导治理、筹资及医保支付、人才和技术、信息化建设及医疗服务提供等维度深入分析慢性病防治现状及存在问题,梳理国际慢性病防治模型及经验,提出我国慢性病防治优化模式及建议,为我国推进慢性病防控提供依据。

随着我国人口老龄化、城镇化快速推进及人们行为生活方式的转变,慢性病已成为我国居民健康的首要威胁。20世纪90年代以来,我国政府不断加强慢性病防控力度,在政策制定、组织治理、机构设置、试点项目、信息化建设等方面逐步取得进展。如逐步完善慢性病防治体系,形成多部门参与的防治网络;建立慢性病与营养监测网络,形成慢性病、肿瘤、营养及死因等监测系统[1]。完善慢性病干预政策,2009年,《中共中央国务院关于深化医药卫生体制改革的意见》和《"十二五"期间深化医药卫生体制改革规划暨实施方案》将重点慢性病管理纳入国家基本公共卫生服务项目。开展慢性病综合防控示范区建设,截至2014年,已在30个省市建成265个国家级示范区、542个省级示范区。但我国慢性病发病仍呈快速上升趋势,总体防控形势严峻。心脑血管病、癌症、糖尿病、慢性呼吸系统疾病四类慢性病导致的死亡数占我国居民总死亡数的85%、疾病总负担的70%[2]。世界银行预测,未来20年,中国40岁以上的人群中慢性病患者(如心血管疾病、慢性阻塞性肺病、糖尿病及肺癌等)人数将增长2～3倍。四种影响健康主要因素(心肌梗死、脑卒中、糖尿病和慢性阻塞性肺病)的负担预计将增长近50%[3]。

国内多项研究从不同角度对我国慢性病治理模式存在问题进行了分析,如综合性医院没有发挥技术优势,推动慢性病防治管理工作中发挥的作用有限[4];医防整合不够,缺少一个负责综合协调的慢性病防治中心[5];各级疾病预防控制中心慢性病防治队伍数量和质量有待改进等。但总体来看,系统性研究较少,缺乏筹资、资源、服务提供等全面多角度分析,很难从宏观把握和提出慢性病治理的优化模式。近年来,卫生系统研究逐步增加,其关注系统内部各部分联系及交

基金项目:2014年度上海市松江区公共卫生合作科研项目(编号:17)。

第一作者:刘卉,女,上海市松江区中心医院党政事务部副主任。

通讯作者:王海银,男,助理研究员,上海市卫生和健康发展研究中心(上海市医学科学技术情报研究所)卫生技术评估研究部主任。

作者单位:上海市松江区中心医院(刘卉、朱涛),上海市卫生和健康发展研究中心(上海市医学科学技术情报研究所)(王海银)。

互作用,从领导治理、筹资及医保支付、人才和技术、信息化建设及医疗服务提供六个维度进行分析[6]。本次探索采用卫生系统研究视角,深入分析我国当前慢性病管理存在的问题,并梳理国际慢性病管理经验,归纳提出我国慢性病治理优化策略,为我国慢性病防控提供支撑。

一、我国慢性病治理存在的问题

(一)防治分离的慢性病领导治理模式导致非连续的防治服务、不合理筹资结构和人力投入不足,阻碍慢性病治理合理有序发展

我国公共卫生和医疗服务是相对独立的两套治理模式,已不符合我国慢性病为主的管理特征。在现行的治理模式下,医疗服务在人力、筹资及服务提供上远远高于预防服务,割裂的慢性病防治效果差,慢性病患者没有得到很好的管理和服务。表现在以下几个方面。

1. 初级医疗保健薄弱,无序就医问题突出

当前,我国卫生资源主要集中在大型公立医院,初级医疗保健基础薄弱,分级诊疗制度尚需在较长时间内建立,慢性病患者就医秩序混乱,"看病难"问题突出,缺乏有序的转诊及长期随访一体化管理。《社区卫生服务体系建设重点联系城市基线调查报告》调查显示,我国 28 个社区卫生服务体系建设重点联系城市中,只有 36% 的辖区实施了双向转诊制度,且主要是单向转诊,各地对于公立医院与基层医疗机构之间的分工协作实践情况不容乐观[7,8]。

2. 卫生筹资结构不合理

尽管我国财政补助经费逐年增加,如中央补助经费就由 2005 年的 500 万增加到 2012 年的三个多亿,但仍远不能满足防治需求[9]。从筹资结构来看,2010 年慢性病筹资约为 1.29 万亿,占卫生总费用的 70%。各级医院约占 68%,基层卫生机构为 13%,零售药店约为 12%,公共卫生机构为 0.55%。患者疾病负担没有明显减轻。我国慢性病防治筹资仍以个人筹资为主,2010 年居民慢性病个人卫生支出达 47.92%。其中,门诊 51%,住院为 41.87%。药品和其他医疗服务约 72%[10]。

3. 慢性病防治人才缺乏,基层防治技术不能满足需求

从人力投入来看,一是在慢性病防治体系中,疾病预防中心和基层医疗卫生机构人才缺乏。2011 年,中国疾病预防控制中心有 70 名慢性病防控人员,各省、地市和县疾病预防控制中心慢性病防控人员均数分别为 9、2 和 1 名,数量上不能满足慢性病防治需求[11]。且疾病预防控制中心缺乏临床和公共卫生多学科复合人才,开展慢性病防治基础薄弱。另外,全国 31 个慢性病社区综合防治示范点每万人医护人员不超过 2 人[12],社区卫生服务机构和乡镇卫生院人员主要为中专及以下人员,特别是农村地区,职称以初级及以下为主;全科医师占执业医师总数的比例仅为 3.5%,远低于国际 30% 水平[13~15]。

(二)不合理的约束激励制度设计导致慢性病技术不合理使用、信息化整合联动滞后,影响慢性病治理资源有效使用

1. 支付方式有待改变

我国当前仍主要采用按项目付费为主的支付方式,使得各级公立医疗机构通过服务量而不是质量获取补偿和激励。现行医疗服务价格目录中慢性病管理项目少,慢性病防治和社区卫生服务的大多数项目尚未列入医疗保险报销范围。各类医保政策主要针对大病和住院,缺乏门诊补偿设计和慢性病补偿制度方案,没有体现慢性病时间长、频繁就医的特点。医保没有额外提供慢性病及健康行为的经费支撑[16],社区按人头付费、住院按病种付费仍没能取得实质应用和发展,医务人员缺乏动力进行控费,以及社区收支两条线下医务人员积极性不高等综合因素,使得当前慢性病管理缺乏有效激励,防治分离未能得到有效改善。

2. 社区防治技术有待提升

二、三级公立医院同基层医疗机构在药品、医疗服务上存在明显差异,基层医疗机构仅可使用基本药物,导致部分慢性病患者无法在基层医疗机构配得所需药品。另一方面,基层卫生技术应用不规范,适宜技术发展有待加强。国内一项研究显示,基层卫生技术同临床指南有较大差异,且约60%的医疗技术是基本需要的,使用中存在应淘汰技术[17]。

3. 信息化建设滞后,机构间信息互通共享有待加强

从信息化建设来看,各医疗机构间医疗平台不一致,医疗机构信息化系统标准不统一,基层医疗机构信息化水平偏弱,不能有效对接,且存在指标内涵及采集不规范等问题。慢性病患者在各机构就诊时信息尚无法实现共享,未能实现慢性病全程管理;各机构资源整合难度大,医保、社区健康信息、电子健康档案、双向转诊、各级医疗机构、疾病预防控制中心信息系统难以整合互通,跨部门的医疗卫生信息网络[18]。这与当前改革背景下,各级公立医院为松散共同体,尚未形成利益共同体,各医院主要承担医院运营和支出有关。

4. 医疗服务提供结构仍无明显改善,提供不合理医疗技术现象普遍存在

从医疗服务提供的角度来看,一是医疗服务提供模式仍无明显改善。2008～2012年服务提供模式基本没有改变,一级医院服务量占比最低,服务仍呈"倒金字塔"。服务无序化问题仍然突出(图1)。如一级医院门诊服务约占总服务量的7%,住院约占5%。二是医疗服务用药不合理现象普遍存在。国家食品药品监督管理局药品评价中心一项全国性抽样调查发现,医院对儿童腹泻患者的合理用药率为5.4%;急性呼吸道感染药物治疗合理用药率仅为16.5%;用药品种最多、最不合理的主要为抗菌药物[19]。不合理用药表现为药物选用不当、重复用药、过度使用注射剂、中药滥用等。这与国家医药监管、临床指南培训、医务人员行为等相关。

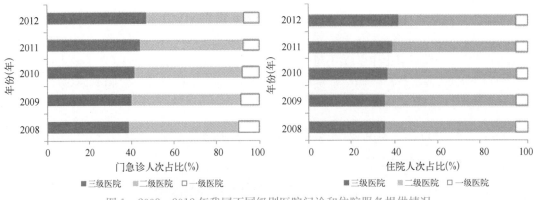

图1　2008～2012年我国不同级别医院门诊和住院服务提供情况

（三）系统整合性医疗制度设计缺失制约慢性病防治发展，单一系统要素改革对分级诊疗及慢性病管理影响效果有限

1. 六个卫生系统核心要素相互关联，共同发挥作用

我国公立医院运行激励模式不改变，如现行"以药补医""以耗材补医"等，公立医院补偿机制没有得到根本改革，公立医院趋利机制和扩张趋势仍将存在一段时间；公立医院与社区利益共同体的格局很难形成，使得公立医院的人才、信息及技术向社区基层的流动和共享受到阻碍，卫生服务提供的格局仍将得不到改变，慢性病一体化管理将很难实现。

2. 单一要素改革很难产生效果

首先，我国多地设计医保支付杠杆和价格杠杆机制，引导常见慢性病到基层医疗机构。在当前基层医疗机构人才、技术及信息化转诊平台未有效发展的前提下，支付杠杆和价格杠杆的作用有限。其次，政府推行医师多点执业和鼓励社会办医，在当前公立医院资源垄断，公立医院同基层医疗机构利益分配机制未有效建立的前提下，也尚未能有效改变慢性病医疗服务提供的现状。再次，建立整合信息平台，在各医院分散资源配置下，慢性病患者影像和检验等数据共享仍将较难突破，信息碎片化现象仍然持续存在。

二、国内外慢性病治理模型及经验

（一）国际及我国台湾地区慢性病治理模型及策略

当前，国际上慢性病治理应用较广泛的理论模型包括"慢性病管理金字塔"及"慢性病管理"模型。其中，"慢性病管理金字塔"基于疾病严重程度及所需服务复杂程度对患者进行分类[20]，主要分为三级：第一级是需自我管理的低风险患者，初级医疗保健机构给予支持，占65%～80%；第二级是纳入管理的高风险患者，需专业人员规范管理，约占15%；第三级是需纳入管理的复杂难治患者，需专业医护人员提供服务，约占5%。"慢性病管理"模式整合了卫生服务体系和社区资源，包括信息系统、慢性病服务团队、技术服务支持、患者参与及政策支持等要素，核心是服务提供者与慢性病患者之间有效互动[21]。

世界卫生组织提出慢性病治理策略，主要包括控制慢性病危险因素，涵盖基于人群的4项优先干预措施（控烟、减盐、改善膳食和增加体力活动）；整合一、二、三级预防策略，开展健康促进及多部门间协作[22]。另外，对国际应对慢性病政策策略梳理发现的主要点包括：一是将健康融入所有政策，通过非卫生系统机构制定政策及行动，改善居民健康；二是运用经济和管理策略，包括价格、税收政策、法规制定等；三是加强卫生系统建设，改进初级卫生保健系统，加强筹资，开展健康促进活动；四是开展社区行动，通过社区活动，创造健康的生活、工作环境。

（二）国际及我国台湾地区慢性病治理主要经验

国际上在不同卫生系统架构下，慢性病治理也呈现出共同的趋势特征。从卫生系统的六个要素看，以家庭医生为主体，以初级卫生保健网络和"守门人"制度为核心的领导治理模式，通过多途径卫生筹资和混合支付方式，以及同质化人才和技术培养，形成了连续一体化的慢性病治理

和服务提供的发展模式。以下简要介绍各维度进展和经验。

1. 领导治理方面

在领导治理方面,基层慢性病防治是当前的主流模式,欧洲各国、加拿大、美国等多地均建立了初级卫生保健网络和"守门人"制度,为慢性病高风险人群和大多数慢性病患者提供预防和治疗服务。经济合作发展组织成员国也逐渐加强初级卫生保健服务,门诊服务费用平均约占31%,住院服务低于40%。以英国为例,政府为居民购买初级保健服务,通过协议对全科医生的服务进行管理。患者通过签约诊所接受医疗服务,经全科医生转诊接受专科服务。政府对诊所提供的服务进行定期考核评估,对不合格的诊所进行停办、兼并或者整改。2004年,英国引入按质量服务付费,按照质量和结果框架(quality and outcomes framework,QOF)进行评估和奖励提供的优质服务,约占支付总额的30%。实践证明,家庭医生基本实现了慢性病的防治结合,绝大部分慢性病患者在初级保健中接受服务,仅消耗了约30%英国全民健康保健预算。

2. 筹资及医保支付方面

在筹资及医保支付方面,主要有以下几种比较典型的做法。第一类,通过对烟、酒以及含糖的软饮料征收"健康损害税"扩大慢性病防控筹资,如澳大利亚、印度、日本、韩国等建立香烟特种税,抑制香烟消费。第二类,通过政府投入慢性病患者预防、临床管理记录和协调付费,促进慢性病管理发展。如2008年美国明尼苏达州探索家庭健康保健管理模式(health care homes,HCH),美国医疗保险和医疗补助计划通过为初级保健提供额外的慢性病管理经费,促使家庭医生承担相应责任。研究显示,HCH模式在五年内为明尼苏达州节省了10亿美元医疗开支,每年平均医疗费用比传统服务模式降低9%,且住院率、住院时长、手术率方面都有下降[23]。澳大利亚和法国等国家则通过筛选最影响健康的主要慢性疾病,并进行全额支付保障,来加强慢性病治理。新加坡单独列出高费用的慢性病进行保障。第三类,在实行社区慢性病预防保健和家庭医生制度的国家或地区多采用社区门诊按人头付费进行支付,以调动家庭医生积极开展预防和慢性病管理,控制医疗费用增长,如荷兰、德国等国。

3. 人才和技术方面

在人才和技术方面,国际全科医生培养有单独教育体系,培养周期较长,技术同质性较高,保障了慢性病防治的质量。如英国的全科医师教育需要10年左右,包括5年医学院教育、2年临床实习和3年全科规范化培训。美国约11年,包括4年大学教育、4年本科医学教育和3年家庭医学住院医生培训。加拿大约9年,包括4年大学教育,4年临床医学、专业培训和实习教育等。各国家庭医生执业后定期接受国家统一培训和考核,以保证执业资格和质量[24]。

4. 信息化建设方面

信息化建设方面,通过建立全程居民健康档案和不同医疗机构间的信息共享平台,保证了居民病史完整性和可持续性。如我国台湾地区为节省医疗资源,社区不配置大型检查设备,统一在医疗机构进行检查,检查结果可以通过信息平台进行共享使用,避免重复检查。

5. 医疗服务提供方面

医疗服务提供方面,欧洲、美国等多个国家采用卫生技术评估模式,将安全、有效、经济的慢性病防治卫生技术纳入医保支付目录,并通过制定临床指南、培训和执行评估确保医疗服务技术的合理利用。如英国临床卓越研究所(NICE)制定英国医疗服务指南,通过卫生技术评估构建淘汰技术数据库,英国国家医疗服务体系(NHS)立法保障临床指南的应用,采用诊治技术规范、实施监管、绩效考核和支付等综合手段,保障医疗技术的合理使用[25]。

三、慢性病治理优化模型及政策建议

当前,我国慢性病防治分离和无序化管理是制约慢性病管理的核心问题,基于疾病预防控制中心主导的防治策略收效甚微。因此,优化慢性病治理模式,需要基于卫生系统视角,从关键影响因素入手进行综合改革,具体优化模式及政策建议如下。

(一)建立整合型的防治结合管理模式,转变慢性病治理框架

整合型模式以社区卫生服务中心和区域中心医院为核心,家庭医生为主体,疾控中心、专病防治中心、三级医院联动合作。其中,社区卫生服务中心和二级医院是慢性病治理的核心力量,承担防治双重任务,是建立利益共同体的关键点。家庭医生是整合预防、治疗和康复的关键,是医保资金拨付的重要对象。其他外部支撑机构,如疾控中心主要开展相关政策研究,协助制订并实施慢性病防控规划,开展以人群为基础的健康教育和健康促进,建立监测信息系统,及时掌握慢性病及危险因素流行水平。专病防治中心主要负责防治技术研究,制定技术规范、指南和标准,推广适宜技术。三级医院承担疑难慢性病的诊治工作,并负责慢性病管理的技术指导(图2)。

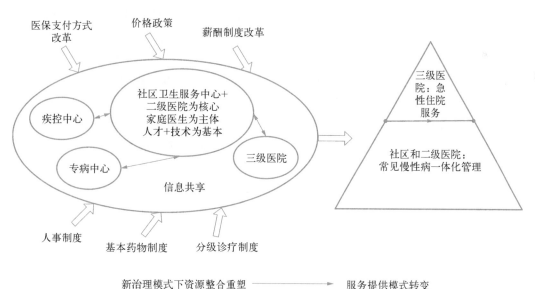

图2 中国慢性病治理模式

(二)从各环节进行整体制度设计,推进各要素有序推进

1. 推进家庭医生制度建设

政府应加大家庭医生培养和基层技术能力建设力度。完善全科医学教育体系建设,优化

"5＋3"和"3＋2"两种模式的培养和管理标准,建立统一标准的全科医生培养基地,形成技术能力培养和学位学历培养有效衔接全科医师培养制度,形成城镇社区和农村基层全科人才规范化培养新机制,逐步提高现有基础全科医生的技术能力,提升服务质量。

2. 完善慢性病投入的激励约束机制

推行医保支付方式和价格改革,探索形成以人头付费的支付模式和价格梯度杠杆,发挥家庭医生的主动性和约束机制。同时,借鉴国际筹资保障机制,加大慢性病投入效率。基于慢性病卫生服务利用的特点,探索门诊统筹和慢性病保障专项投入,激励社区积极开展慢性病防治工作,增加政府卫生投入和统筹,提高慢性病基本医疗保险筹资标准和补偿比例。逐步建立基于社区卫生服务中心工作量、工作质量的科学财政拨付机制,保障家庭医生薪酬落实,提高开展慢性病服务的积极性。

3. 规范家庭医生服务内容,提供主动、连续、综合的健康管理服务

包括健康评估、管理和慢性病诊疗服务。内容涵盖居民建立健康档案和定期健康状况评估;开展健康管理服务,如定期提供有针对性的健教资料和健康咨询,对空巢、行动不便并有需求的老年人提供居家咨询和服务;开展常见慢性病的诊疗和康复,建立预约优先就诊与转诊、慢性病长处方、延续上级医院用药医嘱等制度。重点开展四种主要慢性病(心血管疾病、糖尿病、慢性阻塞性肺病以及肺癌),以及饮酒相关伤害的预防和干预。

4. 加强卫生适宜技术应用,合理提供医疗服务

继续加强基层医疗机构适宜技术研究和指南制定,推广应用安全、有效、易操作、具有成本效益的卫生适宜技术。其次,逐步引入和建立卫生技术评估机制,在医疗服务价格目录纳入和淘汰、医疗服务项目定价、医保支付等环节发挥卫生技术评估作用,引导基层医疗机构采用适宜技术进行慢性病防治,避免技术不合理使用。

5. 推进相关配套制度和机制建设,加强初级保健服务体系建设

推进人事薪酬制度改革,破除影响基层人才稳定及发展的瓶颈因素(如薪酬、职称),促进社区家庭医生流入和稳定发展。加强分级诊疗制度建设,逐步建立家庭医生守门人制度,建立可操作的标准和规范,发挥基层医疗机构慢性病管理主体地位。巩固和完善基本药物制度,促进各级医院用药目录统一,保障基本药物供应和可及性,为社区慢性病的防治提供保障。

6. 逐步建立协同信息化平台,实现慢性病管理信息共享

通过医联体、"1＋1＋1"共同体等途径,建立区域医疗信息共享平台,整合社区、医院、疾病控制及医保数据平台,协同管理慢性病患者预防和诊疗信息。实现居民健康档案、电子病历和公共卫生信息共享和动态更新,为实现双向转诊、上下联动、急慢分治、防治结合提供支撑。

参 考 文 献

[1] 中华人民共和国国家卫生和计划生育委员会. 国新办《中国居民营养与慢性病状况报告(2015)》新闻发布会文字实录. http://www.nhfpc.gov.cn/xcs/s3574/201506/6b4c0f873c174ace9f57f11fd4f6f8d9.shtml [2015-12-20].

[2] 孔灵芝. 中国慢性病防治规划解读. 中国慢性病预防与控制,2012,20(5): 502-503.

[3] 世界银行. 创建健康和谐生活: 遏制中国慢性病流行. 中国卫生政策研究,2012,5(2): 29.

［4］李贞玉,孔祥金.我国慢性病防控的制度性缺陷与应对策略研究.现代预防医学,2014,41(21)：3915－3917.

［5］张新卫.关于构建浙江省慢性病防治体系的思考.健康教育与健康促进,2010,5(4)：302－305.

［6］马进.卫生系统研究述评.上海交通大学学报(医学版),2013,33(6)：703－706.

［7］胡睿.基线调查,夯实城市社区卫生服务的基础.中国社区医师,2008,24(10)：2－4.

［8］王仁元,高巍,俞曹平,等.新医改背景下城市医院与基层医疗机构分工协作机制探讨.中国农村卫生事业管理,2014,34(11)：1323－1326.

［9］孔灵芝.关于当前我国慢性病防治工作的思考.中国卫生政策研究,2012,5(1)：2－5.

［10］翟铁民,柴培培,魏强,等.我国慢性非传染性疾病卫生费用与筹资分析.中国卫生经济,2014,33(2)：14－17.

［11］施小明.我国慢性病防治体系的演变、问题及建议.中华预防医学杂志,2012,46(6)：488－491.

［12］彭万军.综合性医院慢性病防治管理现状与思考.中国公共卫生管理,2010,26(3)：293－295.

［13］林民强,邢聪艳,蔡怡嘉,等.我国社区卫生服务能力建设的现状与思考.中国全科医学,2012,15(9A)：2863－2865.

［14］李春芳.中国医改与全科医生制度建设.医院院长论坛-首都医科大学学报(社会科学版),2013,(3)：6－9.

［15］王芳,朱晓丽,丁雪.我国基层卫生人力资源配置现状及公平性分析.中国卫生事业管理,2012,(2)：108－110.

［16］王琰芳,顾健,周峰,等.进一步强化社区慢性病管理和合理使用有限医保费用的对策.中华全科医学,2015,13(3)：415－417.

［17］王海银,张安,林海,等.上海市农村基层医疗机构诊疗技术使用现状及合理性评价.中国卫生质量管理,2013,01：69－73.

［18］董骏武,罗庆,刘军安,等.慢性病管理与区域医疗卫生服务体系的优化.中国社会医学杂志,2013,30(5)：299－301.

［19］肖爱丽,井春梅,鄢琳,等.我国不合理用药的现状及对策.中国药事,2011,25(6)：576－578.

［20］Boenheimer T. , Wagner E. Grumback K. Improving Primary Care for Patients With Chronic Illness. Journal of the American Medical Association, 2002,288：1775－1779.

［21］Wagner E H. Chronic disease management：What will it take to improve care for chronic illness? Effective Clinical Practice, 1998, 1：2－4.

［22］WHO.预防和控制非传染病全球战略行动计划.Switzerland：WHO. 2008.

［23］Minnesota Department of Health. U of M evaluation finds Health Care Homes saved ＄1 billion over 5 year period. Available：http：//www. health. state. mn. us/news/pressrel/2016/hchomes020916. html［2016－2－17］.

［24］徐静,周亚夫,葛运运,等.国外全科医学教育和全科医生培训情况分析及启示.中国全科医学,2013,16(9c)：3155－3158.

［25］王海银,何达,王贤吉,等.国内外卫生技术评估应用进展及建议.中国卫生政策研究,2014,7(8)：19－23.

上海市社区骨质疏松三级预防和
健康管理模式研究

蔡　泳　杨颖华　万和平　赵东宝　程　群　游　利　汪　纯
岳　华　史　玲　易春涛　张天晖　万兴旺　张　勘　章振林

【导读】 骨质疏松是一种全身性代谢性骨疾病,已成为严重的社会公共健康问题。目前,人们对骨质疏松不够了解和重视,患者对疾病管理、预防骨折的意识薄弱,基层医务人员对骨质疏松的认知水平、干预能力和研究积极性有待提升。将骨质疏松三级预防和患者健康管理纳入社区健康管理中,是预防及管理骨质疏松的有效手段。本研究以上海市骨质疏松诊疗规范试点项目为契机,对纳入试点的 20 家社区卫生服务中心开展初步效果评估,显示在骨质疏松社区人群预防、社区医生防治管理、患者自我健康管理三方面的“知信行”均有明显提升。在试点实施评估基础上,本研究提出骨质疏松三级预防和健康管理模式,指出其重要意义,并探讨社区慢性病防控策略。

一、研究背景和目标

(一)骨质疏松流行病学

骨质疏松(osteoporosis,OP)是一种主要表现为骨量减少、骨强度降低、骨质脆性增加的全身性代谢性骨疾病。一项 meta 分析表明,2010～2016 年我国 60 岁以上老年人群的骨质疏松患病率高达 36%[1]。骨质疏松性骨折是老年患者致残和致死的主要原因之一。有研究显示,骨质疏松性骨折的年发病率和经济负担将在 2035 年增长一倍,2050 年,中国用于骨质疏松骨折的医疗费用将会达到 2 543 亿美元[2]。骨质疏松症及其骨折的发生是遗传因素和非遗传因素交互作用的结果,非遗传因素主要包括环境因素、生活方式、疾病、药物、跌倒相关因素等[3]。骨质疏松是可以被预防和缓解的,早发现早诊断早治疗可以避免骨质疏松及骨折[3]。

基金项目:上海市科委重点项目“骨质疏松三级防治网络的运作及以社区为基地开展胸腰椎脆性骨折的早期筛查”(项目编号:16411954500),国家自然科学基金“上海市社区骨质疏松患者健康管理和行为干预策略研究”(项目编号:71603167),上海市公共卫生三年行动计划重点学科建设(项目编号:15GWZK1002)。
第一作者:蔡泳,男,上海交通大学公共卫生学院副院长。
通讯作者:章振林,男,上海交通大学附属第六人民医院骨质疏松和骨病专科主任。
作者单位:上海交通大学公共卫生学院(蔡泳),上海市疾病预防控制中心(杨颖华),上海市健康促进中心(万和平),海军军医大学长海医院(赵东宝),复旦大学附属华东医院(程群),上海交通大学附属第一人民医院(游利),上海交通大学附属第六人民医院(汪纯、岳华、章振林),普陀区长凤街道社区卫生服务中心(史玲),徐汇区枫林街道社区卫生服务中心(易春涛),上海市卫生和计划生育委员会(张天晖、张勘),上海市医学会(万兴旺)。

(二)骨质疏松的三级预防

骨质疏松的一级预防的工作在全人群、各年龄段都各有侧重,青少年是重点之一[4]。开展针对民众的健康教育是一种有效的骨质疏松一级预防方法。Brown SJ等针对美国18所中学青少年骨质疏松教育干预研究数据显示,在开展骨质疏松教育的小组相关知识评定比对照组高了8.4%[5]。孟娣娟对53名青少年骨质疏松健康教育效果进行研究,干预结束后一个月骨质疏松知识水平和钙摄入水平得到明显提高[6]。国内外当前针对青少年中的骨质疏松一级预防在认知上取得了一定的成效,而在信念与行为上的干预效果并不大。骨质疏松的二级预防是提高疾病早期症状和高危人群的发现率,尽早对患者进行骨质疏松诊断,及时对骨质疏松患者采取治疗来缓解疾病发展。当前,社区医务人员对于骨质疏松相关知识的知晓率较低,骨质疏松高危人群就诊率低,诊断骨质疏松仪器不普及阻碍了早诊断的进程[7]。高明对400名北京市社区医务人员调查发现医务人员知识正确率为34.15%,大部分社区医务人员对骨质疏松不了解,对骨质疏松也不够重视[8]。同时,我国尚缺少对骨质疏松筛查工具的汉化和适用于中国人群的改进。骨质疏松三级预防主要是患者的对症治疗和康复治疗,防止病死病残,提高患者生存质量。目前,大多基层社区仍然无法对骨质疏松患者进行针对性的系统干预,以至于多数骨折患者从未接受过骨密度(BMD)检测和有效的抗骨质疏松药物治疗[9]。雷云[10]等尝试建立了由三级医院专家、全科医师、公卫医生、全科护士及患者共同组成的骨质疏松管理团队,社区门诊与家庭医生相结合进行干预。但总体而言,国内骨质疏松社区综合防治管理尚处于初级阶段,健康评估、个性化干预方式、建立电子档案的健康管理完整步骤尚未得到体现[11]。

(三)上海市骨质疏松工作基础和目标

2011年起,上海市医学会骨质疏松专科分会牵头开展一系列调研、健康教育培训、规范研制等工作,并试点构建国内首个由一、二、三级医疗机构组成的骨质疏松防治网络。在此基础上,上海市卫生和计划生育委员会于2014年出台《关于开展本市骨质疏松社区诊疗管理规范试点项目的通知》(沪卫计基层〔2014〕17号),从全市遴选两批20个社区卫生服务中心,试点规范骨质疏松的社区防治工作,提升家庭医生健康管理能力,促进社区人群骨质健康,预防和减少失能和残障。项目的总体目标是通过试点探索以疾病为纽带的全科专科结合及双向转诊服务模式,形成可复制、可推广的社区骨质疏松规范诊疗管理模式。

二、试点做法和初步成效

(一)一级预防,提升居民骨质疏松预防"知信行"

一级预防又称病因预防[12],主要是针对其可控的危险因素,即不健康生活方式,包括体力活动少、吸烟、过量饮酒、过多饮用含咖啡因的饮料、营养失衡、蛋白质摄入过多或不足、钙和/或维生素D缺乏、高钠饮食、体质指数低等。本项目组采取主要措施包括健康知识传播和行为干预。

1. 健康知识传播

(1)举办健康讲座:由与社区结对的三甲医院骨科专家以及经规范化培训的专业医师在社

区定期举办骨质疏松防治知识讲座,内容包括骨质疏松的流行病学、高危因素、临床表现、预防措施等。

(2)发放健康教育资料:试点社区分别设计制作预防骨质疏松的教育手册免费发放给社区居民,在醒目位置设立骨质疏松预防展板,播放骨质疏松健康宣传片,以及小品、游戏等互动方式,促进居民骨质疏松防治知识、态度、技能的提升。

对项目20家社区卫生服务中心2 000名社区居民开展了骨质疏松预防知识、自我效能、行为状况进行基线和干预后调查发现,在满分为26分的骨质疏松危险因素和预防知识得分中,居民的认知水平从实施前的平均11分,上升到了实施后的平均17分,平均分提高了近55%。其中,社区居民骨质疏松危险因素知识、运动知识和钙摄入相关知识的平均正确率较宣教前分别提升了16.8%、32.1%和20.4%,表明健康传播对居民骨质疏松认知水平的提升取得了明显成效。

2. 健康行为干预

合理饮食和健骨运动,改变不良生活方式,是骨质疏松一级预防的重要策略[13]。本项目主要采取健康行为干预措施。

(1)提倡健康饮食模式:提高社区居民对食物标签的阅读能力,选择性摄入有益于骨骼的高钙和丰富维生素D的食物,鼓励形成良好的生活习惯,包括戒烟、戒酒,少饮用浓茶、咖啡、碳酸饮料[14]。

(2)推广健骨操:鼓励居民通过步行、慢跑、游泳、太极拳等运动促进骨骼健康[15]。

通过本项目的实施,健康行为干预后社区居民的骨质疏松运动效能和摄钙效能、社区居民骨质疏松预防饮食行为、生活方式和运动行为情况也有显著提升。其中,居民骨质疏松预防的运动和摄钙效能从干预前的平均11分上升到干预后的平均约15分(满分为20分),平均分提高了近37%。在行为改变方面,社区居民骨质疏松预防饮食行为、生活方式和运动行为得分也有所提升,能够经常或大部分时间做到良好饮食行为、生活方式和运动行为的比例分别提升6.9%、6.3%和12.4%。

(二)二级预防,促进骨质疏松社区早发现和规范诊疗

二级预防又称"三早预防",意为"早发现、早诊断、早治疗"[12]。社区医护人员,尤其是全科医生承担骨质疏松早期发现和筛查工作,对筛查阳性患者及时转到三级医院骨质疏松专科确诊和制订治疗方案,可实现骨质疏松的"三早预防"。

1. 培训社区医护人员骨质疏松知识技能

试点社区卫生服务中心各选派3~5名全科医生参加由上海市医学会骨质疏松分会主办的骨质疏松规范诊疗和健康管理培训,培训内容基于《原发性骨质疏松诊治指南》,包括骨质疏松危险因素、预防措施、规范诊疗手段以及健康管理流程。考试合格者授予"上海市社区骨质疏松防治岗位培训合格"证书。此外,在上海市卫生计生委支持下,上海市护理学会和上海市社区卫生协会在社区护士"一专多能"培养中开展社区骨质疏松管理护士培养工作,通过项目实施在本市建立起一支有骨质疏松防治专业素养的家庭医生和社区护理团队。

2. 建设骨质疏松防治网络

由社区卫生服务中心全科和二三级医院骨质疏松专科共同组成骨质疏松防治网络,全专结

合,分工协作,双向转诊,提供连续规范的诊疗和管理。

(1)明确分工:参与项目试点的社区卫生服务中心负责健康宣教、风险筛查、向上转诊、管理随访和康复训练,对口三级医院专科负责疾病确诊、制定和调整治疗方案、评估质控和培训指导。

(2)全专结合:上海医学会骨质疏松分会学术年会从2012年起增设"社区专场",2015年年底又成立"上海医学会骨质疏松分会区县协作组",同时上海市第六人民医院在徐汇区枫林街道社区卫生服务中心建立"骨质疏松社区协作基地"等举措,极大地调动了社区医生参与骨质疏松临床和科研工作的积极性。

(3)专病门诊:试点社区卫生服务中心开设骨质疏松专病门诊,由经过专业培训的医护人员,对社区居民进行健康教育,风险筛查和骨密度检查,对骨质疏松患者进行定期随访和健康管理指导。

(4)双向转诊:社区全科与对口医院骨质疏松专科进行双向转诊,流程如下:在社区通过骨质疏松风险一分钟测试题或者亚洲人骨质疏松自我筛查工具筛查风险人群,对风险人群进行超声骨密度仪检查,对于骨密度 T 值小于等于−1.0 的,建立档案,提供转诊手册后转诊至对口医院骨质疏松专科,进行双能 X 线(DXA)骨密度检测,由专科医生明确诊断,确定治疗方案,并填写转诊手册转回社区。患者转回社区全科定期随访,根据病情需要三个月至半年再转回医院骨松专科进行复诊,评估疗效,调整方案,再转回社区。

对 20 家试点社区卫生服务中心 1 000 名医护人员开展了培训后效果评估发现,社区医护人员骨质疏松预防的相关认知明显提高,满分为 54 分的知识得分从培训前的平均 38 分提高到培训后的平均 46 分,平均分提高了 20% 以上。满分为 6 分的诊疗技能得分,由培训前平均 2.7 分上升到培训后的 4.5 分,平均分提高了 67%。满分为 95 分的骨质疏松健康管理行为得分,由培训前的平均 69 分上升到培训后的 77 分,平均分提高了 11%。培训明显提升了社区医护人员对骨质疏松的认知、诊疗技能和管理能力。评估同时发现,社区医务人员对骨质疏松社区诊疗的积极态度由培训前的 22.5% 增加至培训后的 68.1%。同时培训前社区医务人员能做到告知居民骨质疏松危险因素、营养摄入及运动、防跌倒来预防骨质疏松的占比大致相同,均不足 50%,培训后,医务人员对于骨质疏松的健康管理行为告知的实行率均提升至接近 70%,表明社区医生骨质疏松社区诊疗和管理相关态度、行为转变的效果明显。

(三)三级预防,开展连续规范的疾病管理

三级预防主要为对症治疗,防止病情恶化,减少疾病的不良作用,防止复发转移,预防并发症和伤残。试点社区卫生服务中心骨质疏松专病门诊结合家庭医生签约服务,对骨质疏松患者进行疾病管理,包括定期患者教育和个性化的健康管理指导。干预内容包括骨质疏松患者实现健康管理和健康行为的知识和技能,如骨质疏松的相关知识、正确的饮食营养补充方法、钙剂等药物的补充方式、规律运动和合理运动技能等,从而辅助培养骨质疏松患者实现健康管理技巧的能力。普陀区长风街道社区卫生服务中心让社区护士参与骨质疏松专病门诊,开展医护一体化管理,由经过培训的护士开展信息管理、健康教育、危险因素干预,患者健康自我管理指导。

本项目对 20 家社区 600 名骨质疏松患者开展了骨质疏松知识、信念和自我管理行为的基线问卷调查和规范干预 3 个月后的二次评估,发现干预后超过 65% 的患者能正确回答骨质疏

松各项知识,较干预前都有了明显提升。患者骨质疏松相关知识从 16 分提高到了 23 分,平均提高了 44%。干预后骨质疏松易患性、运动益处和健康动机等的患者骨质疏松相关知识较干预前明显提高。干预后患者自我管理行为得分和高频率自我管理行为比例也显著提高,骨质疏松健康管理行为得分从 40 分上升到 48 分,平均提高了 20%,表明社区专病门诊的健康干预效果显著。

(四)总结试点措施和初步成效

总结项目试点,基于社区的骨质疏松三级预防和健康管理主要采取的试点措施和初步成效见表1。

表 1　基于社区的骨质疏松三级预防试点措施和初步成效

		一 级 预 防	二 级 预 防	三 级 预 防
基　　线		在认知上取得了一定的成效,而在信念与行为上的干预效果并不大	社区医务人员掌握程度较低,社区居民不够重视,高危人群就诊率低,诊断仪器不普等及阻碍了早诊断进程	大多基层社区无法对骨质疏松患者进行针对性的系统干预
试点目标		提升居民骨质疏松预防"知信行"	促进骨质疏松社区早发现和规范诊疗	开展连续规范的疾病管理
试点措施		① 举办健康讲座;② 发放健康教育资料;③ 推广健康饮食模式;④ 推广健骨操,提倡合理运动	① 培训社区医护人员知识技能;② 建设骨质疏松防治网络:明确分工,全专结合,专病门诊,双向转诊	① 定期患者教育;② 个性化健康管理指导
初步成效		① 居民骨质疏松认知水平明显提升;② 居民运动效能和摄钙效能明显提升;③ 居民饮食行为、生活方式和运动行为有所提升	① 社区医生认知、诊疗技能和管理能力明显提升;② 社区医生诊疗和管理相关态度、行为转变效果明显	① 社区医生健康管理行为告知实施率明显提升;② 患者骨质疏松相关知识、健康动机和自我管理行为明显提升

三、讨论和建议

(一)开展骨质疏松防控意义重大

开展骨质疏松防控,不论从人群健康还是资源分配角度,均具有重大意义和良好前景。上海作为我国老龄化最早、程度最深的特大型城市,骨质疏松防控需求尤为迫切,同时社区卫生发展、家庭医生"1+1+1"签约制度建设、行业协会发展等又为本市开展骨质疏松防控带来良好基础和有利条件。党的"十九大"指出,落实健康中国战略,预防控制重大疾病。2017 年,上海市颁布的《"健康上海 2030"规划纲要》提出实施慢性病综合防治战略。当前,上海骨质疏松防控工作面临良好发展机遇,有必要及时总结试点经验和成效,率先建立符合中国国情、可复制、可推广的骨质疏松三级预防和健康管理模式。

(二)构建骨质疏松三级预防和健康管理模式

总结项目试点,本文提出基于社区的骨质疏松三级预防和健康管理模式,即基于社区卫生服务,建立融预防、治疗、健康管理于一体的骨质疏松全人群全生命周期健康管理,对重点人群开展针对性健康教育,对高危人群开展早期筛查、自我管理教育、危险因素干预,对患者进行有序分诊、规范化诊疗和随访,并通过康复、护理改善预后,提高生存质量,形成全程健康管理服务链;建立以社区为基础、以疾病为纽带、全专相结合的骨质疏松防治网络;建立以家庭医生为核心、社区护士、专科医生等多学科团队的骨质疏松防治队伍;同时,强调公民个人健康责任,开展骨质疏松自我管理,并鼓励社会力量参与开发骨质疏松健康保险产品。具体内容详见表2。

表 2　基于社区的骨质疏松三级预防和健康管理模式

	一 级 预 防	二 级 预 防	三 级 预 防
任　务	尚无骨质疏松但具有骨质疏松危险因素者,防止或延缓其发展为骨质疏松症	骨质疏松患者尽早发现、诊断和干预,缓解疾病发展	骨质疏松患者避免发生骨折,防止病死病残,提高生存质量
内　容	开展针对性健康教育,改善生活方式	筛查,诊断治疗,调整生活方式,摄入补剂和药物	疾病规范管理和康复治疗
基本目标	提升居民骨质疏松预防"知信行"	促进骨质疏松社区早发现和规范诊疗	开展连续规范的疾病管理
基本措施	①举办健康讲座;②发放健康教育资料;③推广健康饮食模式;④推广健骨操,提倡合理运动	①培训社区医护人员知识技能;②建设骨质疏松防治网络:明确分工,全专结合,专病门诊,双向转诊	①定期患者教育;②个性化健康管理指导
进阶目标	全人群全生命周期骨质疏松健康促进	①建立双向转诊机制;②健全骨质疏松防治网络	①纳入慢病管理推广项目;②医护一体管理;③促进健康自我管理;④健康保险产品开发
进阶措施	重视青少年和职业人群骨骼健康,开展针对性健康教育	①优化筛查工具;②信息化建设;③考核激励措施	①成本效果评价;②推广社区专病门诊;③提升患者意识和依从性;④开展规范康复护理

(三)模式构建所需条件与政策支持

形成上述基于社区的骨质疏松三级预防和健康管理模式,需要相应的政策配套支持,而获得相应的政策配套,尚需要有说服力的数据结论支持。

1. 纳入社区慢病管理推广项目

从模式构建的角度,需要在项目试点基础上,进一步开展项目研究,形成网络构建、队伍培训、适宜技术、规范流程、信息系统、考核激励等一整套疾病管理模式和措施,并论证其可行性、有效性和可推广性。在项目研究基础上,结合卫生人力、政府财力、政策支持等供给因素,提出骨质疏松三级预防和健康管理的分阶段发展规划,逐步推广实施。

2. 纳入医改试点探索项目

模式构建需要调动社区医务人员和专科医生的积极性提供规范和连续性服务,全专结合需要政策激励和信息化支撑,建议列入分级诊疗制度探索试点项目。

3. 作为医教结合、医体结合项目

合理运动有助于增强骨密度,预防和改善骨质疏松,建议通过医教结合、医体结合,建立骨质疏松运动干预系列项目,对青少年、在职人群、老年人等不同群体提供针对性的健康教育和运动

干预指导,促进健康生活方式的养成。

参 考 文 献

[1] 贺丽英,孙蕴,要文娟,等.2010—2016 中国老年人骨质疏松症患病率 Meta 分析.中国骨质疏松杂志,2016,22(12):1590 - 1595.

[2] Si L,Winzenberg TM,Jiang Q, et al. Projection of osteoporosis-related fractures and costs in China:2010 - 2050. Osteoporosis International,2015,26(7):1929.

[3] 中华医学会骨质疏松和骨矿盐疾病分会.原发性骨质疏松症诊疗指南(2017).中华骨质疏松和骨矿盐疾病杂志,2017,10(5):413 - 444.

[4] 袁春华,徐劲松.儿童青少年的骨钙、骨密度及骨量与生长发育的关系.中国临床康复,2004,8(24):5092 - 5093.

[5] Brown SJ,Schoenly L. Test of an educational intervention for osteoporosis prevention with U. S. adolescents. Orthopaedic Nursing. 2004,23(4):245 - 251.

[6] 孟娣娟.青少年骨质疏松初级预防健康教育的效果研究.北京协和医学院,2008,66.

[7] 中国健康促进基金会骨质疏松防治中国白皮书编委会.骨质疏松症中国白皮书.中华健康管理学杂志,2009,3(3):148 - 151.

[8] 高明.北京市社区医务人员骨质疏松症社区规范化管理培训效果分析.北京:首都医科大学,2012:1 - 7.

[9] 张力,吴坚平,颜世洁,等.上海市 17 个区县社区卫生服务中心骨质疏松诊断设备及专科医师配置现状.中华骨质疏松和骨矿盐疾病杂志,2014,(3):268 - 270.

[10] 雷云,李觅琼,杨芳,等.192 例骨质疏松症患者社区门诊与家庭相结合管理效果分析.上海医药,2015,36(8):50 - 53.

[11] 崔亚微.骨质疏松症患者的健康管理.中国现代医药杂志,2013,15(10):100 - 101.

[12] 程志安,林定坤,许树柴,等."治未病"与骨质疏松症中医特色健康管理.中华健康管理学杂志,2008,2(5):317 - 319.

[13] 阳晓东,马俊岭,林吉祥.营养、膳食与骨质疏松研究现状综述.中国南方骨质疏松论坛暨江西省骨质疏松学术会,2013.

[14] 邢媛媛,李莹,屈清荣.基于跨理论模型的健康教育对骨质疏松性骨折术后患者健康行为的影响.河南医学研究,2015(9):152 - 153.

[15] 刘建立.绝经后骨质疏松症的防治进展.中华妇产科杂志,1997,3(9):517 - 519.

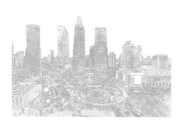

第五章

基层卫生服务

根据国家和上海市卫生与健康大会精神，2017 年，上海市基层卫生工作要点中明确提出，要切实地将以基层为重点的工作方针贯彻到各项工作中；继续深化社区卫生服务综合改革，扎实推进家庭医生签约服务；抓社区基层工作，全面提升社区卫生服务能力；抓"十三五"规划落地，全面完善老年护理和医养结合体系，在有序推进各项工作的过程中，更加重视服务质量，不断提升群众的获得感。本章根据上海市四项基层卫生重点工作，分别从家庭医生签约服务激励机制、基层中医药服务能力提升策略、远郊区基层医疗服务能力提升对策、邻里中心卫生单元对家庭医生制服务的影响，以及"医养结合"支持平台系统设计及运用等方面提出了具体做法和工作思路，对上海市进一步推进基层卫生改革与发展有重要的决策参考价值。

上海市建立健全家庭医生
签约服务激励机制研究

柯　林　刘元凤　张昀羿　陈　霆

【导读】　家庭医生制度是构建以社区卫生服务为基础的新型城市医疗服务体系、实现"社区首诊、双向转诊、分级诊疗"的政策目标、提高医疗卫生服务的质量和效率的重要举措。新一轮医改以来，国家在推进分级诊疗制度、建立全科医生制度方面出台了一系列政策措施。上海按照国家明确的政策框架，结合自身实际，在建立健全家庭医生签约服务激励机制方面积极探索。本文梳理总结了国家对家庭医生制度建设的政策要求，借鉴英国、德国、美国家庭医生激励机制经验，分析了健全家庭医生签约服务激励机制面临的主要问题，提出了相关政策建议。

家庭医生*制度是我国医改的重要基础，是构建以社区卫生服务为基础的新型城市医疗服务体系、实现"社区首诊、双向转诊、分级诊疗"的政策目标、提高医疗卫生服务的质量和效率的重要举措。新一轮医改以来，国家在推进分级诊疗制度、建立全科医生制度方面出台了一系列政策措施。2016 年 5 月，国务院医改办等七部委联合印发《关于推进家庭医生签约服务的指导意见》（国医改办发〔2016〕1 号），标志着我国全面推开家庭医生签约服务工作。通过家庭医生和居民建立契约服务关系，引导有序就医、构建新型有序的医疗服务体系。

一、国家层面关于家庭医生制度建设的有关要求

随着社区卫生服务改革向着纵深发展，需要不断地创新社区卫生服务的内容和形式。2009 年启动实施的新一轮医改，将建立家庭医生制度，发展社区卫生服务作为重要内容之一。

2011 年国务院出台《建立全科医生制度的指导意见》（国发〔2011〕23 号）[1]，提出全科医生是居民健康的"守门人"；明确了建立分级诊疗模式，实行全科医生签约服务，将医疗卫生服务责任落实到医生个人，是我国医疗卫生服务的发展方向。

2015 年国务院办公厅印发《关于推进分级诊疗制度建设的指导意见》（国办发〔2015〕70

第一作者：柯林，男，上海市发展和改革委员会主任科员。
作者单位：上海市发展和改革委员会（柯林、刘元凤、张昀羿、陈霆）。
　*　本文所指的家庭医生是指基层医疗卫生机构的注册全科医生（含助理全科医生和中医类别全科医生），以及具备能力的乡镇卫生院医师和乡村医生等。

号）[2]，明确提出：建立基层签约服务制度，通过政策引导，推进居民或家庭自愿与签约医生团队签订服务协议，满足居民多层次服务需求。

2016 年 5 月，国务院医改办等七部委联合印发《关于推进家庭医生签约服务的指导意见》（国医改办发〔2016〕1 号）[3]，提出：建立健全签约服务的内在激励与外部支撑机制，调动家庭医生开展签约服务的积极性。同时指导意见还提出，"有条件的地区可探索将签约居民的门诊基金按人头支付"的改革，进而充分发挥家庭医生的控费作用。

2017 年 5 月 2 日，国家卫生计生委和国务院医改办联合印发《关于做实做好 2017 年家庭医生签约服务工作的通知》（国卫基层函〔2017〕164 号）[4]，明确提出，要完善家庭医生签约的激励机制。

二、英国、德国、美国全科医生服务模式及激励机制设计的共性特点

不同国家全科医生制度的建立和发展，与其政府政治意愿、经济社会发展状况、卫生体制、公众健康需求等密切相关。目前，许多国家和地区建立了较为完善的全科医生制度。根据医疗卫生体制的不同，我们梳理分析英国、德国、美国的全科医生服务模式和激励机制，其共性特点[5]如下。

1. 规范化培养的全科医生作为公民健康的"守门人"

全科医生要经过系统、规范化的培养，且入行门槛较高，准入考核严格。

2. 可持续的全科医学终身教育体系和丰厚的薪酬待遇保证了全科医疗质量

全科医生培养及继续教育体系非常完善，全科医学是一门临床医学专业学科，培养模式和其它临床专科一致，从制度上保障全科医生的质量与水平。在收入水平方面，英国全科医生的收入约是社会平均薪酬的 4.2 倍；美国家庭医生的收入约是社会平均收入的 3.5 倍。较高的收入水平稳定了全科医生数量，保证了全科医疗质量。

3. 市场化的初级医疗供给体制和管理机制调动了全科医生的积极性

无论是英国、德国，还是美国，全科医生大多是自由执业者，他们或自办诊所，或合伙办诊所按区域实行优胜劣汰，动态管理。在这种体制机制下，全科医生只有积极参与竞争才有可能不被淘汰。

4. 严密规范的双向转诊制度促进分级诊疗的有效实现

一般而言，初级卫生保健服务是主体，起守门人的作用，由全科医生提供。二、三级医院一般不设普通门诊，不负责一般诊疗服务；只设专科门诊、急诊和住院服务，只接收经过全科医生转诊的患者依次就诊。同时，明确转诊标准，哪些病属于首诊、哪些病需要转诊、何时转诊、在什么情况下转诊均有明确规定。对居民的权利义务也有明确规定，居民患病时，必须先找自己签约的全科医生首诊并由其根据病情决定是否转诊。如果情况紧急居民也可以直接去医院就诊，但之后必须回到自己签约的全科医生那里继续接受治疗。居民接受上级医疗服务必须经签约的全科医生同意转诊；否则医保不予报销，医院也不予收治，并通过立法予以保证。

5. 按人头购买初级卫生保健服务有利于提高医疗质量并降低医疗费用

按人头付费，有利于提高医疗服务质量，取得居民信任；有利于把防病和治病结合起来，减少

疾病发生;有利于把患者尽可能留在诊所,降低医疗费用支出;有利于激励全科医生把承担的患者上下转诊、费用审核的任务变成自觉自愿的行动。

6. 居民自由签约全科医生的权力是对全科医生最权威的考核

无论是英国、德国,还是美国,均赋予居民有自由签约全科医生的权力,实质上是把对全科医生的考核权和使用权交给了它的服务对象。

三、上海市建立健全家庭医生签约服务激励机制的探索

为做实做强本市社区卫生服务,进一步完善社区卫生服务模式,逐步承担起居民健康"守护人"的职责,"十一五"期间上海大力推进并基本完成社区卫生服务中心的标准化建设,"十二五"以来,上海市按照国家要求,积极推进家庭医生制度建设。2011 年,上海市在长宁、徐汇、闵行等10 个区启动了家庭医生制度试点。在总结各区县试点经验的基础上,市卫生局等部门联合印发《关于本市全面推广家庭医生制度的指导意见》(沪卫基层〔2013〕7 号)[6]。自 2013 年起,全市所有区县均开展家庭医生制度构建工作。

2015 年 6 月,市政府办公厅印发《关于进一步推进本市社区卫生服务综合改革与发展的指导意见》(沪府办发〔2015〕6 号)[7]及 8 个配套文件,启动以家庭医生制度建设为主线的新一轮社区卫生服务综合改革。

为深化分级诊疗制度建设,上海探索开展家庭医生"1+1+1"组合签约试点。以老年人和慢性病患者为重点,在家庭医生签约基础上,探索开展"1+1+1"组合签约服务模式,签约居民选择家庭医生就诊或通过家庭医生转诊,享有优先预约就诊、慢病长处方、延伸处方等便利服务。

总体来看,上海在推进家庭医生制度建设的过程中,逐步推进实施并不断完善家庭医生签约服务激励机制,在实践中取得了一定成效。具体包括以下几个方面。

1. 建立符合社区卫生服务特点的薪酬体系

一是完善绩效工资制度。2015 年,市卫生计生委等部门联合印发《关于完善本市社区卫生服务中心绩效工资制度的实施意见(试行)》,在试点社区逐步建立水平合理、分配透明、管理规范、正向激励的绩效工资分配机制。综合考虑社区卫生服务综合改革确定的项目目录标准,以及承担医养结合工作等情况,以标化工作量为依据,核定社区卫生服务中心绩效工资总量,绩效工资分配向经规范化培训合理的全科医生倾斜。按照城乡一体化的原则,向郊区适当倾斜。二是推进家庭医生签约服务费试点。2013 年 12 月,作为国家全科医生执业方式和服务模式改革试点地区,长宁区在全市率先试点签约服务费,对参与试点的社区卫生服务中心,根据家庭医生签约对象的数量、构成及其管理效果,支付签约服务费,标准为每年 120 元/人。2016 年 11 月,金山区根据"1+1+1"医疗机构组合签约居民数量,按照每年 20 元/人的标准,确定对各社区卫生服务中心签约居民服务费核定总额。2016 年 12 月,徐汇区按照家庭医生提供服务的数量和效果收取签约服务费,标准按"1+1+1"医疗机构组合签约对象 120 元/人/年计算。

2. 加强全科医生队伍建设

一是扩大全科培训基地规模。上海市是全国最早开展全科医生规范化培养的地区。目前,已评估认定 31 家临床基地、57 家社区基地,涵盖全部三级综合性医院和示范性社区卫生服务中

心,开展临床培训基地与社区教学基地合作共建。二是加强对全科住院医师培训的政策倾斜。对承担全科培训任务较重的医院在启动经费上予以支持。为保证全科医师培养质量,依托复旦、同济等高校,成立全科医学师资培训中心,提高各基地管理和带教水平。把全科医生培养纳入住院医师规范化培训。三是拓展规范化培训渠道。除每年做实"5+3"全科医生规范化培训外,探索在郊区开展"3+2"助理全科医生培养,纳入社区卫生服务体系。

3. 优化全科医生职业发展路径

一是拓展全科医生能力提升渠道。在徐汇区建立了全科医生能力评估实训基地,通过"评估、培训、再评估"提高培训的针对性与有效性。同时,出台了《上海青年医师培养资助计划》,在资助名额上向社区倾斜,通过培训青年骨干带动整个社区医务人员能力水平的提高。二是建立符合社区特点的职称评审办法。成立社区卫生高级专业技术职务任职资格评审委员会,在学历、科研项目等条件上适度放宽,强化社区特点的技能和业绩考核,把握评审导向。合理设置岗位职称结构,重点提高社区卫生服务中心中、高级岗位比例(高级职称比例从3%~5%调高到5%~8%),中级职称比例从25%调高到45%),提供良好的职业发展路径。三是形成表彰激励机制。自2013年起,连续四年评选出四届"上海市十佳家庭医生"。联合上海市慈善基金会唯爱天使基金设立"全科医师基层服务卓越奖",评选出"卓越奖"获得者和提名奖各20位。

总体来看,家庭医生签约服务的落实取决于支付制度及标准化流程的设计,而标准的缺失很难将家庭医生体系完整地搭建起来并建立合适的支付制度。一是家庭医生服务内容、供给和目标设计与分级诊疗制度目标的背离问题。目前家庭医生签约服务将提供简单的健康管理、咨询和公卫作为主业,家庭医生业务水平较难获得提升,造成基层医疗机构服务能力不足,难以达成吸引基层首诊的分级诊疗制度目标。这是当前的政策困境之一。二是标准化服务流程的缺失与家庭医生发展困境问题。目前医疗服务体系内各级医疗机构功能定位弱化,加之"软签约"的柔性操作方式,助长了不同等级医疗机构之间的无序竞争和患者就医的趋高性。而双向转诊制度的模糊,也造成家庭医生转介和协调功能受限。患者医疗服务信息互通共享的不足,更是造成患者医疗服务与家庭医生对患者长期疾病管理的割裂。三是按人头付费的医保支付制度的不到位与家庭医生激励机制缺失问题。目前家庭医生管费用仅停留在文字上,加之全科医生薪酬和职业发展路径等政策尚待完善,与分级诊疗制度中家庭医生功能定位相匹配的激励机制尚未有效建立,造成家庭医生岗位吸引力低,流失问题较突出。

四、关于上海市建立健全家庭医生签约服务激励机制的政策建议

针对本市推进家庭医生制度建设存在的问题,学习借鉴部分发达国家的实践经验,就本市建立健全家庭医生签约服务激励机制,提出如下建议。

(一)完善与分级诊疗制度相匹配的家庭医生签约服务内涵,提升家庭医生服务能级和质量

重点解决与分级诊疗制度相匹配的家庭医生服务什么和怎么服务的问题。

(1)建立社区卫生服务中心平台与家庭医生契约关系,明确家庭医生目标责任与相匹配的

资源,建立新型的生产责任关系,以家庭医生为责任主体,实施全面预算管理,激发家庭医生生产力。

(2)建立签约服务费关键绩效考核指标体系,发挥签约服务费对家庭医生签约服务与费用管理的约束激励作用。家庭医生作为责任主体,通过针对性的健康管理,开展准确初诊、诊治与分诊,引导居民合理利用医疗资源,达到提高健康水平和有效控制医疗费用的目标。签约服务费的考核指标重点考量三个"有效",即有效签约、有效服务、有效控费。同时,为加强行风建设,建立签约服务费拨付如涉及"行风问题"一票否决的机制。

(3)建立与服务绩效考核相匹配的分配机制。绩效工资分配应充分考虑全科医生的签约居民数量和结构、服务质量、居民满意度以及居民医药费用控制情况等因素,向全科医生倾斜。将签约服务费收入按一定比例向承担签约服务的家庭医生团队发放,纳入绩效工资管理。

(4)探索建立市场化社区医疗卫生服务供给制度和居民自由选择签约家庭医生的用脚投票机制。发挥社区卫生服务中心平台功能,对于符合条件的社会办医(综合门诊部等)纳入社区医疗卫生服务供给管理,探索建立家庭医生工作室(家庭医生团队)的职业化发展路径。同时,在完善家庭医生签约服务考核机制的同时,探索建立居民自由选择机制,逐步建立签约居民用脚投票的市场化考核机制。

(二)建立健全分级诊疗标准服务流程,加大家庭医生在医疗服务资源配置中的支持力度

家庭医生签约服务是完善分级诊疗制度的重要举措,解决社区首诊问题,可以依托医联体建设,进一步推动优质医疗资源下沉,加大对家庭医生在医疗服务资源配置中的支持力度。

(1)推动优质医疗资源下沉。通过组建医疗联合体和医院集团、对口支援、建设区域信息化诊疗平台等多种方式,进一步强化对基层医疗机构的人力和技术支持。进一步做实上海市公立医疗机构临床主治医师到基层定期工作制度,根据供需情况,适当增加向社区卫生服务中心派出定期工作人员的数量。鼓励二级以上医院医师到基层医疗机构多点执业,或者定期出诊、巡诊,提高基层服务能力。鼓励专科医生加入签约服务团队,为家庭医生提供技术支持,通过分工合作,为签约居民提供优质服务。

(2)切实落实签约居民预约优先转诊、畅通双向转诊、慢性病"长处方"、转诊"延伸处方"等优惠政策。二、三级医院的专门职能部门和责任人切实做好与社区的对接协调,根据实际需求,预留"两个50%"的专科(专家)门诊号源向家庭医生开放,对预留资源的管理采取提前预留、动态跟踪、按需调整的方式,满足签约居民优先就诊与转诊需求。向家庭医生优先开放检验检查、床位资源。鼓励专科医生加入签约服务团队,为家庭医生提供技术支持,通过分工合作,为签约居民提供优质服务。

(3)进一步加强信息化建设,充分发挥信息化技术在家庭医生健康管理、服务管理与费用管理中的重要支撑作用。完善以家庭医生为核心的社区卫生服务信息化生产平台和管理平台,通过实时监测统计家庭医生服务的工作数量和管控服务质量,促进精细化管理,及时有效调配家庭医生服务资源。强化各级医疗机构间诊疗信息系统互联互通,优化市级卫生信息化系统数据整合功能,实现与医保信息系统的对接,使家庭医生能够掌握签约居民在各级医疗机构就诊信息和

费用信息,为各项服务与费用指标考核提供支撑。

(三)建立健全全科医生教育培训制度,完善家庭医生收入分配制度

(1)逐步提高家庭医生收入水平。参照英国、美国和德国等发达国家的标准,合理确定全科医生的收入水平,提高绩效工资总体水平,建立全科医生团队的工作补助经费和奖励经费,缩小全科医生和专科医生的收入差距,并建立稳定的收入增长机制。对到上海市远郊地区政府办基层医疗卫生机构工作的全科医生,发放远郊地区津贴。

(2)继续开展全科医生转岗培训、农村订单定向医学生免费培养和助理全科医生规范化培训等工作,分层次推进全科医学人才培养。在部分二级以上医院设立全科医学科,通过规范化培训加强全科医生队伍建设。进一步拓宽全科医生进修途径,将优秀全科医生优先纳入青年人才培养计划,选派出国进修。制定高层次全科医学人才培养计划,培养全科学科带头人。完善全科医生制度,形成一支"下得去、用得好、留得住"的全科医生队伍,提高基层医疗卫生服务能力,为群众提供安全、有效、方便、价廉的基本医疗卫生服务。

(3)实施家庭医生签约服务费。根据家庭医生签约居民人数,按照每人 10 元/月的标准,向家庭医生团队支付。以"1+1+1"医疗机构组合签约协议书为标志,根据全市家庭医生签约信息库,核定签约居民人数,作为签约服务费与考核管理的依据。进一步明确家庭医生签约服务的具体内涵,同时,考虑到实施签约服务费将有利于节省医保基金的支出,以及家庭医生也将承担部分基本公共卫生职能,家庭医生签约服务费将应由医保、财政承担部分签约服务费。随着家庭医生制度建设和分级诊疗试点工作的推进,逐步完善个人缴费政策。

(4)加强医学院校全科医学系发展,对符合条件的社区卫生服务中心,可作为医学院校附属社区卫生服务中心,形成医学院校与社区卫生服务中心间教学相长的支持联动关系。建立健全基层医疗机构医疗技术人员定期到上级医疗机构学习、培训和轮转机制,进一步加强基层医疗机构医务人员的继续教育。提升基层医疗机构中医药服务能力和医疗康复服务能力,充分发挥中医药在常见病、多发病和慢性病防治中的作用。

(四)完善家庭医生签约服务的配套支撑政策

1. 拓展全科医生职业发展空间

一是合理调整全科医生岗位结构比例。科学合理设置社区卫生服务机构专业技术岗位配置比例,切实落实高、中级岗位比例相关政策,并在同等条件下优先聘用全科医生,为全科医生提供职业发展空间。鼓励各区按照有关规定设置特设岗位,吸引优秀人才到社区卫生服务中心工作。二是完善社区高级职称评审机制。在单独设立社区卫生高评委的基础上,进一步完善全科医生任职资格评价标准,将签约居民数量、接诊量、服务质量、群众满意度、社区卫生健康管理绩效等作为全科医生职称晋升的重要因素,注重健康促进、疾病防治、社区康复、社区护理等方面业绩的评审和考核,突出对技术操作能力的评价,适当放宽对外语、计算机和论文的要求。三是开辟全科医生进编绿色通道。建立社区卫生服务中心编制数随服务人口数变化的动态调整机制,合理调整和增加社区卫生服务中心人员编制。对取得本市规范化培训合格证书的全科医生,不受户籍所在地等因素影响,优先进入社区卫生中心的编制。

2. 探索建立按人头付费的医保支付制度,发挥家庭医生控费作用

选择崇明区为试点探索,将签约居民的门诊基金按人头支付给基层医疗卫生机构或家庭医生团队,对经基层向医院转诊的患者,由基层或家庭医生团队支付一定的转诊费用。探索对纵向合作的医疗联合体等分工协作模式实行医保总额付费,发挥家庭医生在医保付费控制中的作用,合理引导双向转诊,发挥"守门人"作用。

3. 加强舆论宣传引导

充分利用各种信息媒介,采取多种形式广泛宣传家庭医生签约服务的政策与内容。从具体案例、就医感受入手,清晰、生动地宣传家庭医生签约服务便民、惠民、利民的好处,提高居民对家庭医生签约服务的知晓率。准确把握宣传口径,将国家和地方规定的签约服务政策措施作为宣传重点,合理引导居民签约预期。

参 考 文 献

［1］国务院.建立全科医生制度的指导意见(国发〔2011〕23 号).2011.
［2］国务院办公厅.关于推进分级诊疗制度建设的指导意见(国办发〔2015〕70 号).2015.
［3］国务院医改办等七部委.关于推进家庭医生签约服务的指导意见(国医改办发〔2016〕1号).2016.
［4］国家卫生计生委和国务院医改办.关于做实做好 2017 年家庭医生签约服务工作的通知(国卫基层函〔2017〕164 号).2017.
［5］高凤娟,韩琤琤,刘菊红,等.不同国家和地区的家庭医生签约服务模式及激励机制介绍.中国乡村医药,2016,23(19):59-62.
［6］上海市卫生局.关于本市全面推广家庭医生制度的指导意见(沪卫基层〔2013〕7 号).2013.
［7］上海市政府办公厅.关于进一步推进本市社区卫生服务综合改革与发展的指导意见(沪府办发〔2015〕6 号).2015.

上海市基层中医药能力提升工程
"十三五"行动计划实施研究

施永兴　陆超娣　徐　雯　叶　盛
曹海涛　宋慧君　刘　登　成雯郁

【导读】　为贯彻落实"基层中医药服务能力提升工程十三五行动计划",提升中医药服务能力,本文结合上海市2017年组织开展的提升工程"十三五"行动计划专项调研情况,从中医药人才队伍、中医药适宜技术、中医药对口支援、中医药服务项目和中医医养结合等方面对上海市相关工作的现状、优势、存在问题进行了分析,并在创新模式、提升激励、培养人才、落实分级诊疗、加大宣传等几个方面为提升工程"十三五"实施方案制定提供一系列具体建议和参考依据。

基层中医药能力提升工程(以下简称"提升工程")是为贯彻落实国务院《"十二五"期间深化医药卫生体制改革规划暨实施方案》等文件对中医药工作的部署和要求,经国务院医改领导小组同意,由国家五部门共同组织实施的一项重要工程。"十二五"期间,通过实施提升工程,基层中医药服务可及性和可得性显著增强,基层中医药发展助力医改的作用日益显现,基层中医药发展机制和模式不断完善,基层中医药发展良好环境和氛围逐步形成。提升工程"行动计划"是在巩固提升工程"十二五"建设成果、扩大基层中医药服务覆盖面的基础上打造的提升工程"升级版",是贯彻落实国务院"十三五"深化医改规划和中医药发展战略规划纲要(2016~2030)、全国卫生与健康大会等关于中医药工作部署要求的重要抓手。

"十二五"期间,上海市认真落实国家工作部署和要求,出台了《上海市基层中医药服务能力提升工程的实施意见》,市中医药事业发展领导小组与各区县政府签订了提升工程《目标责任书》。通过实施提升工程,上海市基层中医药服务网络进一步完善,服务能力和水平也得到了明显提升,但与深化医改的目标要求和人民群众对中医药的需求相比,仍有一定差距。鉴于此,在评估"十二五"工作的基础上,要进一步开展对基层中医药工作的现状梳理,对照国家提升工程"行动计划"确定的主要目标、重点任务和上海市中医药服务发展目标,围绕主要问题与薄弱环

第一作者:施永兴,男,副主任医师。
作者单位:上海市中医药社区卫生服务研究中心(施永兴),上海市卫生和计划生育委员会、上海市中医药发展办公室(陆超娣),上海市静安区卫生和计划生育委员会(徐雯),上海市浦东新区卫生和计划生育委员会(叶盛),上海市静安区北站街道社区卫生服务中心(曹海涛),上海市黄浦区淮海中路街道社区卫生服务中心(宋慧君),上海市静安区临汾路街道社区卫生服务中心(刘登),上海市宝山区张庙街道长江路社区卫生服务中心(成雯郁)。

节,开展专项调研,明确本市的"十三五"行动计划重点,并将实施"十三五"行动计划要与全面推进基层中医药工作相结合,要与上海市深化医改,落实各项医改任务要求相结合,力争将影响基层中医药工作发展的共性问题在落实医改各项目标任务中加以统筹解决,以更好满足社区居民对中医药健康服务的需求。

一、研究方法与内容

2016年底,国家基层中医药服务能力提升工程领导小组启动了"基层中医药服务能力提升工程'十三五'行动计划",上海市将该项工作实施纳入市政府年度工作,并组织开展提升工程"十三五"行动计划专项调研工作。通过对基层中医药工作的现状梳理,对照国家提升工程"行动计划"确定的主要目标、重点任务和本市中医药服务发展目标,围绕主要问题,分专题开展定量调研与定性访谈,专项调研,提出解决方案和政策措施建议,为上海市制定提升工程"十三五"行动计划实施方案提供参考。

(一)研究方法

定量与定性相结合。问卷调查采取分层整群抽样方式,调查上海市16个区全部社区卫生服务中心的20%,共计49家社区卫生服务中心。定量数据来源于社区卫生服务中心His系统中医医疗技术工作量数据;定性数据来源于上级中医医院专家、卫生管理专家和社区卫生服务中心行政及业务人员访谈及小组讨论。

(二)主要内容

(1)上海市基层中医药服务人力资源现状调查,分析中医药从业人员的需求及继续教育存在的主要问题,探讨中医药人才队伍建设的政策措施。

(2)社区中医药服务提供与利用现状调查,分析中医药服务提供能力、利用水平及存在问题,提出发展建议。

(3)中医药适宜技术、上级中医医院对口支援社区工作开展情况调研,分析现有适宜技术应用、对口支援情况以及需求。

(4)了解目前中医参与社区医养结合工作方式、特色工作等现状,分析其存在问题,提出发展建议。

二、主要成就与问题

(一)主要成就

1. 政府政策比较到位

一是政府重视程度较高。政府对于中医药发展的重视程度越来越高,投入也逐年增加。二是科研及人才有政策倾向。政府对中医药特色项目给予专项经费支持,对社区中医药研究给予专项支持,对社区中医人才培养给予专项支持。

2. 人才队伍建设得力

一是人才队伍质量较高。目前上海市社区人才队伍梯队年龄结构较为合理,50％以上为中级职称,75％以上为本科及大专以上。中医医师占比逐年上升,均能达到国家十三五规划的目标要求。中医医师平均每季度参加中医药知识技能培训。中心城区调研社区平均每家每年获得一项市级或区级课题及一项人才培养。二是中医适宜技术水平较高。上海市社区非中医类别医务人员的中医知识与技能培训达到了100％覆盖,30％左右的非中医人员在中医医师的指导下开展一些非创伤性的中医适宜技术。94％的社区拥有区级以上中医适宜技术师资人员,全部拥有适宜技术推广员。

3. 中医诊疗技术应用广泛

一是中医适宜技术开展比较全面。10大类国家“十三五”期间的推广中医医疗技术,目前已有9大类在上海各社区开展,其中肛肠类技术因为涉及伤口污染及手术原因,目前各社区暂时没有开展。另外,上海市从2005年起遴选出24项适宜技术在全上海各社区进行培训、推广,从数据显示推广情况较为良好。二是覆盖范围比较广泛。本次调查涵盖了上海市中心城区、城乡结合部和远郊,从适宜技术推广项目和内容来看,三者并无明显差别,无论是中心城区还是远郊,中医适宜技术均已覆盖,提高了社区居民接受中医适宜技术的便捷性。三是应用疾病种类较多。除常见的颈肩腰腿症等伤骨科优势中医治疗病种外,一些社区常见病、慢性病如消化类疾病、内分泌疾病等也逐步开展了适宜技术治疗,居民对中医适宜技术的接受度逐步提高,愿意接受治疗的疾病种类逐步增多。四是中医诊疗技术传播优势明显。中医医师在社区义诊和健康讲座过程中,因为这些技术简便,所以现场演示和操作都相对容易,那些效果明显的项目会非常容易获得受众。

4. 对口支援稳步推进

一是市级医院对口项目较多。目前,市级医院对口支援项目大致有对外省援助、对区域联合体援助、医师规范化联合培养以及中医医联体等。二是对社区基层支援内容较为丰富。目前,上海市级医院对于基层医院的援建内容大多围绕“解决一项医疗急需,突破一个薄弱环节,带出一支技术团队,新增一个服务项目”为主。三是对口支援成效显著。对口支援提高了基层中医药服务能力和学科水平,锻炼培养了中青年中医药医疗骨干队伍;嫁接了中医特色诊疗技术(适宜技术),弘扬了中医特色项目,并把特色技术下沉到社区。

5. 医养结合试点开展

一是结合家庭医生工作开展。将中医医养结合整合到家庭医生工作和“长护险”工作中,开展以老人需求为目标的中医预防、中医养生等服务,同时还将康复服务送到养老院。二是结合西医共同开展。将中医与西医相融合,融入原有的医养结合体系中,中西医医疗、预防、养生知识共同为老人服务。

(二)存在问题

1. 政策问题

(1)收费项目尚不能一一对应:国家中医药管理局提出的10大类、95项适宜技术,有一部分未在上海市医疗服务项目收费目录中体现和名称对应,社区不能开展这些项目或已开展此技术但是只能归在大类中收费,数据不能通过信息化体现。

(2)收费标准不能完全体现技术价值:目前上海市中医适宜技术收费较全国同等发达城市比较属于价格洼地,现有的收费标准不能完全体现技术价值和劳务水平。同时也影响到现有的标化工作量中对中医工作量的评定,从而影响了中医医务人员的积极性。

(3)医养结合政策堡垒有待突破:卫生、医保和民政三者之间存在着政策壁垒,对中医医养结合的支持力度并不大,尤其在人员、财力保障上,牵头单位不一,政策不一。

(4)部分基层医疗机构投入不足,部分诊疗设施欠缺:近年来,政府对基层医疗机构的标准化建设投入很大,但标准化建设的水平还不能全面满足各项中医诊疗技术的开展,尤其是中心城区场地问题。

(5)中药外用制剂管理较严:中药外用制剂按照内服制剂进行管理,食药监部门不允许社区自配外用制剂,造成一些特色中医适宜技术无法开展。

2. 人员问题

(1)人员有较大缺口:中医全科医师数量上无论是被调查的市区还是郊区社区卫生服务机构均存在一定的缺口,郊区比市区更明显。郊区获"全科规培合格证书"中医师较市区有明显差距。

(2)医务人员对适宜技术的掌握程度有待加强:较多的医务人员不能对每大类适宜技术都进行掌握,国家推广项目中一些非常规项目需要进一步开展培训,如子午流注技术等。另外非中医医务人员开展非创伤性中医适宜技术的比例较低。

(3)部分医师对中医诊疗技术掌握程度不高:部分医师对于某些中医诊疗技术掌握程度不高,临床中医师常避难就易。中医诊疗技术应用存在差异性。

(4)继续教育的方式与渠道单一:目前主要为学分制的集中授课讲座为主,社区中医医师任务繁重常常因为工作而无法参加。业务学习时间也因为不能在工作时间内完成的任务和家庭照顾需求而受到限制。

3. 机制问题

(1)中医医联体比例过低:市区调研机构参加区域中医医联体的比例为33.33%,郊区比例为26.32%,区域中医联合体参加比例仍待进一步提升,从而能更有效发挥区域中医联合体的技术和人才优势。

(2)下转机制已建立但应用较少:目前,分级诊疗制度的实施,上转病人数在转诊病人中所占的比例偏大,从上级转至基层社区的病人较少。病人转上容易转下难,导致基层卫生机构功能得不到充分的发挥。

(3)二三级医院支援社区内涵不强:因为二三级医院自身压力大、人员紧缺,现实中存在到社区走过场的情况,对口支援的高级人才较少。此外下社区及对外援助待遇不高,医师积极性不高。

(4)各区县适宜技术应用情况仍有一定差异:16个区均开展中医适宜技术,但开展的种类、人次、实施的医生数量、科室等均有差异,也对居民的获得感有所影响,此外,这也可能与本次抽样调查的数量有关。

(5)部分推广适宜技术开展数量较少:上海市24项适宜技术中,有几项因为药物不生产或者社区中此类患者较少等原因,开展数量较少,应用范围较窄。

(6)中医医养结合缺乏规范:目前全市没有明确的中医医养结合项目清单,缺乏服务规范、服务流程等文件依据,各社区的开展百花齐放,但基本局限在中医养生指导等方面。

(7)多学科的协作有待加强:西医与中医缺乏协作。中医内科与康复、针灸推拿也缺乏良好协同诊疗,无整体化诊疗。

4. 宣传和健康教育有待进一步加大

不同区域的患者对于中医药知识的认知程度有差异。文化层次、高低、经济消费能力高低、中医知晓率的高低与中医诊疗技术选择率密切相关。

三、政策建议

(一)创新基层中医药服务模式

以社区卫生服务机构为载体、三级中医药服务网络为支撑,加强与日间照护机构和养老机构协作,构建以居民需求为导向的创新型基层中医服务模式,实现机构服务与上门服务、传统服务方式与"互联网+"服务相结合,更好地满足居民需求。2015 年的社区基本服务项目文件《上海市社区卫生中心基本服务项目目录》中,基层中医药服务项目主要包括一般门诊诊疗、上门诊疗服务、健康档案服务、运用中医药知识开展孕产妇保健咨询及指导、运用中医药技术和方法预防传染病、慢性病防治、社区门诊护理开设中医康复门诊护理服务、开展家庭医生服务对基层医疗患者进行健康管理。除基本服务项目外,还可以做好社区诊断,开展针对性服务,在国家推广的中医药适宜技术基础之上遴选一部分目前推广效果较好或符合当地居民需求的技术清单,建立以需求为导向的进入、推广机制;同时,对于覆盖面窄、利用程度不高、群众满意度低的适宜技术,建立退出机制,通过动态调整机制,扎实推广技术成熟、百姓需求高的适宜技术。

此外,还需协调相关行政管理部门,通过筛选制定常用医疗机构自制剂清单并扩大其应用范围,特别是社区卫生服务机构用量大、使用范围广的外敷用药,可考虑通过清除审批壁垒、延伸处方等进一步下沉到社区层面;根据区域人口结构特点和发展定位,组织中医专家进社区、进楼宇开展义诊和健康教育活动;开展多种形式的便民举措,向患者提供电话预约、网络预约、诊间预约、门诊服务台预约、自助预约机等多种渠道的预约诊疗服务等。

(二)建立符合基层中医药服务模式的激励方案

基层中医药服务的主要提供机构包括社区卫生服务机构、村卫生室以及中医药门诊部、诊所。针对服务提供方,一是应统一全市中医药服务项目价格,目前同种中医药服务项目在社区的价格要低于医院;由于中医类服务项目价格普遍偏低,因此低价对居民的吸引力度不大,而对社区卫生服务中心的"减收"作用却较为明显,打击了基层提供中医药服务的积极性。二是完善社区卫生服务中心中医类服务的项目目录及标化工作量标准。在社区基本服务项目中,中医类别占比相对西医较少,在实际开展过程中难以就提供的全部中医药服务对中医医生进行绩效评价,且服务项目清单中未包含中医治未病和中医医养结合等项目,这与国家鼓励提供治未病服务和医养结合服务的政策方向不一致,降低了中医医务人员的服务热情。建议将实际开展数量多、群众需求高的治未病项目、医养结合项目纳入标化工作量的考核范围,建立社区和医务人员提供相关服务的激励机制。三是继续扩大医保报销目录,在健全全民医保体系和基本药物制度中发挥中医药优势和作用,将符合条件的中医药适宜技术、自制剂等纳入报销范围;已经纳入报销范围的项目,要确保各个区县落到实处,避免因信息化不完全等原因阻碍中医药服务在基层的实际使用效果。

(三)加大基层中医药人才培养力度

1. 通过系统培养提升基层人力层次

基层机构缺少中医药人才是制约中医药服务发展的关键原因。据测算,目前全市范围内基层中医药专业技术人员缺口仍较大,中医全科医生尚需 600 人。一方面,应加大医学院校的招生和培养力度,同时加强中医传统文化和历史传承的知识教授,让学生们深入了解中医传统文化的精髓,一定程度上影响毕业生选择本专业领域内工作的倾向。同时,根据社区需求对中医药专业学生进行系统培养,依据社区主要岗位类型设置和服务内容开展学习实践,而与此同时也需要社区卫生服务机构主要管理人员转变传统观念,为全方位培养中医全科医生提供不同岗位的锻炼机会。另一方面,社区可通过组织社区在职人员短期培训、集中培训来学习中医药知识及服务过程中所需的交流沟通等综合能力,培养自身医务人员的中医药服务技能及综合能力。

由于基层中医药服务人员缺口较大,因此短期内扩大中医药服务力量有限,建议同步继续加强对非中医药人员中医知识培训,进行针灸、推拿等较为简易但常用的中医适宜技术学习,以提高社区卫生服务机构中能提供中医药服务的人群比例。市级层面也可制定统一的中医药培训教材,有计划地推进适宜技术培训。

此外,基层中医药人员存在老中医缺乏、新一代补不上的局面,而中医服务的一个显著特点是患者选择与流派紧密相关。上海市推行师带徒工程,在人才培养、技术传承和服务推广方面皆取得了良好成效。建议进一步推动老中医社区师带徒工作,加大基层中医药人员对流派的学习、传承,吸引和更好的服务社区居民。

2. 加强中医规范化培训基地建设

由于目前中医全科规范化培训基地发展较慢,而三级医院的中医规范化培训与社区实际临床需求有一定差距,致使完成规范化培训的中医全科医生对社区的疾病种类和诊疗环境不熟悉,缺乏执业归属感。建议社区参与制定中医全科医生的规范化培训课程,同时设置一定比例的社区临床课程并由社区名中医承担相关课程的带教工作,加强中医全科规培生对社区卫生服务中心的职业归属感。

3. 对基层中医药人才进行适当政策性倾斜

对基层中医药人才实行适当的保护性政策倾斜,鼓励中医药毕业生到基层工作。亟待解决的首要问题是工资待遇和职称晋升,优化中医药服务人员的职业前景:适当提高中医药服务人员工资水平,对使用中医药技术和方法的基层医务人员给予绩效上的倾斜,加大对提供中医饮片及中医适宜技术的奖励尺度;科学合理设置基层中医药服务专业技术岗位配置比例,建议在区域层面对基层中医生岗位设置高级职称比例,如 20%,并对区域间平衡进行适当调节。其次,合理增加基层中医药服务人员编制,逐步提高基层中医类执业医师占执业医师的比例,实现人员配备与所承担的职责及服务需求相匹配。此外，争取解决师带徒和确有专长但无学历人员的行医资格问题，建立符合中医药特点的中医药人才评价机制。

（四）落实分级诊疗制度

基层医疗卫生机构以中医科为主、各服务点和全科团队参与开展基层常见病与多发病的中医药诊治，提供与"六位一体"功能有机结合的中医基本医疗服务，是中医医疗服务网络的基础；各区中医医院，主要开展区域内常见病与多发病的中医药诊治，是区域内中医基本医疗服务中心；综合医院中医科主要开展符合医院业务发展需要的重点疾病中医药诊治和优势专长突出的专科疾病中医药诊治，提供与医院临床各科业务紧密结合的中医综合医疗服务，是拓展中医药服务领域的重要基地。落实各级功能定位，既需要加强基层硬件和软件建设，提升服务能力，更重要的是，建立下沉社区的基层绩效、经济激励机制，做实各级各类医疗机构在服务网络中的定位。例如，在中医医院的绩效考核中，将接收基层向上转诊患者、恢复期患者向下转诊患者的数量及比例纳入绩效考核指标体系，提高通过转诊体系就诊患者的报销比例等。

同时，加大医院对基层的支撑作用，探索医院中医科对基层的多渠道支撑。第一，通过组建联合体、委托管理等形式，建立中医药服务资源共建共享、患者上下转诊等紧密合作。第二，探索医院中医科医生定期下社区、基层医生到医院培训的机制，探索中医药医生多点执业机制，提升社区中医药服务吸引力、提升基层中医药人员服务能力。第三，与社区需求诊断相结合，加大基层中医药服务人员对中医药流派的传承，提高各流派在全市的辐射能力。

（五）加大政策宣传

基层医疗服务的优势是便利可及、收费合理、良好的就医环境，中医药服务由于就诊特点、文化、传统等多方面原因，在人文关怀、患者就诊体验方面更优于西医服务，基层中医药应保持和发扬这一传统，治好患者的病、留住患者的心。此外，加强主动引导，广泛宣传中医药相关政策和优势。加强基层中医药服务"简、便、验、廉"等优势的宣传，以及大力宣讲已有中医药服务便民政策、广泛传播中医药饮片、适宜技术，提高社会各界对中医药服务的认同，提高中医药在社区居民中的知晓度和信任度；让更多的人群了解政策、利用政策，了解中医、使用中医，促进基层中医药服务的利用。

上海市远郊区基层医疗
服务能力提升对策研究

陈小丽　　端木琰

【导读】　提升基层卫生服务能力,对有效实施分级诊疗制度具有重要意义。本文通过全面梳理金山区 2012 年以来实施社区卫生服务综合改革、基层医疗服务能力提升工程、基层人才队伍建设等政策,总结基层医疗服务能力提升的成效和存在问题,提出出台精准支持政策、丰富基层医疗服务内涵、创新基层医疗服务模式等建议。

一、研究概况

以金山区全部 11 家社区卫生服务中心为对象,从要素投入、活动过程、服务结果(数量、质量、服务模式)及满意度等几个方面开展研究[1]。确定了 39 项评价指标(表 1),设计了 2 套调查问卷并对 650 余名就诊居民和医务人员进行随机调查,现场调研了 6 家社区卫生服务中心,召开了各层面的座谈会和专家咨询会。

二、基层医疗服务能力现状

(一)服务要素投入情况

1. 基建项目

金山 16 家社区卫生服务中心(含分中心)建筑面积由 2012 年的 69 621.24 m² 增加至 2016 年的 74 321.84 m²,增加了 6.80%;按辖区服务人口计算,人均服务面积由 0.091 m² 增至 0.093 m²。

2. 经费投入

2012～2016 年基层医疗机构财政投入年均增长率 13.10%。基层卫生财政投入占全区卫生投入占比由 2012 年的 17.90%增长到 2016 年 43.10%,其中医疗设备购置经费年均 606.57 万元,相较 2012 年的 311.69 万元,增幅达 94.60%。

3. 硬件设施投入

2012～2016 年先后新增或更新万元以上医疗设备 200 台(套),目前全区社区卫生服务中心

基金项目:2016 年上海市卫生和计划生育委员会卫生计生政策研究课题"提高远郊区基层医疗服务能力对策研究"(课题编号:2016HP045)。
第一作者:陈小丽,女,上海市金山区卫生和计划生育委员会副主任。
作者单位:上海市金山区卫生和计划生育委员会(陈小丽、端木琰)。

共配备主要医疗设备 33 种,较 2012 年增长 73.68%。其中,万元以上医疗设备共计 367 台(套),较 2012 年增加 55.50%;万元以上医疗设备总价值金额由 2012 年的 1 960.91 万元增至 2016 年的 3 300.31 万元,增幅达 68.30%。同时不断加大诊疗相关设施配备,如为每个全科医师团队配置了笔记本电脑、手机,租用了 55 辆专用电动汽车方便家庭医生上门服务。

表 1　金山区基层医疗服务能力评价指标

类别	序号	项　目	类别	序号	项　目
医疗服务要素投入	1	社区卫生服务中心数(含分中心)	医疗服务要素投入	21	中级职称卫技人员数
	2	社区卫生服务中心站点数		22	高级职称卫技人员数
	3	村卫生室数		23	大专以上学历卫技人员数
	4	社区卫生服务中心建筑面积		24	本科以上学历卫技人员数
	5	医疗设备种类	医疗服务效率	25	门诊人次
	6	万元以上医疗设备数		26	住院人次
	7	万元以上医疗设备总价值		27	手术人次
	8	财政总投入		28	家庭医生上门服务人次
	9	基建专项经费		29	门诊就诊人群年龄分布比例
	10	医疗设备购置专项经费		30	床位使用率
	11	核定床位数		31	人均担负门诊人次
	12	护理床位数		32	人均担负住院床日
	13	家庭床位数	医疗服务质量	33	专业质控均次得分
	14	可采购药品种类		34	门诊与入院诊断符合率
	15	实际配备药品种类		35	出入院诊断符合率
	16	药品费用		36	治愈率
	17	信息化建设投入		37	好转率
	18	卫技人员数		38	住院病历甲级率
	19	执业(助理)医师数		39	抗菌药物使用率
	20	注册护士数			

4. 基层卫生人力资源投入

从数量上看,卫技人员总数由 2012 年的 891 人增至 2016 年的 1 061 人,执业(助理)医师数、注册护士数也分别由 2012 年的 344 人、322 人增至 2016 年的 395 人、3 535 人。从职称结构看,基层医疗机构的中高级职称卫技人员占比由 2012 年的 20.80% 升至 2016 年 33.90%,有了明显提高。从学历结构看,基层本科及以上学历卫技人员比例由 2012 年 24.10% 上升至 2016 年 40.60%。基层人才队伍建设显现初步成效。

5. 床位规模

2012 年以来,基层医疗机构的核定床位总数 515 张基本不变,但结构出现较大变化。其中治疗床位减少 49 张,但护理床位由 2012 年的 169 张增至 2015 年的 249 张。此外,家庭病床床位数也由 2012 年的 126 张增至 2016 年的 1 439 张。

6. 药品配备

2012 年,全区社区卫生服务中心可采购药品为 688 种,实际采购 563 种,采购金额 17 210.88

万元。到 2015 年,全区社区卫生服务中心可采购药品已达 846 种,实际采购 658 种,采购金额已达 30 309.48 万元。药品不再成为制约基层医疗服务的一个瓶颈。

7. 信息化投入

2012 年,金山区启动基于居民健康档案的区域卫生信息化建设项目,社区卫生服务中心的信息化投入持续增加,共投入 1 396.25 万元,基层医疗服务支持系统已由 2012 年的 8 个增加至 2015 年的 29 个。硬件方面安排近 200 万元统一升级社区卫生服务中心的服务器和存储 2 大类核心设备,每家社区都配备 2 台核心服务器和 1 台专门存储设备。

(二)基层医疗服务能力提升专项推进情况

1. 医疗资源联合联动项目

2014 年,金山区正式启动医疗资源联合联动工作,区内 4 家综合性医院与周边 11 家社区签订对口支援服务协议,建立联合病房 4 个,在社区每年多点执业医师约 40 人,另有 1 600 余人次赴区内各基层医疗机构开展门诊、疑难病例讨论、会诊等。

2. 基层执业医师能力提升工程

2013 年起,金山区利用三年时间对 100 名基层执业医师(主要是社区卫生服务中心临床一线 45 岁以下医师)进行能力提升培训。每年安排各社区执业医师分期分批到金山医院和中心医院进行为期 3 个月的全脱产临床专科轮训,截至 2015 年,先后完成 108 人的轮训。

3. 全国中医药基层工作先进单位创建项目

通过设置基层指导科、安排进修轮训、巡回医疗、定期下派等形式,加强对社区中医药业务的指导和支援,投入 139 万元支持社区中医堂建设,推广实施中医适宜技术,每家社区都能提供不少于 10 种的中医适宜技术,建立中医电子健康档案,纳入居民健康档案管理。

4. 基层人才培养项目

出台优秀人才培养工作办法,并向基层医疗机构一线医务人员倾斜。入选的后备人才中,基层社区人员占总人数的 65.33%。给予全科医师规范化培养毕业生就业发展激励政策,2013 年以来共招录规培生 37 名(全科医生 15 名),多家社区实现了零的突破。加大对全科医师和助理全科医师规培力度,2015 年,第一批 29 名定向培养医学生已在基地进行为期 2 年的规范化培训。注重村卫生室人才队伍建设,2007 年起委托原上海医药高等专科学校定向培养 152 名乡村医生,其中 109 名已毕业到岗,委托资助经费上调近 3 倍。

5. 基层医疗机构规范化建设项目

2015 年在全区启动实施村卫生室规范化建设项目,利用 3 年时间完成对全区 123 家村卫生室的外部墙体、内部装修、诊疗区域、水电管线等改造。2014 年,在全市率先探索村卫生室纳入医保联网结算,实现 122 家村卫生室全覆盖。2016 年,启动村卫生室污水处置项目,对全区 75 家村卫生室按照相关标准统一安装污水处理设备,并完成全部社区卫生服务中心门诊手术室规范化建设项目。

6. 检查检验集约化服务项目

借助二、三级医院检查检验资源来弥补基层医技人员缺少和能力短板。2013 年起,分别在复旦大学附属金山医院、仁济医院和区亭林医院建立了放射诊断、远程心电图和临床检验 3 个集约化诊断中心;2015 年,又在中心医院建立影像诊断北中心;2017 年,分别依托四维公司和金山医院建成超声和病理集约化诊断中心,均已投入使用。

(三)基层医疗服务产出情况

1. 服务效率

2016 年社区门诊、住院和手术人次分别为 255.81 万、6 309 和 1 192,较 2012 年分别增长 25.70%、降低 12.90% 和降低 58.10%。家庭医生上门服务 11.08 万人次,较 2012 年增加 7.9 倍,平均每位家庭医生每年上门出诊服务 508.2 人次,较 2012 年上升 6.3 倍。

2. 床位使用效率

社区床位周转率由 2012 年的 14.90% 降至 2016 年的 12.740%;床位使用率由 2012 年的 72.00% 增加至 2016 年的 79.57%;日均担负诊疗人次、日均担负住院床日也分别为 2012 年的 13.98 人次、1.04 日增加至 17.62 人次、1.15 日。

3. 医疗质量

2013 年,门诊与入院诊断符合率 76.90%、出入院诊断符合率 87.64%、好转率 73.84%、住院病历甲级率 71.70%,到 2016 年分别变化为 99.86%、99.86%、79.80% 和 99.98%,;社区专业质控评分由 2012 年平均 91.29 分升高至 2016 年 92.00 分,医疗质量的改善情况明显提升。此外,通过连续 5 年的抗菌药物合理应用专项整治,社区门诊和住院抗菌药物使用率分别由 2012 年的 28.06% 和 81.03% 下降至 2016 年的 12.45% 和 71.00%,抗菌药物临床使用进一步规范。

4. 居民感受度

329 名社区居民对于基层医疗服务的总体感受度较前改善明显,受访对象中认为基层医疗服务有改善的比例高达 95.43%(即选择"好很多""好一些"两个选项的比例,下同),对于 9 个分项目的满意度也均在 80% 以上,其中对于"诊疗环境""就诊便捷度""中医药服务"的提升感受尤为明显,最不明显的方面则集中在"配药种类""提供的诊疗服务项目",以及"提供的护理和康复项目"(图 1)。

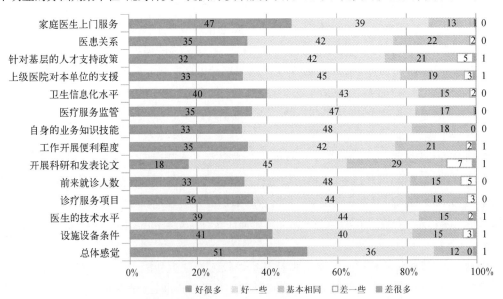

图 1　基层医疗服务患者感受度调查结果

5. 医务人员感受度

328名医务人员对于基层医疗服务改善也持正面态度,总体感觉医疗服务能力较前改善的医务人员占受访者的87.58%(即选择"好很多""好一些"两个选项的比例,下同)。感觉最明显的三个方面分别是"家庭医生上门服务""医疗服务监管""卫生信息化","开展科研和发表论文"和"针对基层的人才支持政策"感觉最不明显(图2)。

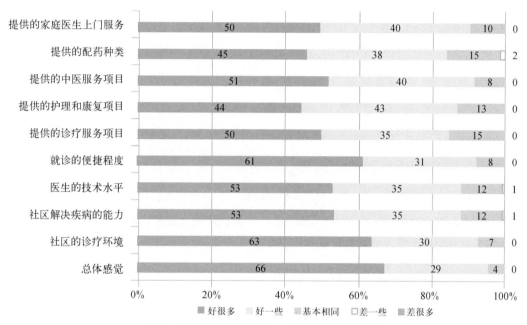

图2　基层医疗服务医务人员感受度调查结果

三、基层医疗服务能力存在问题

(一)基层医疗服务能力薄弱

基层首诊率和总就诊比例仍长期偏低。社区就诊病人比例占全区就诊总人数的比重始终在40%以下,距离二三级医院较近街镇居民首诊仍多选择二三级医院,基层就诊病人多以延续处方、普通检查为主。从区平台诊疗大数据分析,在社区就诊人群年龄分布"35岁以下"、"35～50岁"和"50岁以上"之比由2012年的13∶13∶74调整到8∶12∶80,说明50岁以下较年轻群体对基层医疗服务利用还在减少。由原乡镇卫生院向社区转型过程中医疗技术、人才储备、设施设备等出现了不同程度的流失,使得周边居民常见病、多发病的服务需求不能有效满足。由于历史欠账较多,基层医疗卫生机构的业务用房、医用设备、信息化设备等硬件条件仍显落后,更新速度相对较慢,B超、计算机等设备超期使用。

(二)基层医疗服务工作模式需完善

由于周边医疗资源较市区明显匮乏,远郊居民对于家庭医生服务需求主要在基本医疗卫生方面。另外受区域服务面积大、人口分散、交通不便等因素影响,远郊区家庭医生上门服务频率难以达到中心城区同等水平。双向转诊工作机制尚未建立,社区和二三级医院在互相转诊病人方面积极性和主动性还不够,家庭医生现有资源不多,居民就近利用基层医疗服务的意愿不强。

(三)基层医疗服务人力资源偏弱

基层卫生人才总量不足,按照市级标准金山区缺少 92~172 名全科医师,尤其紧缺规范化培训全科医师,部分社区已近 10 年未招录到全科医师。规培医学生引进困难、原有医师流失、现有医师年龄结构老化等问题造成基层卫生人才日益紧缺,部分社区已出现了断档,只能通过返聘暂时缓解。此外,全科医生工作负担日益加重,难以将更多的时间和精力放到提高业务水平和技能上。绩效工资政策也一定程度上影响了基层医务人员的积极性。

四、政策建议

(一)出台扶持远郊的优惠政策

建议完善顶层设计,引导优质资源向远郊区倾斜。完善现有全科医生、乡村医生订单式培养模式,加强市级医院对远郊区支援力度,加快出台分级诊疗配套政策,将更多资源放到家庭医生手中,加大对远郊区医务人员职称评审倾斜力度[2~3]。

(二)改善远郊区基层医疗服务条件

建议市级层面加大对远郊区基层医疗服务软硬件的倾斜支持,通过向基层医疗机构购买服务的方式,丰富健康管理服务工作渠道。运用互联网、云计算和大数据,完善"互联网+"在检验检查、健康管理、预约转诊、健康信息数据查询等方面的支撑引领作用。

(三)夯实远郊区基层医疗服务内涵

规范开展临床诊疗服务,将社区门诊的诊断治疗功能做强做实,提供郊区基层群众有需求的门诊小手术等基本医疗服务[4]。发挥区域内特色诊疗技术的辐射作用,在区级层面遴选一批简便、安全、有效的基层适宜技术,进行推广应用。强化对基层医疗服务指导和质量控制。

(四)建立符合远郊区家医服务模式

构建远郊区相对固定家庭医生服务模式,建立远郊区家庭医生"全专结合"服务模式,家庭医生做好基本全科诊疗基础之上,以专病特色或专科方向为补充,在疾病诊疗深度上有所推进。建立远郊区家庭医生团队服务协同模式,在家庭医生统筹指导下加强协调配合,完成相应基本医疗和公共卫生服务[5]。

参 考 文 献

[1] 高启胜,沈清,陈定湾,等.浙江省基层医疗服务能力现状分析.中华医院管理杂志,2017,33(2):

106 - 109.

［2］赵浩洲.吸引医学毕业生服务基层的思考.中国农村卫生,2015(11)：22 - 23.

［3］郑蕾.提高基层医疗服务能力是推动分级诊疗的关键.中国卫生经济,2016,35(9)：67 - 69.

［4］刘利群.基层卫生发展提升服务能力是关键.中国全科医学,2017,20(4)：379 - 382.

［5］刘钢.改革社区卫生服务模式提升社区卫生服务能力.中国全科医学,2016,19(1)：24 - 26.

邻里中心卫生单元对家庭医生制服务的影响研究

赵伟忠　贾　杰　何钟茗　刘　梅　陆海峰

【导读】　本文采取简单随机抽样,分别在邻里中心卫生单元和社区卫生服务站各选取725名、777名居民进行问卷调查。结果显示,邻里中心卫生单元与社区卫生服务站的调查对象中,知晓家庭医生制服务的、已签约的、选择社区医生为首诊医生的及通过预约就诊的居民分别占93.2%与90.6%、33.9%与28.6%、68.7%与63.8%及50.5%与45.2%;两组调查对象对家庭医生制服务的总体满意度均较高,分别为(3.20±0.57)分与(3.13±0.68)分;信任度测量显示,两组调查对象在社区医生能否优先考虑居民医疗需求、医疗技术及保密性方面的差异存在统计学意义。邻里中心卫生单元对提高家庭医生制服务的知晓率无明显作用,但能显著提升家庭医生制服务的签约率、社区首诊率、居民就诊预约率。同时提升居民对家庭医生在就医便捷、上门诊疗、服务态度、健康宣教和心理咨询方面的满意度和优先考虑居民医疗需求、医疗技术及保密性方面的信任度。

　　"邻里中心"的理念最早从"邻里单位"一词演变而来,是涵盖餐饮、银行、购物、文化、社区活动和卫生单元等综合性、全方位、多功能的社区活动中心,其根本目的在于解决邻近居民各方面的生活问题,是一种为居民生活服务的商业发展模式[1]。

　　上海市闵行区邻里中心是由政府筹建、联结各方力量参与社区治理的协作平台,也是集聚政府、社会资源的服务枢纽,其中卫生单元是政府委托社区卫生服务中心履行基本卫生职责的平台。邻里中心卫生单元的建设一定程度上可以满足社区居民对医疗卫生服务日益增长的需求,为社区居民提供一个简单、便捷、实惠的就医途径[2]。通过在邻里中心建设标准化的卫生单元,整合和下沉医疗卫生服务资源,推进家庭医生制工作,就近、便捷地为居民提供适宜的医疗卫生服务。

　　上海市闵行区马桥镇"吉祥坊"邻里中心卫生单元于2016年6月正式运营,服务2个居

基金项目:上海市闵行区社会科学项目"闵行区邻里中心卫生单元发挥政府服务功能的研究"(课题编号:G17108)。
第一作者:赵伟忠,男,主治医师,上海市闵行区马桥社区卫生服务中心主任。
通讯作者:陆海峰,男,副主任医师,上海市闵行区马桥社区卫生服务中心副主任。
作者单位:上海市闵行区马桥社区卫生服务中心(赵伟忠、刘梅、陆海峰),复旦大学附属华山医院康复科(贾杰),上海师范大学附属中学(何钟茗)。

委和 1 个村委约 5 000 名居民,面积约 200 m²,服务时间为周一至周五 8:00～15:00,由马桥社区卫生服务中心派出有资质的专业人员提供卫生服务,设有全科诊室、中医诊室、中医康复室、健康自检室、药房、收费及补液注射室等部门,日均门诊量 80 人次左右。本调查旨在研究邻里中心卫生单元对家庭医生制的影响,同时比较分析"吉祥坊"与马桥社区卫生服务中心下设的 2 家社区卫生服务站就诊的居民在家庭医生服务知晓、签约,家庭医生首诊、预约情况,对家庭医生服务现状的满意度和信任度方面的差异。

一、对象与方法

(一)对象

选取闵行区马桥社区卫生服务中心下设的"吉祥里"邻里中心卫生单元、旗忠社区卫生服务站和邻松社区卫生服务站。对 2017 年 1～4 月在邻里中心卫生单元和社区卫生服务站门诊登记的就诊居民进行编号,按照 10∶1 的比例,采用简单随机抽样的方法分别选取 725 名、362 名及 415 名居民进行面对面问卷调查。

(二)方法

2017 年 4～5 月,采用自行设计的调查问卷对居民进行面对面入户调查。调查的内容为:居民一般资料,包括性别、年龄、文化程度、婚姻状况、医疗费用支付方式、家庭人均月收入及是否罹患慢性病;居民对家庭医生制服务的知晓、签约情况;家庭医生首诊、预约情况;居民对家庭医生制服务的满意度和信任度。

(三)质量控制

正式调查前进行预调查,根据反馈结果对调查问卷进行修改完善,确保问卷具有较高的信度(0.85)和效度(0.95)。由经过统一培训的调查员进行调查,调查后质量控制员对每份问卷进行检查、核实。

(四)评估指标

评估指标包括调查对象对家庭医生制服务的知晓率,调查对象中家庭医生制服务的签约率、首诊率及转诊率,调查对象对家庭医生制服务的满意度和信任度。满意度的评估包括排队等候、就医便捷、上门诊疗、服务态度、健康宣教、免疫预防、心理咨询和定期体检 8 个维度,每个维度的选项包括非常满意、满意、一般、不满意与非常不满意。信任度的评估包括 11 个问题[3],每个问题有非常同意、同意、一般、不同意与非常不同意 5 个选项。满意度与信任度的评估采用 Likert 五点计分法,评分范围为 0～4 分,非常不满意或非常不同意计为 0 分,以此类推。

(五)统计学分析

采用 SPSS 20.0 软件进行统计学分析。所有统计学检验均为双侧检验,$P < 0.05$ 为差异有统计学意义。计量资料以 $\bar{x} \pm s$ 表示,采用独立样本 t 检验或符号秩检验;计数资料以百分率表

示,采用 χ^2 检验、连续校正 χ^2 或 Fisher 精确概率检验;有序分类资料采用单项有序的 CMH χ^2 检验。

二、结果

(一)患者一般资料

本次调查共发放问卷 1 502 份,回收有效问卷 1 451 份,问卷总有效率为 96.6%。其中邻里中心卫生单元 703 份、2 家社区卫生服务站共 748 份。邻里中心卫生单元与社区卫生服务站两组调查对象均以男性患者居多,分别为 409 人与 402 人;调查对象在年龄构成上均以 36~59 岁为主,分别为 43.2% 与 43.9%;调查对象在性别($P=0.089$)、年龄($P=0.657$)、文化程度($P=0.576$)、婚姻状况($P=0.350$)、是否罹患慢性病($P=0.249$)、家庭人均月收入($P=0.323$)及医疗费用支付方式($P=0.779$)的构成上的差异无统计学意义。

(二)居民对家庭医生服务的知晓、签约情况

邻里中心卫生单元的调查对象中,知晓家庭医生制服务的有 655 人(占 93.2%);社区卫生服务站的调查对象中,知晓家庭医生制服务的有 678 人(占 90.6%);两组调查对象对家庭医生制服务知晓率的差异无统计学意义($P=0.078$)。邻里中心卫生单元与社区卫生服务站的调查对象中,签约家庭医生制服务的人数分别为 238 人(占 33.9%)与 214 人(占 28.6%),两组调查对象签约率的差异有统计学意义($P=0.031$)(表 1)。

表 1 邻里中心卫生单元与社区卫生服务站调查对象的家庭医生制服务知晓、签约情况

项 目	邻里中心卫生单元($n=703$)人数/比例(%)	社区卫生服务站($n=748$)人数/比例(%)	χ^2	P 值
知晓情况			3.11	0.078
不知晓	48/6.8	70/9.4		
知晓	655/93.2	678/90.6		
签约情况			4.65	0.031
未签约	465/66.1	534/71.4		
签约	238/33.9	214/28.6		

(三)居民家庭医生制服务首诊及预约情况

邻里中心卫生单元的调查对象中,选择社区卫生服务中心或社区卫生服务站为首诊医疗机构的有 483 人(占 68.7%);社区卫生服务站的调查对象中,选择社区卫生服务中心或社区卫生服务站为首诊医疗机构的有 477 人(占 63.8%);两组调查对象在选择社区卫生服务中心或社区卫生服务站为首诊医疗机构方面的差异有统计学意义($P=0.047$)。邻里中心卫生单元与社区卫生服务站的调查对象中,通过预约就诊的人数分别为 355 人(占 50.5%)与 338 人(占 45.2%),两组调查对象在预约就诊方面的差异有统计学意义($P=0.043$)(表 2)。

表2 邻里中心卫生单元与社区卫生服务站调查对象的首诊、预约情况分析结果

项　目	邻里中心卫生单元 （n＝703） 人数/比例（%）	社区卫生服务站 （n＝748） 人数/比例（%）	χ^2	P 值
首诊情况			3.94	0.047
否	220/31.3	271/36.2		
是	483/68.7	477/63.8		
预约情况			4.10	0.043
未通过预约	348/49.5	410/54.8		
通过预约	355/50.5	338/45.2		

（四）居民对家庭医生制服务的满意度

两组调查对象在"就医便捷""上门诊疗""服务态度""健康宣教""心理咨询"方面的满意度评价均得出满意的结果（平均分＞3分），但两组调查对象的满意度差异具有统计学意义（$P<0.05$）；在"排队等候""免疫预防""定期体检"方面的评价也均得出满意的结果（平均分＞3分），且两组差异无统计学意义（$P>0.05$）。两组调查对象基于8个维度的总体满意度评价均得出满意的结果，但其满意度差异有统计学意义（$P=0.034$）（表3）。

表3 邻里中心卫生单元与社区卫生服务站调查对象满意度分析结果

项　目	邻里中心卫生单元 （n＝703） $\bar{x}\pm s$（分）	社区卫生服务站 （n＝748） $\bar{x}\pm s$（分）	t	P 值
排队等候	3.17±0.72	3.12±0.76	1.11	0.265
就医便捷	3.30±0.64	3.21±0.80	2.27	0.023
上门诊疗	3.24±0.65	3.16±0.81	2.02	0.043
服务态度	3.09±0.73	3.00±0.92	2.09	0.037
健康宣教	3.27±0.65	3.20±0.80	2.00	0.046
免疫预防	3.23±0.67	3.20±0.78	0.75	0.452
心理咨询	3.04±0.85	2.94±0.95	2.11	0.035
定期体检	3.24±0.68	3.19±0.73	1.43	0.153
总体满意度	3.20±0.57	3.13±0.68	2.12	0.034

（五）居民对家庭医生服务的信任度

邻里中心卫生单元与社区卫生服务站两组调查对象在问题2、问题5、问题8、问题10与问题11的信任度差异均有统计学意义（$P<0.05$）；在问题1、问题3、问题4、问题6、问题7及问题9的信任度差异无统计学意义（$P>0.05$）（表4）。

表 4　邻里中心卫生单元与社区卫生服务站调查对象信任度分析结果

序号	项　　目	邻里中心卫生单元 (N=703) $\bar{x} \pm s$ (分)	社区卫生服务站 (N=748) $\bar{x} \pm s$ (分)	t	P 值
1	我怀疑我的医生是否真正关心我	1.88±0.99	1.97±1.04	−1.74	0.082
2	我的医生总是考虑我的需要并把我的需要置于首位	2.95±0.76	2.86±0.96	2.05	0.041
3	我很信任我的医生以至于我总是听从他/她的建议	3.00±0.73	2.93±0.94	1.79	0.074
4	我认为我的医生告诉我的任何事情都是对的	2.95±0.74	2.89±0.96	1.39	0.166
5	我有时候怀疑我的医生提出的观点,并且想要征求另外一个医生的建议	1.96±1.02	2.07±1.05	−2.05	0.040
6	我信任我的医生对我的医疗诊治情况的判断	3.13±0.75	3.06±0.88	1.71	0.087
7	我觉得我的医生并没有竭尽所能来帮助解决我的医疗诊治问题	1.92±1.00	1.98±1.03	−1.04	0.298
8	在对待我的医疗诊治问题时,我相信我的医生能把我的医疗需求置于其他考虑之上	2.92±0.76	2.82±0.97	2.09	0.036
9	我的医生在处理像我这样的医疗问顾时游刃有余	2.99±0.76	2.94±0.94	1.15	0.250
10	我相信我的医生在治疗出现错误的时候能告诉我	1.81±0.99	1.70±1.05	2.09	0.037
11	我有时候担心我的医生可能对我们所讨论的问题不能完全保密	2.04±1.03	2.15±1.06	−2.01	0.045

三、讨论

　　家庭医生制服务旨在通过使居民与社区卫生服务成员建立签约的服务形式,提升其对社区卫生服务的满意度和信任度,引导更多的社区居民至基层就诊,有利于分级诊疗格局的形成[4,5],在改善全民健康状况和合理利用有限卫生资源方面起到了积极作用[6,7]。调查显示,与同一社区卫生服务中心(即马桥社区卫生服务中心)下设的 2 家社区卫生服务站比较:一方面,依托邻里中心卫生单位能有效提升家庭医生制服务的签约率,引导社区居民优先选择社区卫生服务中心或社区卫生服务站作为首诊医疗机构,有效地提高了社区居民的就诊预约率;另一方面,依托邻里中心卫生单位提升了社区居民对家庭医生制服务的总体满意度,尤其是就医便捷、上门诊疗、服务态度、健康宣教及心理咨询方面的满意度,同时进一步加深了居民对社区医生的医疗技术及其能否优先考虑居民医疗需求、对居民信息保密性方面的信任程度。

　　目前,家庭医生制服务的整体签约率较低,赵建功等[8]的研究显示,影响社区居民签约家庭医生制服务的主要因素有:就诊的便捷性、社区首诊的选择性、对家庭医生制服务重要性的认同、接受过健康教育及有急症或危症或重症转诊的需求。因此社区居民对社区卫生服务满意度和信任度的提升有利于家庭医生制服务工作的继续推进及社区医疗工作的顺利开展[9],进而推动政府基本卫生服务职责的履行和提升。

邻里中心卫生单元的基本职责是为社区居民的健康服务,但它是多层次、多功能、配套设施完全的社区活动的集中地带,能对促进居民身心健康和实践医疗行为提供更大的便利[10]。目前,国内比较成功的邻里中心卫生单元有:上海市杨浦区江浦街道"睦邻中心"的"健康坊",健康坊内有社区医生坐诊,居民不仅可以看病配药、打针输液,还能接受中医推拿、体质监测等服务;江苏徐州的"街坊中心"则提供社区医疗和老年人康复等服务。通过邻里中心卫生单元,社区居民"不出小区"就可以享受到基本医疗、护理和康复服务。继续推进邻里中心卫生单元的建设与完善,拓展政府基本卫生服务领域,对于满足社区居民不断增长的物质和文化需要,提高社区居民的卫生健康水平,全面推进小康社会建设具有非常重要的作用[11]。

综上所述,邻里中心卫生单元对提高家庭医生制服务的知晓率无明显作用,但能显著提升家庭医生制服务签约率、居民社区首诊率、居民就诊预约率,同时能够提升居民对家庭医生在就医便捷、上门诊疗、服务态度、健康宣教和心理咨询等方面的满意度和在优先考虑医疗需求、医疗技术及保密性方面的信任度。本研究为横断面调查的非随机对照实验,因此研究结论的实际应用需要大样本的随机对照实验进行进一步验证。

参 考 文 献

[1] 杨晓磊.郊区大型住区邻里中心研究.广州:华南理工大学,2015.

[2] 徐婷.苏州工业园区邻里中心商业定位研究.苏州:苏州大学,2014.

[3] Thom DH,Ribisl KM,Stewart AL,et al. Further validation and reliability testing of the Trust in Physician Scale. Med Care,1999,37(5):510-517.

[4] 荆丽梅,孙晓明,娄继权,等.浦东新区家庭医生制度的实践与思考.卫生经济研究,2013,30(8):36-39.

[5] 张玮.开展家庭医生制服务的可行性分析与对策研究.中国全科医学,2011,14(19):2136-2138.

[6] 伍德威.家庭医生制度保障初级医疗服务.中国医院院长,2010,6(19):90.

[7] 刘登,曹海涛,潘毅慧,等.上海市闸北区居民对家庭医生服务需求的调查研究.中国全科医学杂志,2012,15(10):1148-1150.

[8] 赵建功,张向东,王敏,等.北京市西城区家庭医生式服务签约居民续约意愿及影响因素研究.中国全科医学,2015,18(28):3417-3422.

[9] 徐文蓉,鲍勇.上海某社区居民对卫生服务中心的满意度和信任度.职业与健康,2014,30(15):2131-2133.

[10] 杨慧琼.邻里中心模式下的社区商业空间形态研究.广州:华南理工大学,2015.

[11] 刘佳.邻里中心模式在宜居社区的应用研究.雅安:四川农业大学,2014.

上海市嘉定区"医养结合"支持平台系统设计及应用

蔡雨阳　曹　蕾　高　妍　陆　璇

徐卫卿　王　涛　沈志萍　陈德英

【导读】　嘉定区"医养结合"支持平台系统旨在统筹医疗护理与养老服务资源,加强卫生、医保和民政三大职能部门的横向联系,形成"分工明确、梯度衔接、相互转介、公平轮候、能进能出"的养老服务体系。本文从系统架构、系统功能和运行模式这3个方面对"医养结合"支持平台进行了阐述,涉及设计理念、系统流程、平台界面和角色分类等内容,并结合相关的卫生政策对平台的发展进行了展望。

习近平总书记在党的十九大工作报告中提出"积极应对人口老龄化,构建养老、孝老、敬老政策体系和社会环境,推进医养结合,加快老龄事业和产业发展"的要求,并指出要在"病有所医"和"老有所养"上不断取得新进展,多谋民生之利,多解民生之忧。这为我国老龄事业和产业发展描绘了一幅宏伟蓝图。

当前,"医养结合"政策的改革落实却存在着政策"碎片化"与管理"条块化"的问题,医疗卫生与养老服务的部门壁垒未能打破,养老服务发展仍侧重提供服务资源总量,"医养结合"服务的供给序列未形成,服务所需的人力资源匮乏,支付保障体系也还没有系统性的规划[1~3]。这些都使得"医养结合"政策的落实和推进受到制约。

上海是中国老龄化程度最高的特大型城市,其老龄化程度使得医疗卫生以及养老服务面临更大的需求和挑战。因此,为探索应对老龄化、高龄化,提升养老服务总体能力和水平的有效途径,上海市嘉定区试点建设"医养结合"支持平台系统。

一、系统架构

1. 设计原则

"医养结合"支持平台的系统设计坚持《上海市人民政府关于加快发展养老服务业推进社会

基金项目:国家自然基金重点项目(项目编号:71432006),上海市卫生和计划生育委员会卫生政策研究课题(课题编号:2016HP031),上海市嘉定区卫生政策研究课题(课题编号:201607)。

第一作者:蔡雨阳,男,副教授。

通讯作者:高妍,女,上海市嘉定区安亭镇社区卫生服务中心副主任。

作者单位:上海交通大学公共卫生学院、上海交通大学城市治理研究院、上海交通大学中国医院管理研究院(蔡雨阳、曹蕾),上海市嘉定区安亭镇社区卫生服务中心(高妍、沈志萍、陈德英),上海市嘉定区卫生和计划生育委员会(陆璇、王涛),上海市嘉定卫生事务管理中心(徐卫卿)。

养老服务体系建设的实施意见》(沪府发〔2014〕28号)[4]中提出的统筹发展原则,以老年人为本,健全居家为基础、社区为依托、机构为补充的多层次养老服务体系为目标:统筹医疗护理与养老服务资源,加强机构间的信息交流和资源整合,打破条块分割,形成"分工明确、梯度衔接、相互转介、公平轮候、能进能出"的养老服务体系;加强卫生、医保和民政三大职能部门的横向联系,充分发挥各部门的职能优势,努力解决老年人的养老支付难题,形成互补型养老服务供给序列;实现有病治病、无病防病、医疗养老相结合的养老模式,满足老人的医疗卫生和养老服务需求,达到优化资源配置、提升服务能级的目的。

2. 系统流程

"医养结合"支持平台借助政务外网,与民政部门、医保部门以及卫生部门联通,实现养老、医保及医疗信息的传输与合作。护理中心通过支持平台提供的"资源配置""评估分析""管理效果"等管理模块,为下属机构护理站的工作安排进行资源统筹及合理分配。而护理站通过平台中的"轮候管理""计划管理""结案管理"以及"护理券"等模块为老年人制定配套的护理计划,并提供相应的护理服务。老年人对护理服务给出相应评价,并通过支持平台反馈至护理中心。护理中心作为该体系中负责运营管理的主体,根据反馈过来的评价信息对护理站的服务质量进行综合监管。"医养结合"支持平台系统流程图如图1所示。

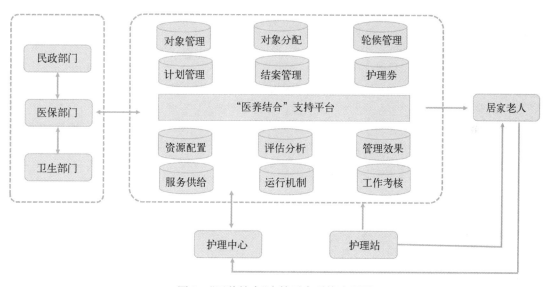

图1 "医养结合"支持平台系统流程图

二、系统功能

1. 平台界面及其功能

"医养结合"支持平台(图2)按照不同用户角色的功能需求,分为"医养结合"工作平台(图3)、"医养结合"管理平台(图4)、互联网+APP应用(居民端)(图5)、互联网+APP应用(医护端Pad)(图6),统一入口,实现单点登录功能。

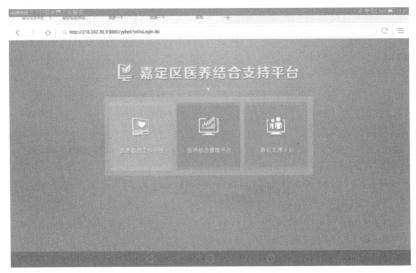

图 2　"医养结合"支持平台

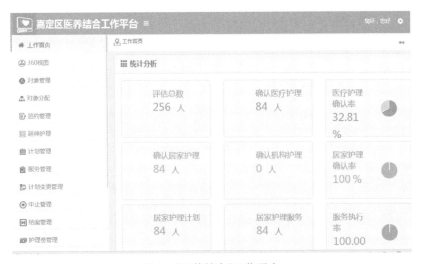

图 3　"医养结合"工作平台

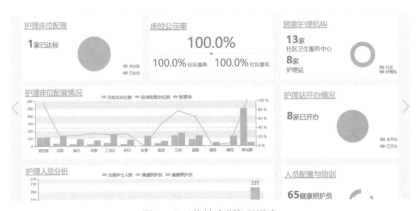

图 4　"医养结合"管理平台

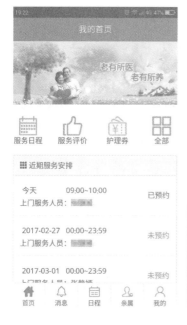 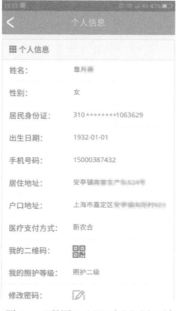 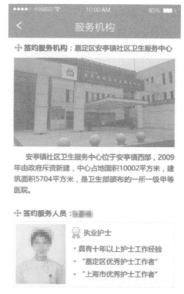

图 5　互联网＋APP 应用（居民端）

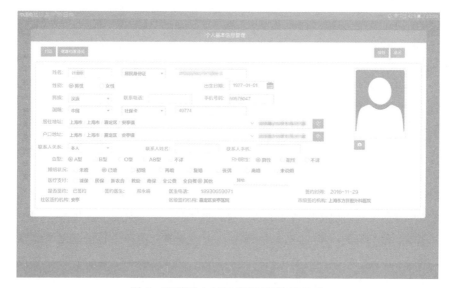

图 6　互联网＋APP 应用（医护端 Pad）

"医养结合"工作平台包括首页个人业务导航、对象管理、对象分配、轮候管理、评估管理、签约管理、计划管理、服务管理、服务变更、结算管理、护理券管理等。"医养结合"管理平台包括资源视图、床位资源分析、护理人员分析、评估对象分析、服务监管。互联网＋APP 应用（居民端）包括需求申请、消息通知、服务日程、服务评价、服务预约、中止/结案申请。互联网＋APP 应用（医护端）的功能与"医养结合"工作平台相同。

"医养结合"支持平台在技术上做到多终端适配，同一系统可满足 PC 端、Pad 端、iOS 手机端、Android 手机端运行。平台系统能够智能化业务流程配置，可按需求对业务流程进行动态配置,对业务环节进行自主精简或排序。

2. 角色分类及功能

"医养结合"支持平台使用的人员角色按照业务主要分成三大类(表1)。

表1 "医养结合"支持平台使用人员角色分类

人 员 角 色	使 用 界 面	主 要 使 用 功 能
护工、医疗照护员、健康照护员	"医养结合"工作平台、互联网＋APP 应用医护端	护理任务记录和管理、基本信息查看
各级医疗机构管理人员	"医养结合"管理平台	资源分配、综合管理、指标监管
服务对象及其家属	互联网＋APP 应用居民端	申请、预约、评价等

(1) 护工、医疗照护员、健康照护员作为护理服务的主要执行者,通过"医养结合"工作平台和互联网＋APP 应用(医护端)对服务对象进行基本信息查看和护理任务的记录管理。

(2) 各级医疗机构管理人员通过"医养结合"管理平台的统计数据,如需方的护理分级、地理信息以及供方的机构资源、楼层资源、床位资源、人员资源,对护理人员和护理站进行合理分配、综合监管。

(3) 服务对象及其家属可通过互联网＋APP 应用(居民端),利用平台提供的服务管理功能,进行医养护的申请、预约、信息查看、服务提醒、服务评价、护理计划推送、中止/结案申请等操作。

三、运行模式

基于"医养结合"支持平台的医疗护理服务过程涉及多部门的对接,包括民政部门、医保部门、社区卫生服务中心、各护理站、服务对象等的对接。平台运行中还涉及多系统的对接,包括数据的开放、功能的应用、服务实施的管理、评价反馈以及区域内卫生资源分布和实时的使用情况对接等。

"医养结合"支持平台具体运行模式如图7所示。

从图7可见,需要医护服务的老年人向民政部门提出照护等级的评估申请,民政部门接收并委托第三方照护评估机构对提出申请的老年人进行照护统一需求评估。由民政部门汇总老年人名单及其应享受的照护等级信息,发送给护理中心管理注册。护理中心根据资源配置模块以及服务对象意向、地址等基本信息,对其进行护理站的服务分配和签约登记。护理中心按规则将签约结果信息传至各个护理站,由护理站根据服务对象的具体情况选择护理包,制定护理计划。护理站将护理计划反馈给护理中心。如计划中有需要政府购买的服务项目,则增加政府购买计划并进入审核流程,如无须政府购买的服务项目,则直接进入计划审核。审核通过后生成护理任务,交由护理站接收并执行护理服务,完成相应记录。护理中心对护理服务进行最后的结案管理,并针对护理站提供的护理服务质量对服务对象进行回访,履行其监管服务、控制质量和分析统计的综合监管职责。

老年人只需向民政部门提出申请后,经上海市老年照护统一需求评估,即可由护理中心管理分配至护理站,进入护理服务的序列流程。老年人在享受护理服务的同时,可通过互联网＋APP 应用(居民端)进行健康信息查看、服务提醒以及服务评价,系统会将评价信息反馈至护理中心,

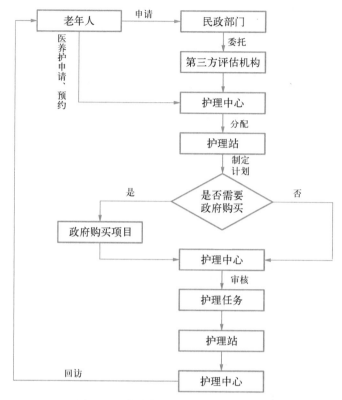

图 7 "医养结合"支持平台运行流程图

为其综合监管提供依据。

四、系统展望

"医养结合"支持平台依照《国务院关于加快发展养老服务业的若干意见》（国发〔2013〕35 号）提出的"全面建成以居家为基础、社区为依托、机构为支撑的，功能完善、规模适度、覆盖城乡的养老服务体系"发展目标和新一轮上海市社区卫生服务综合改革的基本原则，构建以社区卫生服务中心为主的居家养老网络体系，积极建设社区卫生服务中心平台，基本满足改革所要求的社区卫生服务中心定位，如作为政府履行基本卫生职责的公共平台、政府提供全科医生执业的工作平台、市场资源引入的整合平台、居民获得基本卫生服务项目的服务平台和医养结合的支持平台。

《关于推进医疗卫生与养老服务相结合的指导意见》中提出要"拓宽市场化融资渠道，探索政府和社会资本合作（PPP）的投融资模式"。"医养结合"支持平台的应用，鼓励社会资本进入医疗卫生与养老机构相结合的护理机构建设，引入竞争机制，为构建 PPP 模式下的"医养结合"新模式提供了渠道。

再者，吴乾渝等[5]提出"各方参与，责任分担"为养老体系建设的原则之一，即政府发挥其主导作用，充分调动社会各方力量的参与性，与民众共同分担财务责任。平台支持政府发放护理券的功能深刻地践行了这一建设原则，不仅推进了政府购买基本健康养老服务，从一定程度上缓解老年人的支付难题[6]。平台对老年人开放服务质量的评估,这既有助于提升社区卫生服务能力和管理效率,又有助于政府有关计划管理部门深入了解分析照护服务质量的现状及照护服务对老年人需求的满足状况[7],为后续的政策制定和规划提供依据。

目前,"医养结合"支持平台已在嘉定全区上线运行,已对 12 个街镇、13 家社区卫生服务中心开放并进行考核,便于"医"和"养"资源的统一调配和利用,也为相关"医养结合"政策的出台提供依据。截至 2017 年 11 月,嘉定区全区共 13 家社区卫生服务中心均设立护理中心,已设立的 8 家护理站也与其对应的护理中心构建了管理联系;全区医疗机构 1 007 张护理床位均在平台上公示供轮候;有 3 155 位老年人通过上海市老年照护统一需求评估,"1+1+1"签约率达 100%,轮候护理床位使用率达 99.5%,已有执业护士 598 人、普通照护员 129 人、医疗照护员 13 人、健康照护员 63 人。平台运行后各项指标情况正向《上海市老年医疗护理服务体系发展"十三五"规划》(沪卫计基层[2017]001 号)中提出的 2020 年体系发展各项预期指标推进,系统数据将实时更新。

五、结语

"医养结合"支持平台建设以来,基于平台的监管工作正逐步规范,老年照护统一需求评估工作也在稳步向前。"医养结合"支持平台的服务模式,得到了国家卫生计生委领导的充分肯定[8]。该平台项目荣获"2017 年全国基层卫生信息化应用创新大赛优秀奖""上海市嘉定区科技进步三等奖"等奖项,以及国家版权局计算机软件著作权登记证书 5 项。

平台的开发应用,推动了试点区域的医疗护理和养老资源的区级统筹,为进一步建立老年照护统一需求评估与社区照护、健康管理信息一体化,实现社区内各类老年群体基本医疗服务全覆盖,推进家庭医生为居家老人服务和全区高龄老人医疗护理计划的基本覆盖打下坚实的基础。

参 考 文 献

[1] 黄佳豪,孟昉."医养结合"养老模式的必要性、困境与对策.中国卫生政策研究,2014,7(6):63-68.

[2] 徐书贤.上海深入推进医养结合.中国医院院长,2015,(15):36-37.

[3] 黄健元,聂琴情.关于医养结合的调查及对策思考——以江苏 6 家民营养老机构为例.卫生经济研究,2017,(10):21-23.

[4] 张凡.落实配套政策,加快体系建设——解读《上海市人民政府关于加快发展养老服务业推进社会养老服务体系建设的实施意见》.社会福利,2014,(6):16-18.

[5] 吴乾渝,杨颖华,王颖,等.医养结合视角下上海市老年照护体系建设研究.卫生政策研究进展,2016,(4):15-30.

[6] 李茂全,陈星,贺然,等.成都市医养结合养老模式需求的相关影响因素.成都医学院学报,2017,12(4):406-409.

[7] 裴晓梅.建立我国老年长期照护保险,关键是什么.卫生政策研究进展,2016,(4):49-51.

[8] 程静.国家卫计委充分肯定安亭"医养结合"模式.http://www.jiading.gov.cn/zwpd/zwdt/content_391478.[2017-11-30].

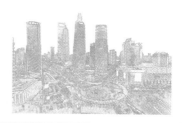

第六章

药政管理

《"十三五"深化医药卫生体制改革规划》明确提出要建设符合国情的国家药物政策体系，理顺药品价格，保障药品安全有效、价格合理、供应充分。其中，建立健全医保药品支付标准，加强药品（特别是自费药和抗菌药）监测评估和合理使用，是当前改革的重点和难点。为此，本章紧扣药品保障领域重点问题，共收录文章4篇。第1篇分析了药品招采价与医保支付标准关系，提出了基于实际采购价的医保支付标准的政策建议；第2篇从注册类别、系统分类、企业类型和医疗机构级别等角度分析了上海市医疗机构自费药品使用现状，并提出了相应管理对策；第3篇实证分析了我国靶向药用药可及性及可负担性问题，提出了相应策略；第4篇应用上海市抗菌药物销售大数据，分析上海市抗菌药物使用水平、用药分布和结构，并提出相关的政策建议。

药品招采价与医保支付标准关系研究

陈　文　胡　敏　张璐莹

【导读】　为贯彻落实党的十八届三中全会精神和深化医药卫生体制改革总体要求,根据国务院《近期加快推进价格改革工作方案》和国家发改委等 7 部委发布的《推进药品价格改革的意见》精神,逐步建立以市场为主导的药品价格形成机制,最大限度减少政府对药品价格的直接干预。本文从本市医疗保险制度和药品招采运行现况与发展视角,探讨药品招采与医保支付之间的联系,分析药品招采价与医保支付标准的互动机制及其影响,提出药品医保支付标准的建议方案。

2015 年,为贯彻落实党的十八届三中全会精神和深化医药卫生体制改革总体要求,根据国务院常务会议审议通过的《近期加快推进价格改革工作方案》,国家发改委等 7 部委发布的《关于印发推进药品价格改革意见的通知》(发改价格〔2015〕904 号)明确提出:"逐步建立以市场为主导的药品价格形成机制,最大限度减少政府对药品价格的直接干预。"同时指出:"医保基金支付的药品,由医保部门会同有关部门拟定医保药品支付标准制定的程序、依据、方法等规则,探索建立引导药品价格合理形成的机制。"由此,社会上和学术界关于医保药品支付标准(或称为支付价)的讨论如火如荼开展。本文从药品招采价与医保支付标准的关系入手,分析两者之间的互动机制及其影响,为本市开展医保药品支付标准提出建议方案,也为决策部门提供参考。

一、招采价与医保支付标准的互动机制及其影响

医保药品支付标准是指基本医疗保险参保人员使用医保目录内药品时,医保基金支付药品费用的基准。参保人享有的医保待遇政策不变(即起付线、封顶线、乙类药品自付等政策规定保持不变)。医保基金依据药品支付标准及医保支付规定向协议医疗机构和协议零售药店支付药品费用。

(一)实施医保支付标准的机制转变

长期以来,我国药品价格管制既有以成本加成法为基础的药品最高零售价的政府控制,又有

第一作者:陈文,男,教授。
作者单位:复旦大学公共卫生学院(陈文、胡敏、张璐莹)。

以省(自治区、直辖市)为单位的公立医院药品集中采购形成的药品中标价,普遍存在着药品中标价与政府最高零售限价之间的差价,并被诟病为"虚高定价"弊端,政府定价不能按照市场变化而及时做出调整,客观上也失去了反映和引导市场供求的功能。取消药品政府最高限价不过是消除了原有以药品招标采购实现价格均衡的形式约束,回归了以市场为主导的药品价格形成机制。当然,随着政府最高限价的取消,药品招标采购也失去了市场比价的标杆,更需要依赖于市场竞争机制的有效发挥。

此次药品价格改革按照使市场在资源配置中起决定性作用和更好发挥政府作用的要求,逐步建立以市场为主导的药品价格形成机制,最大限度减少政府对药品价格的直接干预。这是对药品政府定价的革命性转变,从政府控制为主转向市场主导为主。新的药品价格改革又赋予了市场为主导的价格形成机制新的内容,在要求完善药品采购机制基础上提出了医保药品支付标准的机制和对专利药品、独家生产药品的谈判机制。医保基金作为参保者的利益代表,通过其购买力将在很大程度上对医疗服务和包括药品在内的医疗服务要素供给进行选择和购买。无论采用国际上常见的药品参考价格,还是采用具本土特色的医保支付标准,新的医保药品支付标准将成为医保基金间接调控药品价格的有效手段。对更具市场垄断性的专利药品和独家生产药品,由多方参与的谈判机制也是国际上以市场为主导的用于平衡药品可及性与价格/费用负担的主要机制,更新的进展是将药品使用的结局与医保支付关联起来,形成各种所谓的以治疗结局为基础的风险分担机制(risk sharing)。

(二)实施存在的挑战

机制转变成为此次药品价格改革的内涵,在短期上它不会对药品价格总体水平带来冲击,也不能寄望于其带来药品价格水平的大幅下调,而在长期上它确实会促进我国药品价格形成机制的完善与发展,在兼顾医药产业、医疗卫生事业、医疗保险制度及患者经济负担等各方利益方面达成更好的均衡价格。然而,这一新机制的有效实施在很大程度上面临以下挑战。

一是以政府为主导的药品集中采购,在取消政府最高零售限价的基础上,可否削弱或摈弃行政性调控目标,真正以量价挂钩形式体现市场供求状况和竞争招标结果,无论在技术性的评价指标,还是在操作性的流程控制和信息公开方面还有待进一步实践完善。

二是医保药品支付标准制定的程序、依据与方法等规则固然重要,然而在机制上其与药品集中采购的衔接及必然存在的互动效应则更为重要。作为医疗服务提供方的生产要素采购机制与作为最终购买方(医保基金作为药品使用方的代理)的支付方式如果不能形成统一化的作用机制,如同以前所采用的政府最高零售限价与集中采购中标价之间的分裂,则必然会产生上述两项机制中其中一项的虚化,从而形成对相关利益方的激励不相容,其结果必然是双重机制的过度强化造成药品供给不足,或者是双重机制相互冲抵造成调控失效。

三是药品价格与药品用量及使用品种结构存在互动效应。药品合理价格的确定需要从药品费用水平及其结构中来考量。药品价格管控在策略上也只是药品费用合理控制的一个维度。以药品价格形成机制的转变为基础,构建激励相容的药品费用合理控制以确保合理使用的药品政策体系才是药品领域改革与发展的重点所在。就当前而言,公立医院普遍存在的以药补医机制仍是临床过度用药的内在驱动力,即使有良好的药品价格形成机制设计,终端使用环节的内在激励驱动仍将扭曲药品合理使用及药品均衡价格的形成。破除以药补医机制已成为公立医院改革的核心内容,而更具挑战的是取消以药补医机制后公立医院补偿机制的建立与完善。

总之,药品作为健康相关的特殊商品,既具有市场商品的经济学属性,又具有医疗卫生事业的特定政策属性。此次药品价格改革体现了市场为主导的资源配置作用,政府作为市场参与主体,利用采购机制、医保支付机制和谈判机制实施市场干预,并通过医疗行为和价格行为监管实施综合管控,实现了药品价格形成机制从政府控制向市场主导的转变,而这一转变有赖于医疗保险与医疗服务相关政策的协同才能实现其最大效能。

二、制定医保支付标准的模式选择

确立了引入医保药品支付标准在推动完善药品价格形成机制的创新性作用后,需要确定在我国医疗保险制度、卫生服务体制和药品政策框架下制定医保药品支付标准的模式选择。这个模式选择关涉对已有的药品集中采购与引入的药品支付标准之间互动关系的设定,并把握不同模式选择可能带来的影响。

(一)参照海外模式的医保支付标准

第一种可选择的制定医保药品支付标准的模式是参照海外经验。其做法是由政府主管部门在药品上市后通过特定的评审程序决定是否纳入医保报销范围;如确定为可报销药物,再根据药物创新性设定不同的支付方式(图 1)。一般对创新性药物,可采用谈判定价或国际参考定价(加拿大、荷兰、意大利、台湾地区);对非创新性药物,依据特定程序和方法进行分组,再制定支付标准(支付价格)。在此基础上,医疗机构各自采购或通过集团采购组织(GPO)采购药品,实际采购价低于医保药品支付标准之间的差价部分由医疗机构享有。医疗机构实际采购价也成为医保药品支付标准调整的重要依据。

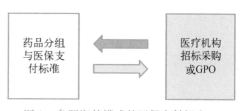

图 1　参照海外模式的医保支付标准

构实际采购价也成为医保药品支付标准调整的重要依据。当患者使用价格高于支付标准的药品时,在知情同意情况下由患者自付差价部分。

然而,我国采用这个模式会遇到既有体制的极大障碍,在于我国已建立了政府主导的以省为单位的药品集中采购制度。药品集中采购既是药品价格形成机制的重要组成,也对新引入的医保药品支付标准的实施提出了新的要求。如在制定医保药品支付标准(无论采用何种技术方法)的基础上再行实施药品集中采购,药品集中采购的既有弊端(质量差别无法充分体现、价格与质量很难权衡、量价挂钩无法实现、降价为主要评判尺度等)仍然无法克服,而医保药品支付标准作为新的价格标杆在药品集中采购的委托代理关系扭曲的情况下,又会重蹈"政府定价(现为医保支付标准)——集中采购"旧有模式的运行路径及其结果,在市场机制无法充分发挥作用的情况下最终必然导致医保药品支付标准的失效(如同原来政府定价模式下虚高定价的老路)。在此模式下,医疗机构直接议价或通过 GPO 议价都是具争议性的操作。因此,参照海外模式制定医保药品支付标准是不可行的。

（二）基于招采价的医保支付标准

在既有政府主导的以省为单位的药品集中采购基础上，引入新的医保药品支付标准所能采取的做法，即第二种选择是基于招采价的医保药品支付标准。这种模式不打破现有药品政策体系，在取消政府定价的基础上以医保支付标准事实化现行的医保按药品招采价进行支付的做法。

从政策实施角度，这个模式落实了新的医保药品支付标准，但无益于药品价格形成机制的完善。因为，在机制上，这个模式对药品集中采购不会产生直接的促进作用，无益于药品集中采购既有弊端的解决；在形式上，医保药品支付标准从属于药品集中采购，随着药品招采价的变化而调整医保支付标准，对药品实际交易价格的影响较小，对药品费用控制的作用有限，对药品供应的影响也较小。因此，基于招采价制定医保药品支付标准也是不可取的。

（三）基于实际采购价的医保支付标准

该模式是基于医疗机构实际采购价制定医保药品支付标准。在现行药品集中采购下，医疗机构通过直接议价或 GPO 议价获取在药品招采价基础上的采购价格折让既是客观现实，也是压缩药品流通环节、降低药品实际采购价的可行、有效的手段，是国际通行的做法（图 2）。

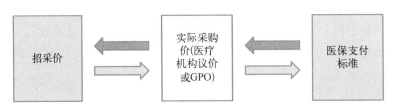

图 2　基于实际采购价的医保支付标准

在药品集中采购无法实现量价挂钩的情况下，医疗机构直接议价或通过 GPO 议价是利用集合采购量获取供方让利的市场行为，与药品集中采购制度并不背离。现行对医疗机构通过直接议价或 GPO 议价后产生的实际采购价与招采价之间的差价处理一直存在争议，无论基于患者利益角度还是基于持续发展的机制建设角度，都有其各自据理力争的依据和学术出发点。如能将此与医保药品支付标准相关联，则能很好地处理药品集中采购、医疗机构议价与医保支付之间的关系，平衡各利益相关方的利益诉求。

医疗机构实际采购价的透明化，既消除了医药腐败之源，也优化了药品集中采购的调整机制；基于实际采购价制定医保药品支付标准，并保留医疗机构通过努力（直接议价或 GPO 议价）获得的供方价格折让的部分利益（即保持医保支付标准与平均实际采购价之间一定比例的差价，如同台湾地区经验），就能激励医疗机构持续降低采购价的努力，在动态调整中形成医保药品支付标准以至于招采价的不断下调。可以说，医疗机构直接议价或通过 GPO 议价是真正发现药品交易价格并不断压低药品采购价的动力机制。要使得这一机制有效运作，必须辅以必要的政策与机制保障，而保留医保支付标准与最优（最低）实际采购价之间一定比例的差价是其中至为关键的一环。这不是所谓的新的"以药补医"，而是切实压缩药品采购价的核心市场机制。

随着包括总额控制在内的医保预付式支付方式的实施与扩展,药品在医疗机构实施零差率后将成为医疗服务提供的成本源,而不是利润源,这对医疗机构进一步压缩药品采购价将形成更为有利的外部政策环境。

三、本市实施医保药品支付标准的政策建议

(一) 本市实施医保药品支付标准的优势分析

长期以来,本市已逐步建立与发展起了成熟的医疗保险体系、卫生服务体系与药品供应保障体系,在以下方面又具有实施医保药品支付标准的有利条件。

1. 由医保部门负责药品集中采购

本市已形成由卫生行政部门、医保(人社)部门和市级办医主体(申康)的健康治理架构,由医保部门负责医疗机构药品集中采购。在此基础上,推进实施医保药品支付标准,很容易形成与药品集中采购的政策与操作层面对接,尤其是能有效保证药品招采价格与医疗机构实际采购信息的获取,使得医保药品支付标准在原有治理体系中能很顺利地切入并发挥作用。

2. 已形成规范的药品招采体系

通过探索实践,本市已形成规范的药品招采体系,并通过招采平台有效采集和监控各医疗机构的药品采购行为,准确拥有丰富的医疗机构实际采购信息,为医保药品支付标准的制定与实施奠定了重要的技术和信息基础。

3. 已有药品带量采购的实践经验

从 2015 年开始,本市医保部门就在推进药品带量采购的探索实践,虽然目前还只限于 9 个品种,但通过这些临床上使用量较大品种的示范效应,医保部门对于量价挂钩、药价大幅降低后所引起的连锁反应已积累了丰富经验,既有利于应对医保药品支付标准实施后可能产生的诸多问题,又能形成医保带量采购与药品支付标准的点面结合。

4. 已全面实施对医疗机构的医保总额预付

本市自 2002 年起率先对城镇职工基本医疗保险费用进行总额控制,之后不断改革创新,逐步转变为医保总额预算管理以至形成当前的医保总额预付制度,其间又引入了预算分配医院自主协商的工作机制和预算测定的数学模型方法。随着医保总额预付制度的稳步推进,近两年来,伴随着实施医疗机构药品购销零差率,以及完善和强化医疗机构相关绩效考核机制,药品已不成为医疗机构的利润来源,进一步控制和压低药品采购价已成为医疗机构的共识和努力方向,这与医保药品支付标准的引入所产生的价值导向是完全一致的,因而不会产生医疗机构的反制行为。

5. 已开始探索药品集团采购(GPO)试点运行

在借鉴国际经验的基础上,通过充分论证,本市已从 2016 年开始试点运行药品集团采购形式。非营利性的第三方药品交易价格谈判机构接受医疗机构和区域卫生部门的自愿委托,集中委托方的药品采购需求,按照市场规则的综合降价机制(包括量价折扣、款价折扣和价格竞争机制)同医药企业进行价格谈判。这种市场机制的引入将会有效降低医疗机构药品采购价格,形成与医保药品支付标准的有效互动。

（二）实施医保药品支付标准的建议方案

上述条件的具备说明本市已经具备实施医保药品支付标准的条件。根据国家改革药品价格形成机制的精神，本市在推进实施医保药品支付标准的模式选择上应倾向于选择基于实际采购价的医保支付标准，这不仅有利于依托本市既有体系优势，形成药品招采价、医疗机构实际采购价与医保支付标准的联动，建立并完善新的药品价格形成机制，创建医保支付标准加医保带量采购加医保谈判定价与医疗机构议价或 GPO 议价采购的上海模式。

在按项目付费或结算情况下，医保药品支付标准将成为调控药品市场价格的核心杠杆，随着医疗机构议价（或 GPO）采购与医保支付标准互动机制的稳定运行，以政府手段或平台为载体的药品集中采购可逐步淡出，真正体现基本医疗保险作为服务购买者对药品价格形成的引领作用。而医疗机构通过议价压低药品采购价从而获得合理的差价也具有重大的现实意义，这绝不是以前的药品批零加成的再现，而是市场机制在药品领域发挥作用的充分体现，也符合国际惯例。

上海市医疗机构自费药品
使用现状与对策研究

吴文辉　何江江　杨　燕　唐　密　汤庆伟
黄维丹　魏　馨　戴秋霞　朱　晶　胡善联

【导读】 自费药品的不合理使用是影响药品费用控制的一个重要原因。本研究通过上海市医疗机构药品采购数据库分析，了解上海市各级医疗机构自费药品的使用现状，同时根据焦点组讨论和关键人物访谈了解集中度较高的自费药品替代情况，识别自费药品使用管理中存在的问题和原因，为上海市医疗机构自费药品的使用管理与费用控制提出政策建议。

为进一步加强定点医疗机构参保人员自费管理，合理控制自费医疗费用，上海市医保部门下发了《关于进一步加强定点医疗机构参保人员自费管理合理控制自费医疗费用的通知》（沪人社医监〔2015〕80号），要求定点医疗机构及医务人员优先保证使用医保支付范围内的药品和器械，不得诱导或强迫参保人员使用自费药品或器械。目前，全市医疗机构自费药品使用情况存在管理盲区，从费用控制和合理用药角度看，加强医疗机构自费药品的使用管理具有重要的现实意义。本研究通过对上海市医疗机构自费药品使用现状的描述性分析，结合焦点组讨论和关键人物访谈，了解了自费药品使用管理中存在的问题和原因，为上海市医疗机构自费药品的使用管理与费用控制提出政策建议。

一、医疗机构自费药品使用现状分析

基于2016年度上海市医疗机构药品采购数据库，重点分析了药品通用名、分类、品种、单价、采购金额等数据。结果显示，2016年，上海市各医疗机构自费药品的采购总金额为42.69亿元，包含1 045个通用名，涉及556家医疗机构。具体分析将从注册类别、系统分类、企业类型和医疗机构级别等维度展开。

基金项目：上海市卫生和计划生育委员会卫生计生政策研究课题（课题编号：2017HP14）。
第一作者：吴文辉，男，上海市卫生和计划生育委员会药政管理处处长。
作者单位：上海市卫生和计划生育委员会（吴文辉、魏馨、戴秋霞、朱晶），上海市卫生和健康发展研究中心（上海市医学科学技术情报研究所）（何江江、杨燕、唐密、胡善联），上海市医药集中招标采购事务管理所（汤庆伟），上海市食品药品监督管理局（黄维丹），复旦大学公共卫生学院（胡善联）。

(一)注册类别

从注册类别看,化学药品占主导地位。医疗机构不同注册类别自费药品的使用情况有所差别,化学药品采购金额高达 32.26 亿元,占比 75.57%;生物制品和中成药采购金额占比相差不大,分别为 13.28% 和 11.15%(表1)。

表 1　医疗机构不同注册类别自费药品使用情况

注册类别	采购金额(万元)	金额占比(%)
化学药品	322 578.88	75.57
生物制品	56 707.18	13.28
中成药	47 591.69	11.15

(二)系统分类

参照 2017 版国家医保目录中对西药和中成药的系统分类标准,对数据库中的药品进行归并。西药分为消化道和代谢药、血液和造血器官药、心血管系统、皮肤病用药等 14 大类,中成药分为内科用药、外科用药、肿瘤用药、妇科用药等 9 大类。

1. 西药

从系统分类来看,抗肿瘤药及免疫调节药的采购金额明显高于其他药品。医疗机构西药不同系统分类自费药品使用情况如表 2 所示,除抗肿瘤药及免疫调节药、神经系统药、消化道和代谢药以外,其他系统分类药品的采购金额占比均在 10% 以下。

表 2　医疗机构西药不同系统分类自费药品使用情况

系统分类	采购金额(万元)	金额占比(%)
抗肿瘤药及免疫调节药	131 279.79	34.61
神经系统药	73 070.45	19.27
消化道和代谢药	51 203.73	13.50
心血管系统药	27 657.43	7.29
全身用抗感染药	18 904.38	4.98
血液和造血器官药	14 731.32	3.88
杂类药	13 040.88	3.44
感觉器官药	12 851.72	3.39
泌尿生殖系统药和性激素	11 064.38	2.92
呼吸系统药	10 122.18	2.67
肌肉-骨骼系统药	8 456.57	2.23
皮肤病用药	6 744.50	1.78
除性激素和胰岛素外的全身激素制剂	98.98	0.03
抗寄生虫药、杀虫药和驱虫药	59.74	0.02

2. 中成药

从系统分类看,内科用药采购金额占比最高。医疗机构中成药不同系统分类自费药品使用情况如表3所示,内科用药的采购金额最高,其次是妇科用药,其他系统分类药物占比均不到5%。

表3　医疗机构中成药不同系统分类自费药品使用情况

系 统 分 类	采购金额(万元)	金额占比(%)
内科用药	32 847.85	69.02
妇科用药	8 031.5	16.88
耳鼻喉科用药	1 967.02	4.13
皮肤科用药	1 912	4.02
肿瘤用药	850.8	1.79
民族药	713	1.5
骨伤科用药	589.88	1.24
外科用药	441.41	0.93
眼科用药	238.23	0.5

(三)企业类型

从企业类型看,国产企业占据领导地位。医疗机构在不同企业类型中自费药品的采购情况如图1所示,国产企业的自费药品采购金额最高,为233.85亿元,占比54.78%,占到了一半以上;外商独资企业的采购药品金额为100.19亿元,占比23.47%;台港澳独资(合资)和中外合资企业的采购金额分别为52.51亿元和40.32亿元,分别占比为12.30%和9.45%。

(四)医疗机构分布

从医疗机构级别看,自费药品采购主要集中在三级医院。对不同级别医疗机构自费药品采购金额情况

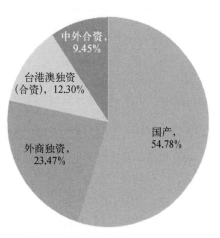

图1　医疗机构不同企业类型自费药品采购金额占比情况

(表4)分析可知,自费药品的采购金额主要集中在二、三级医疗机构,两者占比之和高达98.97%。

表4　不同级别医疗机构自费药品采购金额情况

医疗机构级别	采购金额(万元)	金额占比(%)
三　级	366 427.87	85.84
二　级	56 053.00	13.13
一　级	476.72	0.11
未定级	3 920.15	0.92

二、上海市医疗机构自费药品使用管理问题

（一）自费药品管理方式割裂

目前的管理模式过于强调医保目录内和医保目录外药品，忽略了药品本身的管理要求。同时，自费药品应放在医院用还是社会药房用，其归属问题缺乏管理主体。

（二）自费药品使用缺乏监控

药品使用需由药剂师监控，才能保证药品的质量安全与使用安全。但目前自费药品使用情况难以追踪，也缺少药品安全性、有效性方面的评价，特别是一些注射剂等高危自费药品缺乏监控。

（三）自费药品分类目录尚未形成

自费药品类型众多。有些临床需要的自费药品，价格高、医保难以支付；有些药品疗效好，但因为创新程度高、价格高，也没有进入医保；另有一些辅助用药，也可能是治疗某些疾病所必需的。目前，缺少对这些药品的评价，造成自费药品使用混乱，患者自付费用偏高。

三、讨论与建议

本文仅分析了医疗机构自费药品，尚未纳入周边药店和医疗机构自制自售药品，可能低估上海市自费药品使用，也可能影响不同通用名药品的排名。其次，鉴于中成药和部分西药难以查询每日规定剂量（defined daily dose，DDD），本文未分析日均治疗费用，而是直接采用采购价来间接反映自费药品的患者负担，可能导致各通用名药品之间的可比性降低。今年国家医改工作要点中也将医保目录外药品占比等指标纳入到医疗机构考核指标中，同时要求加强临床药事管理，进一步促进二、三级医疗机构优先使用基本药物。因此，从费用控制和合理用药角度出发，加强医疗机构自费药品的使用管理具有重要的现实意义。

（一）政策层面，建立自费药品管理制度

一是加强药品采购管理。药品关乎人们的健康和生命安全，保证药品质量至关重要。建议不刻意区分自费药品和医保目录药品，统一通过阳光采购平台进行药品采购。二是规范医疗机构自费药品管理。逐步降低自费药品费用比例，并将自费药品费用比例纳入医院绩效考核，医疗机构内部管理部门应对外配的自费药品情况进行了解。

（二）使用层面，促进自费药品合理使用

一是形成自费药品分类管理目录。形成自费药品分类管理目录，针对部分疗效确切、无可替代、临床必需的药品，逐步向医保目录衔接；针对部分价格昂贵的新药，积极引进价格谈判；针对部分疗效差、存在替代药品、非临床必需的药品，逐步减少使用并退出市场。二是引入卫生技术

评估。加快推进以基本药品为重点的临床用药(耗材)综合评价体系建设。选择部分医疗、教学、科研等综合实力较强的医疗卫生机构,对药品(耗材)的安全性、有效性、合理性、依从性、经济性等进行成本效益评估。

（三）监管层面,注重自费药品使用过程监管

一是重视以信息化为支撑的过程监管。各级医疗机构要加强自费药品管理,将患者就医时使用的所有药品和器械(包括医保和自费)全部纳入医院内部管理,医保患者就医时发生的所有医疗费用及明细项目信息应按规定如实上传至医保结算系统。二是关注重点药品监控。针对特殊药品如注射剂,进行重点监控,实行动态管理,对重点药品目录进行动态调整。

使用药品集中采购数据监测上海市抗菌药物临床应用及"大数据"分析

林　海　杨　帆　张建中　Cecilia Stålsby Lundborg

【导读】　为进一步了解上海市抗菌药临床应用和评价政策干预的效果,本文通过提取2009～2014年上海市药品招标采购事务管理所的医疗机构药品销售数据,使用 ATC/DDD 编码标注并完成基于人群的抗菌药消费水平和结构;与全球最佳实践对标以评价用药质量对复杂的政策干预体系进行实施效果评价。研究显示,2011年启动的系列政策干预与当年发生的人均抗菌药使用水平降低31％存在时间重合,提示政策干预可能取得了"快速、显著和持久"的效果,反映出我国卫生体系决策和执行能力强的特点。但抗菌药消费结构存在一定问题。本文认为用省级药品采购数据研究抗菌药和其他种类的药物的利用已具备技术可行性。编码技术为政策评价提供了可能。抗菌药的合理使用仍是需要长期关注的问题。

　　2009年我国启动了新一轮医药卫生体制改革(以下简称"新医改"),切实增加了卫生投入。投入是否产生了应有的效果受人关注。不合理用药问题困扰我国医疗体系已久,我国卫生资源总量不足,"以药补医"加剧了资源的浪费。高达2％的 GDP 和40％的卫生费用被用于药品。上海市的药品占本地区卫生总费用的30％[1,2],而人均药品费用约为全国的两倍。

　　抗菌药是我国药品消费的重要大类,也是过度使用最严重的种类之一。不合理使用抗菌药将导致更广泛、更高的人群暴露,即"选择性压力",筛选出更多、更强的耐药菌株,从而造成临床上的难治性感染和医疗费用的攀升。抗菌药耐药是重要的公共卫生问题,随着人员的全球流动,耐药的全球流行开始出现。作为新兴市场国家和人口大国,我国的抗菌药使用和耐药进展受到世界关注。严格控制抗菌药使用是国际共识,也是各国政府的承诺。

　　发达国家的实践表明,抗菌药使用监测和病原的耐药监测有助于界定问题,以及发现用药与耐药关联性的科学规律,是其他干预发挥效力的逻辑起点。"如果你不能测量它,你就无法改善它(开尔文,1824～1907)。"上海市是我国最早启动监测全国抗菌药物临床应用监测网和细菌耐药监测网(以下简称"两网")的城市,每年可见耐药监测的文献报道,但上海和全国其他省市的抗菌药临床应用的监测体系是基于医院直报,较少文献报道。从发达国家的经验看,欧洲2014年

第一作者:林海,男,副研究员。
作者单位:上海市卫生和健康发展研究中心(上海市医学科学技术情报研究所)(林海),复旦大学附属华山医院抗生素研究所(杨帆),复旦大学附属中山医院药剂科(张建中),瑞典卡罗琳医学院全球卫生系(Cecilia Stålsby Lundborg)。

纳入抗菌药使用公报的 30 个国家中,7 成使用了销售数据,2 成使用了报销数据,1 成将两者结合分析[3]。从 2009 年起上海市医药集中招标采购事务管理所(以下简称"SMPA")的销售数据逐渐覆盖了全市绝大部分医疗服务提供方。因此,上海市使用销售数据和"大数据"技术监测抗菌药临床使用的条件已具备。

一、数据和方法

研究提取了 2009～2014 年 SMPA6 年的季度数据;SMPA 的数据约占全市公立医疗机构每年药品采购金额的 97%,覆盖全市约 95% 的抗菌药用药。

世界卫生组织(以下简称"WHO")药品统计方法学合作中心(www.whocc.no)开发了药品编码的"ATC/DDD 系统"。通过提取上海市"J01 全身系统性抗菌药用药",进行 ATC 编码,计算全市累计用量(DDDs),除以本市年中平均人口数和年日数得到本市千人口日的使用量(DDDs/1000 inhabitants per day, DID),以获得反映人群暴露的国际可比指标。未纳入 ATC 编码体系的抗菌药查询卫生部"DDD 字典"和生产商网站完成归类,找到建议日剂量,参照计算。经编码和清洗后共计得 36 万余条记录。

零售药房的抗菌药销售数据来自 IMS 提供的抽样,从全市 2 378 家零售药房中提取 153 家药房(占 6%),其销售总额占零售药房销售总量的 12%,取销售量居前 20 位的抗菌药品种(占总抗菌药使用量的 1% 以下),为保证方法的统一性,本文不在结果中报道零售药房销售数据。

二、结果和分析

(一)抗菌药使用总量

2009～2014 年上海市药品采购总额呈上升趋势,年均增长率为 12.8%,略低于卫生总费用的增长率(17.4%),但高于同期 GDP 的增速(9.5%)。抗菌药在药品总费用中的占比呈现了稳定下降的态势,从占总比重的 17.7% 降至 11.0%,减少了 6.7 个百分点,显示受到了有力的控制(图 1)。

2013 年,经济合作与发展组织(本书以下简称"OECD")国家抗菌药在药品总销售中的比例绝大多数在 5% 以下(22/24,95%CI:2.5%～4.2%)(数据来源:OECD health statistics),超过 5% 的只有韩国(5.9%)和土耳其(11.3%)。

(二)千人口日的抗菌药使用水平(DID)

6 年的时间序列和分季节的用量如图 2 所示,为了削减季节效应的影响,计算连续四个季节的移动平均。抗菌药用量的下降从 2011 年第一季度的 28.5DID 最高值降至 2012 年第一季度的 19.8DID,下降了 30.5%。2012 年全年平均值为 17.8DID,与 2010 年干预前的 25.9DID 相比下降了 31.3%。上海市的抗菌药用药的人均水平在干预后稳定在 17～19DID 的水平波动,大致处于欧洲中游偏上水平(2012 年欧洲的门诊和住院的抗菌药用药的中位数水平是 23.5DID)。

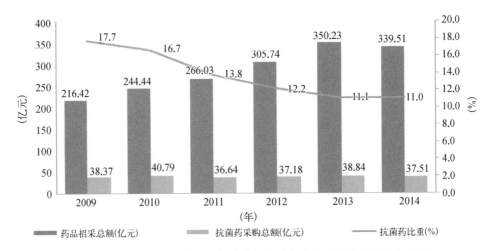

图 1　2009～2014 年上海市药品集中采购总额和抗菌药费用的相对关系

注：2014 年 SMPA 信息系统更新，存在 16％左右的数据缺失。公立医院财报显示当年的药品费仍呈稳步增长态势。2014 年 12 月，抗菌药数据采用了推算的方法，以 2013 年为基准补齐了当月数据。

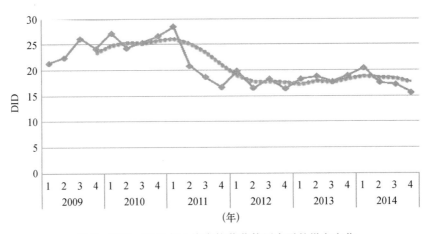

图 2　2009～2012 年上海市抗菌药使用水平的纵向变化

注：虚线为连续四个季度的移动平均值

"控抗"是全球性的行动。不管是我国还是其他国家和地区，从 2010 年报道各国"控抗"和评价效果的学术文献开始大幅增长。已有文献报道的其他国家和地区"控抗"项目干预后的效果汇总如表 1 所示，可见上海市 2011 年取得的"控抗"工作的效果是快速、显著和持续的。

表 1　文献报道其他国家和地区的"控抗"项目的效果与上海比较[4~10]

国家（项目）	指　标	时　间　段	效　果
瑞典（STRMA）	门诊 DID	1993～1997 年 5 年	16.3→13.0DID（−22％）
	门诊 DID	1995～2004 年 10 年	15.7→12.6DID（−20％）[4]
	5～14 岁年龄段		−52％
	大环内酯类		−65％

续 表

国家(项目)	指 标	时 间 段	效 果
斯洛文尼亚	门诊 DID	1999～2002 年 4 年	20.8→17.7DID(-18.7%)[5]
法国	门诊 DID	2001～2003 年 3 年	33.1→28.9DID(-9.6%)[6]
	处方数量	2002～2007 年 5 年	-26.5%[7]
美国(明智用药)	"标准单位"*	1999～2010 年 12 年	-17%[8]
韩国(公示 RTI 抗菌药用药率)	人群 DID	2005～2007 年 3 年	24.7→21.5DID(-13%)[9]
		2007～2009 年 3 年	21.5→25.2DID(+17%)
上海("专项整治")	人群 DID	2010～2012 年 3 年	25.9→17.8DID(-31%)[10]

* 注:"标准单位"是 IMS 的计量方法,是换算成相当于 1 片药的数量。

(三)上海市抗菌药的用药分布和结构

上海市基层医疗服务机构抗菌药用药占了全部抗菌药用药的三分之一;三分之二发生在二、三级医院。基层医疗机构的抗菌药用量占比 2014 年较 2010 年下降 4.5 个百分点,呈降低的趋势,这与欧洲约 92%的抗菌药在门诊机构使用,8%在医院使用不同。因为上海市的二、三级医院提供了大量的门诊服务。

目前,上海市全身使用的抗菌药可分为口服和注射两类。2010 年上海市高达 40%的抗菌药为注射剂型;监测的后 4 年呈逐年下降趋势,2014 年降至 21%(在欧洲注射剂型约占 7%)。监测 6 年内上海注射剂的金额占比从 75%降至 73%,较为稳定。由于经济激励因素持续存在,医师用药行为很有可能受到非医学因素的影响,仍存在使用高价注射剂的倾向,如单独定价品种和进口品种。

从 ATC4 个级别的编码分类来看,上海市的用药结构偏向头孢菌素类,6 年中头孢菌素约占总量的一半(图3、表2),其次是大环内酯类和喹诺酮类,而在欧洲门诊用药结构中青霉素类约占

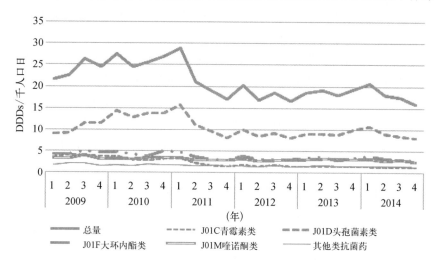

图 3　2009～2014 年上海市抗菌药用药的变化趋势和 ATC4 分类构成

注:① 2011 年前后用药总量减少了 1/3,主要是头孢菌素;② 用药构成中头孢菌素类占一半,青霉素类近年只占 7%;③ 季节性波动,第一季度往往是用药的高峰,以 J01 总量和头孢明显。

一半(47%,95CI:30%~67%,2009)。但在上海青霉素类不仅占比极低,在用药结构中呈现下降趋势(P<0.01),2014年青霉素在总体用量中仅占7.4%。

表2 2009~2014年基于ATC分类构成的上海市抗菌药DID占比(%)

ATC分类	2009年	2010年	2011年	2012年	2013年	2014年
J01C 青霉素类	16.1	11.9	10.2	8.7	7.9	7.4
J01D 头孢菌素类	43.2	52.1	51.6	49.1	49.1	50.2
J01F 大环内酯和林可酰胺类	18.9	16.9	16.6	17.9	18.1	18.2
J01M 喹诺酮类	14.1	12.5	14.1	16.2	16.6	16.0
其他种类的全身用抗菌药	7.7	6.6	7.5	8.2	8.3	8.2

在欧洲市场,有些古老的抗菌药品种维持了相当水平的使用量,如2012年瑞典24.4%的门诊抗菌药用药是四环素类,磺胺类占1.0%~7.5%的比重。上海市的用药结构中,四环素类占1.0%,磺胺类占0.1%~0.3%,几乎可以忽略不计。

2014年,上海市抗菌药临床使用前五名依次是头孢呋辛(13.8%)、左氧氟沙星(13.3%)、头孢克洛(11.5%)、阿奇霉素(9.4%)、甲硝唑(4.2%),合计占抗菌药总用量的半数以上。这与欧洲国家前五中至少有两个青霉素类不同(北欧以口服青霉素为主,其他国家多为阿莫西林和阿莫西林克拉维酸)。

(四)标志性抗菌药的使用

碳青霉烯类(主要包括美罗培南、亚胺培南西司他丁、帕尼培南倍他米隆)是治疗产超广谱β-内酰胺酶(本书以下简称"ESBL")耐药菌的主要选择;糖肽类抗菌药(主要包括万古霉素、替考拉宁和去甲万古霉素)是治疗革兰阳性菌的主要选择。两者都是应对耐药菌的"最后一道防线",其用量反映临床医师面对的耐药菌的数量和强度。当患者对糖肽类不耐受时,可选择达托霉素和利奈唑胺。哌拉西林他唑巴坦/三唑巴坦、替卡西林克拉维酸、头孢哌酮舒巴坦三种β-内酰胺和酶抑制剂复方临床多用于治疗革兰阴性耐药菌感染。

用于治疗革兰阳性菌的抗菌药以糖肽类为主,在2013年开始出现了连续两年下降的趋势(2014年较2012年下降了37%)(图4)。这可能与近年来上海市医疗机构在控制医院内感染取得的成绩有关。院内感染最主要的耐药病原耐甲氧西林金黄色葡萄球菌(MRSA)就是革兰阳性菌,治疗首选万古霉素。而碳青霉烯类的消费却呈现逐年上升(2014年较2009年增加了60%)的趋势,这可能是临床医师面临更多产ESBL酶耐药菌株的威胁引起的,也可能是不合理用药引起的。

临床用于治疗革兰阴性耐药菌感染的主要为β-内酰胺和酶抑制剂复方,这类药品使用趋势如图5所示。2011年受整个"控抗"干预的影响下降后,在2012年弹回到接近2010年的水平。2014年与最高点2009年相比减少了45%的使用,与2010年相比减少了43%。这类抗菌药应作为使用碳青霉烯类前的一道防线,其下降与碳青霉烯类用量的增高说明临床选择碳青霉烯类可加强管控指征,更慎重地用药。

另外,近年来,二级医院使用碳青霉烯类与三级医院相比从2009年的24%持续上升至2014

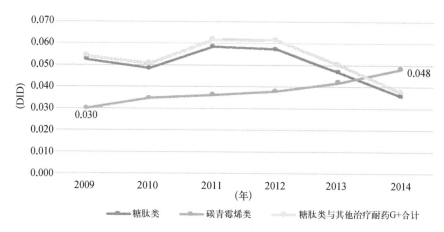

图 4 2009～2014 年上海市糖肽类、碳青霉烯类等标志性抗菌药的用药变化趋势

注：上海市场的糖肽类包括万古霉素、去甲万古霉素、替考拉宁（另外三个药 telavancin、dalbavancin、oritavancin 尚未上市）。其他治疗 G+ 的抗菌药含利奈唑胺、达托霉素两种。碳青霉烯类临床上主要用来治疗产 ESBL 的耐药菌，包括美罗培南、亚胺培南西司他丁和帕尼培南倍他米隆等。

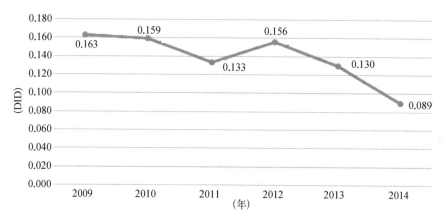

图 5 2009～2014 年上海市三种 β-内酰胺和酶抑制剂复方的使用变化趋势

注：哌拉西林他唑巴坦/三唑巴坦、替卡西林克拉维酸、头孢哌酮舒巴坦合计，主要治疗耐药的 G- 菌。

年的 34%，而糖肽类的二、三级医院使用份额保持相对恒定（2.1：7.9）。二级医院的某些耐药菌的比例高于三级医院，这不太可能是患者危重程度的差异造成的，更可能是因为院内感染控制工作和用药控制上的差异，二级医院的抗菌药不合理使用问题可能比三级医院更普遍。通过"大数据"技术，可将碳青霉烯类用药上升速度最快的医疗机构排序，供卫生行政部门加强督导参考。

（五）其他部分"大数据"分析结果

国产与合资/进口抗菌药经过干预后市场销售经历了不同的走势。2014 年与 2009 年相比国产抗菌药丢失的市场份额为 6.3 个百分点，销售减少 2.6 亿元。尽管市场的总量从 2010 年的 40.8 亿元最高点降至 2014 年的 37.5 亿元，合资/进口产品的市场份额却逆市上扬，从 2009 年的 7.3 亿元增至 2014 年的 9.7 亿元。国产药中销售量下降最大的是头孢呋辛，减少 3.36 亿元（−77.0%）；进口抗菌药的销售量大部分比较平稳，2014 年与 2009 年相比销售总量增加 1.8 亿元,其中进口头孢呋辛销售增加2.2亿元。进一步分析发现,尽管头孢呋辛注射剂的用量减少了90%,但其注射剂占头孢呋辛销售总金额的比例却较稳定(2010年占76.6%,2014年占72.7%)。2009年、2010年上海市销售的注射头孢呋辛主要是国产产品(占金额的88.3%或者用量的98.9%),而2014年已经切换成为以进口产品主导(占金额的97.4%或者用量的72.6%)。国产和进口注射用头孢呋辛的比价关系对这一切换似乎起到了一定的作用。

上海的抗菌药使用品种与欧洲的报道有一定差异性。以头孢菌素类为例,上海市场2009年头孢菌素类的使用量前十名中与欧洲用药谱重合的是7个(头孢呋辛、头孢氨苄、头孢克洛、头孢克肟、头孢丙烯、头孢羟氨苄、头孢唑林);欧洲常用而上海不常用的有3个(头孢泊肟酯、头孢曲松、头孢布烯);上海常用而欧洲不常用的有3个(头孢拉定、头孢美唑、头孢替安)。头孢替安和头孢美唑都是只有注射剂的二代头孢,前者近年的销售额稳居抗生素的前两名,近三年更是占据了首位,为4亿~5亿元;头孢美唑的销售额也稳居前十。这两种药的大量使用似与其原"单独定价"地位有关,日均成本在150元以上,高于其他注射用二代头孢。头孢拉定为一代头孢,以口服剂型为主,价格较低,主要用于基层医疗机构,适应证为呼吸道感染、泌尿生殖道感染和皮肤软组织感染,其大量的使用可能与上海极低的青霉素类使用有关。

青霉素类的使用比例在各级医院及同级医院之间有一定的差异性。社区卫生服务机构的青霉素使用率从2009年的15%以上降至2014年的4.5%;但其中仍有部分机构保持了接近20%的青霉素使用率,也有接近零使用的。二级综合医院和中医/中西医结合医院青霉素类用药占全部抗菌药的比例从14%降至11%,甚至有接近零使用的;三级综合医院和中医/中西医结合医院从12%降至9%,最低维持了5%的使用率。

喹诺酮类较容易导致肠道菌群中的耐药菌比例增加,因此,在欧洲国家的使用受到强有力的控制。在上海,与青霉素类的使用率下降相比,喹诺酮类的使用率在某些医疗机构却出现了上升趋势,应引起重视。社区卫生服务机构喹诺酮类在抗菌药总使用中占15%以上,个别社区卫生服务机构超过了30%;二级医院在喹诺酮类使用占比在15%左右波动;三级医院在16%~17%波动。社区卫生服务机构大量使用喹诺酮类是由于分级分类目录中将左氧氟沙星归入了"非限制使用"类,而且应对呼吸道感染、尿路感染的其他种类的抗菌药选择较少。可见一定的季节性波动,提示基层医疗机构将左氧氟沙星用来治疗呼吸道感染可能比较普遍,应该加以调整。

三、讨论和建议

(一)使用省级药品招标采购数据和"大数据"手段监测药品资源的利用技术上可行,有利于加强药政管理

药品招标采购平台积累的销售数据已经或正在覆盖我国各省市医疗机构用药的绝大部分,这部分数据向专业研究人员开放并完成编码和分析,有助于推进药物利用研究,从而有助于我国药政管理水平的提高。上海市抗菌药临床使用监测(销售数据)研究证明了在技术上的可行性,具备应用于其他种类药品和向其他省市推广的条件。

利用编码技术可评价基本药物制度、抗菌药分级分类管理、医保药品目录等药政管理手段对药物利用具有一定的影响。由此推广开来,今后药政管理措施都可早期监测基线水平和实时跟

踪评价,省级药品销售数据可做到近乎实时评价(1个月时滞)。

(二)上海的抗菌药人均使用量在 2011 年的迅速、大幅下降与"专项整治"和实施基本药物制度等干预措施在时间上重合

2011 年启动的"抗菌药临床应用'专项整治'"和实施基本药物制度为核心的系列干预措施与全市的抗菌药人均使用水平 31% 的降幅时间重合,并在此后维持了较低的水平,至 2014 年年底未出现明显的反弹。社区卫生服务机构、二、三级医院的抗菌药使用同时降低,并非是大规模的患者在医疗机构间流动,而导致的局部的用药量降低。

主要干预措施可描述为:① 通过市区两级卫生行政部门的绩效考核系统,确定医疗机构的负责人为"控抗"的第一责任人,从而可利用医疗机构的内部管理体系的力量,将"控抗"的压力逐级传递给每个开处方的医师;② 组织医学专家制定和完善《抗菌药物临床用药指导原则》和各类临床路径;③ 基本药物目录和分级分类目录的实施进一步规范了医疗机构的药品配置;④ 强化临床用药监测和耐药监测"两网",获得持续的监测情报,由医学专家转化为指导意见;⑤ 加强每个临床医师对各类规范的依从度,如使用公布用药排名和诫勉谈话等,控制对成人上呼吸道感染、清洁手术的围手术期预防用药等情况下不必要的抗菌药的使用;加强洗手干预,医院内感染控制工作取得成果。

有文献报道上海的医院加强了院内医师用药教育培训和考核,并通过信息系统和药剂师审方、控方,控制技术上不合理的用药。此外,2011 年市财政投入 915 万元用于抗菌药合理使用的大众健康教育。当年节省的抗菌药采购费用至少是健康教育财政投入的 46 倍。

(三)上海市抗菌药的用药结构有待优化

本地的抗菌药用药模式可归结为四点:一是高比例的注射剂型;二是较低水平的青霉素类的使用;三是高比例的头孢菌素类、大环内酯类、喹诺酮类的使用,而且倾向于使用广谱、长效剂型;四是有些较高使用率的抗菌药在欧美国发达国家未上市或未见使用报道。

较低比例的青霉素类的临床使用可能源自 2004 年《抗菌药临床应用指导原则》中的"无论采用何种给药途径,用青霉素类药物前必须详细询问患者有无青霉素类过敏史、其他药物过敏史及过敏性疾病史,并须先做青霉素皮肤试验"的要求。2015 年更新的《指导原则》维持了这一要求。欧洲国家并无在国家指南中强制性要求青霉素类使用前必须皮试,而是询问病人是否具有药物过敏史和加强观察为主。

头孢菌素类的使用量占到了全部的一半,或者金额的七成,据医学专家咨询会上的讨论,这与国内的大规模生产和营销有关。青霉素类的使用率逐年走低和喹诺酮类的使用率逐年走高是监测到的两大趋势。注意到青霉素类的使用率走低是一个持续的趋势,尤其是在社区卫生服务机构;过多使用喹诺酮类(主要是左氧氟沙星)值得警惕,因为这已经被强有力的证据证明是导致肠道菌群耐药的一类抗菌药。

"特殊使用类"抗菌药中,碳青霉烯类的使用 6 年增加了 60%,且二级医院的平均用量增速高于三级医院,应该引起重视。在耐药的革兰阴性菌用药的选择上应该从紧,应优先使用 β-内酰胺酶抑制剂复方控制,只在必要时使用碳青霉烯类抗菌药。

（四）准入、定价和报销体系对抗菌药用药的影响

上海市场中在用药量排名和销售量排名靠前的抗菌药中,有些是欧洲国家未审批,或者未见报道使用的:头孢硫脒、头孢拉定、头孢美唑、头孢替安、头孢西丁、拉氧头孢、帕珠沙星、加替沙星、洛美沙星、美洛西林＋舒巴坦、阿莫西林＋舒巴坦。有些是错误的β-内酰胺和酶抑制剂配伍,有些是疗效和不良反应与同类药品都不具有优势,有良好替代品种的药品。共性都是获得了相对较高的定价,有些享有"单独定价"权。头孢菌素、喹诺酮类、青霉素酶抑制剂复方类的注射剂型应该重点关注。

定价体系对抗菌药用药的影响是明显的。"单独定价"已在2015年被取消,但是其影响将长期存在。研究发现进口头孢呋辛注射剂、头孢替安等品种由于获得了相对竞争产品的高价,在"控抗"干预后,销售不降反升。国产抗菌药中在"控抗"后仍能逆势上扬,销售量的品种以原"单独定价"的头孢菌素类注射剂为主。

医保报销目录制定的尺度较宽,纳入了一些未被国内外临床用药指南推荐的"非主流"品种,是"分级分类管理目录"外用药的主要构成。虽然这部分药品总体的销售受到了抑制,但是仍能够进入某些医疗机构。

由于本研究使用的销售数据仅到医疗机构,未与病人就诊的诊断信息匹配,无法判断用药合理性及对指南的依从性。外来就医人群的用药5‰比例只能通过估算完成。有待于今后结合诊断信息进一步分析。

针对本市头孢菌素类代替青霉素类成为用药主体的现状,应进一步结合临床用药、不良反应监测、对肠道菌等寄植菌群的影响等,判断长期的公共卫生风险。

参 考 文 献

［1］荆丽梅,金春林,何江江,等.2002—2009年上海市药品费用测算与分析.中国卫生资源,2011,14(5):287-289.

［2］张崖冰,荆丽梅,林海,等.上海市药品费用构成分析.中国卫生政策研究,2010,3(1):34-38.

［3］Stichele RHV, Elseviers MM, FerechM, et al. European Surveillance of Antimicrobial Consumption（ESAC）:Data Collection Performance and Methodological Approach. British Journal of Clinical Pharmacology, 2004, 58(4):419-428.

［4］Mölstad S, Erntell M, Hanberger H, et al. Sustained reduction of antibiotic use and low bacterial resistance:10-year follow-up of the Swedish Strama programme. Lancet Infections Diseases, 2008, 8(2):125-132.

［5］Cizman M, Srovin T, Pokorn M, et al. Analysis of the causes and consequences of decreased antibiotic consumption over the last 5 years in Slovenia. Journal of Antimicrobial Chemotherapy, 2005,55(5):758-763.

［6］Ferech M, Coenen S, Malhotra-Kumar S, et al. European Surveillance of Antimicrobial Consumption（ESAC）:outpatient antibiotic use in Europe. J Drugs, 2006, 58(2):401-407.

［7］Sabuncu E, David J, Bernede-Bauduin C, et al. Significant reduction of antibiotic use in the community after a nationwide campaign in France, 2002 – 2007. Plos Medicine, 2009, 6 (6): e1000084.

[8] The Center For Disease Dynamics, Economics & Policy. Antibiotic use and resistance at a glance. available at Jan. 162018: https://resistancemap. cddep. org/AntibioticResistance. php.

[9] Lee YS, Kwon JW, Oh OH, et al. Temporal decrease in overall antibiotic consumption accompanying antibiotic prescribing rate disclosure policy: evidence from analysis of national health insurance claims data in South Korea. Archives of Pharmacal Research, 2014, 37(10): 1295 – 1300.

[10] Lin H, Dyar OJ, Rosales-Klintz S, et al. Trends and patterns of antibiotic consumption in Shanghai municipality, China: a 6 year surveillance with sales records, 2009 – 14. J Antimicrob Chemother, 2016, 71: 1723 – 1729.

解决靶向药用药可及性及
可负担性问题策略

林　海　　胡善联　　吴春晓　　唐　军

王月强　　杜丽侠　　江洪波　　毛开云

【导读】　靶向药是医学科技带来的福祉。我国在经济快速发展过程中应解决患者用药的可及性和可负担性问题。本文在多个学科已有研究成果的基础上结合舆情分析、肿瘤流行病学和药品市场的实证研究,对未来可采取的策略作判断分析。

2014 年年底,无锡商人陆勇因帮助白血病患者购买印度生产的格列卫仿制药被检方以"妨害信用卡管理"和"销售假药罪"等罪名起诉,引起社会广泛关注。"陆勇案"挑战的是我国药政管理体系和医疗保障体系的治理水平。"保命"与"守法"的对立提示我国应有策略地建立制度,逐步解决靶向药可及性、可负担性的问题。

按照国家统计局公布的数据显示,上海市人均 GDP 在 2012 年已达到 1.35 万美元,超过了世界银行 2013 年 8 月确定的高收入国家人均 1.26 万美元的阈值。而 2012 年的全国人均 GDP 则为 6 039 美元,是上海市的一半,属上中等偏高收入国家水平。我国正从中等收入迈入高等收入国家的阶段,公众期待医疗卫生服务和保障水平相应提高,经济更发达的东部大型城市应起到表率作用。

靶向药可获得(accessibility)、可负担(affordability)的解决可有以下七个方案及组合:① 强制许可,由国家公权力、法院或病人团体出面迫使跨国企业放弃某几个药的专利权。② 平行进口,由贸易进口企业或者个人将药品从价格较低的、同样承认合法专利的国家和地区进口。如美国公民从加拿大购药,欧洲国家之间也较流行,印度出口药物过境却常受扣押[1,2]。③ 灰色市场。④ 仿制专利到期药,配合以定价和医保支付政策,保障病人可负担。⑤ 调整专利药和原研药价格,如参考定价、价格谈判、带量采购等方法。⑥ 改进医疗保障的覆盖深度,在新医改扩大了医疗保障的覆盖广度后,加大对医疗产品和服务的报销力度。⑦ 扩大慈善捐赠,如慈善基金

基金项目:上海科技发展基金软科学研究项目"促进我国生物仿制药产业发展和保障老百姓用药可及性的策略研究"(项目编号:15692104800)。

第一作者:林海,男,副研究员。

作者单位:上海市卫生和健康发展研究中心(上海市医学科学技术情报研究所)(林海、胡善联、王月强、杜丽侠),上海市疾病预防控制中心慢性非传染病与伤害防治所(吴春晓),上海市生物医药产业发展促进中心(唐军),中科院上海生命科学院生物信息中心(江洪波、毛开云)。

会管理的买赠计划。在发达国家和发展中国家经验基础上,如何根据本国国情和上海市情定制政策工具及其组合是解决问题的要点。

一、靶向药的可获得和可负担性日益成为社会关注的热点问题

精准医疗以基因测序和蛋白靶点为基础,提高了药物治疗的效率和安全性。以肿瘤治疗为例,相对于传统的化疗药物,靶向药大大控制了传统药物产生的不良反应。用于治疗 Ph 染色体突变的慢性粒细胞性白血病的伊马替尼(格列卫)在美国食品药品管理局(FDA)经快速审批程序上市(2001 年),开创了靶向药治疗的新时代,使白血病成为可长期生存的慢性病。

我国靶向药难获得、难负担的问题由来已久,由于靶向药价格昂贵,临床上遇到因经济条件限制而不得不终止治疗的情况相当普遍。且近十年呈现社会压力逐年递增的趋势,相关的公众事件持续引发社会不满。近五年,国内患者到印度购买的仿制药主要有格列卫、赫赛汀、易瑞沙、多吉美、特罗凯等。通过提取上海市图书馆/上海科学技术情报所"百种报纸舆情监测系统"数据可发现,近十年上述五种药见诸报纸类媒体的强度呈现逐年上升的态势(图 1)。五年内,八成以上的报道为公安部门在各地查获走私的印度"假药",反映出老百姓对这类药物的客观需求。"陆勇案"是 2015 年 1 月的"爆点"。

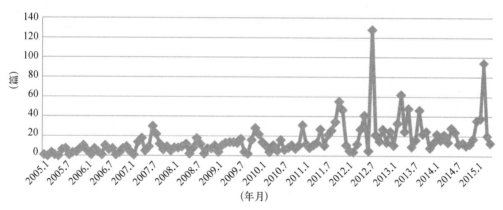

图 1   100 种样本报纸监测媒体报道数*

*注:以格列卫、赫赛汀、易瑞沙、多吉美、特罗凯五个药为关键词进行搜索。

二、肿瘤生存率比较提示靶向药可获得和可负担性有待提高

肿瘤的诊断和治疗是医学科技发展最为迅捷的领域,也是生物医药产业发展的热点领域。主要肿瘤五年生存率的实证比较研究提示了美国、我国和上海市在靶向药可及性、可负担性上的差异。以下美国数据来自美国国立肿瘤研究所肿瘤登记数据库(Surveillance,Epidemiology,End-state Registration,SEER)。中国数据来自国家肿瘤防治办公室组织的 17 个肿瘤登记点,地理上分为合计、城市地区、农村地区,含 2003～2005 年诊断病例[3]。上海市来自疾病预防控制中心肿瘤防治办公室数据(表 1～表 3)。

表 1　上海市主要肿瘤的五年生存率(2002～2006 年)(单位：%)

身体部位	全　市			城　区			郊　区		
	合计	男性	女性	合计	男性	女性	合计	男性	女性
所有部位	54.27	46.87	62.84	57.11	50.29	64.30	51.68	44.03	61.36
食管	25.79	24.85	31.91	27.49	25.97	35.44	24.74	24.10	29.56
胃	45.81	47.44	45.49	45.70	47.76	45.31	45.93	47.18	45.71
肝脏	15.45	16.02	14.80	16.75	17.60	15.50	14.45	14.73	14.38
胆囊	22.63	23.99	21.34	20.89	22.54	19.36	24.14	25.21	23.07
胰腺	10.12	9.60	10.80	10.12	10.00	10.34	10.14	9.22	11.37
气管、支气管和肺	20.23	20.27	22.11	20.63	20.83	22.14	19.93	19.82	22.14
乳腺	—	—	91.54	—	—	92.68	—	—	90.09
肾	85.66	89.19	82.24	86.72	91.08	82.41	84.53	87.17	82.10
结肠直肠	70.86	72.26	70.06	71.83	74.46	69.98	70.01	70.31	70.22
淋巴瘤	56.49	55.10	58.98	55.87	55.43	57.28	57.24	54.94	60.84
白血病	38.29	38.23	38.84	38.29	38.49	38.66	38.33	38.05	39.02

表 2　中国主要肿瘤的五年生存率(2003～2005 年)(单位：%)

身体部位	全　国			城　区			郊　区		
	合计	男性	女性	合计	男性	女性	合计	男性	女性
所有部位	30.9	26.6	36.6	39.5	33.9	45.3	21.8	19.6	25.6
食管	20.9	19.9	23.6	19.1	18.9	23.6	21.2	20.1	23.6
胃	27.4	27.9	26.5	32.5	31.8	34.3	24.9	26.0	22.9
肝脏	10.1	10.2	10.3	16.1	16.1	16.8	6.3	6.3	6.8
胆囊	—	—	—	—	—	—	—	—	—
胰腺	—	—	—	—	—	—	—	—	—
气管、支气管和肺	16.1	15.4	17.4	19.5	19.0	20.5	11.2	10.9	11.8
乳腺	—	—	73.0	—	—	77.8	—	—	55.9
肾	—	—	—	—	—	—	—	—	—
结肠直肠	47.2	48.1	46.2	51.2	51.8	50.5	38.4	39.3	37.5
淋巴瘤	—	—	—	—	—	—	—	—	—
白血病	—	—	—	—	—	—	—	—	—

表 3　美国主要肿瘤的五年生存率(2003～2005 年)(单位：%)

身体部位	美　国			亚　裔		
	合计	男性	女性	合计	男性	女性
所有部位	65.2	65.6	64.8	62.1	57.7	66.2
食管	16.7	16.7	16.9	14.7	13.6	18.0
胃	26.9	24.9	30.0	33.4	33.2	33.7
肝脏	15.0	14.8	15.3	19.8	20.4	18.2
胆囊	16.3	14.8	16.9	16.0	14.0	17.1

身 体 部 位	美　国			亚　裔		
	合计	男性	女性	合计	男性	女性
胰腺	5.8	5.4	6.2	7.2	6.7	7.7
气管、支气管和肺	15.8	13.6	18.3	16.5	14.1	19.9
乳腺	88.9	82.7	89.0	89.6	88.6	89.6
肾	69.9	69.7	70.1	68.7	68.3	69.3
结肠直肠	64.2	64.3	64.2	66.3	65.0	67.6
淋巴瘤	70.4	68.8	72.2	65.6	63.1	68.5
白血病	56.0	56.3	55.5	51.0	50.5	51.6

在全部肿瘤的平均五年生存率上,上海市水平(54.3%)高于全国抽样水平(30.9%)23.4个百分点,相对接近美国抽样水平(65.2%),仅低10.9个百分点。

中美两国肿瘤流行病学数据比对可发现,我国仅食管癌的五年生存率高于美国。胃癌和肺癌,中美两国无明显差异。其他部位癌症的五年生存率我国均低于美国。

主要肿瘤中,上海市仅有淋巴瘤(56.5%)和白血病(38.3%)的五年生存率低于美国(分别为70.4%和56.0%);上海市其余主要肿瘤的五年生存率表现均优于美国,尤其是在以手术和内窥镜及术后放化疗为主要治疗手段的消化道肿瘤、肺癌及女性常见的乳腺癌上。这反映了上海市的肿瘤早期诊断、手术水平已经接近国际先进水平。

淋巴瘤和白血病的主要治疗手段除了骨髓移植和使用免疫抑制剂以外,最主要且有效的治疗手段即使用靶向药物,如达珂、万珂、美罗华、格列卫等,但这类药品价格极其昂贵,血液科医师反映很多患者达不到慈善赠药的"低保"标准,因而往往因经济上的原因放弃治疗。

虽然近年来也逐渐出现了国产仿制药,如正大天晴版的格列卫于2014年出现在上海市场,而国产仿制版的达珂虽已经过国家FDA的审批,截止到2014年尚未在上海市场使用,未起到补充市场供给的作用。

三、目前我国国产靶向药的市场情况

上海市靶向药医疗市场从2009～2014年的6年间,共提供靶向化学药8种,单克隆抗体(本书以下简称"单抗")、抗体融合蛋白等靶向生物药12种。2009年的采购金额在2.2亿元,此后以平均每年7千万元的幅度递增,年均增长率19%,高于同期卫生费用(17%)和药品费用(12%)的增速,是一个快速增长的药品市场。

我国是仿制药大国,但却不是仿制药强国。从上海市医疗机构临床用药的构成来看,国产靶向药已崭露头角,但还不能像抗菌药等"普药"那样替代进口靶向药等创新药品种。靶向药对工艺要求相对更高,国产产品才刚刚起步,所占市场份额还较小。目前在上海市医疗市场中,国产靶向药仅有"益赛普"、浙江贝达的"凯美瑞"(埃克替尼)、百泰生物的"泰欣生"(尼妥珠单抗)及仿制版的格列卫等少数几种产品可见(表4、表5)。

表 4 上海市医疗市场的靶向药销售概况*（单位：万元）

药品名称		商品名	2009 年	2010 年	2011 年	2012 年	2013 年	2014 年*
靶向化学药	1 埃克替尼	凯美纳				629	601	1 735
	2 达沙替尼	施达赛						1
	3 厄洛替尼	**特罗凯**	4 770	15 004	17 135	5 864	3 929	1 032
	4 吉非替尼	**易瑞沙**	3 123	7 576	3 807	4 897	3 651	2 187
	5 硼替佐米	万珂	1 181	627	1 534	1 224	1 551	1 295
	6 舒尼替尼	索坦	512	920	337	1 363	1 149	818
	7 索拉非尼	**多吉美**	1 384	2 625	469	1 287	2 805	1 361
	8 伊马替尼	格列卫	61	32	74	434	350	309
	小计		**11 031**	**26 783**	**23 356**	**15 699**	**14 037**	**8 739**
单克隆抗体和抗体融合蛋白	1 阿达木单抗	修美乐			127	125	146	201
	2 巴利昔单抗	舒莱	266	239	189	190	286	348
	3 贝伐珠单抗	**安维汀**			23	2 111	3 825	2 576
	4 雷珠单抗	**诺适得**				888	4 242	4 541
	5 利妥昔单抗	**美罗华**	3 187	4 733	5 453	8 079	8 016	6 282
	6 尼妥珠单抗	**泰欣生**	803	1 357	2 206	4 593	4 173	2 806
	7 曲妥珠单抗	**赫赛汀**	2 384	5 457	1 932	9 249	10 538	8 589
	8 托珠单抗	Actemra						58
	9 西妥昔单抗	**爱必妥**	1 866	3 059	1 558	8 236	2 798	2 831
	10 英夫利西单抗	类克	493	633	683	681	643	513
	11 重组抗 CD25 人源化单抗	健尼哌				24	44	20	13
	12 重组人Ⅱ型肿瘤坏死因子受体-抗体融合蛋白	**益赛普**	**2 130**	**2 240**	**2 896**	**3 106**	**3 730**	**3 901**
	小计		11 128	17 718	15 090	37 300	38 418	32 659
	合计		22 159	44 501	38 446	52 999	52 455	41 398

*注：销售前十标粗，数据来源为上海市医药集中招标采购事务所（2014 年 12 月份数据因系统升级缺失）。

表 5 国内部分主要抗肿瘤药的仿制现况*

商品名	产品名	原 厂	主要适应证	仿制现况
美罗华	利妥昔单抗注射液	德国 Roche Pharma (Schweiz) Ltd.	非霍奇金淋巴瘤(NHL)、慢性淋巴细胞白血病(CLL)	2013 年专利到期，尚未有国内仿制药；有印度仿制药(DrReddy 等)
万 珂	注射用硼替佐米	美国 Janssen-Cilag	多发性骨髓瘤	无国内仿制药，有印度仿制药(Natco)
赫赛汀	注射用曲妥珠单抗	瑞士 Roche Pharma (Schweiz) Ltd.	乳腺癌	中信国健 2014 年申请，尚未获 FDA 批准；有印度仿制药(Biocon)
易瑞沙	吉非替尼片	英国 AstraZeneca	非小细胞肺癌	无国内仿制药，有印度仿制药(Natco)

商品名	产品名	原　厂	主要适应证	仿制现况
特罗凯	盐酸厄洛替尼片	英国 Roche Registration Ltd.	局部晚期或转移的非小细胞肺癌(NSCLC)	上海罗氏制药有限公司,有印度仿制药(Natco)
多吉美	甲苯磺酸索拉非尼片	德国 Bayer Pharma AG	肾细胞癌和肝癌	无国内仿制药,有印度仿制药(Natco)
爱必妥	西妥昔单抗注射液	德国 Merck KGaA	转移性直肠癌	无国内仿制药,无印度仿药
格列卫	甲磺酸伊马替尼片	瑞士 Novartis Pharma Schweiz AG	慢性粒细胞白血病、恶性胃肠道间质瘤	江苏豪森药业股份有限公司(2013) 石药集团欧意药业有限公司(2014)

＊注:数据由作者从 FDA、CDE 网站搜集和整理,时间截止到 2016 年 4 月。

目前(2015 年)全世界的靶向治疗药物共 150 多种,我国自主研发的仅三种,集中于肿瘤领域,能够生产的共有九种。而市场需求量较大的厄洛替尼(罗氏的"特罗凯")、曲妥珠单抗(罗氏的"赫赛汀")、利妥昔单抗(罗氏的"美罗华")、吉非替尼(阿斯利康的"易瑞沙")、西妥昔单抗(默克的"爱必妥")均尚未出现国内仿制药。可以预见,尽管未来靶向化学药将经历国产化,但单抗等生物大分子药品仍需在很大程度上依赖进口。

我国靶向药的仿制产业受到国家药政管理体系的影响,对药品的审批尺度从严。即使国内企业成功研发生产也很难通过评审。据相关企业反映,当前很多生物类似药难以通过药监局的审批,临床试验成本较高。2015 年,国务院印发《关于改革药品医疗器械审评审批制度的意见》(国发〔2015〕44 号)(本书以下简称《意见》),要求加快仿制药质量一致性评价,对已经批准上市的仿制药,按与原研药品质量和疗效一致的原则,分期分批进行质量一致性评价。同年,国家药品评审中心做出了将生物等效性试验要求从审批制改为备案制,并计划在上海市和广州市设立药品评审分中心,以加快报批速度,以此提高国产仿制药的市场供给能力。

四、"强制许可"的使用受制于国际和国内知识产权法律体系

与药政管理体系同样影响靶向药用药的还有知识产权法体系,焦点是如何协调保护靶向药的知识产权与公众获取药品的健康权利的矛盾的问题。其中尤其突出的是是否应该对靶向药实施"强制许可"。

专利强制许可制度,又称非自愿许可制度,是指一国专利行政管理机关,根据一定的条件,不经专利权人的同意,依法向第三人颁发许可证书,包括生产、销售、进口有关专利产品、实施专利方法,同时由强制许可的被许可方向专利权人支付一定补偿费的法律制度[4]。强制许可是协调专利保护之私权和公共利益(含有但不仅指公众健康权)之公权之间矛盾的特殊法律工具,具有特定的应用条件。

我国政府自 2000 年加入世界贸易组织(WTO)后,相应调整了国内法律,以与国际法相兼容,包括《与贸易有关的知识产权协议》(TRIPS 协议)、《TRIPS 协议与公共健康宣言》(多哈宣言)及《执行多哈宣言与第六段的决议》(本书以下简称《决议》)。为落实《决议》所赋予的灵活性,我国于 2005 年颁布了《涉及公共健康问题的专利实施强制许可办法》(国家知识产权局令第 37

号);2008年第三次修改《专利法》;2012年国家知识产权局出台了《专利实施强制许可办法》,从法理上架设了"强制许可"的实施路径。

然而,我国当前以国际法及国内知识产权法为基础形成的法律框架对于实施强制许可的主体的要求较严,同时没有明确规定被许可人的义务,因而在可操作性上存在缺陷[4,5]。除非修改现有法律,否则政府和企业就必须在既定法律框架内决定能否启动强制许可。我国即使面临公共卫生威胁也倾向于协商授权,而不是动用强制许可,如罗氏授权两家国内药品企业生产"达菲"仿制药用于防治甲型流感案,广州白云山申请"强制许可"却被驳回[7]。

从国际知识产权法律体系的形成过程来看,发展中国家和发达国家斗争的焦点主要集中在除重大传染病外,强制许可是否涉及肿瘤、心脑血管疾病、自身免疫性疾病等慢性病的用药[6]。而从世界各个国家和地区利用强制许可获得专利药的生产许可、专利转让或降价销售的案例来看,强制许可多用于治疗和预防传染性疾病的药物,如艾滋病、炭疽和禽流感等,较少用于肿瘤、心脑血管疾病等慢性病的治疗药物。提示发达国家在谈判中可能对慢性病药物设置了较多限制。以印度、泰国、巴西为典型代表的发展中国家,经常运用社会舆论的力量,引导本国司法体系不授予跨国企业药品专利(一般的理由是属于"微小改进")。印度在使用强制许可方面表现得尤为激进,成了发达国家诉讼的众矢之的。

五、解决靶向药可负担问题的策略

发达国家对知识产权的尊重已成为共识,主要策略是通过其医疗保障制度加强药品的可负担性,主要做法包括引入药物经济学评价工具,选择安全、有效、成本效益高的药品支付,以及鼓励使用仿制药。虽然美国、瑞士、瑞典、德国等制药强国往往更倾向于使用创新药,但创新药在给其生物医药产业带来丰厚收益的同时,也给宏观经济带来沉重的负担。必须清醒地认识到,高科技带来的创新药难以负担是绝对的,而能负担是相对的。

随着我国从中等偏低收入迈入中等偏高收入国家水平,老百姓的医疗保障水平也应相应地提高。我国的知识产权部门应学习印度、美国等经验,考虑我国患者的用药需求和经济承受力,要阻止跨国企业实施"专利常青"策略,不要过早放行。药监部门在从严审批药品的同时,可对在中国和印度都不存在知识产权争议的仿制药建立审批快通道,满足老百姓用药需求。医保部门应在国家层面"盘活存量,调整增量",将疗效不确切、销售总额巨大的药品淘汰出医保目录,运用药物经济学评价工具,将价格较高但疗效确切的靶向药优先进入报销目录,减小各省(市)间报销品种上的差异性;同时医保应与卫生部门联合,采取"量价挂钩"的策略,参与药品价格的国家谈判,对患病率/发病率高、价格明显超出我国承受水平的药物考虑使用"强制许可"。只有以更高水平的药政管理体系和药品研发生产能力为后盾,才能真正解决我国靶向药用药可负担性的问题,让社会发展的成果为大众所享。

参 考 文 献

[1] 冯洁菡,李蔚然.印度仿制药品过境运输争端案评析——以理事会 1383/2003 条例与 TRIPS 协

议为视角. 法学杂志,2011,32(12):39-42.

［2］冯洁菡,李蔚然. 印度仿制药品过境运输争端适用 GATT 第 5 条的分析//中国法学会世界贸易组织法研究会"WTO 法与中国论坛"暨 2010 年年会,2010.

［3］H. Zeng, R. Zheng, Y. Guo, et al. Cancer survival in China, 2003-2005:a population-based study. International Journal of Cancer, 2015, 136(8):1921-1930.

［4］林秀芹. 中国专利强制许可制度的完善. 法学研究,2006(6):30-38.

［5］张艳. 论药品专利强制许可制度. 山东大学,2015.

［6］杨军. 医药专利保护与公共健康的冲突研究. 北京:北京大学出版社,2008.

［7］袁泉,邵蓉. 从白云山版"达菲"事件看我国药品专利强制许可制度. 中国新药杂志,2010(16):1392-1395.

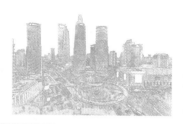

第七章

学科与人才

党的十八大提出了到 2020 年全面建成小康社会的奋斗目标。党的十九大的报告中进一步明确要实施健康中国战略，为人民群众提供全方位、全周期的健康服务，并指出人民健康是民族昌盛和国家富强的重要标志。"小康不小康，首先看健康"，建设健康中国、健康上海，基础在教育，关键是人才。本章汇编了上海市在医学人才培养、学科建设、激励机制等方面的探索与实践的相关文章。在人才培养方面，上海市率先在全国探索实施住院医师规范化培训（以下简称"规培"）制度和专科医师规范化培训制度。《上海市临床医师规范化培训制度的探索与实践》从深化过程管理、健全协同机制、强基层补短板三个方面阐述了上海市深化医教协同全面推进医学教育改革发展的做法和主要成效；在学科建设方面，本章收录的文章从上海市部分三甲医院科研竞争力分析视角切入，分析了医院在科研管理、学科建设等方面存在的问题；在医学人才激励方面，《上海市医学人才需求与激励机制研究》以规培医师、儿科医生、高端医学人才为例，通过对多元数据源的系统分析，明确医学人才激励机制诊断路径，并针对三类医学人才构建了针对性的激励策略。本章收录的文章还运用平衡计分卡的方法，构建了适合临床研究项目特点的绩效评价指标体系，这对于引导临床医学研究的科学发展和优化科学管理有重要的参考价值。针对海派中医的传承和临床转化应用，本章收录的文章也在总结"海派中医流派传承工程"建设项目的基础上，提出了探索多样化的建设模式、建设统一管理和宣传平台、完善项目运行机制等政策建议。

上海市毕业后医学教育
制度的探索与实践

黄 红 张 勘 王 娟 周 蓉 方 吕 石 珩

【导读】 人才是卫生与健康事业的第一资源。上海先后于 2010 年、2013 年率先在全国探索实施住院医师规范化培训制度和专科医师规范化培训制度。上海的毕业后医学教育制度从服务卫生事业发展和医药卫生体制改革(以下简称"医改")的大局出发,在提升医师队伍整体水平的同时,为基层培养了一批合格的、优质的人才,为"保基本、强基层"和分级诊疗制度的推进起到了积极的推进作用。本文从三个方面阐述了上海市深化医教协同全面推进医学教育改革发展的做法和主要成效。

建设健康中国,基础在教育,关键在人才。为全面贯彻落实《国务院办公厅关于深化医教协同进一步推进医学教育改革与发展的意见》(国办发〔2017〕63 号)和全国医学教育改革发展工作会议精神,上海根据国家新一轮医改精神,在国家卫生计生委和教育部的大力支持下,以行业需求为导向,以提升质量为核心,以强化协同为重点,坚持顶层设计、积极探索创新,全面深化医教协同,努力培养一支高素质的临床医师队伍。

一、深化过程管理、着力提升培养质量

为了培养医德高尚、技术精湛、德医兼修的临床医学人才,上海坚持德育为先、能力为重,把职业素养和临床能力提高作为人才培养的关键点,严把"三关",强化全过程管理。一是严把入口关。建立全市统一招录平台,每年根据全行业临床医师需求数和培训容量确定住院医师规范化培训人数,严格培训对象的招录管理和培训医院、基地的资格认证,确保"选优用优"。二是严把过程关。重点加强师资培训,提升带教能力。全市层面、各大学、上海市医学会、各培训医院每年定期组织多次师资培训。为了使带教医师具有国际视野,多家培训医院启动带教师资海外短期培训项目,选拔优秀的带教医师赴北美、欧洲、澳洲等地培训。目前各培训医院已建立较完善的临床教学和模拟实训体系,所有参与住院医师带教的医师均接受不同层次的师资培训,实现师资培训全覆盖,一支既具备较强临床实践能力,又不乏教学实力的"双师型"医学人才队伍已经建立,近 98％的带教医师认为师资培训有助于提高其带教能力。同时,强化督导评估,实行专家组

第一作者:黄红,女,上海市卫生和计划生育委员会书记。
作者单位:上海市卫生和计划生育委员会(黄红、张勘、王娟、周蓉、方吕、石珩)。

负责制,每年组织专家对培训医院进行督政、督教、督学、问责,以督促改、以督促建,实现培训同质化目标。三是严把出口关。为确保科学性、公平性和规范性,组织全市统一进行结业综合考核,培训对象必须按计划完成全部培训并通过相关考试后,方可申请参加结业考试。所有考官必须经过全体考官与专业学科两个层面的培训,通过考试持有考官聘书后方可上岗。通过严格规范的基本知识和技能训练,住院医师的临床医疗水平不断提高,临床执业医师考试通过率由 2010 年的 65.1% 提升到 2016 年的 84.5%,住院医师规范化培训综合考核合格率达到 98%~99%,实现不同高校系统之间同质化要求,从根本上保证各级医疗机构临床诊疗水平和医疗质量安全。

二、健全协同机制,形成工作合力

为培养岗位胜任力强的高素质临床医师,上海市建立健全协同机制,强化医教协同。一是积极发挥各部门协同作用。为加强组织管理,坚持联席会议办公室例会制度,联席办成员单位及各医学院校、有关专家参加,及时对规培过程中出现的问题进行决策部署,通力协作,前瞻性做好政策配套,确保各项制度的平稳有效运行。二是依托医学院校健全培养机制。建立市级-医学院校-培训医院-专业基地的分级管理架构,医学院校参与招录、督导评估、师资培训、考核等各个环节,医教协同实现优质资源共享。在全科基地建设方面,上海市把 44 家全科临床培训基地与全部 90 家社区培训基地合作共建,依托医学院校平台,共享优质教学资源,共同打造社区全科带教师资队伍,提高全科师资带教水平。如复旦大学上海医学院与 10 家社区卫生服务中心签约共建,冠名"复旦大学上海医学院全科临床教学与培训基地";上海交通大学医学院与加拿大渥太华大学合作开展全科医师联合培养;同济大学医学院与区卫生计生委签署共建附属社区卫生服务中心协议,10 家社区卫生服务中心进入同济大学医学院附属社区卫生服务中心筹建行列。

三、强基层补短板,确保全科医生同质化

为服务医改大局,推进分级诊疗制度建设,上海市认真贯彻《国务院关于建立全科医生制度的指导意见》(国发〔2011〕23 号),强化全科医生队伍建设。一是统筹谋划推进。将全科医师规范化培训纳入住院医师规培统筹考虑,全科医师招录的数量和质量逐年提高,累计招录培训对象 2 860 人,已有 1 253 人完成规培,并全部下沉到社区,打造了一支老百姓信得过的健康守门人队伍。二是坚持分类培养。为培养真正立足于远郊、服务于远郊的全科医学人才,通过全科医生转岗培训、乡村医生订单定向培养和助理全科医生规范化培训、远郊定向免费医学生培养等工作,分层次推进全科医学人才培养。三是优化人才结构。2017 年启动了新一轮全科医师转岗培训工作。以掌握全科医学理论知识和技能为重点,通过 6 个月的理论授课和全脱产临床技能实践,129 人通过全市结业综合考核加注全科(指在原有注册类型上加上注册为全科医师,如原来是外科医师再加注一个全科医师),为全面优化基层人才培养结构,促进医学人才供给与需求的有效衔接起到积极推进作用。

新时代、新使命、新征程,医师培养是一项系统性、长期性、艰巨性的工作,上海市将继续发扬求真务实、开拓创新的精神,以改革创新为动力,不忘初心、牢记使命,持续深入推进医教协同,努力打造一支健康中国所需、人民群众满意的医疗卫生人才队伍!

2016 年度上海市 35 家
三甲医院科研竞争力分析

金春林　牛玉宏　顾青青　丁汉升　倪元峰　张　勘

【导读】 科技创新是综合国力的关键支撑,上海市要建设有国际影响和竞争力的科技创新中心,医学科技创新是不可或缺的一部分,上海市三级甲等(以下简称"三甲")医院是医学创新的重要力量,其科研竞争实力是影响上海市医学创新举足轻重的因素。三甲医院科研竞争力的评价可以反映各三甲医院科研实力的真实情况,暴露科研和管理方面存在的问题,揭示医院科研的动态发展规律,促进竞争,并为各级政府决策提供参考。

上海市卫生和健康发展研究中心自 2013 年以来,经过反复摸索和改进,建立了一套全部采用客观数据的医院科研竞争力评价指标体系,每年对上海市三甲医院的科研竞争力进行评价,2016 年度上海市三甲医院科研竞争力评价分析如下:

一、医院综合实力得分情况

(一) 2016 年度上海市三甲医院科研竞争力得分排名

2016 年,上海市三甲医院中综合实力得分第一名仍然是复旦大学附属中山医院(以下简称"中山医院"),名列其后的另 9 家医院分别为上海交通大学医学院附属瑞金医院(以下简称"瑞金医院")、复旦大学附属华山医院(以下简称"华山医院")、上海交通大学医学院附属第九人民医院(以下简称"市九医院")、上海交通大学医学院附属仁济医院(以下简称"仁济医院")、上海市第六人民医院(以下简称"市六医院")、第二军医大学附属长海医院(以下简称"长海医院")、复旦大学附属肿瘤医院(以下简称"肿瘤医院")、上海交通大学医学院附属新华医院(以下简称"新华医院")和上海交通大学附属第一人民医院(以下简称"市一医院")。其具体排名及得分情况见图 1。

专科类医院中,中医类三甲医院排名第一为上海中医药大学附属龙华医院(以下简称"龙华医

基金项目:上海市卫生计生委政策课题资助项目"上海医学科研竞争力评价研究"(课题编号:2013HP023)。
第一作者:金春林,男,研究员,上海市卫生和健康发展研究中心(上海市医学科学技术情报研究所)主任。
通讯作者:牛玉宏,女,研究员,上海市卫生和健康发展研究中心(上海市医学科学技术情报研究所)科研管理事务部主任。
作者单位:上海市卫生和健康发展研究中心(上海市医学科学技术情报研究所)(金春林、牛玉宏、顾青青、丁汉升);上海市卫生和计划生育委员会(倪元峰、张勘)。

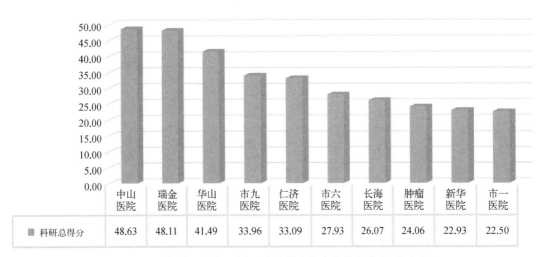

	中山医院	瑞金医院	华山医院	市九医院	仁济医院	市六医院	长海医院	肿瘤医院	新华医院	市一医院
■ 科研总得分	48.63	48.11	41.49	33.96	33.09	27.93	26.07	24.06	22.93	22.50

图 1　2016 年度上海市三甲医院科研竞争力总得分排名（前十名）

院"），第二为上海中医药大学附属曙光医院（以下简称"曙光医院"），第三为上海中医药大学附属岳阳中西医结合医院（以下简称"岳阳医院"），第四为上海市中医医院（以下简称"中医医院"）；儿科类三甲医院排名第一为复旦大学附属儿科医院（以下简称"儿科医院"），第二为上海交通大学医学院附属上海儿童医学中心（以下简称"儿童医学中心"），第三为上海市儿童医院（以下简称"儿童医院"），两者均与 2015 年的排名保持一致；妇产科类三甲医院排名第一为复旦大学附属妇产科医院（以下简称"妇产科医院"），第二为上海市第一妇婴保健院（以下简称"市一妇婴"），第三为中国福利会国际和平妇幼保健院（以下简称"国妇婴"），科研竞争力得分排名具体见表 1～表 3。

表 1　2016 年度上海市中医类三甲医院科研竞争力总得分排名

医　　院	总得分	投入得分	产出得分	投入产出比
龙华医院	13.76	10.47	3.29	0.31
曙光医院	12.98	9.38	3.61	0.38
岳阳医院	8.54	5.70	2.84	0.50
中医医院	4.85	1.76	3.09	1.76

表 2　2016 年度上海市儿科类三甲医院科研竞争力总得分排名

医　　院	总得分	投入得分	产出得分	投入产出比
儿科医院	16.08	9.40	6.68	0.71
儿童医学中心	8.28	4.21	4.07	0.96
儿童医院	6.63	5.30	1.33	0.25

表 3　2016 年上海市妇产科类三甲医院科研竞争力总得分排名

医　　院	总得分	投入得分	产出得分	投入产出比
妇产科医院	10.86	3.46	7.41	2.14
市一妇婴	6.80	1.52	5.28	3.48
国妇婴	6.20	1.87	4.32	2.31

(二)2013~2016 年各医院科研竞争力排名的动态变化

总体来说,位居前十名的医院相对比较稳定,中山医院和瑞金医院连续四年位居 35 家医院中的第一和第二名,而肿瘤医院作为其中唯一的专科类医院已经连续三年进入综合实力排名前十名,并且处于逐年上升的趋势,见表 4。

表 4　2013~2016 年上海市三甲医院科研竞争力总得分排名(前十名)

年份	第一名	第二名	第三名	第四名	第五名	第六名	第七名	第八名	第九名	第十名
2013	中山医院	瑞金医院	市九医院	华山医院	长征医院	市六医院	仁济医院	长海医院	新华医院	曙光医院
2014	中山医院	瑞金医院	市九医院	华山医院	新华医院	市六医院	长海医院	市一医院	长征医院	肿瘤医院
2015	中山医院	瑞金医院	华山医院	市六医院	仁济医院	市九医院	长征医院	长海医院	肿瘤医院	新华医院
2016	中山医院	瑞金医院	华山医院	市九医院	仁济医院	市六医院	长海医院	肿瘤医院	新华医院	市一医院

注:长征医院的全称为"上海长征医院",下同。

二、各学科综合实力得分情况分析

本研究对 2016 年上海市综合性三级甲等医院各学科的科研竞争力分值进行计算,并对调查范围内前五名的三级甲等医院进行排名,按照内科、外科、其他学科排名见表 5~表 8。

表 5　2016 年度上海市综合性三甲医院各内科类学科排名前五名情况

排名	心血管病学	呼吸病学	胃肠病学	血液病学	肾脏病学	内分泌学	风湿病学	感染性疾病学	神经内科学
1	中山医院 18.08	肺科医院 9.28	仁济医院 14.50	瑞金医院 15.65	中山医院 5.01	瑞金医院 17.81	仁济医院 5.40	华山医院 10.86	华山医院 7.71
2	仁济医院 6.44	中山医院 6.19	长海医院 6.99	同济医院 1.61	华山医院 4.43	市六医院 12.56	华山医院 1.00	公共卫生临床中心 8.33	瑞金医院 5.43
3	东方医院 6.18	胸科医院 3.66	中山医院 5.72	市六医院 1.40	长征医院 2.90	中山医院 3.32	长征医院 0.91	瑞金医院 2.95	中山医院 2.93
4	瑞金医院 6.16	瑞金医院 2.85	市十医院 4.47	华山医院 1.24	瑞金医院 2.41	华山医院 2.40	长海医院 0.83	仁济医院 0.90	东方医院 2.36
5	市十医院 4.77	公共卫生临床中心 2.17	市一医院 4.32	长海医院 1.19	仁济医院 2.31	市九医院 2.21	中山医院 0.54	市六医院 0.58	同济医院 2.35

注:肺科医院的全称为"上海市肺科医院";同济医院的全称为"上海市同济医院";东方医院的全称为"上海市东方医院";市十医院的全称为"上海市第十人民医院";公共卫生临床中心的全称为"上海市公共卫生临床中心",下同。

表 6　2016 年度上海市综合性三甲医院各外科类学科排名前五名情况

排名	普通外科学	神经外科学	胸外科学	心血管外科学	泌尿外科学	骨外科学	整形外科学
1	东方肝胆外科医院 13.79	华山医院 16.27	长海医院 7.53	中山医院 4.94	长海医院 6.22	市六医院 18.33	市九医院 14.15
2	瑞金医院 13.74	仁济医院 3.83	胸科医院 4.55	瑞金医院 3.14	华山医院 6.03	长征医院 12.06	长征医院 1.95

续 表

排名	普通外科学	神经外科学	胸外科学	心血管外科学	泌尿外科学	骨外科学	整形外科学
3	中山医院 10.04	长海医院 3.65	肺科医院 3.73	新华医院 2.44	中山医院 5.49	市九医院 11.76	仁济医院 1.93
4	仁济医院 7.59	长征医院 3.12	长征医院 3.39	东方医院 2.29	仁济医院 5.12	华山医院 11.70	长海医院 1.76
5	华山医院 6.86	瑞金医院 2.01	中山医院 3.05	市九医院 2.04	市一医院 4.34	中山医院 6.12	中山医院 0.59

表7　2016 年度上海市三甲医院部分其他学科排名前五名情况（一）

排名	肿瘤学	眼科学	耳鼻咽喉科学	口腔医学	皮肤病学	精神病学	医学影像学	临床放射学	实验诊断学
1	肿瘤医院 25.74	五官科医院 15.72	五官科医院 16.05	市九医院 26.3	华山医院 5.28	精神卫生中心 11.34	市六医院 5.43	中山医院 3.55	市十医院 4.34
2	中山医院 13.90	市一医院 10.92	新华医院 4.49	口腔医院 7.40	长征医院 3.85	中山医院 1.06	华山医院 4.45	长海医院 2.68	瑞金医院 4.11
3	东方肝胆外科医院 13.11	市九医院 6.57	市六医院 3.20	口腔病防治院 1.87	皮肤病医院 3.39	同济医院 0.86	中山医院 3.45	肿瘤医院 2.06	华山医院 2.83
4	仁济医院 7.14	市十医院 2.72	市一医院 1.45	华山医院 1.13	新华医院 2.98	东方医院 0.68	市十医院 3.29	胸科医院 1.14	东方医院 1.89
5	东方医院 6.74	新华医院 2.00	市九医院 1.02	市六医院 1.10	瑞金医院 1.71	华山医院 0.60	肿瘤医院 3.09	市六医院 0.80	长征医院 1.79

注：五官科医院的全称为"复旦大学附属眼耳鼻喉科医院"；精神卫生中心的全称为"上海市精神卫生中心"；口腔医院的全称为"同济大学附属口腔医院"；口腔病防治院的全称为"上海市口腔病防治院"；皮肤病医院的全称为"上海市皮肤病医院"；胸科医院的全称为"上海市胸科医院"，下同。

表8　2016 年度上海市三甲医院部分其他学科排名前五名情况（二）

排名	护理学	麻醉学	病理学	急诊医学	老年医学	康复医学	药学	营养学	核医学
1	市十医院 2.07	长海医院 2.36	肿瘤医院 4.85	瑞金医院 2.66	华东医院 2.66	华山医院 2.35	长征医院 3.93	新华医院 0.98	仁济医院 3.28
2	华山医院 1.35	瑞金医院 2.32	中山医院 2.19	东方医院 2.33	仁济医院 1.88	新华医院 0.44	仁济医院 3.27	市六医院 0.38	中山医院 1.75
3	儿科医院 0.96	中山医院 2.26	长海医院 1.24	新华医院 2.06	同济医院 1.50	市一医院 0.44	市一医院 2.17	同济医院 0.32	长海医院 1.59
4	肺科医院 0.92	市六医院 2.15	东方肝胆外科医院 1.10	市一医院 1.81	瑞金医院 1.05	市十医院 0.42	曙光医院 2.05	华东医院 0.27	瑞金医院 1.12
5	东方医院 0.91	仁济医院 2.05	瑞金医院 1.03	市六医院 1.52	新华医院 0.95	华东医院 0.37	长海医院 1.93	仁济医院 0.08	新华医院 1.04

三、上海市卫生系统强弱势学科分析

(一)强势学科情况

根据 2016 年各医院各学科竞争力分值总体排名得出上海市卫生系统强势学科,此次研究共涉及 720 个学科(分布在 35 家医院 45 个学科中),竞争力分值 10.00 分以上的有 31 个医院学科,占比 4.3%,见表 9。这 31 个学科在上海市学科建设当中名列前茅,已发展为强势学科。

表 9　上海市卫生系统强势学科分布情况

排　名	学　科	单　位	竞争力总分
1	儿科学	儿科医院	27.39
2	口腔医学	市九医院	26.27
3	肿瘤学	肿瘤医院	25.74
4	中医学	龙华医院	25.66
5	中医学	曙光医院	22.86
6	骨外科学	市六医院	18.33
7	心血管病学	中山医院	18.08
8	内分泌学	瑞金医院	17.81
9	神经外科学	华山医院	16.27
10	耳鼻咽喉科学	五官科医院	16.05
11	眼科学	五官科医院	15.97
12	儿科学	新华医院	15.70
13	血液病学	瑞金医院	15.65
14	儿科学	儿童医学中心	15.26
15	妇产科学	妇产科医院	14.60
16	胃肠病学	仁济医院	14.50
17	儿科学	儿童医院	14.43
18	整形外科学	市九医院	14.15
19	肿瘤学	中山医院	13.90
20	普通外科学	东方肝胆外科医院	13.79
21	普通外科学	瑞金医院	13.74
22	肿瘤学	东方肝胆外科医院	13.11
23	内分泌学	市六医院	12.56
24	骨外科学	长征医院	12.06
25	骨外科学	市九医院	11.76
26	骨外科学	华山医院	11.70
27	精神病学	精神卫生中心	11.34
28	感染性疾病学	华山医院	10.86
29	中医学	岳阳医院	10.73
30	眼科学	市一医院	10.46
31	普通外科学	中山医院	10.04

（二）弱势学科情况

对上海市卫生系统各学科竞争力进行分析，根据学科平均值得出弱势学科，见表10，表中的14个学科最高值几乎都在5分以下，或平均值<1分，在所有45个学科中发展薄弱。

表10　上海市卫生系统弱势学科分布情况

学　科	平均值	最高值	最高值对应单位	备　注
精神病学	1.88	11.34	精神卫生中心	其余均<1
风湿病学	0.87	5.4	仁济医院	其余均<1
急诊医学	1.04	2.66	现金医院	
实验诊断学	0.97	4.34	市十医院	
老年医学	0.87	2.66	华东医院	
临床药学	0.85	3.93	长征医院	
麻醉学	0.85	2.36	长海医院	
核医学	0.82	3.28	仁济医院	
临床放射学	0.72	3.55	中山医院	
重症医学	0.66	1.29	中山医院	
病理学	0.6	4.85	肿瘤医院	
护理学	0.45	2.07	华山医院	
康复医学	0.35	2.35	华山医院	
营养学	0.15	0.98	新华医院	

四、部分重要指标情况分析

（一）国家级科研项目

1. 国家科技重大专项项目

2016年上海市35家三甲医院获得的国家科技重大专项项目比2015年有明显增加，共8项，其中，作为首席科学家的项目有3项，作为子课题负责人的项目有5项。项目主要分布在儿科学、妇产科学和中医学3个学科，详细数据见表11。

表11　2016年上海市三甲医院获得国家科技重大专项项目情况

项目类别	单　位	科　室	所属学科	项目数量
首席科学家项目	儿科医院	心血管中心	儿科学	1
	儿科医院	神经内科	儿科学	1
	妇产科医院	中西医结合科	妇产科学	1
子课题负责人项目	儿科医院	儿保科	儿科学	1
	儿科医院	儿科研究所	儿科学	1
	儿科医院	内分泌科	儿科学	1
	曙光医院	心血管科	中医学	1
	曙光医院	肝病科	中医学	1

2. 国家重点研发计划项目

该计划是由原来的国家重点基础研究发展计划（"973"计划）、国家高技术研究发展计划（"863"计划）、国家科技支撑计划、国际科技合作与交流专项、产业技术研究与开发基金和公益性行业科研专项等整合而成，是针对事关国计民生的重大社会公益性研究，以及事关产业核心竞争力、整体自主创新能力和国家安全的战略性、基础性、前瞻性重大科学问题、重大共性关键技术和产品，为国民经济和社会发展主要领域提供持续性的支撑和引领。

2016 年上海市三甲医院获得的国家重点研发计划项目共 101 项，其中，作为首席科学家的项目有 21 项，作为子课题负责人的项目有 80 项（表 12）。与 2015 年相比，2016 年获得国家重点研发计划的项目数明显高于以往几个项目的总和，提示上海市在医学领域的学术地位整体有进步，其中作为首席科学家获得项目的学科有心血管病学、肿瘤学、内分泌学、血液学等，与上述学科在国内的学术地位相吻合。

表 12　2016 年上海市三甲医院获得国家重点研发计划情况

单　位	科　室	所　属　学　科	首席科学家项目数	子课题负责人项目数	科室总项目数	单位总项目数
中山医院	心内科	心血管病学	1	5	6	15
	肝肿瘤外科	肿瘤学	1	1	2	
	呼吸内科	呼吸病学	0	2	2	
	核医学科	核医学	0	1	1	
	内分泌科	内分泌学	1	0	1	
	神经内科	神经病学	1	0	1	
	神经外科	神经外科学	0	1	1	
	肾脏内科	肾脏病学	1	0	1	
瑞金医院	内分泌科	内分泌学	2	3	5	13
	神经内科	神经病学	0	2	2	
	放疗科	临床放射学	0	1	1	
	放射科	医学影像学	1	0	1	
	核医学科	核医学	0	1	1	
	呼吸内科	呼吸病学	0	1	1	
	肾脏内科	肾脏病学	0	1	1	
	血液研究所	血液病学	0	1	1	
华山医院	神经外科	神经外科学	0	3	3	9
	泌尿外科	泌尿外科学	0	2	2	
	神经内科	神经病学	0	2	2	
	麻醉科	麻醉学	0	1	1	
	内分泌科	内分泌学	0	1	1	
仁济医院	妇产科	妇产科学	0	2	2	6
	临床干细胞中心	肿瘤学	0	1	1	
	内分泌科	内分泌学	0	1	1	
	消化科	胃肠病学	0	1	1	
	心内科	心血管病学	0	1	1	

续　表

单　位	科　室	所属学科	首席科学家项目数	子课题负责人项目数	科室总项目数	单位总项目数
市九医院	骨科	骨外科学	0	3	3	6
	口腔颌面头颈肿瘤科	口腔医学	1	0	1	
	口腔修复科	口腔医学	0	1	1	
	神经外科	神经外科学	0	1	1	
市六医院	内分泌代谢科（含研究所）	内分泌学	1	2	3	6
	放射科	医学影像学	0	1	1	
	医学工程部	临床医学其他学科	0	1	1	
	肿瘤内科	肿瘤学	0	1	1	
精神卫生中心	儿少精神科	精神病学	0	1	1	5
	临床二科	精神病学	0	1	1	
	脑电生理研究室	精神病学	0	1	1	
	遗传研究室	精神病学	0	1	1	
	行政管理部	精神病学	0	1	1	
长海医院	放射治疗科	临床放射学	0	1	1	5
	泌尿外科	泌尿外科学	1	0	1	
	神经内科	神经病学	0	1	1	
	消化内科	胃肠病学	0	1	1	
	心血管内科	心血管病学	1	0	1	
东方医院	转化医学研究中心	神经病学、内分泌学各1、肿瘤2	2	2	4	4
市一医院	放射科	医学影像学	0	1	1	4
	临床转化研究院	肿瘤学	0	1	1	
	普外科	普通外科学	0	1	1	
	眼科	眼科学	1	0	1	
长征医院	骨外四科	骨外科学	1	0	1	4
	脊柱一科	骨外科学	0	1	1	
	肾内科	肾脏病学	0	1	1	
	影像科	医学影像学	0	1	1	
肿瘤医院	超声诊断科	医学影像学	0	1	1	3
	介入治疗科	临床放射学	0	1	1	
	胸外科	肿瘤学	0	1	1	
华东医院	检验科	实验诊断学	0	1	1	3
	老年科	老年医学	0	1	1	
	普外科	普通外科学	0	1	1	
新华医院	环境与儿童健康重点实验室	儿科学	1	0	1	2
	心血管内科	心血管病学	1	0	1	

续　表

单　位	科　室	所　属　学　科	首席科学家项目数	子课题负责人项目数	科室总项目数	单位总项目数
儿童医学中心	转化所	儿科学	1	0	1	2
	发育行为儿科	儿科学	0	1	1	
胸科医院	肿瘤科	肿瘤学	1	0	1	2
	放疗科	临床放射学	0	1	1	
同济医院	骨科	骨外科学	0	1	1	2
	精神医学科	精神病学	0	1	1	
市十医院	核医学科	核医学	0	1	1	2
	呼吸内科	呼吸病学	0	1	1	
东方肝胆外科医院	腹腔镜科	普通外科学	0	1	1	2
	信号转导实验室	肿瘤学	0	1	1	
肺科医院	呼吸科	呼吸病学	0	1	1	1
儿童医院	遗传所	儿科学	0	1	1	1
国妇婴	新生儿科	儿科学	0	1	1	1
妇产科医院	产科	妇产科学	0	1	1	1
公共卫生临床中心	科学研究部	感染性疾病学	0	1	1	1
口腔医院	口腔基础教研室	口腔医学	0	1	1	1

3. 国家自然科学基金项目

2016 年上海市三甲医院获得的国家自然科学基金项目共 1 120 项,与 2015 年基本持平,详细分布见表 13。

表 13　2015～2016 年上海市三甲医院获得国家自然科学基金项目情况比较

国家自然科学基金项目类别	数　量	
	2016 年	2015 年
国家自然科学基金重大项目	1	4
国家自然科学基金重点项目	13	16
国家自然科学基金重大研究计划	9	7
国家自然科学基金面上项目	569	560
国家自然科学基金青年科学基金项目	487	496
国家自然科学基金国际(地区)合作与交流项目	18	10
国家自然科学基金海外及港澳学者合作研究基金	4	10
国家自然科学基金联合基金项目	2	4
国家自然科学基金专项基金项目	3	7
国家自然科学基金创新研究群体科学基金	1	3
国家杰出青年科学基金(以下简称"杰青")	5	2
国家优秀青年科学基金(以下简称"小杰青")	8	6

2016 年,上海市三甲医院获得国家自然科学基金项目最多的医院是瑞金医院,共有 93 项。获国家自然科学基金项目数量排名前十的单位见表 14。

表14　2016年上海市三甲医院获得国家自然科学基金项目前十名情况

排　名	单　　位	获得国自然项目数量
1	瑞金医院	93
2	仁济医院	86
3	华山医院	80
4	长海医院	77
5	中山医院	69
6	市九医院	66
7	市六医院	57
8	市一医院	55
9	市十医院	55
10	东方医院	52

　　2016年上海市三甲医院获得国家自然科学基金项目(包含人才基金项目)最多的学科是肿瘤医院的肿瘤学,共有32项。获国家自然科学基金项目数量排名前十的学科见表15。

表15　2016年上海市三甲医院获得国家自然科学基金项目排名前十的医院学科

排　名	学　　科	单　　位	获得国自然项目数量
1	肿瘤学	肿瘤医院	32
2	口腔医学	市九医院	24
3	中医学	曙光医院	23
4	中医学	龙华医院	23
5	妇产科学	妇产科医院	21
6	妇产科学	市一妇婴	18
7	心血管病学	中山医院	17
8	普通外科学	仁济医院	15
9	儿科学	儿童医学中心	15
10	儿科学	新华医院	13
并10	儿科学	儿科医院	13
并10	骨外科学	市六医院	13

　　2016年仍然有医院没有获得国家自然科学基金资助,并且排名最后的部分单位获得资助项目略有下降,说明三甲医院发展不均衡的情况仍然比较严重,需要采取措施促进后进医院的发展。

(二) 论文发表情况

1. SCI 论文发表情况

　　2016年上海市三甲医院发表的SCI论文无论数量还是影响因子都比2015年有明显提高,共发文6 811篇(2015年有5 452篇),篇均影响因子为3.526(2015年为2.89)。其中,SCI论文发表数量排名前十的医院分别为中山医院、瑞金医院和市九医院等。大部分医院发表论文数有涨幅,与2015年的14家相比,2016年只有8家医院SCI论文少于50篇。

　　SCI论文发表数量和总影响因子排名前十的医院见表16、表17,发表数量和篇均影响因子排名前十学科见表 18、表 19。

表 16　2016 年上海市三甲医院 SCI 论文发表数量前十名情况

排　名	单　位	SCI 论文收录数量	总影响因子
1	中山医院	565	1 970.003
2	瑞金医院	500	2 341.432
3	市九医院	486	1 450.206
4	市六医院	483	1 540.143
5	华山医院	477	1 759.532
6	肿瘤医院	397	1 589.166
7	仁济医院	396	1 560.134
8	新华医院	380	1 181.553
9	长海医院	376	1 320.124
10	市十医院	348	1 202.292

表 17　2016 年上海市三甲医院 SCI 论文篇均影响因子前十名情况

排　名	单　位	SCI 数量	篇均影响因子
1	东方肝胆外科医院	119	5.560
2	公共卫生临床中心	55	4.955
3	瑞金医院	500	4.683
4	市一妇婴	55	4.061
5	肿瘤医院	397	4.003
6	东方医院	183	3.998
7	妇产科医院	121	3.968
8	仁济医院	396	3.940
9	口腔医院	29	3.875
10	肺科医院	132	3.825

表 18　2016 年上海市三甲医院 SCI 论文发表数量排名前十的学科

排　名	学　科	单　位	SCI 数量
1	肿瘤学	肿瘤医院	262
2	口腔医学	市九医院	213
3	骨外科学	市六医院	127
4	儿科学	儿科医院	110
5	妇产科学	妇产科医院	103
6	眼科学	五官科医院	101
7	骨外科学	长征医院	98
8	整形外科学	市九医院	81
9	儿科学	新华医院	80
10	精神病学	精神卫生中心	74
	肿瘤学	中山医院	74

表19　2016年上海市三甲医院SCI论文篇均影响因子排名前十的学科

排　名	学　科	单　位	SCI数量	篇均影响因子
1	呼吸病学	公共卫生临床中心	5	12.211
2	精神病学	中山医院	1	11.588
3	医学影像学	国妇婴	2	10.607
4	血液病学	瑞金医院	33	8.295
5	实验医学研究中心	瑞金医院	4	7.734
6	胸外科学	瑞金医院	4	7.594
7	整形外科学	仁济医院	9	7.225
8	实验诊断学	胸科医院	2	6.937
9	病理学	东方肝胆外科医院	3	6.907
10	肿瘤学	东方肝胆外科医院	39	6.749

2. CSCD论文发表情况

2016年上海市三甲医院发表的CSCD论文共3 077篇,发表数量排名前十的医院见表20,发表数量排名前十的学科见表21。

表20　2016年上海市三甲医院CSCD论文收录前十名情况

排　名	单　位	CSCD收录论文数
1	瑞金医院	260
2	中山医院	232
3	仁济医院	223
4	新华医院	216
5	市六医院	197
6	华山医院	176
7	市一医院	157
8	市九医院	153
9	儿科医院	133
10	肿瘤医院	121

表21　2016年上海市三甲医院CSCD论文收录排名前十的学科

排　名	学　科	单　位	CSCD收录论文数
1	儿科学	儿科医院	124
2	儿科学	儿童医学中心	76
3	妇产科学	妇产科医院	61
4	儿科学	新华医院	55
5	中医学	曙光医院	54
6	口腔医学	市九医院	52
7	肿瘤学	肿瘤医院	47

排　名	学　科	单　位	CSCD收录论文数
8	儿科学	儿童医院	45
9	中医学	龙华医院	42
10	普通外科学	东方肝胆外科医院	41

（三）专利情况分析

2016年上海市三甲医院授权的专利共723项,相比2015年获得的647项而言,有所增加。根据专利类型来看,国际发明授权的专利数量为4项,国内发明授权专利数量为203项,国际实用新型和外观设计专利数量0项,国内实用新型和外观设计专利授权数量516项。其中,专利授权最多的单位是东方医院,有95项,国内发明专利9项,国内实用新型和外观设计86项。国际发明专利授权分布情况见表22。国内发明和实用新型外观设计专利授权数量排名前十的医院见表23,排名前十的学科分别见表24、表25。

表22　2016年上海市三甲医院国际发明专利授权分布情况

单　位	科　室	所属学科	数　量
市一医院	眼科	眼科学	1
公共卫生临床中心	科学研究部	感染性疾病学	1
市十医院	检验科	实验诊断学	1
东方肝胆外科医院	信号转导实验室	肿瘤学	1

表23　2016年上海市三甲医院国内专利授权数量前十名情况

排　名	单　位	发明专利授权数	单　位	实用新型和外观设计专利授权数
1	市九医院	24	东方医院	86
2	长海医院	19	市九医院	66
3	华山医院	16	肺科医院	58
4	瑞金医院	14	长海医院	46
5	岳阳医院	11	中山医院	41
6	中山医院	10	市十医院	32
7	市六医院	10	市一医院	24
8	东方医院	9	同济医院	21
9	同济医院	9	华东医院	19
10	东方肝胆外科医院	8	长征医院	16

表24　2016年上海市三甲医院国内发明专利授权数量排名前十的学科

排　名	学　科	单　位	发明专利授权数
1	口腔医学	市九医院	11
2	骨外科学	市九医院	8

排　名	学　科	单　位	发明专利授权数
3	中医学	曙光医院	7
4	肿瘤学	东方肝胆外科医院	6
5	儿科学	儿童医学中心	5
6	肿瘤学	中山医院	5
7	中医学	岳阳医院	5
8	实验诊断学	东方医院	5
9	运动医学	华山医院	5
10	药剂学	长征医院	5

表 25　2016 年上海市三甲医院国内实用新型和外观设计专利授权数量排名前十的学科

排　名	学　科	单　位	实用新型和外观设计专利授权数
1	护理学	东方医院	80
2	口腔医学	市九医院	54
3	护理学	肺科医院	28
4	护理学	市十医院	18
5	骨外科学	中山医院	18
6	骨外科学	长征医院	11
7	呼吸病学	肺科医院	10
8	药剂学	儿科医院	9
9	骨外科学	长海医院	8
10	胸外科学	肺科医院	8
并 10	护理学	华东医院	8
并 10	护理学	同济医院	8

2016 年不仅专利授权有增加,专利转化也有明显进步,共有 17 项专利成功转让,具体见表 26。

表 26　2016 年上海市三甲医院专利转化情况

单　位	专利转化数量	转化专利类型
华山医院	8	实用新型
肺科医院	1	实用新型
中山医院	6	发明
东方医院	2	发明

（四）获奖情况分析

2016 年各类科研项目及人才获奖共 87 项,整体数量与 2015 年相比减少,具体情况见表 27。

表 27　2016 年上海市三甲医院总体获奖情况(单位：项)

	奖项类别	2016 年获奖数量	2015 年情况
科研项目获奖	国际奖项	0	1
	国家级奖励	5	12
	教育部奖励	15	12
	上海市级奖励	23	30
	中华医学会奖励	15	8
	上海医学会奖励	25	37
人才奖项	国家卫生部有突出贡献中青年专家	0	4
	何梁何利奖	2	0
	上海青年科技英才	2	0
	上海科技精英	0	4
合计		87	108

其中,2016 年国家级奖励获奖 5 项:国家级科技进步一等奖 1 项,由龙华医院获得;国家科技进步二等奖 4 项,分别由长海医院的胸心外科和急诊科、市九医院的整复外科、眼耳鼻喉科医院的眼科各获 1 项。

五、分析与讨论

从 2016 年度的相关数据来看,上海市 35 家三甲医院的科研竞争实力仍然呈继续上升的趋势,尤其是论文和专利产出和转化方面,普遍比以往有进步;国家重点研发计划项目总数远远超过去年;专利转化情况比往年也有明显改善,开始出现系列专利打包转化,提示专利申请开始有布局,质量有改善。

数据显示,上海市三甲医院的发展不均衡的情况仍然比较严重,以国家自然科学基金项目为例,至今仍然有医院国家自然科学基金资助项目数为 0,资助项目数少于 10 项的尚有 10 家;产出指标如论文、专利差别同样非常悬殊;同时强势学科和弱势学科之间的差距更大,有超过 10 个学科的科研竞争力平均得分小于 1,与强势学科之间的差别达两百多倍,其中多为平台支撑学科;血液科、精神科、神经外科和整形外科等呈现严重的两极分化,如血液科,瑞金医院血液科属于上海市的强势学科,但从第二名起分数即下跌 90%,进入弱势学科行列,值得引起重视,建议未来把扶持弱势学科,促进全面均衡发展作为工作重点。

从医院整体实力排名来看,各医院排名连续 4 年相对比较稳定,尤其是排名第一和第二的中山医院和瑞金医院,说明科研实力的发展需要一个比较漫长的过程,因此对弱势学科和医院的扶持均需要长期规划,持续发展。

上海市医学人才需求与激励机制研究
——以规培医师、儿科医师、高端医学人才为例

吕 军 孙 梅 倪元峰 倪艳华 陆雯婷

杜 鹃 吴静雅 尹纯礼 邹佳彤

【导读】 多元数据源提示目前我国医学人才在数量、质量、分布、管理等方面皆存在诸多问题。激励,作为应对医学人才问题的关键,在政策层面已有丰富的探索,但收效甚微。本研究基于经典的需求与激励理论,以规培医师、儿科医师、高端医学人才为例,通过系统分析发现:目前医学人才对激励措施的认知与感知并不理想,各类需求的满足程度也并不乐观,且两者相互影响,进而导致医学人才产生负面行为意向;提示当前医学人才问题的出现与激励政策失效有关,激励政策失效则是因为未针对个体需求,形成系统性的激励措施。对此,本研究进一步从个体需求出发,明确医学人才激励机制诊断路径,研制需求与激励的评估工具,并聚焦三类医学人才构建针对性的激励策略。

一、当前医学人才存在诸多问题,激励措施收效甚微

人才是第一生产力[1],医学人才更是如此。在医疗卫生领域的资源要素中,医学人才一直占据首要地位[2]。它是卫生事业可持续发展的关键,事关全民健康与健康国家建设。

目前上海市医学人才面临着总体数量不足、分布不均衡、部分专业人力紧缺、负荷过重等问题。《中国统计年鉴》数据提示[1],与 2010 年相比,2016 年上海市每千人口执业(助理)医师数从 3.75 人降至 2.70 人;基层每千人口卫生人员数从 4.62 人降至 3.95 人;工作负荷逐年增加,执业(助理)医师日均负担门急诊人次,由 14.86 人次,上升到了 16.29 人次。

通过对文献、新闻论坛等多元数据源的分析,也提示目前我国医学人才存在的主要问题为:① 数量不足,难以适应需要;② 结构失衡,质量偏低,部分专业人力短缺[3,4];③ 工作动力不足,行业活力下降[5];④ 管理流程尚待完善,包括规划配置、绩效管理、培训开发、薪酬福利及等各个方面[6,7]。

基金项目:上海市卫生和计划生育委员会"科创中心建设背景下的医学科技创新发展系列研究"之"医学人才需求、培养与有效激励机制专题研究"。
第一作者:吕军,女,教授,复旦大学中国残疾问题研究中心主任。
作者单位:复旦大学公共卫生学院(吕军、孙梅、吴静雅、尹纯礼、邹佳彤),上海市卫生和计划生育委员会(倪元峰、倪艳华、陆雯婷、杜鹃)。

为了解决医学人才的问题,国家与上海均在激励政策方面做了很多尝试。但在激励政策的积极探索下,医学人才的问题并未得到明显改善,甚至有愈演愈烈的趋势。那么,当前医学人才存在的问题是否与激励政策有关? 为何激励政策没有起到应有的效果? 本研究试图回答这一问题。

二、医学人才需求及其满足程度、对激励的认知感知与相关分析

考虑医学人才的基础、中坚和发展,本研究聚焦规培医师、儿科医师(紧缺人才)以及高端医学人才,对这三类人才的激励情况与需求情况进行系统分析。其中,对于"高端医学人才",本研究以正高级职称人员作为调研对象。同时考虑到管理人员对于医学人才激励的重要性,因此本研究调研了相关机构从事人事和规培工作的管理科室负责人,共有来自22所医疗机构的468人参与调查,其中规培医师167名,儿科医师154名,高端医学人才103名,管理人员44名。具体结果如下:

(一)医学人才对激励措施的认知与感知形势不容乐观

从人力资源管理的选人、育人、用人、留人四个环节,对三类医学人才与管理人员进行激励措施的认知与感知情况的意向调查。

1. 选人环节激励措施的认知与感知情况

三类医学人才对选人环节激励措施的认知与感知情况均不理想,儿科医师尤低(表1)。以其中的非经济性福利奖励为例,85.03%的规培医师对该方面的激励措施有所认知,但仅有67.68%感知到;儿科医师的认知和感知比例分别为81.70%、54.36%;高端医学人才的认知和感知比例分别为87.96%、76.64%。

表1 各类人员对于选人环节中激励措施的认知与感知情况(单位:%)

分类维度	选 人 激 励	规培医师		儿科医师		高端医学人才		管理人员	
		认知	感知	认知	感知	认知	感知	认知	感知
选人政策	明确的标准和规划	96.41	83.13	96.08	80.54	93.52	85.05	97.44	97.44
	经济奖励	85.63	67.68	84.97	57.72	91.67	75.70	92.31	92.31
	非经济福利	85.03	66.27	81.70	54.36	87.96	76.64	89.74	89.74
选人流程	合理的计划	95.81	87.95	97.39	83.89	92.59	84.11	100.00	100.00
	有效公平的甄选形式	94.01	87.35	94.12	80.54	92.59	83.02	100.00	100.00
	完善的选人评估工作	94.58	87.35	93.46	79.87	91.67	81.13	97.37	97.37
信息咨询	招聘信息咨询途径	94.61	81.93	94.12	82.43	95.37	85.98	94.87	94.87
	招聘信息咨询服务	90.36	76.97	88.89	72.48	90.74	79.44	92.31	92.31

2. 育人环节激励措施的认知与感知情况

医学人才对育人环节激励措施的认知与感知也不容乐观(表2)。规培医师的认知与感知相对较高,儿科医师则最低。以机构在时间上对科研的支持为例,86.75%的规培医师认知到这一激励措施,但感知到的仅占75.90%;儿科医师的认知与感知比例分别为70.13%与61.33%;高端医学人才分别为81.48%与74.53%。

表2　各类人员对于育人环节中激励措施的认知与感知情况(单位：%)

分类维度	育人激励	规培医师		儿科医师		高端医学人才		管理人员	
		认知	感知	认知	感知	认知	感知	认知	感知
培养计划	人才培养需求评估	96.99	90.36	85.71	71.52	90.74	81.13	90.24	90.24
	人才培养目标及标准	95.78	90.96	87.01	71.33	88.89	79.44	92.68	92.68
	人才梯队和针对性培养	92.17	89.09	88.31	75.50	91.67	83.18	95.12	95.12
培养过程	合理的培养方案	93.98	86.75	88.31	76.00	89.81	84.11	97.56	97.56
	规范的培养管理制度	95.78	88.55	88.96	76.67	88.89	82.24	100.00	100.00
	培养效果的评估总结制度	95.18	87.95	84.11	72.67	87.96	82.24	85.00	85.00
	充足的科研机会	86.75	78.31	77.92	66.89	85.19	78.30	90.00	90.00
	时间上对科研的支持	86.75	75.90	70.13	61.33	81.48	74.53	72.50	72.50
	资源上对科研的支持	92.77	81.33	82.47	70.00	83.33	78.30	90.00	90.00
	工作成就感的培养	90.36	81.21	75.97	66.00	81.48	75.47	92.50	92.50
培养保障	科学的培养方法和手段	94.58	85.54	83.77	70.20	87.96	80.37	97.50	97.50
	对员工培训的支持督促	94.58	86.75	81.17	72.00	88.89	82.24	95.00	95.00
	公平的培训交流机会	96.39	85.54	83.12	74.00	88.89	83.02	97.50	97.50
	相关信息的咨询渠道	95.18	84.34	87.66	80.00	88.89	82.08	92.31	92.31

3. 用人环节激励措施的认知与感知情况

三类医学人才对用人环节激励措施的感知比例均低于认知比例(表3)。以工作时间弹性管理制度为例,规培医师认知和感知到这一措施的比例分别为93.37%、82.42%;儿科医生的认知和感知比例最低,分别为74.34%、61.49%;高端医学人才的认知与感知比例分别为83.18%与74.53%。管理人员对这一措施的认知和感知比例均为89.74%,不存在差异。

表3　各类人员对于用人环节中激励措施的认知与感知情况(单位：%)

分类维度	用人激励	规培医师		儿科医师		高端医学人才		管理人员	
		认知	感知	认知	感知	认知	感知	认知	感知
用人环境	维护关系员工生命安全工作环境	93.37	83.13	93.46	78.52	92.52	81.13	97.44	97.44
	制定维护员工名誉的管理制度	92.17	85.54	89.54	69.80	86.92	78.10	94.87	94.87
	明确规范的人事管理	94.58	90.96	97.39	85.91	95.33	87.74	97.44	97.44
	便利完善的办公条件和设备	90.30	84.34	84.77	73.65	86.92	84.76	97.44	97.44
	医院文化及和谐工作氛围的建设	94.58	92.17	94.74	81.21	96.26	89.62	100.00	100.00
用人过程	对医师工作量的适当安排	89.76	80.72	79.74	66.44	83.96	80.00	100.00	100.00
	明确规范员工工作内容	93.37	89.70	92.16	82.55	89.72	84.76	100.00	100.00
	合理的薪酬水平	87.35	82.53	78.43	66.44	83.18	77.14	97.44	97.44
	对薪酬的激励性调整	89.16	81.21	83.66	72.30	85.98	79.05	97.44	97.44

分类维度	用人激励	规培医师		儿科医师		高端医学人才		管理人员	
		认知	感知	认知	感知	认知	感知	认知	感知
用人过程	保证同层次间医务人员薪酬公平	93.98	88.55	82.35	74.50	84.11	76.42	100.00	100.00
	不同层次员工待遇梯度合理性	90.36	85.54	86.27	75.17	85.05	78.30	97.44	97.44
	完善食宿补贴、五险一金等福利	93.37	88.55	96.05	85.81	96.26	90.57	100.00	100.00
	明确的人员晋升机制	93.37	89.16	94.12	84.56	91.59	85.85	100.00	100.00
	清晰的人员晋升制度	93.37	89.16	90.20	82.55	91.59	84.76	100.00	100.00
	工作时间弹性管理制度	93.37	82.42	74.34	61.49	83.18	74.53	89.74	89.74

4. 留人环节激励措施的认知与感知情况

在留人环节,规培医师对留人激励的认知感知偏低,对于所有留人激励措施,感知到激励效果的规培医师比例皆不满80%;高端医学人才和儿科医师对于留人激励措施的认知和感知情况也并未体现出明显优势,儿科医师的感知情况甚至低于规培医师(表4)。

表4 各类人员对于留人环节中激励措施的认知与感知情况(单位:%)

分类维度	留人激励	规培医师		儿科医师		高端医学人才		管理人员	
		认知	感知	认知	感知	认知	感知	认知	感知
留人政策	明确的倾斜政策	89.22	75.76	89.61	71.62	87.96	79.44	97.44	97.44
	个性化留人政策	86.23	73.33	82.47	68.24	76.85	73.58	94.87	94.87
	明确的重点人才评估标准	89.82	75.90	85.71	74.32	87.04	80.37	97.44	97.44
留人策略	福利待遇倾斜措施	86.23	72.12	80.52	66.89	79.63	73.58	94.87	94.87
	晋升发展策略倾斜	88.02	72.12	85.71	72.30	84.26	78.30	97.44	97.44
	重点人才培养方案	93.41	75.90	90.91	78.38	89.81	81.31	100.00	100.00
	对重点人才的事业支持	93.37	77.11	92.86	78.38	89.81	82.24	100.00	100.00
	对重点人才的重视与认可	92.77	78.92	80.52	68.24	85.19	77.57	94.87	94.87
支持环境	可操作的留人方法和手段	88.62	75.90	82.47	69.59	84.26	77.57	94.87	94.87
	留人策略执行中对人才的支持和督促	88.62	76.51	81.82	68.24	83.96	77.36	94.87	94.87

5. 各类人员对激励措施的认知与感知之间的差距分析

三类医学人才对激励措施的认知和感知之间均存在差距(图1)。尤其对于招人环节的经济性与非经济性奖励的激励,三类人才认知与感知的差异,超过15个百分点;儿科医师在激励的认知和感知之间差异最大,超过了27个百分点;规培医师对留人环节激励的认知与感知的差距较为突出。

管理人员对于医学人才受激励情况的认知与实际情况存在偏差,整体上高估了医学人才的受激励情况。尤其是在用人和留人激励方面,超过95%的管理人员认为激励起到了较好的效果。同时,管理人员认为,激励的认知与感知是一致的,明显与医学人才实际情况不符(图2)。

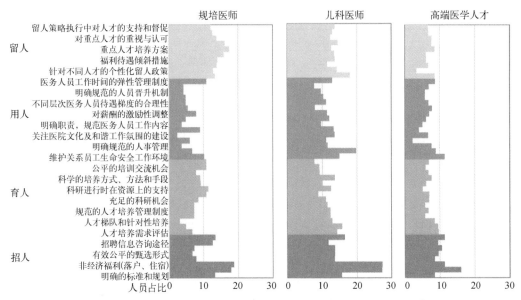

图 1　各类医学人才对激励措施的认知与感知情况差异（单位：%）

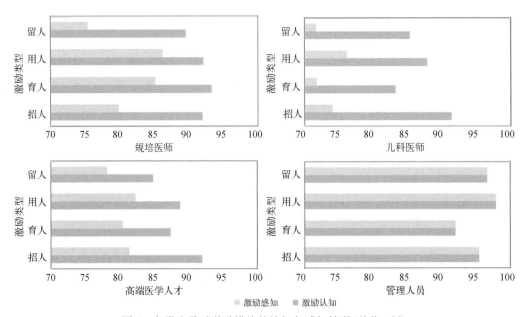

图 2　各类人员对激励措施的认知与感知情况（单位：%）

（二）医学人才需求情况并不理想

1. 医学人才在各方面皆存在较为公认的需求

依据经典需求理论，从薪酬福利、安全归属、认可尊重、职业发展四个方面统计各类医学人才具有某方面需求的人数占相应类型人才总调查人数比例。

薪酬福利需求主要分为薪酬、福利和分布三个方面。三类医学人才对薪酬福利的需求均较高；管理人员认为，医学人才对基本工资水平、非经济福利、薪酬体现个人付出和体现合理梯度方面的需求要低于其他薪酬福利类需求(表5)。

表5　医学人才在薪酬福利方面的需求情况(单位: %)

分类维度	需　求	规培医师	儿科医师	高端医学人才	管理人员
薪酬	基本工资水平	98.20	99.35	98.13	97.44
	明确的绩效工资	99.40	96.75	98.13	100.00
	奖金、加班费等酬劳	99.40	98.70	98.17	100.00
福利	经济性福利(养老金、医保等)	99.40	97.40	98.13	100.00
	非经济型福利(带薪假、宿舍等)	96.41	97.39	98.13	97.44
分布	薪酬体现出个人付出	96.41	97.40	98.11	97.44
	薪酬分配公平	94.01	97.40	97.17	100.00
	薪酬体现出合理的梯度	95.81	98.05	97.17	97.44

安全归属需求主要分为人身安全、环境稳定和情感归属三个方面(表6)。三类医学人才对安全归属需求皆非常关注,尤其是高端医学人才。儿科医师在行动自由和人际关系和谐方面的需求虽然数据相对较低,但问卷中注明是"没时间想""不奢求""没办法"等原因,可见儿科医师并非对这些方面的需求较低,而是受到了现实情况的冲击。

表6　医学人才在安全归属方面的需求情况(单位: %)

分类维度	需　求	规培医师	儿科医师	高端医学人才	管理人员
人身安全	生命安全需求	98.80	97.39	99.06	100.00
	身体健康需求	98.80	98.04	100.00	100.00
	行动自由需求	94.61	92.16	99.06	97.50
	人格名誉安全的需求	98.20	96.08	99.06	97.50
环境稳定	整洁便利的办公条件	95.21	97.39	97.17	97.50
	完备的工作设施	94.61	98.03	97.17	97.50
	适当的工作负荷	97.01	98.68	97.17	97.50
	高效的医院及科室管理	96.41	98.04	97.17	100.00
情感归属	和谐的工作人际关系	96.99	91.50	99.06	97.50
	积极向上的工作氛围	97.60	96.73	99.06	97.50
	安全和谐的医患关系	98.19	98.04	99.06	97.50

认可尊重需求主要包括自我认可、行业认可尊重和社会认可尊重三个方面,其中高端医学人才这方面的关注程度最为突出;规培医师和儿科医师具有认可尊重方面需求的人数也皆超过97%。管理人员对医学人才同行认可、社会尊重认可方面的需求关注程度有所低估(表7)。

表7　医学人才在认可尊重方面的需求情况(单位: %)

分类维度	需　求	规培医师	儿科医师	高端医学人才	管理人员
自我认可	对工作可胜任的需求	98.20	99.35	100.00	100.00
	从工作中得到成就感的需求	98.80	98.04	100.00	97.50
	被患者需要的需求	98.20	98.04	99.06	100.00

分类维度	需　　求	规培医师	儿科医师	高端医学人才	管理人员
行业认可尊重	被管理者或上级认可的需求	99.40	99.35	99.06	100.00
	得到同行之间认可的需求	97.60	98.69	99.06	97.44
社会认可尊重	社会对自身职业的认可尊重	98.20	98.04	98.11	97.50
	社会对本人成就的认可	98.20	97.39	98.11	97.50

职业发展需求主要包括个人发展、职位晋升、科研支持和自我实现四个方面(表8)。其中高端医学人才对职业发展需求的关注程度突出,但三类人才之间差距并不明显。管理人员对于医学人才职业发展需求的认知程度较高。

表8　医学人才在职业发展方面的需求情况(单位: ％)

分类维度	需　　求	规培医师	儿科医师	高端医学人才	管理人员
个人发展	对培训进修机会	97.60	98.70	94.23	100.00
	培训相关制度规范化	98.20	96.73	97.12	100.00
	对进修的支持	96.41	96.10	99.04	100.00
	浓厚的学术和专业氛围	95.81	99.34	99.04	97.37
职位晋升	明确的职业发展前景	98.80	97.40	99.04	97.44
	公正合理的晋升制度	98.20	98.04	100.00	100.00
科研支持	科研资源	97.01	96.75	99.04	100.00
	科研项目申请机会	97.01	96.75	99.04	100.00
	机构对科研工作的时间支持	96.41	94.12	99.04	100.00
	机构对科研工作的资源支持	97.59	97.40	99.04	100.00
自我实现	人文关怀使命感被满足	96.41	95.45	100.00	100.00
	推动医疗科学发展	96.41	96.75	100.00	100.00

2. 医学人才需求满足程度情况仍待提高

对规培医师而言,首先是薪酬福利需求满足程度最低,其次是职业发展。安全归属需求满足程度与职业发展较为接近。认可尊重需求的满足程度相对较好,可能与规培医师本身的期望值有关。

对儿科医师而言,其需求满足程度在三类医学人才中整体偏低,尤其是薪酬福利和安全归属方面的满足程度,皆为3分及3分以下。此外,儿科医师对职业发展需求的满足情况也并不乐观,即使是满足程度较好的认可尊重需求,也仅有88.05％的儿科医师满足程度在3分及3分以下。

对高端医学人才而言,首先薪酬福利和安全归属需求的满足程度在四类需求中属于较低水平,其次是职业发展需求。高端医学人才在认可尊重需求方面的满足程度较好,认为满足程度为4分等级的占高端医学人才的40.10％。但认为职业发展和认可尊重需求满足程度不理想的医师依然存在(图3)。

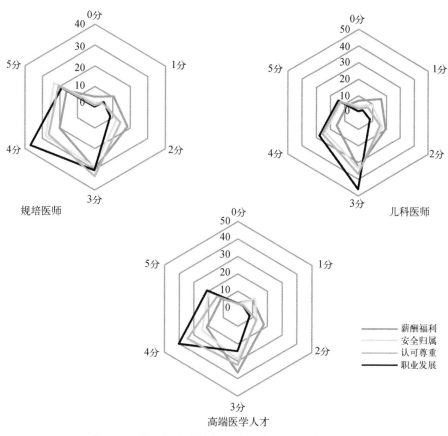

图 3　三类医学人才的各类需求满足情况(单位：%)

3. 管理人员对医学人才需求认知存在偏差

管理人员与医学人才之间的认知存在较大偏差。管理人员认为,医学人才对安全归属需求的满足程度最高,其次是薪酬福利,而医学人才恰是在这两方面的需求中表现出较低的满足程度。同时,管理人员内部打分情况出现分化,对医学人才的实际需求满足程度并没有较为准确统一的认知(图4)。

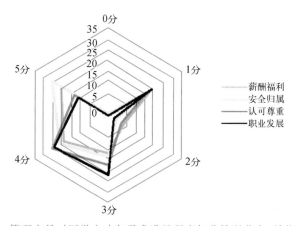

图 4　管理人员对医学人才各需求满足程度打分情况分布(单位：%)

（三）需求与激励影响医学人才的行为意向

1. 需求未满足对医学人才行为意向存在负面影响

研究通过意向调查了解需求未满足对规培医师、儿科医师及高端医学人才行为意向的影响，并将行为后果分为离职、转行、安于现状、缺乏动力和其他五类。

任一方面需求的不满足，均可导致医学人才出现负向行为意向，其中安于现状与缺乏动力为医学人才的主要行为影响后果，三类医学人才在需求未满足时，选择安于现状或缺乏动力的人才都超过30%。儿科医师在薪酬福利或安全归属需求得不到满足时，超过20%的人才会出现转行或离职意向。管理人员对医学人才需求未满足导致离职和转行的效果认知明显高于实际情况（图5）。

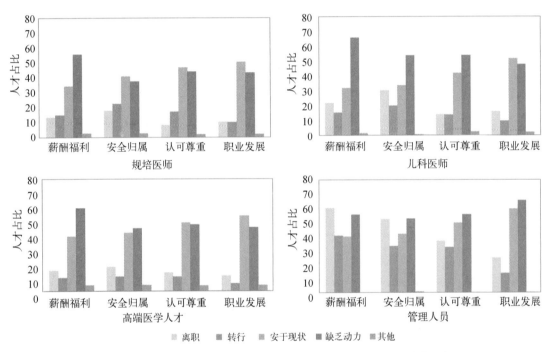

图5　各类人员对"需求未满足对行为意向影响"的认知情况（单位：%）

2. 激励失效会导致医学人才产生不良行为意向

三类医学人才的意向结果提示，任一方面的激励失效对行为意向皆有影响。其中当激励失效时，儿科医师出现离职与转行的情况在三类人才中较为突出，招人、育人、用人、留人方面的激励失效基本都会导致25%左右的儿科医师产生离职或转行意向。管理人员本身对激励失效的行为影响认知与医学人才的实际情况并没有明显相关趋势（图6）。

（四）医学人才对激励措施的感知与其需求满足程度相关

本研究进一步探索医学人才需求与激励之间的关系，除胜任感需求满足程度与留人策略之间不存在相关关系外，需求满足程度与激励感知之间在统计学上存在较为明显的相关关系。不同类型的激励感知情况与各类需求满足程度之间，相关关系并不明显，提示不应将各方面的激励割裂看待。

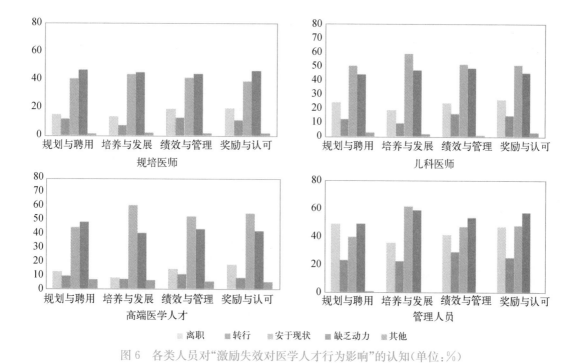

图6　各类人员对"激励失效对医学人才行为影响"的认知(单位:%)

三、构建针对个体需求的医学人才激励机制

为确保激励措施达到预期效果,改善当前医学人才存在的诸多问题,有必要基于激励理论,从个体需求角度针对性构建激励机制。

(一)基于经典需求理论制定医学人才的个体需求评估工具

本研究以马斯洛需要层次理论、双因素理论和需求理论为理论框架,形成医学人才个体需求评估工具一级维度,并依据一级维度自身性质与内涵进一步推导出二级维度与具体评估指标,构建医学人才个体需求评估工具(表9)。

(二)基于人力资源管理理论制定激励状况评估工具

本研究以人力资源管理理论为框架,形成医学人才激励状况评估工具的一级维度,并引入"结构—过程—结果"思路,依据一级维度自身性质与实际过程进一步推导出二级维度与具体评估指标,构建医学人才制定激励状况评估工具(表10)。

(三)基于个体需求制定医学人才激励机制诊断路径

激励理论提示,激励主要通过作用于人才需求,被感知后通过满足程度而影响医学人才行为,从而整体表现为卫生人力的一般特征。研究基于此,构建医学人才激励机制诊断路径如图7。

表 9　医学人才个体需求评估工具构建

需要层次理论	双因素理论	需要理论	一级维度	二级维度	参考指标 （可根据具体情况选用或调整）
生理需要	保健因素		薪酬福利	薪酬	基本工资水平
					明确的绩效工资
					奖金、加班费等酬劳
				福利	经济性福利（养老金、医保等）
					非经济型福利（带薪假、宿舍等）
				分布	薪酬体现出个人付出
					薪酬分配公平
					薪酬体现出合理的梯度
安全需求			安全归属	人身安全	生命安全需求
					身体健康需求
					行动自由需求
					人格名誉安全的需求
				坏境稳定	整洁便利的办公条件
					完备的工作设施
					适当的工作负荷
					高效的医院及科室管理
社交与尊重需求	激励因素	亲和需要		情感归属	和谐的工作人际关系
					积极向上的工作氛围
					安全和谐的医患关系
			认可尊重	社会认可尊重	社会对自身职业的认可尊重
					社会对本人成就的认可
		权力需要		行业认可尊重	被管理者或上级认可的需求
					得到同行之间认可的需求
				自我认可	对工作可胜任的需求
					从工作中得到成就感的需求
					被患者需要的需求
自我实现		成就需要	职业发展	个人发展	对培训进修机会
					培训相关制度规范化
					对进修的支持
					浓厚的学术和专业氛围
				职位晋升	明确的职业发展前景
					公正合理的晋升制度
				科研支持	科研资源
					科研项目申请机会
					机构对科研工作的时间支持
					机构对科研工作的资源支持
				自我实现	人文关怀使命感被满足
					推动医疗科学发展

表 10　医学人才激励状况评估工具

人力资源管理理论	二级维度	参考指标 （可根据具体情况选用或调整）
选人	选人政策	明确清晰的招人选人标准和规划
		选人招人时吸引人才的经济奖励
		招人时的福利奖励，如落户、住宿
	选人流程	合适的选人招人计划
		有效公平的招人甄选形式
		完善的招人选人评估工作
	信息咨询	通畅的招聘信息咨询途径
		高质量的招聘信息咨询服务
育人	培养计划	准确的人才培养需求评估
		清晰的人才培养目标及标准
		对不同医学人才进行梯队和针对性培养
	培养过程	合理明确的人才培养方案
		规范的人才培养管理制度（培训与工作协调等）
		完善的人才培养效果的评估总结制度
		充足的科研机会
		时间上对科研的支持
		科研进行时在资源上的支持
		注重在培训中对员工工作成就感的培养
	培养保障	科学的人才培养方式、方法和手段
		机构在培训机会、时间上对员工的支持和督促
		公平的培训交流机会的提供
		通畅的培训相关信息的咨询渠道
用人	用人环境	重视维护员工生命安全的工作环境
		制定维护员工名誉的相关管理制度
		明确规范的人事管理
		便利完善的办公条件和设备
		关注医院文化及和谐向上的工作氛围建设
	用人过程	对工作负荷的调整，兼顾质量
		对工作内容的规范，职责明确
		合理提高薪酬水平
		薪酬分配方式的激励性调整（绩效工资）
		保证薪酬公平性
		医务人员薪酬梯度的合理性
		完善食宿补贴、年终奖、五险一金等福利政策
		明确规范的人员晋升机制
		公正合理的晋升制度
		弹性工作时间（制度）

续　表

人力资源管理理论	二级维度	参考指标 （可根据具体情况选用或调整）
留人	留人政策	对人才明确清晰的倾斜政策
		针对不同人才的个性化留人政策
		明确的重点人才评估标准
	留人策略	福利待遇倾斜措施
		晋升发展策略倾斜
		重点人才培养方案
		对重点人才的事业支持
		对重点人才的重视与认可，关注其情感和心理需求
	支持环境	可操作的留人方法和手段
		留人策略执行中对人才的支持和督促

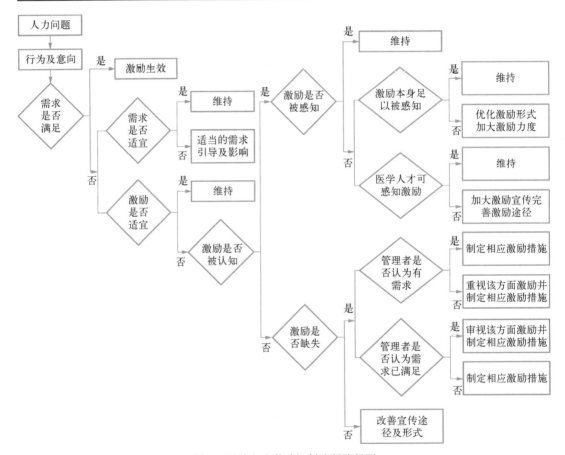

图 7　医学人才激励机制诊断路径图

（四）针对性构建三类医学人才激励机制

遵循上述路径，对于规培医师、儿科医师和高端医学人才，总体上需要从招人、育人、用人、留人等各个环节,聚焦各自的需求,形成针对性的激励措施,完善激励机制。从各类医学人才的特点来看,针对规培医师,需要个性化地制订与薪酬福利、人才梯队培养、培训交流机会等相关激励措施;针对儿科医师,一方面需要提高薪酬福利,另一方面需要关注工作负荷、维护安全的工作环境、弹性管理制度等;针对高端医学人才,则需要重点聚焦,如充足的科研机会、对科研的资源及时间上的支持等关注事业发展方面的内容。另外,对于管理人员,需要加强对医学人才需求的了解,加强对激励措施效果的把握。

综上所述,构建高效的医学人才激励机制,必须在准确了解医学人才实际激励及需求情况的基础上,从个体需求角度出发,全面系统考虑整体激励,才能真正发挥医学人才激励效用,更好应对医学人才面临的诸多问题。

参 考 文 献

［1］潘晨光.中国人才发展报告 2014.北京:社会科学文献出版社,2014.

［2］黄飞.卫生人力政策同类综述及方法学质量评价.山东大学,2014.

［3］王宇彤,穆得超,鲍林杰,等.天津市卫生人力资源与医学教育发展研究.中国卫生事业管理,2012,29(4):294-297.

［4］任嵩,刘露,江启成,等.我国农村卫生人力资源现状与问题分析.中国卫生事业管理,2013,30(12):912-914.

［5］田疆,张光鹏,任莉,等.中国乡村医师队伍的现状与发展.中国卫生事业管理,2012,29(2):127-129.

［6］王柯亮,张蕾,张光鹏,等.我国卫生人才评价现状与对策.中国卫生政策研究,2011,4(12):6-9.

［7］池慧.关于我国卫生人才队伍建设中的几个问题.中国卫生人才,2013(4):30-30.

临床研究项目绩效评价指标构建

王海银　杨　燕　王　瑾　陆雯娉　王剑萍　金春林

【导读】　临床研究以临床问题为导向,其目标是促进医疗发展、提高诊疗技术水平和解决实际临床问题。构建适合临床研究项目特点的绩效评价指标体系,对于引导临床医学研究的科学发展和优化科学管理有重要价值。本文采用平衡计分法评价框架和德尔菲法制定评价指标体系,应用层次分析法确定指标权重,共得出一级指标5项,二级指标12项。其中,一级指标综合权重前三位分别为诊疗效果及推广应用前景、创新成果、成本效益。二级指标前五位分别为改善检查、检验或治疗的效果程度,建立规范的数据库或生物样本库的规模,有助于总体上降低患者负担水平,有助于总体上控制(或优化)诊疗成本,有利于制定技术标准、诊疗规范、临床指南。评价指标较能凸显导向性,并兼顾各学科评价的兼容性,具有一定的应用价值。

项目评价是科研计划管理的重要内容,一般可分为立项评价、过程评价和验收评价。20 世纪 90 年代,科研项目绩效评估逐步引入,随后我国开展了一系列医学绩效评估研究。医学绩效评估研究主要集中在医学科技成果、医学科研项目等领域,指标体系多涵盖投入、过程和产出三个维度,具体评价指标中科研基金和论文权重相对较高[1,2],同时国内科研项目绩效评估研究较少对研究项目类型进行区分,如临床研究项目评价。临床研究不同于基础研究,是以临床问题为导向,以临床实践为首要任务,其研究产出要能促进医疗发展、提高诊疗技术水平和解决临床问题,如优化临床诊疗路径,发明新技术、新方法,缩短手术时间和创伤,提高治愈率,提高生活质量等。本文采用平衡计分卡法,以价值导向、多维全面、科学有效、可比可获得等为原则,以公立医院改革及临床科研的发展规划为导向,探索构建适合临床研究项目特点的绩效评价指标体系,为引导临床医学研究的科学发展提供支撑。

基金项目:美国中华医学基金会"上海市医药卫生体制改革循证决策与政策转化"(项目编号:CMB‐CP14‐190),上海市卫生和计划生育委员会卫生计生政策研究课题"上海市临床医学研究项目评价指标体系研究"(课题编号:2015HP19)

第一作者:王海银,男,助理研究员,上海市卫生和健康发展研究中心(上海市医学科学技术情报研究所)卫生技术评估研究部主任。

作者单位:上海市卫生和健康发展研究中心(上海市医学科学技术情报研究所)(王海银、杨燕、王瑾、金春林),上海市卫生和计划生育委员会(陆雯娉、王剑萍)。

原文发表于《中华医学科研管理杂志》2017 年第 2 期。

一、资料与方法

（一）基于文献构建评价指标

确定检索策略和检索数据库，开展国内外文献检索。其中检索的数据库包含已出版的文献、政府网站、会议资料等。筛选收集临床医学研究项目评价指标。从患者、内部流程、学习和成长、财务四个维度设计绩效评价指标。

（二）开展德尔菲法筛选和完善指标

1. 拟定专家咨询表

根据德尔菲法设计两轮专家咨询表，开展两轮专家咨询，根据阈值筛选评价指标。

2. 选择确定咨询专家

（1）纳入排除标准：① 涵盖多个临床学科（临床、医技、护理、中医、科研管理、政策研究）；② 具有一定的临床科研项目评审经验（作为评审专家3年及3年以上）；③ 年龄在35～55岁以内；④ 愿意参加并有精力按时开展。

（2）纳入样本量：纳入18位咨询专家。其中，临床类评审专家7名（涵盖应用基础类专家）；医技类评审专家3名；护理类评审专家2名；中医类评审专家2名；政策研究类专家2名；科研管理类专家2名。

3. 确定指标评分及筛选标准

指标评价主要从重要性、导向性和可行性三个维度开展，设定阈值进行指标的筛选。其中阈值设定为平均数-标准差，各指标值高于阈值则入选[3]。

4. 确定指标权重

应用层次分析法[4]，采用Saaty判断矩阵标度，构建评价矩阵，分别对一级评价指标、二级评价指标相对权重进行一致性评价。

5. 咨询专家评价

采用专家积极系数、权威程度系数、协调系数等指标评价专家评分的可靠性。

（三）统计分析

采用Excel建立录入数据库，采用均数、标准差等指标描述指标评分情况，采用Kendall W系数[5]评价专家意见一致性。分析软件采用SPSS16.0及Yaahp2.0。

二、结果

（一）评价指标体系构建

基于平衡计分卡法框架和临床研究项目特点，从患者、内部流程、学习和成长、财务四个维度设计绩效评价指标（表1）。一级指标8个，主要包括效果、应用、规范标准、质量、效率、创新、成果、成本效益等。二级指标12个。

表 1　临床医学研究项目评价指标

评价维度	一级指标	二级指标	评价参考标准
患者维度	推广应用前景	研究结果可推广及应用的程度	国内推广及应用、上海市推广及应用、本单位推广及应用、无
	诊疗效果	改善检查、检验或治疗的效果程度	显著、明显、一般、无
内部流程维度	规范标准	有利于制定技术标准、诊疗规范、临床指南	有利于行业规范(指南)、有利于单位规范(指南)、无
		建立规范的数据库或生物样本库	有、无
	完成质量	研究设计科学性及实施质量	优、良、一般、差
		研究目标实现程度	全部完成、部分完成、未完成
	产出效率	项目产出对于提升检查、检验或治疗效率影响	很大、较大、一般、无
学习与成长维度	项目创新	发明专利	国际发明专利、国内发明专利、申请专利、无
		发表研究论文	国际核心期刊;国际一般期刊;国内核心期刊;其他
	项目成果	获得奖励	国家、省部级、厅局级、区级、其他(政府、社会团体奖)
财务维度	成本效益	有助于总体上控制(或优化)诊疗成本	很大、较大、一般、无
		有助于总体上降低患者负担水平	很大、较大、一般、无

(二)指标筛选和修改

第一轮共咨询 21 个指标,其中,一级指标 8 项,二级指标 12 项,共收集到 30 条建议。其中,一级指标 4 项,建议将创新和成果合并,目标实现程度并入质量,诊疗效果放在推广应用之前,将推广应用改为推广应用前景。二级指标 2 项,建议将推广及应用放在效果前面,将规范的数据库或生物样本库修订为建立规范的数据库或生物样本库的规模。其他 24 条为评分标准设定。

根据第一轮专家意见,第二轮将部分一级指标进行整合,如项目成果和项目创新修订为创新成果,完成质量、目标实现程度及产出效率修订为质量效率。第二轮共咨询 17 个指标,其中,一级指标 5 项,二级指标 12 项。根据各类指标的筛选界值(表 2),两轮评价均无须剔除指标。

表 2　各级指标评分情况及筛选界值

轮　次	评价指标	样本量	最小值	最大值	均　值	标准差	界　值
第一轮	一级指标	162	1.67	3.67	3.16	0.53	2.63
第一轮	二级指标	216	2.00	4.33	3.10	0.49	2.62
第二轮	一级指标	80	1.67	3.67	3.29	0.45	2.84
第二轮	二级指标	192	2.00	3.67	3.26	0.42	2.84

(三)指标体系权重确定

一级指标综合权重前三位分别为诊疗效果及推广应用前景(0.209 1)、创新成果(0.200 8)及成本效益(0.200 7)。二级指标前五位分别为改善检查、检验或治疗的效果程度(0.130 7),建立规范的数据库或生物样本库的规模(0.112 7),有助于总体上降低患者负担水平(0.105),有助于总体上控制(或优化)诊疗成本(0.095 6),有利于制定技术标准、诊疗规范、临床指南(0.087 7)(图 1)。对层次排序的一致性检验,随机一致性比率均小于 0.1(表 3),一致性较好。

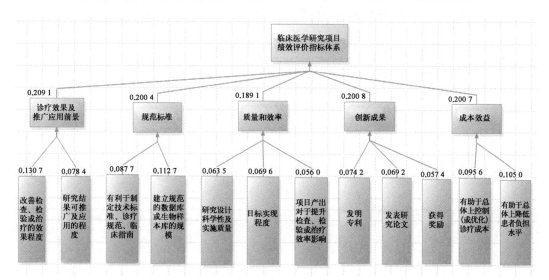

图 1　各级指标权重评分情况

表 3　各一级指标权重及一致性比例

专家序号	权　重					一致性比例	最大特征根
	效果及推广应用前景	规范标准	质量和效率	创新成果	成本效益		
1	0.234 9	0.245 4	0.156 4	0.128 4	0.234 9	0.078 0	5.349 4
2	0.310 5	0.286 2	0.136 0	0.136 0	0.131 4	0.088 2	5.395 1
3	0.037 1	0.297 2	0.297 2	0.071 2	0.297 2	0.015 9	5.071 1
4	0.071 2	0.320 9	0.111 7	0.175 3	0.320 9	0.076 2	5.349 4
5	0.274 4	0.130 2	0.082 9	0.430 9	0.081 6	0.076 2	5.341 5
6	0.353 4	0.123 8	0.141 6	0.045 6	0.335 6	0.023 5	5.105 2
7	0.114 5	0.211 7	0.068 9	0.448 9	0.156 0	0.083 4	5.373 7
8	0.082 9	0.174 9	0.376 1	0.143 2	0.222 8	0.051 8	5.232 1
9	0.340 6	0.113 5	0.282 3	0.113 5	0.150 1	0.033 7	5.150 8
10	0.230 8	0.230 8	0.230 8	0.076 9	0.230 8	0.000 0	5.000 0
11	0.220 7	0.149 3	0.073 6	0.278 2	0.278 2	0.044 1	5.197 4
12	0.509 4	0.178 5	0.122 8	0.132 2	0.056 9	0.074 4	5.333 4
13	0.081 5	0.081 5	0.210 2	0.347 5	0.279 3	0.094 4	5.423 1
14	0.149 7	0.149 7	0.298 9	0.156 4	0.245 4	0.078 0	5.349 4
15	0.262 2	0.104	0.176 6	0.397 9	0.059 3	0.087 9	5.394
16	0.071 2	0.408 2	0.260 1	0.130 3	0.130 3	0.078 0	5.349 4
均数	0.209 1	0.200 4	0.189 14	0.200 8	0.200 7		
标准差	0.127 2	0.088 6	0.090 2	0.129 8	0.089 4		

（四）专家可靠性评价

1. 专家积极系数

两轮的问卷回收率和有效问卷率均较高,分别为 100％和 89％(表 4)。

表 4　专家的积极系数

轮数	发出问卷（份）	回收问卷（份）	回收率（％）	有效问卷（份）	有效问卷率（％）
第一	18	18	100	18	100
第二	18	16	89	16	89

2. 专家权威程度系数

两轮专家权威程度系数均高于 0.7,且多数在 0.8 以上。说明预测结果具有较高的可靠性(表 5)。

表 5　一级指标专家权威程度系数

指　　标		权威程度系数	
		第一轮	第二轮
一级	诊疗效果	0.9	0.87
	推广应用	0.87	
	规范标准	0.86	0.87
	完成质量	0.85	0.88
	目标实现程度	0.86	
	产出效率	0.79	
	项目成果	0.85	0.89
	项目创新	0.86	
	成本效益	0.73	0.76
二级	发表研究论文	0.87	0.91
	发明专利	0.85	0.89
	改善检查、检验或治疗的效果程度	0.83	0.87
	获得奖励	0.86	0.94
	建立规范的数据库或生物样本库	0.79	0.85
	项目产出对于提升检查、检验或治疗效果影响	0.82	0.85
	研究结果可推广及应用的程度	0.85	0.85
	研究目标实现程度	0.86	0.90
	研究设计科学性及实施质量	0.85	0.86
	有利于制定技术标准、诊疗规范	0.85	0.85
	有助于总体上降低患者负担水平	0.79	0.86
	有助于总体上控制(或优化)诊疗	0.77	0.79

3. 专家意见协调系数

两轮专家咨询肯德尔系数均在 0.4 以上,差异均有统计学意义($P<0.01$),两轮专家意见均一致(表 6)。

表6　两轮专家咨询肯德尔系数

轮　数	指标类型	Kendall W 系数	χ^2	P 值
第一	一级指标	0.43	65.35	<0.001
	二级指标	0.53	108.95	<0.001
第二	一级指标	0.48	35.78	<0.01
	二级指标	0.44	59.50	<0.001

三、讨论与建议

（一）基于临床研究项目特点和发展方向科学制定绩效评价指标

不同类型研究项目的特点不同,需要建立分类评价标准。临床医学研究性质不同于基础研究,临床医学研究应以临床问题为导向,研究产出要能促进医疗发展、提高诊疗技术水平和解决临床问题,评价其产出不应以科研基金和论文为主要指标,需要重点关注项目效果,包括目标实现、成果转化、健康改善和经济社会效益等[6]。一项"健康中国2020"临床医学研究对策中提出临床医学重点研究方向包括临床诊疗规范和诊疗路径的循证研究、临床适宜技术的循证研究、医疗风险管理与卫生服务成本-效益分析研究[7]。另一项研究提出将研究结果是否被纳入临床指南的证据来源作为评价其价值重要方面[8]。另外,结合绩效评价常用的评价维度经济性、效率、效果、平衡计分卡四个维度,本研究将诊疗效果及推广应用前景、规范标准、质量和效率、创新成果及成本效益作为一级评价指标,并延伸出12个相关的二级评价指标。基于重要性、导向性及可行性评分发现,一、二级指标均高于阈值,被纳入评价指标体系。本研究发现,一级指标如效果及推广应用、创新成果及成本效益权重较高,二级指标如有利于改善检查、检验或治疗的效果程度、建立规范的数据库或生物样本库的规模、有助于总体上降低患者负担水平、有助于总体上控制（或优化）诊疗成本和有利于制定技术标准、诊疗规范、临床指南等权重较高。国内一项临床科研项目成果评价指标中创新水平、成果应用及推广权重较高[9],一项医院内部科研项目评价指标体系中研究效益比重最高,主要包括先进性与创新性、科技成果奖、论文、专著及促进作用等。另一项医学科技成果评价指标体系中效益评价权重较高,包括推广应用程度和应用前景[10]。以上研究与本次研究结果有一致性,提示创新、成本效益,以及推广应用在评价时需要重点关注。

（二）探索应用平衡计分卡开展项目绩效评价

平衡计分卡法（balanced score card,BSC）是一种绩效评价模型。BSC起源于20世纪90年代,是涵盖了财务、客户、内部运营、学习与成长四个维度的综合绩效评价体系,其平衡了财务指标和非财务指标,长期目标和短期目标,结果性指标与动因性指标,内部群体与外部群体等。已被广泛应用在医院、公共卫生、医保、医疗服务、卫生系统等多个层面绩效评估[11]。一项研究认为平衡计分卡联合专家评分是更先进的评估体系,更适合医院内部进行评估[12]。本研究将平衡计分卡引入临床研究项目中,并采用层次分析法构建评价指标模型,各指标设计得到了专家一致肯定,建议国内临床项目评估时采用。

（三）研究局限性和不足

本研究发现专家的积极系数、权威程度较高，专家意见基本一致，总体评价较可靠。另外，研究指标较能凸显导向性，并兼顾各学科评价的兼容性，具有较广泛的使用范围。研究不足之处包括：① 专家的代表性，由于选择的专家人数有限，各学科人数不多，专家的代表性可能有限。② 信息偏倚，由于主要采用层次分析法，需要专家对评价指标矩阵进行评分，计算相对复杂，可能会有错分偏倚。③ 失访偏倚，第二轮调查有两例专家失访，可能对权重指标有一定的影响。下一步研究将通过优化专家咨询评分表、拓展样本量及降低失访率等方法控制和减少偏倚发生。

参 考 文 献

［1］黄毓文,黄小珍,吴少林,等.医学科技成果评价指标体系研究.科技管理研究.2004,2：63-65.

［2］王艳芳,白波.医学科研项目绩效评价指标研究的计量学分析.技术与创新管理.2013,34(1)：43-46.

［3］俞婧.医院内部科研项目评价指标体系的构建.新疆医科大学,2009：7-8.

［4］方积乾.卫生统计学.北京：人民卫生出版社,2006：386-387.

［5］程琮,刘一志,王如德.Kendall 协调系数 W 检验及其 SPSS 实现.泰山医学院学报,2010,31(7)：487-490.

［6］霍蕊莉,刘保延,常暖,等.韩国科研绩效评估对中医类项目绩效评估的启示.国际中医中药杂志,2014,36(9)：769-772.

［7］高润霖,尹岭,王正国,等.健康中国 2020：临床医学研究面临的问题与对策.中国卫生政策研究,2009,2(7)：10-15.

［8］刘淼,孙点剑一,吕筠,等.循证指南参考文献分析在医学研究产出评价中的应用.中国循证医学杂志,2011,11(9)：1090-1093.

［9］陈小清,黄君瑶,金从凯,等.临床科研项目成果产出测评指标体系构建.中华医院管理杂志,2013,29(11)：860-862.

［10］梁永刚.医学科技成果评价指标体系建立及其应用研究.第四军医大学,2010：34.

［11］杨慧,朱峰,冯建.基于平衡计分卡的医学学科评估体系.中医药管理杂志,2010,18(2)：119-121.

［12］朱峰.三种学科评估体系的比较与思考.中医药管理杂志,2011,19(9)：826-828.

海派中医流派传承和
临床转化应用的模式研究

王春艳　张怀琼　聂爱国　毕丽娟　张　利　徐立思

【导读】　本研究通过对上海市两轮"中医药事业发展三年行动计划"之"海派中医流派传承工程"建设项目进行初步总结,分析了存在的不足之处。本研究通过对现状的分析和专家访谈、问卷调研等方法,提出推进海派中医流派的传承和临床转化应用,在上海市第三轮中医药事业发展三年行动计划中开展"海派中医流派临床诊疗中心建设"的必要性和重要性。本研究提出积极探索多样化的建设模式、明确目标定位和建设任务、促进流派青年骨干脱颖而出、拓展流派诊疗技术并凸显流派优势、建设统一管理和宣传平台、围绕影响建设成败的关键因素制定对策、充分利用浦东新区中医药综合改革示范区优势、完善项目运行机制、从文化高度认识流派传承的意义、提倡系统整合思维等政策建议。

一、研究背景

国医大师裘沛然先生曾在第一届海派中医论坛上指出"中医学术流派是医学理论产生的土壤和发展的动力,也是医学理论传播及人才培养的摇篮"[1]。王琦教授认为学术流派形成了中医学术多元化、多样化的生动局面,推动了中医学的整体发展[2]。历史上的中医流派纷呈,具有悠久的历史底蕴和学术根基。但近百年来中医流派特色日渐式微,严重影响了中医药特色优势的发挥和诊疗阵地的拓展。

上海中医界率先意识到开展地域性学术流派研究对于提升上海市中医药事业发展的重要性。上海市中医药发展办公室于 2011 年组织曙光医院石氏伤科、龙华医院顾氏外科作为海派中医流派试点基地,2012 年在全市共招标立项 15 家流派传承研究基地,立项 11 家流派与特色技术扶持项目,周期从 2012 年 6 月到 2014 年年底。2015 年 15 家基地进入第二轮"三年行动计划"建设,于 2017 年完成建设验收。

国家中医药管理局在借鉴上海开展流派传承工程建设基础上,于 2012 年年底在全国启动"全国学术流派传承研究工作室"建设项目,上海有 4 家流派基地入选。中医流派作为最能体现

基金项目:上海市卫生和计划生育委员会卫生政策研究定向委托课题(课题编号:2016HP007)。

第一作者:王春艳,女,副主任医师,上海市中医文献馆业务副馆长。

作者单位:上海市中医文献馆(王春艳、毕丽娟、张利、徐立思);上海市卫生和计划生育委员会(张怀琼、聂爱国)。

中医原创思维和特色优势的重要组成部分,对其传承研究已成为行业高度共识和探索实践的焦点。海派中医流派传承工程开创了全国中医学术流派传承模式创新的新起点,为全国地域性流派传承研究提供了可借鉴的思路和实践经验[3]。而流派传承成果如何转化为临床的应用技术和卓越的临床疗效,开拓新的发展模式,成为下一步建设任务的探索重点。

因此,上海市中医药发展办公室在"中医药十三五规划"中,前瞻性思考"海派中医流派传承工程"建设目标和任务。前期建设在流派的脉络梳理、学术传承、团队构建、文化宣传、优势病种临床研究方面取得了阶段性成果,但流派特色优势的应用阵地还是相对局限,品牌效应尚未凸显,在人才激励、成果转化应用等体制机制突破方面还有不足。为此,课题组将理论研究与实地调研相结合、全面调查与典型流派分析相结合,对流派传承工作现状、阶段性成果进行了梳理。本研究通过专家访谈、研讨座谈、外地走访、问卷调查,对今后流派临床转化应用的模式提出了设想和政策建议。

二、流派传承工程阶段建设总结

(一)背景与意义

海派中医流派在近代医学史上产生过重大影响,一大批社会公认的中医流派都曾名噪一时、独具特色、疗效显著、影响深远,共同促进上海近代中医学术繁荣和临床优势的发挥。但流派发展现状不容乐观,一些流派诊疗阵地日益萎缩,其特色学术思想、技术传承乏人乏术,优势趋于淡化和消亡。对海派中医流派的抢救性、保护性、传承性研究与弘扬刻不容缓。海派中医流派传承工程建设就是对海派中医流派传承模式的新探索,宗旨在于通过工程建设推动海派中医流派传承,加快中医药传承人才的培养,促进海派中医流派特色的发扬,促进上海中医药学术水平和临床服务水平的提升,进一步满足广大人民群众对优质中医药服务的迫切需求,并成为促进上海中医药事业持续、健康发展的动力和引擎。

(二)工程建设的中长期目标

流派工程建设以增强发挥中医药特色优势为根本宗旨,希望建设一批学术底蕴深厚、特色技术鲜明、临床疗效显著、人才梯队完备、群众影响广泛的中医特色流派,成为体现海派特点、时代特征、区域水平,凸显示范引领作用的中医药学术传承与创新基地。建成的基地应具备五大能力:全面系统地继承本流派学术内涵的学术传承能力;对本流派优势病种进行临床优化的研究能力;运用本流派特色技术的临床诊疗能力;对本流派诊疗技术的推广应用能力;建立开放创新、合作共享的协作机制,促进流派传承创新的组织管理能力。

(三)工程建设的组织保障

1. 工程建设专家委员会

为加强流派基地的过程指导和监督管理,上海市中医药发展办公室成立了工程建设专家委员会,全面负责确定建设流派范围,立项、考核、过程监督指导、验收等工作。委员会顾问均为流派代表性传承人和国医大师;设主任1人,副主任2人,临床各科专家10人。委员会从项目方案论证、申报评审、阶段考核、项目验收等各环节把关,对工程建设进行了督导,对推动项目顺利实施起到了积极的作用。

2. 工程建设办公室

为保障流派传承工程顺利实施,由"上海市中医药三年行动计划领导小组"领导工程建设的组织、决策、实施;下设"流派传承工程建设办公室",负责工程项目建设的组织协调、阶段考核、日常管理、建设验收等工作。

3. 工程建设督导组

成立学术传承、创新研究、临床诊疗、推广应用、文化建设五个督导组,实行组长负责制,各组有1名组长,2名副组长。定期召开例会,聘请5~7名流派负责人作为专家组成员,对基地实施定期督导检查,提出建设整改意见建议。

(四)工程建设的阶段成效

经过六年建设,上海市15家流派传承基地在以下几方面取得了阶段性的建设成果:

1. 设施设备建设

各流派传承基地均配备了固定的流派基地的办公场地与相应的设施设备,包括研究中心建设、资料阅览室、专科专病门诊、培训示教观摩室等,为持续开展流派学术与临床研究夯实基础。

2. 学术传承研究

各流派基地都对流派的历史渊源、传承脉络、历代传人、学术著作、医事医话等进行了系统的梳理和归纳,对流派的学术思想进行了总体提炼,对流派的历代临床经验、特色技术进行了总结和推广,各流派都纷纷出版了各自的学术传承专著,流派工程建设办公室统一组织出版了"海派中医流派传承系列丛书",目前已基本完成出版任务。

3. 优势病种研究

每个"流派基地"都对3~5个流派的优势病种进行了临床优化研究,并将研究成果在流派特色门诊中予以广泛应用。

4. 推广特色诊疗技术

各流派基地以代表性传承人为主体,纷纷开设专科专病门诊,在临床总结和推广特色诊疗技术;同时开展临床合作,将流派诊疗技术应用到其他机构,建设工作站、分中心;组织开展上海市及全国的中医药继续教育项目,到全国各地对流派特色技术进行授课和学术交流,积极推广流派学术思想和诊疗技术,积极开发流派特色院内制剂,推进流派特色技术示范点建设。

5. 人才队伍建设

流派内通过跟师学习和定期授课讲座,强化人才临床诊疗能力;通过流派的高端人才研修,强化团队建设能力;相同科别的流派间加强跨流派、跨地区、跨学科的协作交流,从而构建了一支支老中青结合的流派传承团队。

6. 流派文化宣传

各流派均十分重视流派文化传播和弘扬,通过网站、微信公众号、网上预约、微信群、电视台、电台、平面媒体、多媒体、进地铁、进社区、进校园等渠道组织开展文化宣传,通过义诊将流派济世救人的医德文化直接传播到基层和百姓心目中。六年来,海派中医流派的口碑和知名度正在得到不断提升。

7. 整体建设成果

通过流派基地建设,上海市统一组织并在教育电视台播放了《海派中医流派》系列纪实片,于2016年成立了上海市中医药学会学术流派分会,搭建了"海派中医论坛"的交流平台,出版了《海派中医流派传承史略图录》,各流派负责人陆续担任了全国中医药学术团队内各分会副主委以上的重要职务,"海派中医流派"这一概念和内涵已经被全国各地的中医药流派研究工作者和其他专家、领导所广泛认可。

(五)工程建设的不足分析

1. 对流派学术思想系统研究提炼不够

调研发现,部分基地对流派学术思想的研究提炼高度不够,部分学术思想体现不了流派历代代表性传人的学术观点和各代学术思想的演变发展规律。部分泛泛而谈,无法鲜明体现各流派独具特色的学术观点和主张,将中医共性的观点理念作为流派的学术思想来提炼,同时对流派学术特色的原汁原味的继承还不够。

2. 基地建设分散各家,流派内部之间的整合不够

调研发现,部分流派主基地和分基地均各自按建设要求开展相关工作,其学术传承、临床研究、文化宣传、技术推广应用等多是独立进行,资源整合和统一宣传推广的力度不够。同时,由于分散在不同医疗机构,存在一定的竞争关系,导致流派难以形成合力。目前海派中医流派的整体品牌在大众心目中的知晓度和影响力还比较有限。

3. 临床研究及创新性成果偏少

调研发现,第一、二轮流派传承基地建设主要任务包括六部分,但各家总体均在团队人才构建、学术传承研究、基础条件建设、特色技术推广应用方面成效比较突出。但在临床优化研究、优势病种诊疗规范建设、专病专科建设、特色技术及制剂的产业化开发、成果转化方面成效不一。比较突出的如石氏伤科、顾氏外科等流派传承发展基础较好的流派,其经验值得其他流派借鉴。

三、流派临床转化应用模式研究

通过对流派传承临床转化应用模式的专家访谈和问卷调研,课题组提出以下建设设想:

(一)模式探索

可将流派传承转化应用的落脚点放在流派临床诊疗中心的实体建设上。流派临床诊疗中心建设已经拥有扎实的前期建设基础。前两轮流派建设取得了阶段性成果,15个流派传承基地已进行流派传承脉络的系统梳理、学术思想的提炼总结、流派优势病种和特色诊疗技术的总结和临床研究,流派人才团队建设初具规模,流派文化建设和宣传推广等取得了一定成效,这些为临床诊疗中心的建设夯实了根基。

(二)实践意义

流派临床诊疗中心的建设是深化海派中医传承与创新、传播海派中医文化的需要,也是推进

上海中医药事业中长期战略发展、凸显海派中医特色优势、打造海派中医品牌的需要。中心建设有利于培养流派传承人才、打造流派传承团队、发挥流派特色优势、使流派特色技术得到更广泛的临床应用。流派建设应将前期成果广泛、系统地应用于临床,通过理论、实践再到理论的不断循环提升过程,逐步应用、优化、验证流派特色诊疗方案和诊疗技术,汇聚人才,推动流派建设的纵深发展。同时作为政府持续支持关注的重点项目,各流派也应将其建设成果更加广泛地应用于临床,为更多的患者提供优质的中医服务。

(三)建设难点

流派诊疗建设存在难点,建设模式需要有所突破创新。其一,流派团队建设的动力不足,前期建设在人才培养、职称晋升、绩效奖励等方面的配套激励措施还比较欠缺。其二,流派团队分散于各医疗机构,难以跨单位进行学术资源和团队人才的整合,这对打造流派人才汇聚的诊疗中心将是一个比较大的挑战,不利于流派临床诊疗中心的可持续发展。其三,流派特色制剂的应用和研发原来一直受到诸多限制,严重影响了流派综合特色优势的发挥,近期中药特色的院内制剂审批等相关政策有所放开,需要研究并抓住这一难得的机遇,使流派原来的内服药、外用药、非药物疗法等综合治疗手段在临床得到充分应用和发挥。

(四)具体对策

1. 积极探索多样化的建设模式

上海流派优势得天独厚,可积极整合流派传承团队人才,探索多种模式的临床诊疗中心建设。其实体类似医疗机构下的临床科室,具有人员、场地、设备使用等方面的相对独立性,在体制机制上加强突破创新,通过人才引进和培养使用整合团队资源,以提高临床疗效、专病专科建设为抓手,兼具人才培养、学术传承、文化建设、技术辐射、成果转化等综合功能,打造医教研一体化、综合应用中医各种治疗手段的流派资源汇聚的平台。临床诊疗中心建设不受项目建设周期的限制,加强持续投入和建设,充分运用流派特色技术解决临床疑难病症,充分体现流派的特色优势。既可在二、三级中医医疗机构和前期建设基础雄厚的综合性三级医疗机构内建设流派临床诊疗中心,也可在各区(县)探索建立整合各区域内流派资源的各科流派汇聚的流派临床诊疗中心,还可尝试在全市建一个或数个汇聚海派中医流派资源的临床诊疗中心。

另外,以往中医流派多为家传师承,自建中医私人诊所,故也有民营医疗机构对流派临床诊疗中心或流派医馆、流派诊所等的建设兴趣浓厚。一些中医医馆或门诊部开始有意识地引进流派传承特色鲜明、流派特色技术疗效卓著的专家,对于人才的激励措施较灵活,诊疗手段保持相对鲜明的中医特色。根据社会办中医医疗机构的发展态势,上海市部分口碑信誉佳、有实力、有前期良好基础的民营医疗机构可探索整合部分流派资源,建设具有流派特色的临床诊疗机构,推动社会办中医医疗机构的特色化、品牌化发展。

2. 明确目标定位和建设任务

流派临床诊疗中心中长期建设定位,应致力于建设成为海派中医学术传承创新研究的临床基地、为全国患者提供特色化诊疗服务的品牌基地、全国中医学术流派传承研究与创新应用的示范地、重大疑难杂病的特色诊疗基地。核心任务是流派人才梯队的培养构建、流派领军人才的选拔培养、流派特色技术的广泛应用、临床诊治疗效的显著提升、流派优势病种的临床优化，尤其是流派对领军人才和业务骨干的培养十分重要。阶段建设成果的主要指标应涵盖流派的临床诊疗质量、流派梯队的人才数量、流派特色的技术应用率、流派的区域外患者服务数量、流派研究成果的转化率。初期建设至少需要3～5年。

3. 促进流派青年骨干脱颖而出

流派团队建设是流派传承的关键因素。建成梯队结构合理、人才贮备完善、凝聚力强的团队将有力推进流派的传承发展。目前许多流派代表性人物，健在的多年事已高。经过两轮流派传承工程建设，虽然在人才培养方面已初见成效，但流派梯队建设任重道远。有专家建议在流派临床诊疗中心建立流派规培基地，专项培养流派后备人才。流派的人才培养是一个长期的过程，持续的流派规培基地建设可以提升流派人才培养的基数，最终经过较长的培养周期后，部分优秀流派人才可以脱颖而出，从而持续构建合理的人才梯队。流派人才的培养可以采用多种方式，如视频公开课、针推伤等涉及操作性较多的流派录制流派特色诊疗手法操作视频，通过网络、新媒体等进行流派学习交流。这些在前期建设中已取得了一些经验，可以在中医流派临床诊疗中心建设中加以借鉴。另外，对不同单位的流派传人，可以试点进行比较灵活的执业政策，推动其在诊疗中心多点执业。此外，建议在流派临床诊疗中心探索创新性的人才激励机制，在职称晋升、薪酬待遇等方面给予倾斜与激励。

4. 拓展流派诊疗技术，凸显流派优势

流派临床诊疗中心应与学科建设、专科建设相区分。流派临床诊疗中心重点是对流派优势病种和特色技术的临床应用，其科研应围绕流派优势病种和特色技术展开。流派临床诊疗中心应用流派优势病种和特色技术范围应比较宽泛，不能仅限于前期已总结的几个病种，而应不断对流派擅长的各类病种进行挖掘整理和拓展应用。如对推拿手法类的技术可以从骨伤科向儿科、妇科、内科等方面的疾病诊治拓展，这些具有良好的临床应用前景。同时在诊疗过程中对优势病种的诊疗经验进行深入优化研究，吸收现代医学成果，运用新技术、新方法对流派经验进行综合优化，提升优势病种的治疗有效率，使流派特色技术得到更广泛的应用。此外诊疗中心可广泛运用流派特色制剂、协定方、中医综合疗法，充分凸显流派的特色及优势。

5. 建设统一的管理和宣传平台

信息共享体系建设是流派建设的重要支撑和发展趋势。建议上海市建立流派临床诊疗中心相关信息体系和统一管理平台，实现流派建设学术与临床成果的信息畅通交流共享机制[4]：统一管理和信息录入、知识分享、传播推广。同时各流派还可加强自身网络平台建设，如建设流派的慕课、公开课、精品课、微学堂、微信公众号、服务号，提供远程线上诊疗服务，进一步扩展流派临床诊疗范围的可及性。

6. 充分利用浦东新区中医药综合改革示范区优势

各地专家不约而同地建议，浦东新区在中医药综合改革示范区建设方面有得天独厚的优势，可以率先尝试在浦东新区进行体制机制上的创新和突破，尤其是张江地区中医药园区大学、科研院所、医药企业云集，高科技人才汇聚，可以利用其改革优势在流派临床诊疗中心建设过程中先行先试，为上海市其他区开展中心建设和全市范围内的中心建设起到示范作用。

7. 充分估计建设困难,提供政策支持

流派临床诊疗中心建设在诸多方面面临许多具体困难,如流派内部的沟通欠畅、诊疗中心与所在医院科室的平衡协调、中心场所建设、建设经费的筹措、院内制剂的申请使用、新药研发、对流派传承团队的激励措施、传承人才结构较单一等方面。流派临床诊疗中心的建设如果想有所创新突破并取得成果,对全国的流派建设起到示范性、引领性作用,除了各流派充分发挥主观能动性克服困难外,还需要政府强有力的政策保障和支持。

8. 围绕影响建设成败的关键因素制定对策

分析成败的关键,第一是流派本身学术特色鲜明,确保流派优势病种的疗效突出可靠;第二是领军人才的能力强、大局意识强、可有效整合和统筹团队资源;第三是从上到下得到管理层的高度重视,尤其是建设单位的高度重视,推进建设的力度大;第四是体制机制上对团队人才的培养和激励措施要到位,能最大限度调动流派传人的主动性和创造性;第五是中心建设的硬件条件完备,能提供有力的场地、设备等方面的支撑。

四、结论与政策建议

(一)尽快开展流派临床诊疗中心建设

流派的持续传承发展需要加强在体制机制、传承模式、医疗模式、认知模式等多方面的创新和突破。海派中医流派临床诊疗中心建设项目将延续和深化前期流派传承研究基地建设成果,扩展流派诊疗阵地,凸显流派诊疗优势,开创以诊治疑难杂病为主的特色专病(专科),创新人才激励机制,促进多学科交叉融合,打造流派文化技术品牌。对提高上海市整体的中医药临床诊疗服务水平,满足广大人民群众对优质中医药诊疗服务的迫切需求,具有意义重大。

(二)体制机制需要不断突破创新

政府政策要提高支持力度,创造一切条件推进流派特色学术和技术的传承创新,打破院内制剂及自制制剂使用等方面的限制,鼓励流派创新,减少不必要的行政程序审核;经过临床与科学验证的成果可与社会多方寻求合作、实现转化;加快临床转化,政策上要给予支持。

(三)完善项目运行机制

建议进一步完善体制机制,建立"严密组织、严格管理、严谨论证、考核验收"的项目管理运行机制;"科学前瞻、开放多元、权威可行"的专家咨询机制;"客观公正、科学权威、激励约束、反馈整改"的绩效评价机制;"立足长远、科学规范、协调发展、模式创新"的政策保障机制。力争在体制机制上有大的突破。

(四)从文化高度认识流派传承的意义

王庆其教授认为"通过挖掘研究中医学术流派中蕴含的文化精神,是中医药传承人在传承学术经验的同时,更重要的是要能够逐步提高传承人的文化素质"[5]。中医流派传承不仅是一份物质财富,而且是一份珍贵的人文财富。流派人文精神如医德医风、中医思维、文化底蕴、伦理道德、社会品格等都需要传承。传承流派文化有助于深刻领会学术流派的真谛,形成中医学思维方式,锤炼传承人的文化素质,坚定中医信念,成为一个科学精神与人文精神相统一的,有一定品格和精神境界的中医药人才。

(五) 提倡系统整合思维

要想使流派传承工程成为一个原则和目标明确、规划长远、步骤清晰、体现传承创新的系统工程,不论从研究方法、模式构建、文化建设、项目引导、成果转化、宣传推广,还是从内涵凝练、外在形式延展层面,都要不断突破创新。充分发挥上海市中医药学会学术流派分会的学术资源整合作用。对流派传承发展进行整体布局、统筹规划、加强协作和共同攻关。以流派代表性传承人所在单位为主体,组建联合体,共建共享研究成果。组织专家和各个流派开展大规模科研协作,围绕学术流派研究领域关键问题进行系统深入研究[6]。发挥中医药各界人士的影响力、推动力、执行力,让名老中医成为强有力的推动者;坚持团队建设,达到资源整合、优势互补、协同发展的目的。

参 考 文 献

［1］上海市中医文献馆.海派中医之光.上海:上海科学技术出版社,2014:3.

［2］王琦.没有新学说就没有新流派.北京中医药大学学报,2011(5):293 - 297.

［3］朱南孙.海派中医朱氏妇科.上海:上海科学技术出版社,2016:2.

［4］洪净,吴厚新,张欣霞,等.推进中医学术流派传承发展.中国中医药报,2013 - 05 - 02(3).

［5］王庆其.从文化传承研究中医学术流派探讨.浙江中医杂志,2012(7):469 - 470.

［6］宋咏梅,张莹.中医学术流派研究的进展、问题与建议.山东中医药大学学报,2012(1):3 - 4.

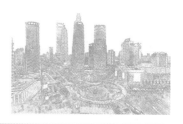

第八章

生育指导与家庭发展

近年来上海市人口总量出现负增长,人口结构问题较为突出,老龄化程度加深,出生人口性别比居高难下,影响社会可持续发展。随着国家全面两孩政策的实施和计划生育服务管理改革的不断深化,计划生育工作重点已由过去的控制人口数量逐步转向提高人口素质、增强家庭发展能力、增进家庭福祉。本章主要对上海市在全面两孩政策背景下的社会人口及生育现状,包括育龄人群生育意愿及出生人口性别比进行描述,同时对上海市在计划生育工作方面开展的积极而富有成效的探索进行经验总结,并提出了未来计划生育工作的创新服务模式,为下一步工作的推进提供参考。

完善上海市"新家庭计划——家庭发展能力建设"项目的服务模式研究

陈　蓉　张　苹　王美凤　吴　欣

【导读】　"新家庭计划——家庭发展能力建设"项目是家庭发展工作的重要组成部分,是当前和今后一个时期推动家庭发展工作的重要抓手。本研究着重总结与梳理上海市已开展的"新家庭计划——家庭发展能力建设"项目的做法与经验,并结合当前居民家庭生育、养育和养老需求强烈与全面两孩政策实施下育龄人群生育意愿低迷的新形势,指出上海市在该项目中存在的问题与不足,最后提出进一步厘清该项目的内涵、完善其服务模式的对策与建议。

近年来,我国高层高度重视家庭发展工作,"新家庭计划——家庭发展能力建设"项目是家庭发展工作的重要组成部分,是国家卫生和计划生育委员会(以下简称"国家卫生计生委")结合当前形势与需求推动开展的一项重点工作,是推动家庭发展工作的重要抓手。该项目于2014年启动实施,主要围绕家庭保健、科学育儿、养老照护、家庭文化四个领域,旨在增强家庭发展能力,促进家庭和谐幸福、健康发展,经过2015年的有序推进,2016年进一步扩大了试点,目前国家级项目试点已达84个,实现了全国各省(区、市)全覆盖。

上海市高度重视"新家庭计划——家庭发展能力建设"项目工作,2014年上海市部署了徐汇区和宝山区两个国家级试点区,2016年确定26个市级项目点,2017年新增56个市级项目点。《上海市卫生计生改革和发展"十三五"规划》明确提出:"实施'新家庭计划——家庭发展能力建设'项目,充分发挥基层计划生育网络优势,广泛开展面向家庭的'生育指导、家庭保健、科学育儿、养老照护、家庭文化'宣传、培训和咨询等服务。"上海在国家层面"新家庭计划——家庭发展能力建设"项目要求的基础之上增加了"生育指导"子项目。

全面两孩政策实施后,计划生育工作的目标任务、工作重点、方式方法都随之调整。如何在新形势下积极推进计划生育服务管理改革,把实施"新家庭计划——家庭发展能力建设"项目作为突破口,进一步推动计划生育工作由管理为主向更加注重服务家庭转变,探索上海超大城市家庭发展促进模式,是上海市下一步开展计划生育工作亟待思考、研究和实践的重大课题。

基金项目:上海市卫生和计划生育委员会2017年卫生计生政策研究课题"上海市新家庭计划的内涵及服务模式研究"(项目编号:2017HP07)。

第一作者:陈蓉,女,助理研究员。

作者单位:上海市卫生和健康发展研究中心(上海市医学科学技术情报研究所)(陈蓉、张苹、王美凤、吴欣)。

一、上海市开展"新家庭计划——家庭发展能力建设"项目的实践经验

（一）明确项目目标和工作内容

在"新家庭计划——家庭发展能力建设"项目从启动到不断深化的过程中，项目目标逐步深化并得以明确：以社区家庭为对象，以提高家庭成员健康水平和文化素养、提升家庭发展能力、增进人民群众福祉为目标，将实施该项目作为推进计划生育服务管理改革以及推动计划生育工作由管理为主向更加注重服务家庭转变的突破口。同时，还明确了各子项目的分目标和服务活动内容。* 国家级试点街道（镇）至少选择其中的 4 个方面内容、11 项活动重点开展。上海市级试点街道（镇）至少选择其中的 3 个方面内容、9 项活动重点开展。部分区还设立了区试点，并规定至少选择其中的几项活动重点开展，如徐汇区要求区级试点街道（镇）需选择其中至少 2 个方面内容、6 项活动重点开展。各级项目点围绕项目目标和服务活动内容要求，开展了多种多样的宣传、教育和咨询服务活动。

（二）落实各级培训

项目推进过程中，上海市卫生和计划生育委员会（以下简称"市卫生计生委"）积极组织人员参加国家级培训，并连续两年举办全市"新家庭计划"项目培训班。该项目的工作实施人员包括各级卫生计生工作人员、计生服务站工作人员、居民委员会工作人员以及社区公益岗位在岗人员。国家级试点工作的骨干人员定期参加国家级培训，市及区级试点工作的骨干人员相应参加市或区组织的定期培训，各街道（镇）根据参加培训的内容、培训教材和项目实施指导手册等，面对本街道（镇）工作的实施人员和家庭开展有针对性的培训。

（三）细化项目管理

1. 开展项目前期需求调研和宣传活动

项目实施前期，试点街道（镇）会根据自身特点进行需求调研，明确工作内容；同时广泛开展项目宣传倡导，并统筹协调辖区内各个部门，获取更多的项目资源。

2. 制定项目实施计划并做项目台账记录

试点街道（镇）基于需求调研，制定工作计划方案，围绕培训内容和项目方案安排，组织开展符合本街道（镇）家庭实际需求的相关服务活动，并按要求做好项目台账记录与资料归档。

3. 做好督导和评估活动

有些试点街道（镇）成立了评估组定期对项目实施情况进行检查评估，并依据检查结果对下一阶段的项目工作提出改进措施，完成督导报告。国家卫生计生委和市卫生计生委组织相关部门和专家对各项目点进行监督和评估。

---

* 生育指导子项目有 3 项活动内容，是由上海自行规定的，其余 4 个子项目的 14 项活动内容都是由国家层面规定的。因篇幅有限，具体内容文中从略。

（四）加强项目实施的保障

1. 以规划为引领,列入目标责任制考核范围

上海将实施"新家庭计划——家庭发展能力建设"项目内容写进《上海市卫生计生改革和发展"十三五"规划》,同时,2015年、2016年、2017年市卫生计生委均将实施该项目纳入年度工作要点,并列入对各区的目标管理责任制考核,区一级也将该项目列入街道(镇)年度目标管理考评重要工作之一。

2. 明确市、区、项目点的各级分工

市卫生计生委计划生育家庭发展处负责项目试点的组织、协调、推进和督导工作,具体事务由市人口和家庭计划指导服务中心承担。各区均将试点工作列入重要议事日程,明确分管领导和责任科室,对照项目方案,做好经费配套,制定具体措施,明确任务分工。项目点根据培训教材和项目实施指导手册,面向家庭开展有针对性的宣传、培训和咨询等各项活动。

3. 多种方式确保经费投入

市级、区级和试点街道(镇)按照事权与财权相匹配的原则,保障经费投入。项目具体实施中,区级层面提供部分经费支持,试点街道(镇)确保财政支持,并通过探索与其他公共服务项目共享资源的方式保障经费投入。

（五）上海开展"新家庭计划——家庭发展能力建设"项目的几项亮点工作

1. 全市组织开展"高龄孕妇生育宣传指导服务"专项工作

全面两孩政策实施后,高龄孕产妇数量显著增加,生育指导需求强烈。为了进一步加大宣传、咨询和指导服务,增强广大孕产妇自我保健意识和保健能力,从源头上减少生育风险,2016年起上海市在全市范围内组织开展"高龄孕妇生育宣传指导服务"专项工作,以"新家庭计划——家庭发展能力建设"项目为抓手,结合"母婴健康社区行"活动,充分发挥计划生育网络优势,整合卫生计生资源,立足社区、面向家庭,为本市户籍育龄夫妻女方在35岁及以上、有生育意愿的家庭免费提供高龄孕妇生育宣传指导服务。

2. 以培养0～3岁婴幼儿家庭的带养人为主开展科学育儿活动

上海市对0～3岁婴幼儿的早期教育工作起步早、基础好。"新家庭计划——家庭发展能力建设"项目实施以来,上海市的科学育儿指导服务更加全面、细致和深入,建立了"政府推动、部门协作、依托社区、家庭响应"的工作机制。各项目点开展的科学育儿活动以家庭为中心,以婴幼儿家长为主要对象,培养家长具有科学、积极的养育态度,向家长提供科学养育的信息和服务,为婴幼儿营造良好的、适宜发展的家庭环境。

3. 以计划生育家庭的老年父母为主要对象的养老照护活动

在少子化、家庭小型化遭遇老龄化和高龄化的严峻情势下,计划生育特殊家庭和独生子女家庭老年父母的数量也日益增长,老年照护需求愈发强烈。上海市高度重视计划生育特殊家庭老年父母的养老照护,2016年起全面实施计划生育特殊家庭联系人制度,2017年起为全市失独家庭提供"安康通"援助服务项目。在家庭医生签约的基础上,目前全市正在大力推广"1＋1＋1"医疗机构组合签约试点,计划生育特别扶助对象作为重点对象优先予以满足。

二、上海"新家庭计划——家庭发展能力建设"项目试点中存在的不足与问题

（一）从项目的顶层设计来说，活动内容重点不突出，且缺乏统一标准和规范

该项目中规定的活动内容比较多，但并不是要求所有项目点开展全部的活动。调研发现，项目点一般会选择已经有工作基础的活动内容开展工作，且大多数是与其他方面的工作相结合。这样做虽有资源整合好、工作效率高的成效，但也会造成"新家庭计划是一个框，什么都可以往里面装"的局面，并且开展的活动缺乏特色，重点不突出，很难形成品牌效应和提高认可度。此外，该项目目前尚无明确的、全国统一的基本工作规范和不同层面的工作内容和要求，亦缺乏统一的、客观的评估体系和有效的评估手段，不利于该项目的全面推广。

（二）从满足新形势下支持家庭发展的需要来看，项目活动内容的内涵仍需深化

如何鼓励一个家庭生育两个孩子对于上海这样长期处于超低生育水平、育龄群众生育意愿低迷、生育养育成本极高的特大型城市而言，已是迫在眉睫，从长远考虑也应是计划生育工作的重中之重。目前来看，生育指导和科学育儿子项目对降低生育养育成本、提升育龄人群生育意愿的作用是很有限的。此外，对于目前存在的非意愿妊娠的人工流产率高、不孕不育率高、剖宫产率仍偏高等突出的生殖健康问题，家庭保健子项目中有涉及，但并未突出重点。

（三）从项目的具体实施来说，宣传引导力度不够，精准度不高

该项目的宣传和引导力度仍比较欠缺，这主要反映在两方面：一是项目一线工作人员对该项目的把握和对计生转型的理解不足，主观能动性有限，活动开展缺乏创新和突破，满足于计生的传统优势止步不前；二是对于项目的服务对象而言，虽然该项目正逐渐在试点单位打开知晓度，但离群众耳熟能详还有很大差距，社区家庭的参与度和积极性有待提高。

（四）从项目的推动方式来看，以政府部门为主导，社会力量参与不足

目前来看，该项目主要是以政府部门的推动为主导，社会力量参与度不高。政府主导固然有明显的优势，比如政府财政直接投入、制定工作标准、实行工作考核，但其弊端是容易流于形式，缺少特色和持久的自我发展能力。调研发现，有些试点街道（镇）采用了政府购买服务的方式，承接服务的多是社会组织，其中也面临一些问题与瓶颈。比如，社会组织的资质不优、专业化程度不高，购买服务的流程不够规范等。

（五）从项目实施的保障来说，人才储备不足导致专业性的服务供给不足

调研发现，社区家庭计划服务队伍的业务能力和专业素质与面临的任务很不适应，人才储备不足，难以提供专业性服务。基层社区卫生人员的家庭医生式服务存在免费服务、工作量大、人员数量不足、家庭计划服务所需知识相对欠缺、服务主动性不足等问题。原计生服务人员队伍存

在学历普遍较低、专业人员匮乏、身兼多条线工作等问题。两方面都存在基层工作人员流动性大、人员聘用难度大等问题。许多项目活动仍停留在群众性工作层面,距专业化服务还有一定距离。

三、进一步厘清上海市"新家庭计划——家庭发展能力建设"项目的内涵及完善其服务模式的对策与建议

目前,该项目已进入深入推进阶段。总的来说,该项目的开展有力推动了计划生育工作理念、工作思路和工作方法的转变,顺应了广大家庭的实际需求,拓展了服务内涵,是新时代背景下卫生计生部门关注家庭、服务家庭的一个重要抓手和实事项目。接下来,应进一步明确项目目标、厘清项目内涵、突出重点内容、完善服务模式。

(一)进一步明确新形势下上海市开展该项目的总目标

在实施全面两孩政策和《"健康上海2030"规划纲要》发布的新形势下,应进一步明确该项目的目标:以社区家庭为对象,以提高家庭成员健康水平和文化素养、提升家庭发展能力、增进人民群众福祉为目标,将实施"新家庭计划——家庭发展能力建设"项目作为推进计划生育服务管理改革以及推动计划生育工作由管理为主向更加注重服务家庭转变的突破口,将项目工作融入各条线工作,整合各方资源,广泛宣传普及,提供优质服务,在全市按国家试点、市试点、区试点分层开展,逐步扩大试点,着力探索形成可复制的"资源整合、政策衔接、信息共享、服务融合、管理联动"的工作机制,逐步推广深化项目成果,为项目的常态化实施奠定基础。

(二)立足新形势下居民家庭的需求,聚焦突出项目重点

基于上述总目标,结合上海市实际情况,并符合国家层面对项目的总体要求下,上海市"新家庭计划——家庭发展能力建设"项目的内涵应进一步深化、重点应进一步突出(表1)。

表1 新形势下上海市"新家庭计划——家庭发展能力建设"项目的内涵和重点

	生育指导	家庭保健	科学育儿	养老照护	家庭文化
子项目目标	①育龄夫妻能科学合理安排生育;②育龄夫妻优生优育和生殖健康保健意识、保健能力得到增强;③助力有意愿(再)生育的家庭能够"生的出"和"生的好"。	①家庭成员保健(主要是生殖保健)意识明显增强;②自我保健(主要是生殖保健)能力明显改善;③健康素养明显提升,生殖健康得到明显促进。	①婴幼儿家庭的科学育儿知识普及率明显提高;②婴幼儿父母及主要带养人的科学育儿能力明显提升;③助力家庭能够"生的起"两个孩子。	①有老年人的家庭在老年健康管理、健康促进和日常保健等的能力明显提高;②有老年人家庭(特别是计划生育家庭老年父母)的养老照护能力明显提高。	①尊老爱幼、男女平等等家庭美德得到弘扬,家庭关系更加和谐,社区环境得到优化;②新型的婚育文化得到宣传倡导。
服务家庭	生育家庭	所有家庭	0~3岁婴幼儿家庭	老年人家庭	所有家庭

续　表

生 育 指 导	家 庭 保 健	科 学 育 儿	养 老 照 护	家 庭 文 化
活动内容 5个子项目中的17项基本活动,不同类别的项目点可自行选择开展哪些活动: ➤ 国家级项目点至少选择其中的4个方面内容、11项活动重点开展; ➤ 上海市项目点至少选择其中的3个方面内容、9项活动重点开展; ➤ 鼓励各区设立区级项目点,区级项目点至少2个方面内容、6项活动重点开展;				
重点服务对象 育龄夫妻,其中重点对象是高龄孕产妇	"六期"对象	0～3岁婴幼儿家庭	计划生育家庭老年父母	育龄人群及其家庭成员
重点服务内容 以更高质量继续开展"高龄孕产妇生育指导"专项工作	"六期"对象的生殖健康促进	① 培养0～3岁婴幼儿父母(或主要带养人)的科学育儿能力; ② 尽快研究、逐步落实0～3岁婴幼儿托管照料服务; ③ 研究探索对按政策生育两个孩子的家庭的经济支持措施。	以高质量继续落实计划生育特殊家庭老年父母的养老照护各项工作	宣传倡导"适龄婚育""一对夫妻生育两个"孩子的新型婚育文化

1. 聚焦和明确子项目的目标

每一子项目目标需在原有子项目目标的基础之上进一步明晰和聚焦突出重点,突出对生育家庭、0～3岁婴幼儿家庭和老年人家庭的服务。五个子项目共有13项子目标,更加突出支持育龄家庭"生的出""生的起""生的好";更加突出改变晚婚、晚育、少生的婚育文化;更加突出对家庭成员全生命周期的生殖健康促进;更加突出对计划生育特殊家庭老年父母的养老照护。

2. 明确活动内容,突出重点活动

(1)生育指导子项目:继续开展"高龄孕妇生育宣传指导服务"专项工作,向符合政策有意愿(再)生育夫妇有针对性地提供生育指导,助力"生的出"。提供优生知识与服务,加强宣传指导服务,提高广大市民和备孕家庭的优生优育意识和能力;进一步加强婚前保健工作,通过传统媒体、新媒体、各种互动形式等,让更多的群众知晓婚前保健服务,提高婚前保健服务的利用率,并不断改善服务质量;探索将基本项目的孕前优生健康检查服务纳入本市卫生计生基本公共服务体系,倡导备孕夫妇根据自身状况进行孕前保健。

(2)家庭保健子项目:针对一些突出的生殖健康问题,在上海市已有的以青少年期、新婚期、生育期、生育后期、更年期和老年期"六期"对象的生殖健康促进工作的基础上,继续扎实开展生殖健康促进工作,开展意外妊娠预防干预,推进青少年性与生殖健康教育,加强不孕不育防治,推广更年期服务,满足家庭成员全生命周期的生殖保健需求,并将生殖健康促进工作融入大健康中。

(3)科学育儿子项目:养育成本高和照料资源缺乏是影响家庭难以做出生育二孩决定的两大重要因素,建议在进一步做好上海已有的0～3岁科学育儿工作的基础上,从减轻养育成本和支持家庭育儿照料两个方向着手,提升育龄家庭的生育意愿和生育行为,助力"生得起"。市级层面尽快制定和出台0～3岁婴幼儿托管照料服务的各项规章制度,并督促各区和街道(镇)抓紧落实硬件建设、人员投入等,促进婴幼儿托育服务发展,增强社区幼儿照料等服务功能;组织专家,

针对为生育两孩家庭提供经济支持的具体策略、可行性、效果等进行科学严谨的论证。

（4）养老照护子项目：继续高质量落实针对计划生育特殊家庭老年父母的已经开展或准备的各项活动，比如，联系人制度、"安康通"项目、家庭医生签约制度、就医绿色通道等，并根据这些老年人的需求及时跟进新的服务内容。

（5）家庭文化子项目：经过几十年计划生育工作的宣传教育和社会经济发展等多方面的影响，晚婚、晚育、少生已经在许多育龄人群的心目中根深蒂固，尤其对上海这样的特大城市。家庭文化这一子项目中要突出对新型婚育文化的宣传倡导，倡导"适龄婚育"，提倡"一对夫妻生育两个孩子"，宣传"一个太少、两个正好、三个多了"的口号。

（三）注重顶层设计，推动项目实施的标准化与规范化

建议市级层面会同两个国家级试点区开展探索制定新家庭计划评估体系的专项研究，围绕"生育指导、科学育儿、养老照护、家庭保健、家庭文化"五个方面，形成上海市"新家庭计划——家庭发展能力建设"项目的评估指标体系以及相应的评估方法；并在全市范围内推动建立标准化的工作流程：构建组建工作团队、开展需求调研、制定服务方案、建立服务流程、开展服务指导、间隙效果评估和总结推广经验。

（四）建立以社区为基础的行政资源与社会力量合作的运作模式

1. 高效整合卫生计生条线的资源

该项目是连接家庭、社区、医改的重要纽带。在项目实施中，应充分发挥卫生计生部门的整合优势，通过项目实施，将计生条线具有的"网络队伍优势、宣传发动优势、群众工作优势"与卫生条线具有的"医疗资源优势、专业优势、专家优势"有机整合起来，将项目服务和医改举措送进社区、送进家庭，将"新家庭计划"项目与健康上海、健康家庭建设融合起来，达到"1+1大于2"的效果。

2. 鼓励社会力量参与项目工作

该项目实施过程中应注重发挥群众组织的优势，特别是发挥计划生育协会和社区志愿者的积极作用。同时，逐步探索建立社会化运作机制，鼓励政府部门购买有优质资质的、专业的社会组织提供的专业化服务，提高项目运作效率，提升服务供给的质量。

3. 鼓励项目点结合自身实际开拓创新

该项目是一个不断探索、不断创新、不断深化的过程，鼓励各区在符合项目总目标和总框架要求下，结合实际情况大胆尝试、开拓创新，不断孕育出更加科学、高效、合理的项目运作方式，并不断进行总结和提炼，形成可供推广的模式。

（五）加强对专业型人才的培养和吸纳

目前来看，该项目主要还是面向居民家庭的宣传、教育和培训活动，服务内容浅表化，若能够提供少而精的专业性且水准较高的服务，或许将成为项目的一大亮点。这就需要培养和吸纳具备专业性技能和素养的人才队伍参与到项目中来，尤其是针对项目拟开展的需要长期有专业性人才支撑的活动，应确保专业人力资源的保障。

全面两孩政策背景下上海出生性别比偏高的原因分析及对策研究

胡　琪　陈　蓉

【导读】　出生性别比长时间持续偏高已成为突出的社会问题,多年来的综合治理取得了一些成效,但是上海出生性别比持续偏高及治理难的问题依然存在。本研究基于出生监测数据,分析全面两孩政策背景下上海出生性别比的变动状况。采用实地走访、个案分析、问卷调查等方法,从人群、地域、分娩医院类型、生育胎次、母亲文化程度等方面层层剥离其偏高的原因,剖析导致上海出生性别比偏高及治理难的重点问题,并提出综合治理上海出生性别比偏高的多项有针对性的对策建议。

出生性别比(sex ratio at birth),是指某一时期(通常为一年)内出生的男婴总数与女婴总数的比值,用每百名出生女婴数相对应的出生男婴数表示,比值下限不低于102、上限不超过107的值域,即区间[102,107]一直被国际社会公认为正常值范围,其他值域则视为异常值。出生性别比的失衡不是单纯的人口问题,而是一个突出的、综合性的社会问题。多年来,我国各级政府部门一直高度重视出生性别比偏高的综合治理,取得了一些成效,但并未能从根本上解决这一问题。在全面两孩政策背景下,上海依然面临出生性别比在长期干预下持续偏高的困境,需要采取更精准有效的干预措施降低出生性别比。鉴于此,本研究将着重探讨导致上海出生性别比偏高的原因,以及进一步降低出生性别比的对策措施。

一、全面两孩政策背景下上海出生性别比变动趋势及特征分析

2004年起上海市取消了双方均为独生子女夫妻须隔4年才能生育第二个子女的规定。本研究基于上海市疾病预防与控制中心(以下简称"市疾控中心")的出生监测数据,分析2004年以来上海户籍人口和非户籍人口出生性别比的总体变动状况,并着重对2016年全面两孩政策实施后第一年的分人群、地域、分娩医院类型、生育胎次、母亲文化程度等不同情况下的出生性别比数据进行深入分析,以精确锁定导致出生性别比偏高的具体原因。

第一作者:胡琪,男,副教授。
作者单位:上海市卫生和健康发展研究中心(上海市医学科学技术情报研究所)(胡琪、陈蓉)。

（一）不同人群的出生性别比

市疾控中心出生监测数据采自全市医疗机构的活产婴儿的情况,排除女婴瞒报、漏报的情况,按母亲是否持有上海市户籍的口径区分为户籍出生和非户籍出生,其中户籍出生含上海市户籍女性在外省市生育数,不过数量是较少的。表1展示了2004～2016年间上海总出生性别比、户籍人口出生性别比和非户籍人口出生性别比。户籍人口出生性别比处于[105.67,107.72]区间范围内,最高为107.72(2006年),最低为105.67(2009年),出生性别比波动不大且总体上均处于正常状态。非户籍人口出生性别比处于持续下降过程中,从2004年的125.38逐步下降至2017年的114.12,下降了11.26,但迄今仍然明显偏高。总体来看,上海总出生性别比处于[110.62,115.18]区间内,2004～2006年间有所提高,其中2006年为近十几年来的最高值(115.18),2006～2016年间呈逐步下降趋势,2016年为近十几年来的最低值(110.62)。

从户籍和非户籍人口出生性别比的时间序列变化看,不难得出如下结论:2004年以来户籍人口出生性别比基本处于正常状态;非户籍人口出生性别比明显高于户籍人口,尽管已经逐步下降但依然偏高,是导致上海人口出生性别比偏高的主要原因。因此,上海调控出生性别比的重点在于非户籍人口。

表1 上海市总体、上海户籍、非户籍人口出生性别比(2004～2016年)

年份(年)	总　体	户　籍	非户籍
2004	112.62	106.31	125.38
2005	113.83	107.28	123.21
2006	115.18	107.72	123.09
2007	114.43	106.43	122.89
2008	114.49	106.51	121.86
2009	113.75	105.67	120.90
2010	113.86	106.99	120.54
2011	113.14	106.70	119.20
2012	112.43	107.10	117.79
2013	112.11	107.10	117.13
2014	111.78	107.32	116.39
2015	110.79	106.71	114.89
2016	110.62	107.56	114.12

（二）不同地域的出生性别比

从出生监测数据库中按母亲户籍来源省市对数据进行进一步分析得到不同户籍来源地的非户籍人口出生性别比。表2中列出2016年在沪出生的非户籍出生人数排名前10位的省市的出生性别比。2016年安徽籍母亲在沪生育子女数最多,出生数达到34 636人,占全市非户籍出生数的31.31%,其次是江苏籍母亲。2016年10个省份的出生性别比均高于正常值区间,其中最低的是四川省,为108.13,略高于正常值,其次是河南省,为109.40,也只有这两省的出生性别比低于110。其余8省市均高于110,这8个省大多是我国出生性别比偏高较严重的省,其中福建籍母亲的出生性别比最高,为119.91,第二、三位依次是江西省(117.36)和安徽省(117.10)。综合出生人口规模和出生性别比偏高的程度来看,安徽籍的母亲不仅在沪生育子女数多且出生性别比偏高程度也非常严重。

表2　2016年不同地域的出生数和出生性别比

省	出生数(人)	出生数排序	出生数占比(%)	出生性别比	出生性别比排序
安徽省	34 636	1	31.31	117.10	3
江苏省	16 527	2	14.94	113.89	6
河南省	9 153	3	8.27	109.40	9
江西省	6 099	4	5.51	117.36	2
山东省	5 849	5	5.29	113.94	5
浙江省	5 492	6	4.96	112.46	7
四川省	4 914	7	4.44	108.13	10
湖北省	4 890	8	4.42	116.08	4
福建省	4 363	9	3.94	119.91	1
湖南省	2 850	10	2.58	110.33	8
非户籍合计	110 635	—	100.00	114.16	—

(三)不同分娩医院类型的出生性别比

表3按分娩医院类型分别列出了2016年上海户籍和非户籍母亲分娩的子女数量和出生性别比状况。从出生人数来分析,二级综合医院与三级妇幼保健院接产数量基本持平,多于二级妇幼保健院和三级综合医院。按户籍特征分类,上海户籍母亲更倾向于在三级妇幼保健院分娩,非户籍母亲更倾向于在二级综合医院分娩。

表3　2016年不同分娩医院类型的出生数和出生性别比

分娩医院类型	合计		上海市户籍		非户籍	
	出生数(人)	出生性别比	出生数(人)	出生性别比	出生数(人)	出生性别比
二级综合	69 760	114.22	21 844	109.07	47 916	116.65
二级妇幼保健院	53 165	111.13	28 423	109.72	24 742	112.78
三级综合	35 113	110.89	18 571	107.85	16 542	114.41
三级妇幼保健院	68 851	107.07	48 102	105.67	20 749	110.39

从出生性别比来分析,二级综合医院的出生性别比最为偏高,达到114.22,二级妇幼保健院次之,为111.13,再次是三级综合医院,为110.89,最低是三级妇幼保健院,为107.07。按户籍特征分类,二级综合医院和二级妇幼保健院的出生性别比偏高,分别为109.07和109.72,三级综合医院的出生性别比比正常区间值的上限略高,为107.85,三级妇幼保健院则处于正常值区间的组中值附近,为105.67;非户籍母亲在二级综合医院、二级妇幼保健院、三级综合医院和三级妇幼保健院分娩的子女性别比依次降低,分别为116.65、112.78、114.41、110.39,均在110以上。

综合出生数量和出生人口性别比来分析,二级综合医院不仅分娩婴儿数量多,且出生婴儿性别比失衡最为严重,是需要特别关注的分娩医院类型。究其原因,是因为非户籍母亲最倾向于在二级综合医院分娩,且在二级综合医院分娩的非户籍母亲生育子女性别比偏高非常严重。

(四)不同生育胎次出生性别比

众多研究均发现,不同胎次的出生性别比有明显的不同。表4整理了2016年上海市户籍和非户籍母亲生育的不同胎次的出生性别比。总体来看,第一胎出生性别比为107.39,处于正常值区间的上限;第二胎出生性别比为113.21,明显高于正常值区间,亦明显高于第一胎出生性别比;第三胎及以上的出生性别比为165.36,偏高程度非常严峻[*]。

分户籍来看,2016年上海市户籍母亲生育子女中,第一胎出生性别比为107.05,处于正常值区间的上限;第二胎出生性别比为108.39,稍高于正常值区间,高于第一胎出生性别比;第三胎及以上的出生性别比为123.85,偏高程度非常严峻。非户籍母亲生育子女中,第一胎出生性别比为107.88,处于正常值区间的上限;第二胎出生性别比为116.76,明显高于正常值区间,也高于一孩出生性别比;第三胎及以上的出生性别比为171.84,偏高程度非常严峻。

综上可见,上海出生性别比也遵循一般规律:随着胎次的升高,出生性别比升高,尤其是非户籍人口出生性别比随胎次升高而升高的现象更为显著,拉高了整体出生性别比的数值。综合出生数和分胎次出生性别比状况,可以得出结论,上海出生性别比偏高的主要原因是,非户籍母亲在第二胎及以上生育中男孩数显著多于女孩数。

表4　2016年不同胎次的出生数和出生性别比

户籍特征	第一胎		第二胎		第三胎及以上	
	出生数(人)	出生性别比	出生数(人)	出生性别比	出生数(人)	出生性别比
上海市户籍	84 963	107.05	33 074	108.39	732	123.85
非户籍	59 222	107.88	46 841	116.76	5 695	171.84
合计	144 185	107.39	79 915	113.21	6 427	165.36

(五)不同的母亲文化程度的出生性别比

母亲的社会经济特征不同,对子女的性别偏好会存在差异,其生育子女的性别比也可能存在差异,文化程度是表征社会经济地位的重要指标。表5根据母亲的文化程度区分上海市户籍母亲和非户籍母亲的出生性别比。总的来看,出生性别比存在着随着母亲文化程度提高而降低的规律性,初中及以下文化程度母亲生育的子女性别比最高,达到117.57,显著高于正常值区间,研究生文化程度母亲生育的子女性别比最低,为105.58,处于正常值区间的组中值附近。分户籍特征来看,户籍母亲和非户籍母亲均大致遵循文化程度越高、生育子女的性别比越低的规律性。综上可以得出结论:文化程度偏低的、非户籍母亲生育子女的性别比偏高是导致上海人口出生性别比偏高的主要原因。

---

[*]　需要指出的是,三孩生育数比较少,出生性别比计算可能不是很稳定,特别是户籍母亲的三孩出生数仅有732人。

表5　2016年不同的母亲文化程度的出生数和出生性别比

母亲文化程度	合　计		上海市户籍		非户籍	
	出生数（人）	出生性别比	出生数（人）	出生性别比	出生数（人）	出生性别比
研究生	17 678	105.58	14 344	104.80	3 334	109.03
本科	81 954	108.08	58 569	108.00	23 385	108.29
大专	44 811	109.08	26 589	106.73	18 222	112.63
高中或中专	46 846	113.17	15 817	107.74	31 029	116.05
初中及以下	39 238	117.57	3 450	116.30	35 788	117.69

二、导致上海出生性别比偏高及治理难的重点问题探讨

目前,各界已基本认同导致出生性别比失衡的原因可分为根本原因和直接原因,前者即是基于经济基础、文化传统、家族制度等形成的具有男孩偏好的生育文化;后者主要是性别选择性人工流产这一技术手段,将人们的性别偏好转化为实际的生育行为。

（一）非户籍人口的生育观念中男孩偏好仍明显存在

上海出生性别比偏高主要是非户籍人口出生性别比偏高所致,其主要根源在于非户籍人口偏好男孩的生育观念。男孩偏好是一种生育文化现象,其根源在于儒家传统的家族制度。男孩偏好作为一种文化传统根深蒂固,并非是一朝一夕就可以完全改变的。即使在当前"养儿已经不能防老"的现实下,传宗接代思想仍作为一种习惯根植于部分人的心中。这既是出生性别比偏高的根源,也因改变这样的生育文化并非易事而使得综合治理出生性别比收效不显著。20世纪90年代以来,上海市范围内开展了多次非户籍人口生育意愿调查,结果均显示男孩偏好的生育观念在流动人口群体中是存在的。

（二）"两非"现象在上海并未绝迹,打击"两非"工作存在困境

如果说胎儿性别鉴定是出生性别比人为干扰的前提,那么人工终止妊娠则是出生性别比失调的直接原因。随着打击"两非"工作机制的不断完善以及工作的不断深入,目前"两非"在上海已得到根本的控制,但并未绝迹。

此外,在调查中还发现,受利益驱动,民营医院、私人诊所私自开展人流引产的并不鲜见,但查处非常困难。调查还发现,B超和人流医疗管理不严密,常被胎儿性别鉴定和选择性别的终止妊娠钻空子,主要表现在:第一,有的医疗机构开展孕妇B超管理、使用规程不严格,没有落实对孕妇进行B超诊断的单独登记等规定。第二,终止中期妊娠手术审批管理中,有的医疗机构对孕14周以上引产没有登记身份及引产没有按规定查验相关证明,没有相应的罚则。第三,B超机在市场上管理混乱,购买B超机没有任何限制,且便携式B超机操作简单,价格也便宜,可随意在网上或实体店购买到。第四,打击"两非"宣传和警示标示不全面,存在医疗机构的综合手术室和家属等候区都无"两非"禁止标志。基层调研中,笔者还收集到孕妇私自药流和非法采血的胎儿性别鉴定的个案。

与此同时,打击"两非"工作面临着一系列的困境,如现有的法律对"两非"打击处罚力度不够[1,2];"两非"案件的调查取证越来越艰难;打击"两非"的社会舆论与环境支持不足等。

(三)孕产妇的流动性较大,给监管带来困难

孕产妇的居住地和生产地分离现象非常普遍,无论是医疗机构还是居住地对性别比监控客观上有很大的局限性。更为突出的是,外来流动孕产妇的基础管理还比较薄弱,对于外来孕产妇生育信息的管理抓手缺少的矛盾依然存在,有待进一步完善,并且在全面放开生育两孩之后,流动人口原籍地越来越多地对孕妇采取放任不管的态度。

(四)信息化支撑不足,出生信息统计有待整合

市级和区级对属地出生人口信息的统计主要有市和区县疾病预防控制中心、妇幼保健中心、计划生育基层指导处(科)三个口径,历年不同口径的出生数存在明显差异。另外,同样的业务条线,区里和市里的出生性别比数据不一致的现象也很普遍。

三、进一步综合治理上海出生性别比偏高的对策建议

降低出生性别比不是一蹴而就的任务,而是一项需要将未来与眼前相结合的长期工作,也是一项上海与全国整体相结合的工作。根据调研反映的问题,本研究提出今后完善工作制度、对重点人群展开调查、构建长效社会政策、形成舆论宣传氛围四个方面的对策建议。

(一)更加严密地完善打击"两非"的工作制度

继续高度重视出生性别比综合整治的工作,认真贯彻落实国家卫生和计划生育委员会制订的《计划生育监督工作规范(试行)》(国卫监督发〔2015〕59号)、上海市卫生和计划生育委员会发布的《上海市计划生育事业发展"十三五"规划》等文件精神,做好各项工作。在执法打击、生育管理服务、医疗机构管理等环节上,要形成有利于遏制出生性别比上升的工作环境。在组织领导中进一步强化属地管理的责任,并进一步强化卫生计生部门的责任主体;在执法打击中要对各种"两非"行为给予更快、更重的打击;加强对偏僻农村地区和城中村的医疗服务和医疗机构自身管理。

(二)完善出生人口信息登记、管理、统计制度,对重点人群展开调查

完善出生人口信息管理工作对于监测出生性别比真实水平及其变动是至关重要的数据支撑。全面两孩政策实施以后,为及时准确掌握出生人口变动态势,国家卫生和计划生育委员会与国家发展改革委、公安部、民政部、国家统计局于2016年12月联合下发《关于加强出生人口信息管理工作的通知》(以下简称《通知》),显示出国家层面对于出生人口信息管理工作的重视。《通知》要求从健全出生人口登记和信息采集机制、建立人口信息共享校核机制、完善人口变动调查和监测点制度、加强人口统计和出生人口形势分析几个方面切实加强管理制度和机制建设。为此,我们建议:建立健全统一属地化的出生人口信息的统计制度,避免数出多门,提高数据准确

性,并加强对流动育龄妇女、特别是流动孕产妇的信息登记与管理。

(三)进一步构建有利于出生人口性别平衡的长效政策环境

事实上,出生性别比偏高并不是我国特有的现象,韩国、印度、中国台湾等亚洲其他国家和地区也曾出现过。但这些国家和地区通过采取切实可行的办法和对策,遏制了出生性别比上升的势头,最根本的就是构建男女平等的社会政策环境。为此,我们建议:重视妇女的发展权利,健全有利于生育女孩家庭的利益导向机制和社会保障制度;进一步加强全市与全国"一盘棋"的流动人口生育管理和服务;加快促进流动人口的社会融入,加快他们在上海的经济上、文化上、市民待遇方面的融入,长远来看无疑会"自动"纠正出生性别比异常的情况。

(四)形成强大的遏制性别比上升的舆论宣传氛围

坚持以宣传教育为先导,积极建设先进的性别文化和生育文化,消除性别歧视。通过丰富多样的形式开展尊重生命、尊重人权的宣传教育,使广大民众认识到保持正常出生性别比的重要性,认识到出生性别比失衡给个人、家庭、社会所带来的影响及其危害,从而自觉地树立起科学、文明、进步的婚育观念。多渠道、多形式地对重点区域、重点人群开展广泛宣传教育,提高特定人群卫生法律法规和医学科普知识的知晓度,引导群众自觉抵制、有效防范无证行医行为。

参 考 文 献

[1] 李德恩.关于打击"两非"的法理思考.南京人口管理干部学院学报,2007,23(3):16-18.

[2] 鲍燕.非医学需要的胎儿性别鉴定行为的罚则适用.法制与社会,2011,(18):266.

全面两孩政策下上海市已育育龄妇女
生育意愿与生育行为的调查研究

梁爱玉

【导读】 本研究通过对1 159名已育育龄妇女的调查发现：调查对象的理想子女数均值为1.85个，政策意愿生育子女数均值为1.45个，明显低于全面两孩的政策生育水平。全面两孩政策的实施对一孩妇女生育意愿影响有限，明确表示政策实施后希望生育二孩的仅占全部一孩妇女的8.8%，加之全面两孩政策之前就想生育二孩的妇女，总计也只有20.7%的一孩妇女希望生育二孩，另有21.6%的一孩对象对是否生育二孩犹豫不决。经济压力、照料的时间和精力投入以及年龄已成为妇女二孩生育意愿最重要的影响因素。全面两孩政策之后，延长产假、哺乳假和提供经济支持是最受期待的育儿支持政策。

一、调查及样本概况

为了了解全面两孩政策后上海市户籍已育育龄妇女的生育意愿与生育行为，课题组选择在四个街道(镇)，采用目的抽样方法，由调查员对夫妻一方为上海市户籍的已育妇女(15～49 岁)进行了问卷调查，其中要求二孩育龄妇女比例占 20%左右。问卷共调查 1 200 人，有效问卷1 159 份，有效率96.6%。

本次调查中，已育一孩育龄妇女占 78.0%，二孩育龄妇女占 22.0%。调查对象中年龄最小的 25 岁，最大的 46 岁，平均年龄为 35.5 岁；调查对象中 72.6%的人接受了本科及以上教育；双独夫妇占 51.2%，单独夫妇占 28.2%，夫妻双方都不是独生子女的夫妇占 20.6%；调查对象是新上海人的占 21.2%。

二、结果与分析

(一) 生育意愿

1. 理想子女数

表 1 显示，调查对象的平均理想子女数为 1.85 个，明显低于全面两孩的政策生育水平。

第一作者：梁爱玉，女，助理研究员。
作者单位：上海市卫生和健康发展研究中心(上海市医学科学技术情报研究所)(梁爱玉)。

表 1　理想子女数

| 理想子女数(%) | | | 平均理想子女数 |
1个	2个	3个及以上	(个)
21.1	73.0	5.9	1.85

从实际生育情况来看(表 2),理想子女数是 1 个孩子的妇女,目前已生育 1 个孩子的占
96.2%,已生育 2 个孩子的占 3.8%;理想子女数为 2 个孩子的妇女目前已生育 1 个孩子的占
74.3%,已生育 2 个孩子的占 25.7%;理想子女数是 3 个及以上的妇女目前已生育 1 个孩子的占
57.7%,已生育 2 个孩子的占 42.3%,没有人生育 3 个及以上孩子。可以看出,理想子女数高的
妇女,生育二孩的比例也相对较高,二者的趋势存在一致性。

表 2　理想子女数与已生育子女数比较

| 理想子女数 | 已生育孩子数(%) | | |
	1个	2个	3个
1个	96.2	3.8	0.0
2个	74.3	25.7	0.0
3个及以上	57.7	42.3	0.0

从表 3 不同特征的调查对象的理想子女数情况可以看出,已育二孩的妇女的理想子女数
高于一孩妇女,二孩妇女的平均理想子女数也是所有分类统计调查对象里最高的;其次是被调
查者年龄越大,理想子女数越高;三是随着被调查者文化程度的提高,其理想生育子女数也出
现了上升;四是理想子女数随家庭经济收入增多而上升,收入越高,理想子女数越高;双独夫妇
的生育意愿最低,单独夫妇最高;本地居民的理想子女数低于新上海人,这反映了生育意愿与
其生活经验有关,生活环境和成长经历在塑造个人生育观念方面发挥着一定的作用。经检验,
不同的孩子数($\chi^2 = 45.362, P < 0.01$)、家庭年收入($\chi^2 = 20.270, P < 0.01$)、夫妇类型($\chi^2 <$
$14.968, P < 0.01$)及是否新上海人($\chi^2 = 11.530, P < 0.01$)妇女理想子女数的差异有统计学显
著意义。

表 3　不同特征的调查对象的理想子女数比较

| 特　征 | 理想子女数(%) | | | 平均理想子女 |
	1个	2个	3个及以上	(个)
孩子数				
一孩妇女	26.0	69.6	4.4	1.78
二孩妇女	3.6	85.0	11.4	2.07
年龄				
25～29 岁	26.6	64.9	8.5	1.82
30～34 岁	23.6	70.8	5.6	1.82
35～39 岁	20.8	74.1	5.1	1.84
40～46 岁	14.6	78.9	6.5	1.92

续　表

特　征	理想子女数（%）			平均理想子女（个）
	1个	2个	3个及以上	
文化程度				
高中/中专及以下	28.1	70.2	1.9	1.74
大专	21.3	74.3	4.4	1.74
大学本科	21.9	71.7	6.4	1.83
研究生及以上	13.1	78.5	8.4	1.85
家庭年收入				
10万以下	32.4	64.9	2.7	1.70
10～19万	23.1	71.9	5.1	1.82
20～29万	20.4	72.7	6.9	1.87
30～49万	16.2	77.9	5.9	1.90
50万及以上	7.5	81.3	11.2	2.04
夫妇类型				
双独夫妇	26.3	67.7	6.0	1.80
单独夫妇	16.2	75.7	8.1	1.92
双非夫妇	14.9	82.3	2.8	1.88
是否新上海人				
是	12.2	81.5	6.3	1.94
否	23.5	70.6	5.8	1.82

2. 子女性别偏好

在本次调查中，半数以上（51.2%）的人希望儿女双全，有男孩偏好的为7.1%，女孩偏好的为15.5%，认为男女都可以占26.2%。

从表4分理想子女数的性别偏好来看，除对子女性别持无所谓态度的妇女外，理想子女数为2个及以上的妇女中大部分人还是希望能够"儿女双全"，其他妇女中，偏好女孩的比例高于偏好男孩的比例。

表4　子女性别偏好

理想子女数	子女性别偏好（%）			
	男孩	女孩	儿女双全	无所谓
1个	15.5	33.7	0.0	51.8
2个	5.0	10.8	64.8	19.4
3个及以上	9.6	15.4	51.9	23.1

3. 生育时间

调查对象的平均初育年龄为27.8岁，超过5成对象选择在25～29岁生育第一个孩子，其次是 30～34 岁年龄段,为 27.9%,24 岁及以下生育一孩的对象占 15.6%,初育年龄在 35 岁及以上仅占 2.2%。

从调查对象生育二孩的年龄来看,二孩的平均生育年龄为 31.8 岁,比平均初育年龄提高了4.0 岁。在 34 岁及以下生育二孩的为 79.7%,35 岁及以上年龄生育二孩的占 20.3%。可以说,35 岁是生育二孩年龄的一个分水岭,35 岁及以上妇女生育二孩的意愿会快速下降。

(二)已育一孩妇女二孩生育意愿及其影响因素分析

本次调查中已育一孩妇女共 904 人,平均年龄为 35.9 岁,其中研究生及以上学历者为9.9%,低于全部调查对象 2.3 个百分点。与全部调查对象相比,已育一孩妇女中双非夫妇的比例略高,高 2.4 个百分点;新上海人的比重为 17.3%,低于全部调查对象 3.9 个百分点。

1. 全面两孩政策对已育一孩妇女生育意愿的影响

从表 5 来看,全面两孩政策对已育育龄妇女二孩生育意愿的影响非常有限。在没有政策约束下,已育一孩妇女中有 45.1% 明确表示不想生育二孩,12.6% 表示只是在政策实施刚开始时希望生育二孩,现在不想生育,调查中明确表示政策实施对其生育二孩的意愿有影响,希望生育二孩的仅占 8.8%,加之全面两孩政策之前就想生育的妇女,总计也只有 20.7% 的一孩妇女希望生育二孩,此外,还有 21.6% 的妇女对是否生育二孩一直处于犹豫不决中。

表 5　全面两孩政策对已育一孩妇女生育意愿的影响

政策影响及二孩生育意愿	比例(%)
没有影响,一直不想生育二孩	45.1
没有影响,一直想生育二孩	11.9
有影响,政策实施后想生育二孩	8.8
有影响,政策实施刚开始希望生育二孩,现在不想生育	12.6
是否要生育二孩一直处于犹豫不决中	21.6

2. 已育一孩妇女政策意愿生育子女数与理想子女数比较

假定犹豫生育二孩的妇女的政策意愿子女数为 1.50 个,由此可得一孩对象的政策意愿生育子女数的均值为 1.30 个,明显低于其 1.78 个的理想子女数均值。

分不同类型已育育龄妇女来看(表 6),随着年龄增长,妇女政策意愿子女数与平均理想子女数呈现相反的趋势;已育一孩妇女的理想子女数和政策意愿生育子女数随着文化程度的变化呈现"中间低、两头高"的特征;随着家庭收入的增加,其政策意愿子女数和理想子女数都随之升高;从夫妇类型来看,虽然双独夫妇育龄妇女的平均理想子女数低于单独和双非夫妇育龄妇女,但其政策意愿生育子女数却要高于二者,这一情况应该与调查妇女的年龄有关,本次调查中,双独夫妇妇女的平均年龄最低,为 33.0 岁,单独妇女的平均年龄为 36.3 岁,而双非夫妇妇女的平均年龄已经达到 40.4 岁;新上海人的政策意愿子女数和理想子女数均高于本地妇女。经统计学检验,不同年龄段($\chi^2 = 20.620, P < 0.05$)、夫妇类型($\chi^2 = 19.570, P < 0.001$)和是否新上海人($\chi^2 = 9.703, P < 0.05$)的妇女政策意愿生育子女数差异有统计学显著意义。

表6 已育一孩妇女政策意愿子女数和理想子女数比较

特 征	政策意愿子女数(%)			平均政策意愿子女数(个)	平均理想子女数(个)
	1个	1.5个	2个		
年龄					
25~29 岁	43.7	25.0	31.3	1.44	1.70
30~34 岁	48.4	27.1	24.5	1.38	1.73
35~39 岁	60.1	21.5	18.4	1.29	1.78
40~46 岁	72.0	13.1	14.9	1.21	1.90
文化程度					
高中/中专及以下	55.0	18.5	26.5	1.36	1.87
大专	62.3	19.9	17.8	1.28	1.79
大学本科	58.6	20.9	20.5	1.31	1.78
研究生及以上	42.7	32.4	24.9	1.41	1.87
家庭年收入					
10 万以下	64.2	12.6	23.1	1.29	1.66
10~19 万	61.7	20.8	17.6	1.28	1.76
20~29 万	56.5	21.4	22.0	1.33	1.82
30~49 万	50.5	26.2	23.3	1.36	1.83
50 万及以上	38.6	36.4	25.0	1.43	1.95
夫妇类型					
双独夫妇	50.6	25.3	24.2	1.37	1.72
单独夫妇	57.5	21.2	21.2	1.32	1.84
双非夫妇	73.2	14.0	12.7	1.20	1.85
是否新上海人					
是	57.6	20.8	21.5	1.32	1.85
否	57.6	25.4	17.0	1.30	1.77

3. 二孩生育意愿的影响因素分析

本调查的已育一孩妇女的理想子女数为 2 个及以上的占 74.1%,但有明确的二孩生育意愿的仅为 20.7%,二者存在着显著差距。可见除生育政策外,现实中还有很多的因素影响着人们的生育意愿。

为考察不同因素对已育一孩妇女的二孩生育意愿的影响,研究采用排序题方式,每题最多选择 3 项,不同选项通过赋予不同权重计算综合得分,从生育观念、经济因素、家庭因素、个人因素等几个方面来探求对二孩生育意愿影响较大的因素。计算方法为:选项平均综合得分=(Σ 频数×权值)/本题填写人次。权值由选项被排列的位置决定,排序在第一位的权值为 3,第二位的权值为 2,第三位的权值为 1,得分越高表示综合排序越靠前,影响也越大。从图 1 可以看出,经济负担、照料孩子的时间和精力投入、年龄等已成为已育一孩妇女生育意愿和生育行为偏离的重要因素。

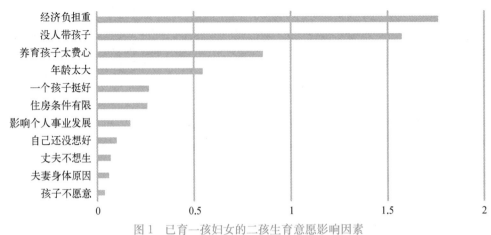

图 1　已育一孩妇女的二孩生育意愿影响因素

4. 公共政策及服务诉求

以排序题计算综合得分的方法考察全面两孩政策后已育一孩妇女对公共政策及服务的诉求（方法同上），得分较高的前四位依次是：延迟产假和哺乳假、提高产假和哺乳假的福利待遇、补贴育儿费用、加强和完善托幼服务（图2）。可以看出，对于许多妇女来说，相比于经济福利，能够拥有较多的时间去照料孩子显得更为宝贵。

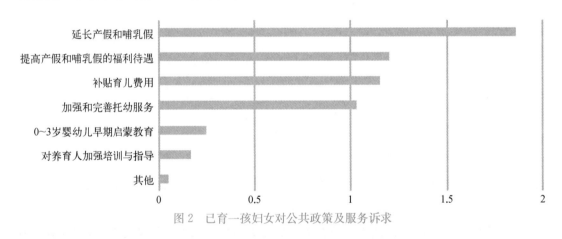

图 2　已育一孩妇女对公共政策及服务诉求

三、讨论

由于本调查不是随机抽样，研究结果不能完全推算上海市已育一孩育龄妇女的情况，但在一定程度上能够反映全面两孩政策下已育育龄妇女的二孩生育意愿与生育行为。

（一）已育育龄妇女理想子女数与政策意愿生育子女数分离

研究结果显示：育龄妇女生育二孩的意愿普遍不高。被调查育龄妇女的理想子女数以 2 个孩子为主，均值为 1.85，目前已生育孩子数的均值为 1.22 个。已育一孩妇女的理想子女数均值为

1.78 个,政策意愿生育子女数均值为 1.30 个。生育二孩意味着生活成本、教育成本、住房成本都会相应增加,这让很多家庭望而却步,结果终究呈现出"理想归理想,现实归现实"的分离状态。

(二)家庭收入、年龄和照料的可获得性是生育意愿和生育行为偏离的重要因素

考察人们生育意愿和生育行为的差距,不难发现,妇女年龄越大越倾向于放弃生育;家庭收入低的妇女由于经济能力弱也容易放弃生育,没有人帮忙照顾孩子的妇女更容易放弃生育。总的来说,年龄、家庭收入、照料的可获得性是引起生育意愿和生育行为相偏离的重要因素。

(三)需关注微观个体的生育困境,建立与全面两孩政策相配套的服务体系

生育政策与生育意愿的关系在学术界讨论得比较多,基本一致的观点是二者存在相关性,且生育政策是生育意愿的主要影响因素。从本调查的研究结果来看,生育政策的影响力并未达到预期效果,理想子女数和政策意愿生育子女数差距明显,如何让意愿落实到具体的行为,还有很多制约因素。因此,在全面两孩政策之后,还需要构建一个完善的生育服务体系,从育儿假期、婴幼儿照护和经济支持等多方面采取一些行之有效的对策,缓解和减轻养育二孩所面临的压力与困境。

四、政策建议

(一)延长产假或增设育儿假,减轻家庭照护压力

1. 适当延长生育二孩的产假

在我国,按照现行规定,职业女性的正常产假为 98 天,最长则不超过 128 天。产假并不随着生育子女数多而延长。目前,在一些鼓励生育的国家,产假会因生育胎次的增多而增加。适当地延长生育二孩的产假,减少在工作与看护孩子方面的时间冲突,有利于增强生育意愿。

2. 增设无薪育儿假或临时父母假

育儿假或父母假是目前国际上普遍实行的假期制度,具有较高的操作性,能够缓解部分家庭想生而又无人带养的矛盾。考虑我国的经济发展水平,目前可考虑增设无薪的育儿假或父母假,保障父母照顾子女的权利,帮助人们实现生育意愿到生育行为的转化。

3. 弹性工作时间和空间

养育二孩的家庭不仅要面临孩子 0~3 岁时的带养问题,还有进入幼儿园和小学之后的接送问题。如果没有老人帮忙,"朝九晚五"的上班族是无法胜任的。目前,国际上也有一些国家出台了政策,致力于让照料孩子的父母亲在弹性工作制下就业,弹性工作的时间和空间,让父母有了更多可自由支配的时间,降低了其养育子女的时间限制,更容易兼顾生活与工作。

(二)建立健全托幼服务体系,减低家庭照护压力

1. 构建主体多元、性质多样、服务灵活的托育服务体系

托幼是一种公共服务,是社会公益性事业,一方面具有保育、教育幼儿的功能;另一方面有利

于解除家庭后顾之忧并提高家庭的生育意愿。发达国家的经验表明,只有政府承担起0～3岁婴幼儿的托育责任,将其纳入社区公共服务体系的范畴,或在政策上引导和鼓励社会力量举办普惠性保育园服务机构,建立起一个多样化、灵活服务的托幼体系,才能有效缓解婴幼儿父母生育与工作的矛盾。

2. 鼓励雇主在职场内设立育儿设施,缓解职工家庭—工作之间的矛盾

虽然生育孩子主要的责任在家庭,但也需要社会各界的关注和参与。鼓励雇主在职场内设立育儿设施,可以成为公共托幼服务之外的一种很好的补充。在许多国家的社会政策中,也都强调了企业主需要承担相应责任。

(三)增加经济支持,增强家庭抚育孩子的经济能力

1. 完善生育保险

生育保险是对妇女生育价值的认可,使其在生育期间得到必要的经济收入和医疗照顾,对生育女性有着重要意义。我国生育保险待遇主要包括两项:一是生育津贴,二是生育医疗待遇。上海市女职工的生育津贴按照用人单位上年度职工月平均工资的标准由生育保险基金支付;生育医疗费同样由生育保险支付,用于补贴妊娠、分娩、产后医疗护理以及女职工因生育引起的疾病的医疗费用,额度为每人3 000元。生育津贴的水平由单位上年度职工月平均工资决定,与本人工资水平脱钩,导致部分职位较高妇女领取的生育津贴要低于其产前工资;其次生育医疗津贴近10年一直保持在3 000元水平,并没有随着物价水平上升而调整。因此,在全面两孩政策下,生育保险需进一步完善,适当提高补偿标准,保障女性生育期间的经济利益不受损害。

2. 规范哺乳假待遇

由于国家对哺乳假的工资待遇缺乏详细规定,导致各单位在执行时自由度较高,差异较大。因此,未来对哺乳假的完善要从养育孩子是家庭也是社会的责任这一角度出发,对其工资待遇有更明确的规定,减少各单位执行制度时的自由度,保障照护二孩妇女的经济利益,减轻其后顾之忧,增加对家庭养育二孩的支持。

3. 增设育儿津贴

养育孩子不仅需要家庭有大量的时间投入,更需要大量的经济投入,尤其是教育支出。目前可借鉴国际上的一些做法,逐步增加对二孩养育家庭的支持力度。一是二孩的托幼费,可由政府报销一定比例或全部承担;二是政府通过购买服务或出资在社区开设一些公益性的兴趣班,如幼儿早教、美术类、棋类或运动类兴趣班,减少家庭在这方面的投入;三是对养育二孩的低收入家庭进行经济补助,发放育儿津贴。

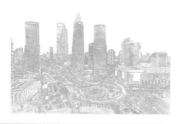

第九章

行业监督管理

党的十九大胜利召开，标志着中国特色社会主义进入新时代，社会的主要矛盾也发生了深刻转化。同时，伴随着医改的持续推进，我国医药卫生体制改革已进入攻坚阶段，体制机制、利益格局调整的难度也在逐渐增加。新时代、新常态、新矛盾、新期待，特别现代信息技术在医疗卫生领域的应用领域越来越广并日趋成熟，新业态也在不断涌现，这给我们的行业监督管理工作带来了新挑战，对制度创新、管理创新、服务创新也提出了更高的要求。为适应新一轮医药卫生体制改革和卫生计生事业发展形势、及时补上行业监督管理中的短板，本章收录的文章从卫生计生的立法规划（2018～2022 年）、政府职能定位的视角出发，介绍了上海市在规范互联网医疗发展中的探索与实践。同时，还在系统分析医疗行业不正之风产生原因的基础上，探索了医疗行业不正之风的治理机制，并结合上海市卫生热线的大数据分析，梳理了上海市民在医疗卫生方面关注的热点问题，提出了相应的服务和管理建议，回应了公众对医疗卫生的关注和期待。

上海市卫生计生 2018～2022 年立法规划研究

陈书笋　王天品　陈素萍　王松林　刘　莹

【导读】　本研究结合《"十三五"卫生与健康规划》《"健康中国 2030"规划纲要》等文件的要求,把握未来五年上海在卫生计生领域的立法需求,提出未来五年内的立法建议项目,为本市实现"建设健康上海,努力向亚洲医学中心城市迈进"的总体目标提供法制支撑与保障。本研究在对现行法律、行政法规、本市地方性法规和政府规章进行总体评估的前提下,按照调整领域的不同,将卫生计生立法分为疾病预防、医政管理、药政管理、卫生监督、卫生事件处理、社区卫生服务、妇幼保健和计划生育八大领域,并对八大领域的立法现状分别展开评估。在此基础上,提出未来五年本市卫生计生立法规划建议项目。

目前,我国医药卫生体制改革进入攻坚阶段,体制机制、利益格局调整难度增加,对制度创新、管理创新、服务创新提出更高要求。党的十八届四中全会决定提出要"实现立法和改革决策相衔接,做到重大改革于法有据、立法主动适应改革和经济社会发展需要"。这就要求在医药卫生体制改革创新中必须坚持立法先行,发挥立法在改革中的推动和引领作用。因此我们必须重视立法在医药卫生体制改革中的重要地位和作用。一方面,在医药卫生体制改革创新中必须坚持立法先行,发挥立法在改革中的推动和引领作用;另一方面,改革要有所突破,必须先进行法律的立、改、废,使改革与立法同步,且改革不能突破法律的底线。当前,从国家层面看,卫生计生法律体系已基本形成,但是卫生计生领域的法律制度建设还不能全面反映卫生计生事业发展的客观规律;从地方层面看,本市已经基本建立起一整套卫生计生法规规章体系,但是,要适应新一轮医药卫生体制改革和卫生计生事业发展形势,实现"建设健康上海,努力向亚洲医学中心城市迈进"的总体目标,相关的法律规范还存在一定的短板。在这一背景下,本研究对目前卫生计生行业法律文件进行总体评估,分析其立法现状及存在的问题,在此基础上,提出未来五年本市卫生计生立法规划建议项目。

基金项目:上海市卫生和计划生育委员会 2017 年度卫生政策定向委托研究课题"上海市卫生计生 2018～2022 年立法规划研究"(课题编号:2017HP09)。
第一作者:陈书笋,女,副研究员。
作者单位:上海市行政法制研究所(陈书笋、王天品、陈素萍、王松林、刘莹)。

一、卫生计生立法的分类

卫生计生立法体系分为基本医疗卫生立法体系和计划生育立法体系两大部分。其中,基本医疗卫生立法体系主要由公共卫生服务体系、医疗服务体系、医疗保障体系和药品供应保障体系构成。医疗保障体系主要由人力资源和社会保障部门负责,因此不在本研究范围之内。本研究按照调整领域的不同,将卫生计生立法体系分为疾病预防、医政管理、药政管理、卫生监督、卫生事件处理、社区卫生服务、妇幼保健和计划生育八大类,各类别具体内容如下。

1. 疾病预防

此类指关于对疾病、残疾和伤害进行预防控制方面的法律、法规、规章,包括疾病防疫、传染病预防、职业病预防、爱国卫生、精神卫生等方面。

2. 医政管理

此类指国家卫生行政机关作为管理医疗机构及其从业人员依据的卫生法律、法规、规章,涉及医护人员管理、医疗机构管理、行政处罚、行政许可程序等内部相关规定。

3. 药政管理

此类指规范药品生产流通,涉及药品监督管理的法律、法规、规章。

4. 卫生监督

此类指规范食品卫生、饮用水卫生、健康相关产品、公共场所卫生、职业卫生、放射卫生、环境卫生、学校卫生等卫生监督管理的法律、法规、规章。

5. 卫生事件处理

此类指突发公共卫生事件处理、医疗事故处理等方面的法律、法规、规章。

6. 社区卫生服务

此类指对社区卫生服务机构的卫生服务活动进行规范和监督管理的法律、法规、规章。

7. 妇幼保健

此类指对妇幼保健工作进行规范和监督管理的法律、法规、规章。

8. 计划生育

此类指对计划生育工作进行规范和监督管理的法律、法规、规章。

二、卫生计生立法的现状梳理与评估

（一）总体情况

本研究对卫生计生领域的法律、行政法规、地方性法规和地方政府规章的立法情况进行了梳理,并就卫生计生各领域的立法数量进行了统计,详见表1。从总体情况来看,国家层面和本市层面在疾病预防、医政管理领域的立法资源均比较丰富;药政管理领域以国家立法为主,地方层面没有相关立法;国家和地方层面在卫生监督领域均以政府立法为主要方式,反映出政府在卫生监督中的职能所在;国家层面和本市层面在社区卫生服务领域均没有立法;国家层面和本市层面在卫生事件处理、妇幼保健和计划生育领域基本都有立法,但并不是卫生计生立法资源分配的重点领域。

表 1　卫生计生立法数量统计表(单位：部)

领　　域	法　　律	行 政 法 规	地 方 性 法 规	地 方 政 府 规 章
疾病预防	4	9	2	1
医政管理	2	11	4	1
药政管理	2	6	0	0
卫生监督	1	7	2	10
卫生事件处理	1	2	1	2
社区卫生服务	0	0	0	0
妇幼保健	1	1	1	0
计划生育	1	3	1	1
合计	12	39	11	15

1. 国家层面的立法

截至 2017 年 8 月底,国务院法制办公室官网上公布的现行有效的法律共 261 部,涉及卫生计生领域的有 12 部,占法律总数的 4.60%;现行有效的行政法规共 625 部,涉及卫生计生的行政法规有 39 部,占行政法规总数的 6.24%。法律层面上,立法资源主要分布在疾病预防、医政管理和药政管理 3 个领域,共计 8 部,占卫生计生立法总数的 66.67%。行政法规层面上,立法资源主要分布在医政管理、疾病预防、卫生监督和药政管理领域 4 个领域,共计 33 部,占卫生计生立法总数的 84.62%。

2. 上海市层面的立法

截至 2017 年 8 月底,上海市人民政府法制办公室官网上公布的本市现行有效的地方性法规共 233 部,涉及卫生计生的地方性法规 11 部,占地方性法规总数的 4.72%;现行有效的地方政府规章 318 部,涉及卫生计生的地方政府规章 15 部,占地方政府规章总数的 4.72%。地方性法规层面上,立法资源主要分布在疾病预防、医政管理和卫生监督 3 个领域,共计 8 部,占卫生计生立法总数的 72.73%。地方政府规章层面上,立法资源集中于卫生监督领域,共计 10 部,占卫生计生领域地方政府规章总数的 66.67%。

(二) 本市立法与国家立法的配套衔接情况

从本市卫生计生领域地方性法规与上位法的配套情况看,在本市 11 部地方性法规中,有 4 部法规是创制性的,分别是《上海市遗体捐献条例》《上海市急救医疗服务条例》《上海市发展中医条例》《上海市公共场所控制吸烟条例》。其余 7 部为实施性法规。

从本市卫生计生领域地方政府规章与地方性法规的配套情况看,在本市 15 部地方政府规章中,有 5 部规章是创制性的,分别是《上海市集中空调通风系统卫生管理办法》《上海市除四害工作管理暂行规定》《上海市一次性使用无菌医疗器械监督管理若干规定》《上海市食用农产品安全监管暂行办法》《上海市食品安全信息追溯管理办法》。其余 10 部为实施性地方政府规章,其上位法依据基本均为法律或行政法规。只有《上海市餐厨废弃油脂处理管理办法》的上位法依据中有地方性法规《上海市实施〈中华人民共和国食品安全法〉办法》，但该实施办法已于 2017 年 3 月《上海市食品安全条例》实施后废止。

（三）主要评估结论

本市卫生计生系统的法规规章体系具有一定的完备性和稳定性，在保护市民健康、促进本市卫生体系发展、建设健康城市等方面发挥了积极作用。但从评估结果看，仍存在一定的问题，主要体现在以下 3 个方面。

1. 某些领域的地方立法存在空白

在药政管理和社区卫生服务两个领域中，目前地方性法规和地方政府规章层面都没有相关立法。在药政管理领域，国家层面出台了相关的法律、行政法规，地方立法有必要进行实施和细化，以加大对社会公众用药安全的保护。在社区卫生服务领域，尽管国家层面亦没有出台社区卫生服务方面的法律法规，但外省市在社区卫生服务领域方面已有地方立法实践，上海市作为医疗服务全国领先的地区，在该领域有立法的必要。

2. 某些领域的地方立法滞后于国家立法

实施上位法、对上位法进行细化和具体化是地方立法的主要任务之一。目前，国家新近出台或修订的部分法律，地方还没有配套的实施性法规或规章。例如，2016 年 12 月全国人大常委会发布了《中医药法》，从法律层面明确了中医药的重要地位、发展方针和扶持措施，为中医药事业发展提供了法律保障。上海市早在 1998 年制定了《上海市发展中医条例》，该条例很多内容与现有《中医药法》存在不衔接的情况，亟须从内容上进行修订更新。

3. 地方政府规章与地方性法规的配套性不高

从本市情况看，地方性法规和地方政府规章这两个立法体系相对比较独立，如上所述，地方政府规章的上位法依据基本均为国家法律或行政法规，即地方政府规章基本都是实施和细化法律和行政法规的，实施地方性法规的几乎为零。这导致地方性法规缺乏地方政府规章的支撑，在一定程度上会影响到地方性法规的施行效果。

总体来看，卫生立法有其条线上的专业特征，以国家立法为主。但在国家已经立法的领域，地方仍有创制空间。地方立法可以着重于规范调整具有地方特点的行政管理性事务。在以国家层面立法为主的情形下，需要根据本市卫生计生发展和服务目标，通过地方性法规明确卫生服务体制、机制，明确公共卫生管理要求，以更好地推进服务和改善民生。

三、未来五年具体立法项目建议

本研究结合《全国医疗卫生服务体系规划纲要（2015—2020 年）》《"健康中国 2030"规划纲要》《上海市国民经济和社会发展第十三个五年规划纲要》和《上海市卫生计生改革和发展"十三五"规划》等文件的要求以及国家和本市相关立法规划的内容、上海市卫生计生工作的实际立法需求，提出未来五年内的立法建议项目。需要指出的是，以下所提出的立法建议侧重于地方性法规立法项目，以制定新的立法项目为主，兼顾需要修订的项目。

（一）新立项目（共3件）

1. 制定《上海市基本医疗卫生条例》

法律位阶：地方性法规。

法律性质：创制性立法。

项目时间：近期项目，两年内完成。

健全基本医疗卫生服务体系是针对我国医疗卫生事业的薄弱环节和历史遗留下来的结构性问题所做的一个重大举措。习近平同志在2016年召开的全国卫生与健康大会上指出，要坚持基本医疗卫生事业的公益性，不断完善制度、扩展服务、提高质量，让广大人民群众享有公平可及、系统连续的预防、治疗、康复、健康促进等健康服务。同时强调，在基本医疗卫生服务领域政府要有所为。全国人大常委会正在制定《基本医疗卫生法》，拟从法律层面明确卫生事业性质、卫生基本制度、公民健康权利、政府卫生投入等重大问题，该法将成为我国医疗卫生领域的基本法。

根据上海优质雄厚的医疗卫生资源实际及建设全球领先的健康城市的目标，需要制定本市基本医疗卫生服务领域的地方性法规。通过该条例拟解决的主要问题包括：一是明确基本医疗卫生服务的准确定位；二是明确基本医疗卫生服务机构的硬件配置和专业技术要求；三是明确基层医疗卫生服务机构首诊的具体范围等；四是制定一系列具体制度以加强基本医疗卫生服务人员队伍的建设，如鼓励具有较高业务水平的医护人员合理流动、巡诊、开辟专家门诊等。

2. 制定《上海市社区卫生服务条例》

法律位阶：地方性法规。

法律性质：创制性立法。

项目时间：中期项目，三年内完成。

大力发展社区卫生服务，构建以社区卫生服务为基础、社区卫生服务机构与医院和预防保健机构分工合理、协作密切的新型城市卫生服务体系，对于优化城市卫生服务结构，满足广大市民基本卫生服务需求，建立和谐医患关系，具有重要意义。《上海市国民经济和社会发展第十三个五年规划纲要》提出，要全面实施社区卫生服务综合改革，将社区卫生服务中心建设成为政府履行提供基本卫生服务职能的平台。做实家庭医生签约服务，提高有效服务率，通过社区首诊、逐级转诊，逐步形成科学合理的就医秩序，推动建立分级诊疗制度。

本市在社区卫生服务领域取得了一定的成绩，需要制定社区卫生服务领域的地方性法规，将目前的成功经验和做法通过法规予以固化，进而推进本市社区卫生服务的综合改革与发展。通过该条例拟解决的主要问题包括：一是明确社区卫生服务机构的定位和服务内容；二是明确社区首诊制、逐级转诊等运行机制；三是确定家庭医生签约服务的模式，明确家庭医生服务内容；四是明确社区卫生服务的人才、机构等方面的保障机制。

3. 制定《上海市医院管理条例》

法律位阶：地方性法规。

法律性质：创制性立法。

项目时间：长期项目，五年内完成。

现代医院管理制度是基本医疗卫生制度的关键制度安排。公立医院综合改革是深化医药卫生体制改革的重中之重,在深化改革中还存在所有权与经营权界限不清,政府举办和监管公立医院存在不同程度的缺位、越位现象,公立医院自主权未能有效落实,以及管理粗放等问题。2017年,国务院印发了《关于建立现代医院管理制度的指导意见》,明确了政府的权力清单,包括行使公立医院的举办权、发展权、重大事项决策权、资产收益权;明确了医院决策机制,强调发挥专家治院作用。

上海推进公立医院改革试点以来,已经取得阶段性成果,需要制定地方性法规,贯彻中央文件精神,推进公立医院改革。通过该条例拟解决的主要问题包括:一是完善医院管理制度,明确规定医院应制定医院章程,规范内部管理结构、议事规则、办事程序等,提高医院运行效率;二是要明确医院决策机制,明确决策机构、重大决策事项范围和决策程序等;三是要明确医院内部各专业委员会的地位,强调发挥专家治院作用;四是要明确政府对公立医院的举办权以及具体监管职能;五是明确医院的经营管理自主权范围。

(二)修订项目(共 5 件)

1. 修订《上海市发展中医条例》

法律位阶:地方性法规。

法律性质:实施性立法。

项目性质:近期项目,两年内完成。

中医药是中华民族的瑰宝,是我国医药卫生体系的特色和优势,是国家医药卫生事业的重要组成部分。当前,党中央、国务院从战略和全局高度推进中医药事业发展,国务院颁布《中医药发展战略规划纲要 2016—2030 年》,全国人大常委会制定了《中医药法》,该法已于 2017 年 7 月 1 日起施行。

上海有着一批中医名家和重点学科,建立了中医药国际标准化研究中心,整体发展水平全国领先,《上海市中医药健康服务发展规划(2016—2020 年)》提出中医药健康服务发展的目标:到2020 年,基本形成与上海城市功能定位和"健康上海"要求相匹配的中医药健康服务体系。《上海市发展中医条例》(以下简称《条例》)自 1998 年 11 月 1 日实施以来,对促进、规范本市中医药事业发展发挥了重要作用。但随着经济社会快速发展,《条例》的相关内容越来越不能适应本市中医药事业发展的需要,特别是《中医药法》实施后,出现了《条例》与《中医药法》部分内容不一致的情况,亟须对其进行修订。修订的重点内容包括:一是明确中医诊所管理制度,将现有的许可管理改为备案管理;二是规定将中医医疗机构建设纳入医疗机构设置规划,扶持中医药事业发展;三是明确对中医药服务的规范管理制度。

2. 修订《上海市医患纠纷预防与调解办法》并上升为《上海市医疗纠纷处理条例》

法律位阶:地方性法规。

法律性质:实施性立法。

项目性质:近期项目,两年内完成。

完善医疗纠纷化解机制,打击涉医违法犯罪,保障医患双方合法权益,是深化医药卫生体制改革的底线,也是必须解决好的突出问题。2016 年,国家卫生计生委会同中央综治办、公安部、司法部联合印发《关于进一步做好维护医疗秩序工作的通知》,明确滋事行为制止前不得调解,纠纷责任认定前不得赔偿,坚持以法治方式解决医疗纠纷。

目前,本市调整医患纠纷的依据主要是 2014 年出台的《上海市医患纠纷预防与调解办法》(以下简称《办法》),由于该《办法》在内容上已超出地方政府规章的立法权限范围,建议上升为地方性法规——《上海市医疗纠纷处理条例》。《办法》上升为《上海市医疗纠纷处理条例》的主要调整内容包括:一是明确医疗损害的责任类型,应当在过错责任原则基础上,列举应由医院举证的具体情形;二是明确规定医疗机构适用免责条款的具体情形;三是规定医务人员在一般诊疗活动中的说明义务;四是完善医患沟通机制、医疗事故鉴定制度;五是鼓励调解前置,坚持以法治方式化解医患纠纷。

3. 修订《上海市艾滋病防治管理办法》

法律位阶:地方政府规章。

法律性质:实施性立法。

项目性质:中期项目,三年内完成。

预防和控制艾滋病,关系人民群众身体健康和社会经济发展,关系国家安全和民族兴衰。党中央、国务院历来高度重视艾滋病防治工作,先后发布了一系列相关文件,部署各项艾滋病防治工作措施,防治工作取得明显成效。目前,我国艾滋病流行形势依然严峻,防治工作中新老问题和难点问题并存,防治任务更加艰巨。

本市于 1998 年制定并实施《上海市艾滋病防治办法》,同时,加强组织领导,健全艾滋病综合防控体系,全面有效落实各项艾滋病预防和干预措施,本市艾滋病防治工作始终保持全国领先水平。根据全国人大常委会于 2004 年颁布、2013 年修订并实施的《传染病防治法》、国务院《艾滋病防治条例》以及国务院办公厅印发的《中国遏制与防治艾滋病"十三五"行动计划》,对照国家相关工作要求和本市疫情现状,《上海市艾滋病防治办法》已不能很好地满足本市艾滋病防治工作要求,亟须结合实际适时进行修订。修订的重点内容包括:一是进一步明确政府艾滋病防治工作职责;二是将艾滋病自愿咨询检测、抗病毒治疗、母婴阻断等防控措施以立法形式予以固化,巩固当前防控成果;三是明确对艾滋病患者进行关怀救助的具体规定。

4. 修订《上海市母婴保健条例》

法律位阶:地方性法规。

法律性质:实施性立法。

项目性质:中期项目,三年内完成。

母婴保健工作对于提高出生人口素质,保障母婴安全和健康具有重要意义。随着医学技术的不断进步,以及国家人口生育政策的调整,母婴保健工作面临的形势和任务发生了较大变化。特别是近年来,全国人大常委会和国务院分别对《中华人民共和国人口与计划生育法》和《婚姻登记条例》作出了修改,对一系列法律规定进行了较大调整。

本市于 1997 年颁布实施《上海市母婴保健条例》,并于 2010 年进行了修订。随着《人口与计划生育法》以及《婚姻登记条例》的修正,《上海市母婴保健条例》的一些规定与上述上位法所确定的新要求存在不一致的地方,亟须结合新的形势和本市近年来母婴保健工作的实际情况进行修订。修订的重点内容包括:一是明确母婴保健的服务事项范围;二是明确从事母婴保健服务项目的机构及人员的审批规定,包括负责审批的部门、审批程序、审批条件等;三是明确开展母婴保健技术服务的设置规划及原则;四是明确对从事人类辅助生殖技术、人类精子库技术等新兴医疗机构的从业规范及其法律责任。

5. 修订《上海市遗体捐献条例》

法律位阶:地方性法规。

法律性质:实施性立法。

项目性质:长期项目,五年内完成。

遗体捐献对于医学研究、医学教学、医学技术进步具有重要作用。2000 年,本市颁布了《上海市遗体捐献条例》,作为创制性法规,在当时具有极大的进步意义。同时,由于当时条件所限,《上海市遗体捐献条例》未规定遗体器官(除角膜)的捐献移植问题,因此捐献者的遗体器官无法直接用于抢救器官衰竭者。2007 年,国务院颁布了《人体器官移植条例》,对包括遗体器官在内的器官捐献和移植进行了全面规定,这导致《上海市遗体捐献条例》与《人体器官移植条例》的相关规定出现了不一致的情况。同时,我国的器官捐献移植工作不断发生新的发展变化,《上海市遗体捐献条例》与器官捐献移植的现实需要也不相适应。因此,本市需要对《上海市遗体捐献条例》进行及时修订,修订的重点内容包括:一是规定遗体器官捐献移植制度;二是明确规定禁止遗体买卖和遗体滥用,并明确相应的法律责任。

互联网医疗发展中
政府职能定位的思考

何雪松　孙明明　吴凌放　肖　琳　罗　力

【导读】　由于医疗行业的特殊性,医疗质量和医疗安全是一切模式创新和服务创新应该严守的底线。互联网医疗并不是互联网商业模式在医疗服务领域的简单应用,不能单纯按照市场规律和市场行为来调节,更需要政府在政策上给予引导和支持,并加强事后监管。作为政府管理部门,既要避免因不作为而放任互联网医疗野蛮生长和违法、违规行为发生;又要避免进入"一管就死"的监管误区,阻碍医疗服务模式创新。本文从互联网医疗的现状和问题出发,通过利益相关方分析,最终得出政府在互联网医疗发展中应该明确的职能定位,并提出相应的政策建议。

互联网医疗,是互联网技术在医疗领域的新应用,其以互联网为载体,以电子信息技术为手段,开展在线健康教育、电子健康档案、医疗信息查询、疾病风险评估、电子处方开具和传输及远程治疗、远程康复等多种形式健康医疗服务的新兴产业[1]。互联网医疗具有开放、交互、便捷和跨界等特点,有利于医疗资源的优化配置和高效利用,使得就医流程和机制更加便捷,为患者提供更加多样化的就医方式和个性化的医疗服务,从而提高医疗服务效率[2],提升医疗服务满意度。经过多年探索,互联网医疗业务已经在互联网医院、远程医疗、网上药店、门诊预约、网络支付、检查结果推送、健康监测与健康管理等方面取得一定发展。尽管如此,互联网医疗在发展中仍存在诸多问题,如政策支持乏力、法律法规不健全、政府监管越位与缺位并存、市场无序竞争、商业模式尚不成熟等,严重影响互联网医疗健康发展。

一、互联网医疗在国内的应用现状

随着互联网技术日趋成熟,国内互联网医疗应用的领域越来越广,几乎涵盖健康管理、疾病预防、就诊安排、疾病诊疗、费用结算、后期康复等全服务链。从政府监管角度出发,按照是否涉

基金项目:上海市卫生和计划生育委员会科研课题立项项目"推进上海互联网医疗健康发展的策略研究"(课题编号:201540039)。
第一作者:何雪松,男,副研究员。
作者单位:上海市卫生和计划生育委员会(何雪松、孙明明),上海市卫生和健康发展研究中心(上海市医学科学技术情报研究所)(吴凌放),复旦大学(肖琳、罗力)。

及具体的医疗服务行为,本文将互联网医疗业务主要分为两类：医疗核心业务应用和医疗辅助业务应用。

（一）医疗核心业务应用

医疗核心业务应用,主要指有诊疗行为的互联网医疗服务,具体是指利用互联网技术直接为社会公众提供疾病诊断、治疗方案、开具处方和药物配送等服务的行为,其代表主要是互联网医院。2014年10月,国内首家以"网络医院"命名的广东省网络医院正式上线,由广东省第二人民医院、互联网医疗平台公司、网络医疗接诊点等共同构建的一个为公众提供医疗服务的新型远程医疗平台。2015年8月,上海市首家云医院在上海市徐汇区中心医院试运营,该院正式实现了网络云视频看诊、医患双方视频面对面诊疗、随访等功能。2015年12月,乌镇互联网医院成为全国首家真正意义上的互联网医院,开创了在线电子处方、延伸医嘱、电子病历共享等先河,通过远程高清音视频通信等技术,直接帮助医患完成在线复诊和远程诊疗服务。2016年3月,上海市皮肤病医院网上院区正式上线,实现了图文咨询、视频咨询、电子处方、药品配送、双向转诊等功能,实现了"线上＋线下＋电子处方＋配送药＋复诊关怀＋大数据"的全流程在线诊疗就医服务模式。同年,浙江大学医学院附属第一医院、浙江省立同德医院、福州总医院、暨南大学附属第一医院、青岛大学附属医院等大型三甲医院也相继开设了互联网医院。据报道,好大夫、微医等17家互联网医疗企业先后与银川市政府合作成立了银川智慧互联网医院。此外,还有远程心电监测和高血压、糖尿病、心脑血管等慢性疾病数字化动态管理等应用上线[3]。

互联网医疗核心业务主要呈现如下特点：一是在基层医疗和分级诊疗等医改重点领域,互联网和物联网成为支撑医疗服务的基础设施和必要手段,例如,一名家庭医生在互联网医疗平台的支撑下,可以实现对约2 000个签约居民的健康服务管理;二是对互联网医疗的增长速度远不能满足公众的需求,据统计,近年来大多数互联网医院的注册人数和已服务次数都呈暴发性增长;三是第三方专业化网络平台运营机构支撑的互联网医院,其发展速度远快于单个医院自建的网络医疗服务;四是互联网医疗服务的创新从医疗边缘领域（如常见病、慢性病、随访、康复治疗等）率先突破,正逐步向纵深领域（远程心电诊断、远程手术指导、早产儿居家监护、孕期居家监护等）发展。

（二）医疗辅助业务应用

医疗辅助业务应用是指其服务不涉及具体诊疗行为,主要提供医疗健康相关信息的互联网医疗服务,主要包括以下五种业态。

1. 就诊服务类

主要为患者提供预约挂号服务,部分网站提供就医陪同服务和检验结果推送服务。据不完全统计,全国此类网站不少于200家,上海市约20余家,其代表为申康医联预约平台、微医在线等。

2. 健康咨询类

主要提供在线轻问诊、在线寻医问药等服务,帮助患者获得专业、可靠的医学知识和医院、专科、医生等就诊信息。目前全国已有近千家提供类似服务的网站,其代表为好大夫在线、平安好医生等。

3. 健康保健资讯类

主要为公众提供丰富、全面、专业的健康保健资讯,其中又可分为综合资讯、专科资讯和健康管理类,此类网站最多,各类综合论坛、科普网站也有专门开设健康板块,数字较难精确统计。

4. 网上药店类

主要是在互联网上合法销售非处方类药品的相关网站,其代表为天猫医药、壹药网等。

5. 医学行业咨询类

主要为医疗行业的从业者提供涵盖临床医学、临床药学、公共卫生、行业政策等相关专业知识和服务信息,具有一定的专业深度,并根据不同的专业方向有所侧重,帮助医疗从业人员提高其业务水平,把握最近的行业动态,交流探讨行业信息,提升自身专业知识素养的互联网交流互动平台,其代表是丁香园、杏树林等。

互联网医疗辅助业务主要呈现如下特点:一是医患双方的信息不对称性和医疗资源的稀缺性,导致互联网医疗辅助业务的需求将长期持续增长;二是互联网医疗辅助业务优化了就医流程,改善了就医体验,提高了医疗资源的使用效率;三是从运营模式看,第三方专业化网络平台运营机构支撑的互联网医疗辅助业务,在用户体验、数据整合等方面也明显优于医院自建的网络医疗服务;四是互联网医疗辅助业务正逐渐向核心业务渗透,界限越来越模糊。

二、互联网医疗在国外的应用现状

经过多年发展和改进,互联网医疗在发达国家的应用已经较为成熟,应用范围较广,包括远程医疗、健康咨询、健康管理与监测等。据美国远程医疗协会(American Telehealth Association)统计,2014 年美国大约有 1 500 万人接受了远程医疗服务。据咨询公司德勤的报告显示,2014 年美国和加拿大约有 6 亿次执业医生出诊,其中医生使用远程技术约 7 500 万次,远程出诊市场的规模也能达到 500 亿美元到 600 亿美元。根据 Rock Health 的报告,2014 年 258 家互联网医疗企业分别获得了超过 200 万美元的投资。

1. 传染病的隔离及诊疗

如内布拉斯加大学医学中心(Nebraska Medical Center)治疗埃博拉病人过程中引入视频协作平台 Vidyo,实现医护人员和患者及其家人的远程交流和互动。

2. 慢性病管理

对于患有糖尿病或心理健康问题的病人,由于部分地区医疗条件有限,导致疾病治疗费用昂贵,时间耗费长,通过远程医疗可降低类似疾病治疗成本,缩减治疗时间,如 WellDoc 致力于利用新技术辅助慢性病管理,患者可以通过手机记录、存储和利用糖尿病数据并传输到云端进行分析。

3. 初级护理、外科护理和零售医疗

在线医疗集团(Online Care Group)是美国首家在线医师网络,其目前远程医疗技术最适用于处理轻微的急性病,疾病或是外伤,还可以帮助人们判断是否应该去医院就诊。美国退伍军人事务部(Veterans Affairs)报告称,在 2014 年近 70 万老兵至少使用过一项远程医疗服务,其远程

医疗计划提供了 44 项临床专业服务,包括皮肤病、眼科检查、足部医疗、心理健康和其他临床专业有关的远程临床诊疗服务。此外,美国建立了远程中风治疗与护理指导(telestroke)系统,通过远程医学手段及时治疗急性脑卒中[4];美国"NantHealth"基于从医疗设备采集的体征信息和基因测序数据,为医生提供临床决策参考,支持个性化治疗方案的制定;德国应用推广了一项远程皮肤病学信息系统用于皮肤病患者的远程治疗,患者通过手机应用向医疗保健机构传输皮肤图像数据和生物反馈信息,医生通过数据分析平台为患者提供诊断。

4. 生活行为管理设备与软件[5]

美国 Omada、Propeller Health、Lantern、Wellframe、Wildflower Health 等公司实现了通过软件来传送临床结果,开展心理健康服务到疾病管理干预。谷歌公司专门设立 cente 项目,投资了基因诊断、远程诊断、医疗保健等公司;苹果公司推出名为 Healthkit 的移动应用平台,用来收集和分析用户的健康数据。

三、互联网医疗存在的主要问题

(一)部分互联网医疗企业对业务的定位不清晰[6],容易越界而触犯现有法律法规红线

传统医疗服务中,患者就诊的流程包括挂号、看病、检查、治疗、结算等环节,在院内能够形成一个完整的闭环。在互联网技术介入医疗服务的过程中,医疗辅助业务是最好的切入口,也是最不受政策和法律法规限制的环节,因此大多互联网医疗企业选择从事医疗辅助业务。但是,由于医疗行业的特殊性以及医保支付制度的限制,互联网医疗企业在提供医疗辅助业务的时候,很难形成成熟的盈利模式,导致很多初创企业面临倒闭或重组。鉴于投资或经营压力,大多数互联网医疗企业都希望从医疗辅助业务切入医疗服务领域,再逐渐介入医疗核心业务,以形成线上闭环获得稳定的医疗收入。因此,部分互联网医疗企业往往为了追求近期利益而铤而走险,以医疗辅助业务之名做医疗核心业务之实,往往容易触犯法律法规的红线。

(二)互联网医疗行业的自身条件和配套条件尚不成熟,导致该行业发展举步维艰

由于医疗行业的特殊性,导致互联网医疗行业的自身条件和配套条件均尚未成熟,主要表现在以下几个方面:一是传统医疗行业标准不再适用,但新的行业标准尚未建立,如行业准入标准、软硬件配置标准、在线诊疗技术标准、互联网医疗服务规范、健康信息数据标准、可穿戴设备标准等。二是由于面对面相互信任的传统医患关系被颠覆,但基于虚拟网络社区的新型医患关系尚未建立,相关法律关系需要厘清,各方利益保障和医患纠纷调处机制亟待建立。三是传统医疗的收费和支付体系不再适用,但适用于互联网医疗的服务项目认定、收费标准、在线支付系统、事后评价体系等尚未建立,对于互联网医疗费用是否纳入医保支付尚在研究,商业保险缺失也让互联网医疗丧失了最大的购买方。综上所述,互联网医疗行业发展所需的内外部条件均不足,也是该行业发展踟蹰不前的主要原因。

（三）互联网医疗概念过热、同质化严重，影响该行业有序健康发展

互联网医疗概念被投资市场频繁追捧，尤其在 2014 年至 2016 年期间更是如此。据统计，2014 年互联网医疗领域的风险投资金额达到 14 亿美元，比 2013 年增长了 226%，是过去 3 年的 2.5 倍。2015 年互联网医疗领域公开融资 187 起，投资总额超 18 亿美元[7]。但是，与投资市场高投入对应的却是低收益和低回报，大部分互联网医疗公司由于缺乏盈利模式都在依赖融资艰难生存。投资热情的高涨和回报率低之间的落差，侧面揭示了互联网医疗可能存在过度解读、市场预期不合理的情况。在投资和经营的双重压力下，很多的互联网医疗创业企业必然选择短期套利行为，而不会作长期规划和投入。企业短期行为和产品同质化竞争必然影响互联网医疗行业的有序健康发展。

（四）信息互联互通尚未实现，信息共享程度亟待提高

一是目前各类移动医疗设备未形成统一、标准的数据接口，难以实现数据互通；二是国内病种编码、收费代码、药品和耗材数据库等数据标准不统一，既影响个人健康信息的全面整合，也不利于健康数据的汇总、流通和分析利用；三是医疗信息的共享部分涉及医疗行业的商业秘密、核心技术与体制机制，难以做到完全的信息共享；四是信息化整合与大数据缺位。目前国内已有的医疗和健康移动应用将近 2 000 多个，但大多数移动医疗企业目前仍处于用户积累的初级阶段，对消费用户的血压、血糖等监测，还停留在简单地监测与记录上，缺乏对数据信息的深度挖掘；五是医院内部和医院外部的健康大数据不能有效共享，无法实现全生命周期大数据汇总、分析和应用。

（五）互联网医疗发展的政策环境不确定，政策层面缺乏顶层设计

自"互联网＋"概念提出以来，互联网医疗获得了来自国家和各级地方政府政策的鼓励。2015 年 3 月国务院办公厅印发《全国医疗卫生服务体系规划纲要（2015—2020 年）》，2015 年 7 月国务院发布《关于积极推进"互联网＋"行动的指导意见》，积极推进移动互联网、物联网、云计算、可穿戴设备等新技术应用，推动惠及全民的健康信息服务和智慧医疗服务。此后，全国各地政府也纷纷出台相关政策措施，积极推进智慧健康服务。总的来说，国家和地方的互联网医疗相关政策都较为笼统，没有明确回答互联网医疗什么能做、什么不能做、该怎么做等问题，对医保支付、收费等方面均没有涉及。此外，全国各地的政策明显不一致，有的鼓励，有的放任，有的甚至突破了现有法律法规的限制，有的禁止。这些政策环境的结果，不仅因为缺乏顶层设计让人无所适从，而且由于政策的不确定性影响整个互联网医疗行业的持续健康发展。

（六）互联网医疗相关法律法规不健全，既阻碍了行业发展，又给监管带来不确定性

互联网技术的发展日新月异，互联网医疗服务也是对传统医疗服务的明显突破。与之相反的是，现有医疗相关法律法规和标准明显滞后，如《医疗机构管理条例》已颁布 20 多年亟待大幅

度修订,又如对于电子处方、电子签章、可穿戴设备、视频问诊等方面存在法律法规空白,再如对第三方信息技术平台公司介入医疗机构的互联网医疗业务缺乏法律法规界定,还如互联网医疗的准入标准和服务规范缺失等。由于法律法规和标准的不健全,既让政府监管缺乏依据,又不利于互联网医疗相关的新业态和新模式创新发展。因此,在市场需求和社会资本的双轮驱动下,互联网医疗在 2015 年和 2016 年出现了井喷式发展,但随后却陷入了困局。这种困局主要表现在,行业乱象横生、竞争恶劣、服务质量参差不齐、政府监管不力、群众怀疑不定,极大地影响了互联网医疗行业的健康发展。

四、互联网医疗的利益相关方分析

(一)社会公众

《民法通则》第一百一十条规定,自然人享有健康权。从生命周期的角度来看,社会公众希望在疾病预防、疾病诊断、疾病治疗、康复护理、养生保健等环节都能享受到健康的权利。从服务内容上看,社会公众希望在需要的时候能够及时获得健康管理、健康咨询、体格检查、门诊诊疗、住院治疗、检测检查、手术治疗、康复治疗、居家护理等服务。从需求层次和购买力上看,社会公众希望除基本医疗保健服务外,还能获得多层次、多样化、个性化的医疗保健服务,以满足对美好生活的需求。从对服务本身的要求上看,社会公众对解决"看病难、看病贵"的诉求很大,希望获得医疗保健服务能够更加方便。从实践上看,社会公众对医疗保健服务提供的途径和方式没有特别要求,对互联网医疗提供的在线咨询、寻医问药、预约挂号、在线支付、网络购药、检查结果在线查询、跟踪回访、慢病管理等服务的接受程度较高,也比较满意。此外,对能确保医疗安全的前提下,社会公众对在线诊疗也不排斥,尤其是感冒等轻症、诊断明确的慢性病、皮肤病等,尤其能吸引社会公众去体验。

(二)医疗机构

由于市场定位不同,各级各类医疗机构对互联网医疗的态度不一。对于大型三级医院,其往往成为区域甚至城市的医疗中心,线下病人趋之若鹜人满为患。该类型医院对互联网医疗的兴趣不大,即使部分将互联网医疗引入的医院,大多将互联网技术应用在非医疗核心业务,以期能提升患者满意度。部分有特色的专科医院有出于扩大影响力和建立专科分级诊疗体系的需要,开展互联网医疗核心业务,如皮肤病医院。此外,该类医院往往出于医疗帮困需要与老少边穷地区的医院建立远程医疗关系,开展远程会诊。对于二级综合性和专科医院以及社会办医疗机构,由于处于三级医院和基层医院的夹缝中,其医疗资源的使用效率不高。该类型医院对互联网医疗态度积极,既希望利用互联网医疗非核心业务优化医院的服务,更希望利用互联网医疗核心业务吸引更多的病人就诊。对于基层社区卫生服务中心,由于实行家庭医生签约和分级诊疗,病人数量不是医院考虑的问题。但为了能让家庭医生更好地管理好签约居民,更好地完成慢病管理、健康教育等工作,该类医疗机构希望引入互联网医疗开展签约居民健康管理服务,让管理和服务更有效率。

（三）执业医师

大多数执业医师对互联网医疗有了清晰的认识，也愿意拥抱互联网医疗。目前，执业医师已成为互联网医疗的中坚力量，互联网医疗也为执业医师提供了拓展服务的平台。部分执业医师为了更好地管理好自己的病人，做好病人回访工作，建立了自己的互联网医疗平台，主要实现客户管理功能。部分执业医师受医院安排在互联网医疗平台上接诊病人，与门诊医疗相类似。部分执业医师受邀加入一些互联网医疗服务平台，利用闲暇和碎片时间为客户提供健康咨询、轻问诊等服务。通过拥抱互联网医疗，大多数执业医师既增加了收入，又拓展了自己的知名度，部分还成了"网红"。

（四）信息技术公司

参与互联网医疗的信息技术公司主要有两类：一是互联网医疗的实施主体，如微医、好大夫在线等，该类公司自己搭建了互联网医疗的服务平台，直接面向社会公众提供互联网医疗辅助业务；二是互联网医疗的第三方技术支持者，主要为医疗机构提供专业的信息技术服务，不参与具体的互联网医疗业务。从发展趋势上看，在资本和技术的双轮驱动下，参与互联网医疗的信息技术公司正逐步从单纯的信息技术服务向互联网医疗辅助业务，再向互联网医疗核心业务发展，且不断呈现出辅助业务与核心业务融合形成互联网医疗服务平台的发展趋势，如百度健康云的"大数据＋云服务＋百度医疗大脑＋机器深度学习"、阿里未来医院的"医疗大数据健康服务平台"、腾讯的"连接医院、服务机构、医生、公众"。

（五）政府部门

面对备受社会关注的互联网医疗，政府部门有多重考虑：既希望支持和鼓励新模式、新业态发展，又担心传统医疗卫生行业是否能够承受创新所带来的冲击；既希望互联网医疗能给社会带来便利和效率，又担心医疗质量和医疗安全是否能够得到保障；既希望通过简政放权激发社会活力，又担心是否能够放得下、管得住。面对管理中的多重价值考量，全国各地积极开展试点。有些地方很好地利用了互联网医疗模式助力分级诊疗，有效提高了医疗资源的利用效率；有些地方建立了医疗云平台助力家庭医生服务签约病人，有效提高了服务和管理效率；有些地方从慢病管理切入，利用互联网医疗模式探索建立了糖尿病预防和诊治服务体系等。所有的探索都是有价值的，必然为下一步稳步推进互联网医疗打下基础。

五、互联网医疗发展中政府职能定位

面对互联网医疗这一新兴业态的发展，最应该明确的就是政府与市场的定位。市场的力量和市场经济的规则应该是互联网医疗发展的主要推动力。政府过多干预互联网医疗的发展或没有发挥应有的监管作用，都会对互联网医疗的发展产生不利影响。政府不能代替市场主体和医疗机构举办互联网医疗，也不能对互联网医疗放任不管，任之发展。正确界定政府与市场在互联网医疗中的定位与界限，是维护互联网医疗市场秩序和可持续发展的重要前提。总的来说，政府在互联网医疗发展中的职能定位应该是：简政放权、放管结合、优化服务。

（一）简政放权，做好互联网医疗产业发展的设计者

互联网医疗并非洪水猛兽，政府管理部门只要本着解放思想、实事求是的原则，正确把握互联网医疗发展的实质和规律，就可以应对新业态发展对政府管理所带来的挑战。

1. 要正确把握互联网医疗的发展规律

互联网医疗正催生医疗行业向信息化、智能化、移动化方向发展，在健康管理、诊疗形式、就医体验、购药支付、医患生态上产生巨大变革。但是，互联网医疗不会颠覆传统医疗在医疗服务提供上的功能和地位，更需要依托传统医疗体系而发展。未来医疗行业整体格局必定是传统医疗体系与新型互联网医疗相互补充、相互融合的过程，由此形成传统医疗服务与互联网医疗服务相互支撑的格局。

2. 开放包容互联网医疗的发展

互联网医疗辅助业务不涉及医疗行为，鼓励其按照市场运行规则自主发展。互联网医疗核心业务方面，也应该包容和支持其发展。从服务内容来说，鼓励发展"轻问诊"网络平台，通过大数据的手段对慢性病、常见病、多发病（妇科、儿科、皮肤科疾病）进行诊疗、康复、健康管理与监测，发挥初级诊疗、家庭医生与专科医生的功能，为用户提供个性化诊疗和健康管理服务。鼓励基层医疗机构与互联网医疗有力结合，让互联网医疗真正发挥疾病诊治、健康档案、随访、慢病管理、资源管理、业务管理、健康教育上的功能优势[8]。鼓励医疗机构将门诊和复诊转移到线上，线下集中力量做好住院服务，有效地节约和更好地利用了有限的医疗资源[9]。从服务主体上看，既要鼓励和支持医疗机构发展互联网医疗，也要积极引导医务人员和信息技术服务企业参与到互联网医疗的发展中。

3. 为互联网医疗发展做好顶层设计

世界卫生组织于2005年和2015年建立与完善了电子卫生保健发展模型，为我国构建互联网医疗发展总体框架提供了借鉴。互联网医疗发展的总体框架应该包括三个层面：第一层面是基础性建设，包括从国家到地方、从法律到政策法规、从资金筹集到基础设施建设等基础性工作。第二层面是支持性建设，包括人员能力、协同体系、文化包容性、居民服务可及性与信息保护等。第三层面是应用性建设，包括供方服务、信息服务和公共服务等，体现在公共部门、私人部门、公私合作模式对互联网医疗服务的创新。

（二）放管结合，做好互联网医疗产业发展的监管者

面对互联网医疗的迅猛发展，政府首先要关注和解决的问题是如何规范互联网医疗的市场运作，保障公众健康权益不受侵害。

1. 建立完善互联网医疗相关的法律法规

对原有法律法规进行修订，如《医疗机构管理条例》《医疗机构管理条例实施细则》《处方管理办法》以及处方药物网络销售等法律法规亟待修订完善，建议将互联网医疗服务模式、互联网医院、电子处方、健康大数据等纳入医疗执业管理范畴。制定新的法律法规，如《基本医疗卫生和健康促进法》中将互联网医疗纳入健康管理体系。尤其要制定《互联网医疗服务管理条例》，明确互

联网医疗的机构、人员、软硬件等条件,明确界定互联网医疗执业范围,并对医疗机构或信息技术公司的主体责任、相关政府部门的管理职责、电子处方和电子病历、知情同意和医患纠纷调处机制、收费价格和支付方式、信息安全和隐私保护、法律责任和监督管理等作明确规定,重点告知互联网医疗的实施主体谁可以做、哪些不能做、红线在哪里、违法违规后需要承担什么责任。此外,还需要制定可穿戴设备临床应用和监管、健康大数据管理、共享和应用等相关法规。

2. 创新并建立适应互联网医疗发展的新型监管模式

要实行市场主体负责任制,强化主体责任,促使市场主体在依法执业、技术服务、质量管理、营销宣传、售后服务、信息公示等方面加强自我监督、履行法定义务;要适应科技创新、产业融合、跨界发展的大趋势,创新监管手段,建立以"互联网+"和大数据为支撑的全程数据监控体系,对经营单位的产品服务质量、合法合规经营、价格收费、信息安全等实施精准监管;要建立健康领域的信用体系和信用平台,培育发展社会信用评价机构,鼓励开展信用评级和第三方评估,推动政府部门信用数据向社会开放。要促进社会共治,健全公众参与监督的激励机制,利用新媒体等手段畅通公众监督投诉渠道,保障公众的知情权、参与权和监督权。鼓励公众及时发现问题、监督问题处置。

3. 鼓励创新,实施审慎监管

对待互联网医疗这一新业态,要在确保风险可控的基础上实施审慎监管,实行包容式监管,鼓励创新、宽容创新,不能削足适履,不能管死,不要试图让新经济适应旧规则。

(三) 优化服务,做好互联网医疗产业发展的推动者

在"管"的同时,也要在"服"上下功夫。既要着力维护公平竞争的市场环境,做到放而不乱、活而有序,又要及时出台一些引导和支持发展的政策措施,激发市场活力,推动新型健康服务业的发展。

1. 加强促进互联网医疗发展的基础设施建设

建设和完善全员人口信息、电子健康档案和电子病历三大数据库,形成人口健康大数据中心,完善人口健康信息网络和市、区两级人口健康信息平台,实现互联互通,推进信息共享,支撑业务协同。建设医疗云,探索"医疗+互联网"融合方式,实现医疗服务线上与线下资源整合,创新驱动医疗服务新模式发展。此外,还要积极推进物联网、传感技术、成像技术电子签名、人工智能等互联网医疗基础设施建设。

2. 促进和规范健康医疗大数据整合和应用

发挥优质医疗资源的引领作用,鼓励社会力量参与,整合线上线下资源,规范医疗物联网和健康医疗应用程序管理,优化形成规范、共享、互信的诊疗流程。以家庭医生签约服务为基础,推进居民健康卡、社会保障卡等应用集成,激活居民电子健康档案应用,推动覆盖全生命周期的预防、治疗、康复和健康管理的一体化电子健康服务。

3. 完善政策扶持环境

打造健康信息服务产业集群,形成"政、产、学、研、用"的综合协作体,鼓励商业模式创新。综合运用对战略性新兴产业、科技发展、信息技术应用、现代服务业、软件产业、技术创新、技术改造等的扶持政策,加大公共财政投入力度,加强对医疗健康信息服务业的扶持。创新财政扶持方

式,设立产业投资基金,引导社会资金投资健康信息服务科技创新。探索制定互联网医疗社会医疗保险支付政策,鼓励商业医疗保险支持和参与互联网医疗发展。

互联网医疗的发展对当前中国医疗健康事业发展而言,既是挑战,更是机遇。政府应当把握时代发展的脉搏,尊重医疗行业的规律,以医疗质量为核心,从创新、发展角度看待和支持互联网医疗发展,以满足人民日益增长的美好生活需要,不断提升人民群众的健康水平。

参 考 文 献

[1] 赵宇飞.互联网医疗困境重重.金融世界,2015,2：114-115.

[2] 李华才."互联网＋医疗"建设与应用模式探究.中国数字医学,2015,10(6)：1.

[3] 孙明海,赵春玲.云医疗在行动——关于"互联网＋医疗"的话题.通信管理与技术,2015,2：11-16.

[4] Hiroyuki Takao, Yuichi Murayama, Toshihiro Ishibashi,et al. A New Support System Using a Mobile Device for Diagnostic Image Display and Treatment of Stroke,2012(43)：263-239.

[5] 赵平.2015年互联网医疗最具投资潜力的五大领域.中国战略新兴产业,2015,Z1：71-73.

[6] 郭薇,薛澜.互联网医疗的现实定位与未来发展.探索,2016(6)：142-148.

[7] 张露.我国互联网医疗领域的风险投资.商,2016,(11)：209.

[8] 中国新闻网.智能检测技术＋互联网：促分级诊疗"落地".http://www.chinanews.com/jk/2015/09-24/7542594.shtml[2015-9-24].

[9] 第一财经日报.互联网医疗浪潮中的掘金者们.http://finance.sina.com.cn/stock/usstock/newstock/20150424/061622034152.shtm[2015-4-24].

上海远程医疗服务发展现状与
监管对策分析

周益众　原　泉　贝　文　何雪松　黄祝青　沈　新

【导读】　随着近年来互联网和信息技术的不断进步,各级卫生计生行政部门已将发展远程医疗服务作为优化医疗资源配置、缓解医疗服务供给不足、实现优质医疗资源下沉和提升医疗服务能力的重要手段予以积极推进。本市远程医疗服务发展迅速,但在发展过程中面临管理规范不完善,内部管理欠缺,外部监管相对滞后等诸多问题。在此背景下,如何健全相应监管体系,完善监管机制,科学构筑监管顶层设计,以确保远程医疗服务得以规范有序开展显得尤为必要和紧迫。为此,本文在文献研究、访谈调研、专家咨询和问卷调查的基础上,对上海远程医疗服务的发展现况和监管情况、存在问题与监管困境等进行了梳理分析,提出了进一步完善远程医疗服务监管的对策建议。

随着互联网和信息通信技术的发展,远程医疗已在全球范围蓬勃发展,并已逐步成为医疗机构提供全周期健康服务的新模式之一。相较于传统医疗服务方式,远程医疗在提升医疗服务便利性、降低就医成本等方面具有明显优势,对于更好地满足公众健康服务需求和促进健康服务业发展具有重要意义。据 WHO 报告,30%的国家已建立专门机构保障远程医疗持续发展,全球50%的国家科研机构正在加大远程医疗的投入[1]。可预见的是,在不远的未来,远程医疗将会进入每个人的家庭[2]。

近年来,我国在宏观政策层面对于互联网医疗呈现明显的开放态势[3]。2015 年 3 月,国务院办公厅印发《全国医疗卫生服务体系规划纲要(2015—2020)》,提出利用移动互联网、物联网、云计算、可穿戴设备等新技术,积极推动移动互联网、远程医疗等惠及全民的健康信息服务和智慧医疗服务的发展。而在远程医疗的管理规范制定方面,我国虽已出台了一些政策文件,如 1999年原国家卫生部《关于加强远程医疗会诊管理的通知》(卫发内〔1999〕2 号)、2014 年国家卫计委发布的《关于推进医疗机构远程医疗服务的意见》(国卫医发〔2014〕51 号)等,但总体而言,法律位阶不高,缺乏专门立法,尚不能适应远程医疗的快速发展态势。

基金项目:上海市卫生和计划生育委员会卫生计生政策研究课题(课题编号:2017HP26)。
第一作者:周益众,男,国家统计师、助理研究员,上海市卫生和计划生育委员会监督所医疗服务监督科副科长。
作者单位:上海市卫生和计划生育委员会监督所(周益众,原泉,贝文),上海市卫生和计划生育委员会(何雪松),上海市长宁区卫生和计划生育委员会监督所(黄祝青),上海市松江区卫生和计划生育委员会监督所(沈新)。

随着医疗健康信息化的推进,上海医疗服务体系正逐步走向互联互通和数据共享,医疗机构的远程医疗服务功能日趋完备,如医学专家可通过整合数字电视系统与医疗系统实现远程医疗,免去老年患者医院排队就诊的不便[4]。另一方面,由于对互联网医疗的热捧,社会资本不断涌入,使得远程医疗显露出商业化发展的态势,呈现出多种新型的远程医疗商业运作模式。远程医疗服务本质上是一种医疗活动,其有序开展离不开完善的制度规范和有效的监管。基于此,在远程医疗快速发展、功能不断拓展的背景下,如何构筑监管顶层设计,完善监管机制,并形成相应的对策建议,为本市后续相关政策措施的出台提供有力支撑显得尤为必要和紧迫。

一、研究界定与方法

(一)研究界定

WHO 将远程医疗定义为"通过信息和通信技术,打破地域限制,进行诊断、治疗、预防等医疗服务;同时还包括研究、评估和医学教育等内容"[5]。根据国家卫计委《关于推进医疗机构远程医疗服务的意见》(国卫发〔2014〕51 号)对于远程医疗的定义,并参照 2017 年 5 月国家卫计委《互联网诊疗管理办法(征求意见稿)》中的相关描述:允许开展的互联网诊疗活动仅限于医疗机构间的远程医疗服务和基层医疗机构提供的慢性病签约服务;不得开展其他形式的互联网诊疗活动。基于此,本研究对远程医疗服务作如下界定:一方医疗机构(邀请方)邀请其他医疗机构(受邀方),运用通讯、计算机及网络技术,为本医疗机构诊疗患者提供技术支持的医疗活动,即医疗机构间的远程医疗服务活动。医疗机构运用信息化技术,向医疗机构外的患者直接提供的诊疗服务不纳入本研究。

(二)研究方法

本文通过文献研究、访谈调研、专家咨询以及问卷调查等方法的综合运用,对上海远程医疗服务的发展现状、监管情况以及存在的问题与监管困境等进行了梳理分析。问卷调查对象包括本市 16 家区级卫生计生监督机构和 168 家二级以上医疗机构(区级眼防牙防机构、妇幼保健机构及监狱医院等部分特殊医疗机构未纳入);对监督机构的调查内容包括:辖区医疗机构远程医疗服务总体开展情况、监管情况以及完善监管的建议等;对医疗机构的调查内容包括:医疗机构基本情况、远程医疗开展情况、技术设备支持情况、内部管理和完善监管的建议等。在上述问卷调查前均开展预调查,并在此基础上对调查问卷作进一步完善。

二、上海远程医疗服务发展及监管现状

(一)医疗机构远程医疗服务开展现状

本文对本市二级以上医疗机构远程医疗服务的开展情况进行了问卷调查,共调查医疗机构 168 家,实际收到 129 家医疗机构提交的有效调查问卷,有效率为 77%。调查结果显示,129 家医疗机构中,开展远程医疗服务的有 58 家,占 45.0%;其中三级医疗机构 32 家,占被调查三级医疗机构的 78.0%;二级医疗机构 26 家,占被调查二级医疗机构的 29.5%。58 家开展远程医疗服务

的医疗机构中,作为远程医疗服务受邀方的医疗机构有 47 家,作为邀请方的医疗机构有 19 家,既是受邀方也是邀请方的医疗机构有 8 家。

1. 医疗机构开展的远程医疗服务项目

本市医疗机构开展远程医疗服务主要通过白玉兰远程医学网、医疗机构间协作、医疗联合体、区域医疗中心以及社会资本投入等依托形式。就远程医疗服务项目而言,开展远程会诊的医疗机构最多,共 36 家,占 62.1%;其次分别为远程医学影像、远程心电诊断、远程病例讨论、远程病理诊断和远程医学检验等(表1)。

表 1　医疗机构开展的远程医疗服务项目

开展的远程医疗项目(可多选)	机构数(家)	占比(%)
远程会诊	36	62.1
远程医学影像	31	53.4
远程心电诊断	24	41.4
远程病例讨论	22	37.9
远程病理诊断	16	27.6
远程医学检验	14	24.1
远程门诊	8	13.8
远程超声诊断	5	8.6
电子健康档案调阅	3	5.2
远程核医学	1	1.7
远程监护	1	1.7
其他	5	8.6

此外,通过信息化技术(如移动端 APP、电脑远程终端等)向医疗机构外的患者直接提供诊疗服务的医疗机构有 10 家,占 17.2%;与境外医疗机构合作开展远程医疗服务的医疗机构有 2 家。

2. 开展远程医疗服务的设备、技术支持情况

开展远程医疗服务的机构中,使用的诊疗设备全部由本医疗机构购买的,有 28 家;部分诊疗设备由其他机构提供的,有 24 家;其余 6 家机构使用的诊疗设备全部由其他单位提供。有 15 家医疗机构将远程医疗病案诊疗数据存储在合作的信息公司,10 家机构将病案诊疗数据存储在其他机构。有 42 家医疗机构已制定针对远程医疗平台设备、通讯、软件技术故障的"应急预案",其余 16 家机构尚未制定上述应急预案。调查显示,上述开展远程医疗服务的机构中,信息安全等级达到一级的有 2 家,达到二级的有 6 家,达到三级的有 22 家;有 10 家机构远程医疗服务无相应信息安全等级;其余 18 家医疗机构并不清楚本机构远程医疗信息安全等级认证情况。

3. 医疗机构远程医疗服务内部管理制度建立情况

调查结果显示,开展远程医疗服务的 58 家医疗机构中,有 34 家建立了远程医疗(诊疗)业务工作规范;近一半的医疗机构建立了远程医疗服务信息系统安全与患者隐私保护制度(表2);建立远程医疗服务不良事件报告制度的机构仅 34 家;有 6 家机构未建立远程医疗的任何内部管理制度。

表 2　医疗机构开展远程医疗服务内部管理制度建立情况

建立的内部管理制度名称(可多选)	机构数(家)	占比(%)
远程医疗(诊疗)业务工作规范	34	58.6
远程医疗服务信息系统安全与患者隐私保护制度	28	48.3
远程医疗设备管理与维护规范	23	39.7
远程医疗服务质量考核评价制度	20	34.5
远程医疗病案管理制度	16	27.6
远程医疗支持保障机构工作规范	15	25.9
远程医疗服务项目价格管理制度	11	19.0
其他制度	1	1.7
尚未建立内部管理制度	6	10.3

4. 开展远程医疗服务医疗机构的管理运行情况

调查显示,47 家远程医疗服务受邀方机构中,有 34 家执行"首诊必须线下"的要求,占 72.3%;受邀方机构承担本院远程医疗管理的主要为医院医疗管理部门,占 85.1%;远程医疗服务的质量控制以院内质控为主,占 78.7%,有 4 家机构无院内、外相应部门进行远程医疗服务质控管理;27 家医疗机构已设立远程医疗专家医师库(占 62.8%),其中 25 家还建立了专家库相关制度;通过录音、录像等设备设施完整记录远程医疗服务全过程的有 12 家,仅占 25.5%。此外,有 12 家受邀方医疗机构开展远程医疗服务并未与邀请方机构签订书面协议。

19 家远程医疗服务邀请方医疗机构中,有 11 家执行患者知情同意,其中通过书面(纸质或电子版)方式执行知情同意的有 6 家;执行"首诊必须线下"要求的有 12 家机构,占 63.2%;邀请方医疗机构承担本院远程医疗管理的主要为医院医疗管理部门,占 84.2%;有 1 家机构无院内、外相应部门进行远程医疗服务质控管理;通过录音、录像等设备设施完整记录远程医疗服务全过程的仅有 4 家医疗机构,占 21.1%。此外,4 家医疗机构开展远程医疗服务并未与受邀方签订书面协议。

(二)本市远程医疗服务的监管情况

本文对全市 16 个区级卫生计生监督机构远程医疗服务的监管现状进行了问卷调查。结果显示,各区级监督机构目前对医疗机构开展远程医疗服务并不实施准入(备案)程序;个别区级监督机构并不清楚辖区医疗机构远程医疗服务的开展情况;除一家郊区监督机构外,其余各区监督机构对辖区医疗机构的远程医疗服务并不开展日常监管。对区级监督机构的调查显示,法律法规缺失、执法人员不足、专业知识欠缺、调查取证困难、违法违规行为难于发现等是当前远程医疗服务监管的主要"掣肘"。

此外,本文从医疗机构角度对远程医疗服务监管的核心环节进行了调查。129 家医疗机构中,认为远程医疗服务终末质量、电子病历和处方管理、远程医疗技术管理、患者知情同意、患者隐私保护等应作为监管核心环节的分别占 85.3%、81.4%、73.6%、72.1% 和 71.3%(见表 3)。

表3　远程医疗服务监管的核心环节

监 管 核 心 环 节	选择此项的机构数（家）	占比（%）
远程医疗服务终末质量	110	85.3
电子病历和处方管理	105	81.4
远程医疗技术管理	95	73.6
患者知情同意	93	72.1
患者隐私保护	92	71.3
远程医疗设备管理	86	66.7
远程医疗服务提供方的执业资质	79	61.2
远程医疗服务价格与收费管理	3	2.3

三、上海远程医疗服务监管的问题与困境

（一）远程医疗服务监管法律规范亟待完善

国家卫生和计划生育委员会于2014年8月颁布了《关于推进医疗机构远程医疗服务的意见》，但文件对远程医疗服务人员资质、监管内容、监管方式、违法责任承担等并未具体化。而本市对远程医疗服务发展与规范缺乏顶层设计，至今尚未出台相应的监管配套性文件。68.75%的受访区级监督机构认为目前远程医疗服务监管法规规范滞后。行业规范的建立和完善远远滞后于远程医疗的市场应用，尤其在服务准入、专业人员管理、患者知情同意执行和隐私保护、诊疗流程管理（如"首诊必须线下"、诊疗全过程记录等）、质量控制（院内管理部门、院外质控体系等）、信息安全等级认证、医疗责任认定、日常监管以及违法违规行为处理等方面，尚未予以细化明确，存在"立法空白"。

（二）远程医疗服务内部管理欠缺

机构自律是行业监管体系的重要组成部分。目前，开展远程医疗服务单位相关的内部工作制度与规范建立不尽完善。本市开展远程医疗服务的机构中，有6家机构未建立任何内部管理制度；24家机构未建立远程医疗服务不良事件报告制度；27.6%的机构未建立远程医疗平台设备、通讯、软件技术故障"应急预案"。47家受邀方医疗机构中，12家机构开展远程医疗服务并未与邀请方机构签订书面协议。19家邀请方医疗机构中，通过书面（纸质或电子版）方式执行知情同意的仅有6家；通过录音、录像等设备设施完整记录远程医疗服务全过程的仅有4家机构。可见，远程医疗服务机构在内部管理制度方面需要进一步完善，使自身的服务提供和管理有章可循；同时，在制度执行上（如执行患者知情同意等），需要加强院内相关专业人员的培训和管理，规范服务行为。

（三）远程医疗服务监管与被监管者之间的信息不对称

由于本市医疗机构开展远程医疗服务并不需要经过许可或备案程序，区级监督机构对辖区医疗机构远程医疗服务实际开展情况并不具体掌握。监管与被监管者之间的信息不对称，使远

程医疗往往游离于监管之外;加之缺乏有效的问题发现和管控机制,使远程医疗处于"监管真空"地带,往往会出现医疗行为主体资质不符规定、诊疗行为不合规、医疗质量不达标、隐私保护存在疏漏等问题,易引发不良后果。

(四)远程医疗服务的外部监管不足

调查结果显示,本市对远程医疗服务的外部监管明显不足,一是个别受邀方医疗机构和邀请方医疗机构无院外相应部门进行远程医疗服务质量控制管理,二是绝大多数各区级监督机构也大都未将远程医疗服务纳入辖区医疗机构的日常监管工作内容。因此,医疗机构远程医疗服务活动中存在的违法违规行为和医疗质量安全问题不能被及时发现和制止,存在着巨大的医疗安全隐患。

(五)远程医疗服务的监管能力有待提升

一是由于医疗技术、信息技术的迅猛发展,远程医疗的监管不再局限于医疗机构和专业人员的资质维度,而应更关注远程医疗服务行为、质量安全和患者权益的保护等,这对监管人员的专业能力提出更高要求;二是目前执法部门的监管手段单一,由于本市远程医疗服务体系并未实施统一平台管理,缺乏有效的"问题发现"机制,院际间远程医疗服务流程和管理不同于传统的医疗服务过程,其"问题"行为很难通过执法人员的常规现场检查来发现,监管能力亟待进一步提升。

四、完善远程医疗服务监管的对策建议

远程医疗深刻改变着传统医疗模式,它在为人们带来就医便利的同时,也为监管带来挑战。医疗机构开展远程医疗服务,涉及机构条件、人员资质、技术能力、设备管理、价格行为、质量控制、信息安全以及患者隐私保护等,需要有章可循、有法可依,也需要有效的外部监督进行规制。针对上述问题,本研究就完善本市远程医疗服务监管提出如下对策建议:

(一)出台远程医疗管理规范和执业标准

远程医疗监管应积极抓紧从法律法规层面予以规范和管理[6]。建议制定出台《上海市远程医疗服务管理办法(试行)》及相关的执业标准,进一步明确和细化远程医疗服务准入、院际合作协议签订、专业人员管理、患者知情同意执行和隐私保护、诊疗流程、质量控制(院内管理部门、院外质控体系等)、信息安全等级、法律责任、日常监管以及违法违规行为处理等,通过管理规范和标准的建立,推动医疗机构完善远程医疗的内部管理规范。

(二)搭建本市远程医疗服务的统一平台

目前本市医疗机构开展远程医疗服务的依托形式多样,开展远程医疗服务的机构和远程医疗服务项目较多,但"多点开花"的模式并不利于全面有效的管控;同时,由于目前远程医疗服务并不执行许可或备案程序,监管与被监管者之间存在着信息不对称,易使远程医疗服务活动游离于监管之外。因此,建议搭建远程医疗服务的统一平台,将全市医疗机构的远程医疗服务活动纳

入平台进行集中式管控,实现对远程医疗服务全过程及相关资料予以记录和保存,并建立相应的抽查、监控和预警机制,确保监管及时、全面和到位。

(三)编制医疗机构远程医疗服务内部管理制度示范文本

建立医疗机构远程医疗服务内部管理制度示范文本,如远程医疗病历档案管理制度、远程医疗业务工作规范、远程医疗服务支持保障机构工作规范、远程医疗设备管理与维护规范、远程医疗服务系统安全与患者隐私保护制度、远程医疗服务质量考核评价制度、远程医疗服务项目价格管理制度等,引导医疗机构完善内部管理,开展从业人员制度培训,加强自身监督。

(四)实行医疗机构远程医疗服务信息社会公示制度

提升医疗机构远程医疗服务的信息透明度,推行远程医疗服务信息社会公示制度,对医疗机构远程医疗服务的项目、方式、医务人员资质、服务价格、是否纳入基本医疗保险以及监管结果等进行主动公示,引导社会监督。

(五)加强专业监督队伍建设和外部监管

加强对卫生计生执法人员和相关行业质控管理人员的培训,未来可采用卫生计生执法人员与远程医疗专业质控联合督查以及多部门(卫生计生、网络通信、市场监管、医保监督等)联合监管的方式对医疗机构远程医疗服务开展经常性监管,及时发现问题,及时纠正和处置,确保本市远程医疗服务规范有序开展。

参 考 文 献

［1］WHO. Telemedicine：Opportunities and developments in Member States：report on the second global survey on eHealth 2009. 2010.

［2］Heinzel Mann PJ, Lugn Ne, Kvedar JC. Telemedicine in the future. Journal of Telemedicine and Telecare，2005,11(8)：384－390.

［3］谢文照,龚雪琴,罗爱静.我国互联网医疗的发展现状及面临的挑战.中华医学图书情报杂志,2016(9)：6－9.

［4］李素秋.“互联网＋”背景下上海市养老服务体系建设探索与举措.人力资源管理,2016(11)：245－246.

［5］WHO. A health telematics policy in support of WHO's Health-for-all strategy for global health development：report of the WHO Group Consultation on Health Telematics. Geneva：1998.

［6］向文.远程医疗该如何监管? 科技日报,2015－04－16.

医疗行业不正之风
治理机制与上海实践

戴瑞明　张志锋　叶磊康　罗　力　何世英　张天天

【导读】　医疗行业中的种种不规范行为或不正之风,事关群众切身利益,是医改成败的试金石,需要研究并加以解决。项目组运用系统要素理论,明确"行风"的概念和内涵;运用文献归纳、案例分析等方法,梳理"不正之风"的具体行为表现和关键问题;结合央视报道医生回扣等案例,明确行风的影响因素及其与管理体制、运行机制、规范法制之间的关系;从宏观政策角度和微观管理上,针对药品流通领域,分析医务人员与药品之间利益链,研究对其贿赂发生的根本原因,明确行风建设的运行机制、监管机制、激励机制;梳理上海市医疗行业行风建设的工作组织体系和工作制度,完善医疗行业行风治理机制,促进医疗行业的健康发展,为其他省、市的医疗行风建设提供参考。

一、研究背景和意义

医疗行风建设是建设健康中国、深化医药卫生体制改革的重要支撑,是和谐医患关系的重要政治基础和保证。治理药品回扣问题是卫生计生系统行风建设的重要任务,是控制医药费用、改善医疗服务、缓解群众看病难、看病贵问题的实际行动[1]。加强医疗卫生领域的行风建设,认真纠正医疗卫生领域损害群众利益的不正之风,维护人民群众的健康权益,是卫生工作的出发点和落脚点,是卫生工作的灵魂所在。

2016年年底,在中央电视台"新闻直播间"节目以《高回扣下的高药价》为主题,曝光了上海市4家医院多名医药代表,节目全天候整点滚动播出。医药代表和医生再次被推上风口浪尖,在全社会引起了广泛讨论。医疗行业中的不正之风,事关群众切身利益,是医改成败的试金石。因此本文从行风建设角度切入,探索医疗行业不正之风的治理机制。

二、不正之风的内涵及其关键问题

2013年,针对医疗卫生方面群众反映强烈的突出问题,国家卫生和计划生育委员会、国家中

基金项目:上海市卫生和计划生育委员会卫生政策定向委托研究课题"医疗行业不正之风治理机制研究"(课题编号:2017－Z－M05)。
第一作者:戴瑞明,女,硕士研究生。
作者单位:复旦大学公共卫生学院(戴瑞明、罗力、何世英、张天天),上海市卫生和计划生育委员会(叶磊康、张志锋)。

医药管理局制定了《加强医疗卫生行风建设"九不准"》,上海市卫生和计划生育委员会在此基础上又提出了《上海市卫生计生系统坚决纠正医药购销和医疗服务中不正之风的"十项不得"规定》,在"回扣""统方""违规捐赠""红包"等重点不允许行为的基础上,增加了"不得向外界泄漏病人、孕产妇、婴儿和死亡人员的信息和资料"一条,以维护患者信息安全。

以上"九不准、十不得"中诸多不正当行为,均属于医疗行业不正之风的管理范畴。其中医疗领域的商业贿赂现象涉及群体更广、利益链条更为错综复杂,带来的影响更为恶劣。因此,我们将行风问题的研究重点落在整治商业贿赂。商业贿赂行为即回扣行为,是指医药生产经营企业及其代理人为销售医药产品而采用财物或者其他手段贿赂医疗卫生机构及其工作人员的行为[2]。

三、商业贿赂行为的产生机制和管理"风险点"

(一)商业贿赂行为的产生机制

1. 宏观政策角度:回扣产生的原因

对于医疗场所中药品购销整个系统来讲,其中的基本要素是医药代表和医生。产生的链接是利益往来。以医药生产企业为代表的所有药品、医疗器械、医疗耗材等生产、销售企业的根本目的是追求利益的最大化。而医务人员的目的是在不产生严重后果的情况下,尽可能地提高自己收入。医药代表作为药企的销售代理人为了获取更高的销量,以多种形式给予医务人员金钱财物。在这个系统中,医药代表和医务人员这两大要素因各自的利益诉求,而产生利益往来。

从医药生产流通产业链来看,商业贿赂行为的根本原因在于我国制药企业普遍研发能力比较弱,产品多为仿制药,药企数量多,但是产品同质化严重。尤其是国外很多大型医药企业进入国内市场,以其药品质量高、疗效好,获得较强的市场竞争力;加之药品流通环节多,药品利润空间大,国内药企为了提高市场占有量,通过仿照国外雇佣"医药代表"的方式,通过让利给医生的形式,输送不正当利益,增加其处方量,进而增加其销量。

从卫生服务产业链来看,如果医生的实际收入和期望收入相符合的话,医生收回扣的意愿就会降低,回扣现象也不会如此猖獗。但是同一时期政府财政降低卫生事业的投入,1999年政府预算卫生支出比重比1991年下降了7.5个百分点[3]。药品15%的加成成了医院日常运营的重要经费来源,同时医院为了提高收入,将医生的薪资水平和药品、检查挂钩,促使医生为了获取理想的收入开更多处方。由此,产生了商业贿赂现象,并且即便是收受回扣的风险颇高,该不合理现象依旧是屡禁不止。

从宏观政策层面上看,影响回扣的两个关键驱动力就是药品生产流通产业链问题和公立医院补偿机制不到位,即药品生产厂家的药品生产质量的同质化,和政府对公立医院的补偿不足。只有将这两个根本问题解决才有可能将回扣问题根治。

2. 微观管理层面:商业贿赂行为所暴露的风险点

由上文宏观角度的分析可以得出:在产品质量竞争力不足的情况下,医药生产企业为了扩大其市场的销量,选择雇佣医药代表对医疗机构实施商业贿赂行为。但是在具体操作上,要经过医药代表与药事人员不正当接触后,进入医院处方目录,然后医生出于提高自己收入的目的增加该药品的处方量,医药代表或医生对一定时期内的处方进行统计,以核算给医生回扣金额,接下来医药代表按照统方结果给临床医生发放回扣,医生得到切实的利益,为了获取更高的收入,在下一周期内,会增加该药品的处方数量,处方量上升,意味着该药企的销量上升,为获得更高利润,增加该药品的产量。由此,周而复始,恶性循环,致使药价越来越高,回扣现象日益猖獗。

如果将从微观角度上进行分析,在医院商业贿赂的发生包括一系列的行为链条,涉及药品生产、销售、药品遴选、诊疗开方等多个子系统,包括药厂、销售代表、药事人员、医生等多个行为要素。回扣行为暴露出药品流通的每一个环节的管理上的风险点。为有效禁止回扣现象,聚焦医药产品回扣当中的机构、人员、场所、行为、过程等重点领域与关键环节,分析其在管理上的漏洞,确定其主管单位,并提出具体化、可操作、可追责的医药产品回扣治理制度体系。如图1所示。

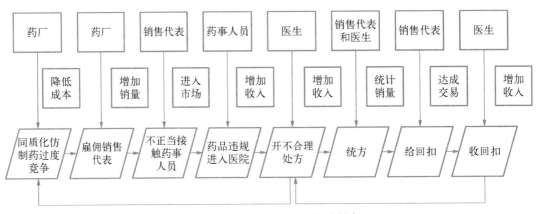

图1 授受回扣行为发生的行为链条

(1) 商业贿赂不良记录的管理制度缺失:医药生产企业在医药购销过程中,应该禁止雇佣以输送不当利益、提高产品销售量为主要工作的销售代表类人员。医药企业有义务对其工作人员进行监督并对其违规行为承担相应的责任,医药代表在医疗机构内部公然开展商业贿赂行为,就暴露了医疗机构和相关行政部门在不良行为的监督和惩罚力度上的缺失。建议完善商业贿赂不良记录管理制度,规范药企及其代理人行为。

其实医药代表本身的职能是医生和生产企业之间的沟通桥梁,本不应该承担推销药品的角色。美国临床医生获取新药知识的途径73%来源于医药代表的讲解,美国食品与药品管理局(FDA)收到的药品不良反应的报告中,90%以上是通过医药代表收集来的[4]。在20世纪80年代,我国医药代表要进行严格的筛选和培训,均由医生、药剂师和医学院校的教师组成,这一时期,医药代表推动了很多特效药和新药在临床上的使用,对我国的医疗卫生行业快速发展起到了积极的作用[5]。由此可见,医药代表具有存在的价值和意义,建议引导其逐渐转型并加强监管。

(2) 医疗机构内部管理漏洞:医药代表为了完成自己当月的工作任务,扩大其药品的销量,无论是医保目录内的药品还是患者自费药品,都会选择进入医院这个较大的销售平台。为了提高进入医院的机会,医药代表在正常的药品遴选过程中,一般会在医疗机构内部接触药事人员和临床医生,进行不正当利益的输送,这暴露出机构内部在工作制度建设和诊疗环境规范两个层面的防控风险。

（3）药品遴选操作流程不规范：相关药事人员为了获取不正当的利益，增加自己的收入，会违规批准某些不合规的药品进入医疗机构中，这暴露出机构内部药事会在药品遴选、采购、使用的多个环节监管职能的缺失。

（4）处方点评结果落实不到位：医生为了获取与自己的工作相符合相匹配的收入更倾向于开高回扣比例的药品，由此，产生了大量的不合理的处方和不合理用药行为。不合理处方在医疗机构中有一定比例的存在，说明存在多个管理漏洞，一是处方点评不到位，很多机构有处方点评环节，但是点评环节过于粗糙、点评结果的应用欠缺，未及时对不合理用药行为进行干预，将点评结果和科室或个人绩效考核挂钩，导致了点评环节形同虚设；二是缺乏对不合理用药行为的规范措施，医保部门作为药品的支付机构、卫生部门作为行业的监管部门，均有义务有责任对不合理用药行为进行规范。

（5）药品信息管理漏洞：遏制回扣发生的另外一个关键环节是禁止商业目的的统方，医药代表为了核算出某医生的一定时期内的处方数量，会通过信息系统和相关人员统计该医生的开具的处方数量，作为其支付回扣数额的依据。统方行为暴露出药品数据信息系统的漏洞，以及药品信息化监控功能的缺失。

（6）医务人员惩罚制度不完善：医生收回扣的原因在于现阶段医生高强度的工作压力下，合法收入水平和其实际付出的劳动不相符，如果相应的监管程序和奖惩机制不到位的话，个人意志力不强，医生很容易就收下了销售人员送上门的"罪恶之果"。因此遏制医生收回扣的最好途径是提高其收回扣的成本和风险。

（7）部门协同合作、信息共享不足：上述可见，回扣虽然多发生于医务人员和医药代表之间，但是究其主管单位涉及卫计委、发改委、财政、医保、工商、食药监等多个部门。部门之间信息共享不足，政策实施过程多有掣肘（表1）。

表 1　违规行为主体、管理漏洞和对应解决措施

行为主体	不良行为	管理漏洞	解决措施
药企	生产同质化药品	医药产业发展不健康	—
药企	雇佣医药代表	商业贿赂机构不良记录的管理制度缺失	完善商业贿赂不良记录管理制度
医药代表	不正当接触	医疗机构内部管理漏洞	规范药企及其代理人接待制度
药事人员	药品违规进入医院	药品遴选操作流程不规范	成立药事委员会
医生	开不合理处方	处方点评结果落实不到位	落实处方点评结果应用
处方管理人员	统方	药品信息管理漏洞	加强药品使用信息系统规范管理
医药代表	给回扣	商业贿赂个人不良记录的管理制度缺失	完善商业贿赂不良记录管理制度
医生	收回扣	医务人员惩罚制度不完善	加大收回扣行为的处罚力度

（二）商业贿赂行为的治理机制

1. 完善商业贿赂不良记录管理制度，规范药企及其代理人行为

其中包括两个层面：一是医疗卫生机构在与医药生产经营企业及其代理人签署采购合同时，应当同时签署廉洁购销合同，列明企业指定销售代表姓名、不得实施商业贿赂行为、如企业被

列入商业贿赂不良记录将解除购销合同与承担相应的责任。其二,卫生行政部门明确对实施商业贿赂的医药生产经营企业及其代理人的处理,惩罚措施与本市医药产品集中采购资格挂钩,一旦有商业贿赂行为,可以采取长时间内不得参加集中采购,医疗卫生机构不得购入、使用该产品的惩罚措施。

2. 规范药企及其代理人接待制度,加强医疗机构场所管理

针对销售代表在医疗机构内部违规接触药事人员的问题,在规章制度上,可以明确药企及其代理人的接待流程,严禁其开展学术推广、技术咨询以外的活动,并接待过程要求多人在场,全程透明,开放监督。在医疗机构场所管理上,可以采取通过安装门禁、不定期巡查、重点区域安装高清视频监控设备、借助技防新技术、建立举报制度等方式,加强诊疗区域管理,建立销售代表的"隔离带"。

3. 建立药事管理委员会制度,规范药品遴选流程

可以采取在二级及以上医疗机构成立药事委员会,完善其主要职能和工作制度。药事委员会是医疗机构药事管理政策和药品遴选等事项的决策和管理机构,所有涉及药事管理政策和药品遴选事项均须经过药事会集体讨论通过。

4. 完善处方点评,加强点评结果运用

建议进一步落实处方点评工作,细化点评具体环节,强调处方专项点评,提高点评结果的专业性,在处方点评之后,针对异常处方医生,采取一系列多部门联合约谈制度,明确违规行为的监督处罚措施。建立信息化动态监测机制,防微杜渐,促进医疗机构合理用药水平的持续改进。

5. 建立不合理用药医保、卫生联合约谈长效工作机制,加大违规行为的处罚力度

为进一步规范定点医疗机构及执业医师诊疗行为,建立利用多部门的监控结果和处方点评结果对不合理用药的医师进行约谈,其中卫生部门负责其用药的安全合理性,医保部门负责药费支付的合理性。可以将约谈处理结果与医院内部管理、执业医师诚信及医院考核指标等紧密结合。从而规范医生的处方行为。

对监管中发现违规行为的医务人员,应追究所在医疗卫生机构及其上级主管部门的相关责任,根据情节轻重,分别给予约谈、通报批评、吊销执业证书等处罚,对机构采取限期整改、降低机构等次等处理。对于责任人员,给予行政和党纪处理。

6. 加强药品使用信息化管理,监控药品使用

包括三个方面:一是健全药品数据信息系统的使用权限,加强医疗机构工作人员和信息系统运行维护人员的权限管理,实行信息查询授权登记制度,关闭工作人员非工作岗位操作权限。二是建立药品统计、查询操作日志制度,保留所有操作"痕迹",加强日志分析和监控,定期开展日志审计;三是强化药品使用信息化监控功能,为处方点评、药品使用情况监控、用药量和用药金额"双排序、双公示"和"约谈"提供技术支撑。

7. 加强自费药品管理,规范自费药品采购和使用

一是加强自费药品采购管理,全市定点医疗机构使用的自费药品,均须通过阳光平台采购;二是加强自费药品使用管理,重申医疗机构和医师不得诱导或强迫患者使用自费药品;三是加强自费药品综合监管,医保部门牵头组织自费药品挂网采购工作;卫生计生部门加强医疗机构自费药品使用的监督检查;食药监部门负责加强自费药品销售代表的管理;价格、工商、商务部门负责

加大对自费药品的市场监管,引导和规范零售药店自费药品销售行为。

8. 建立多部门联合行风治理工作小组

由卫生计生委牵头,联合发改、经信、财政、人保、商务、税务、工商、食药监等部门,建立工作小组和联席会议制度。联席会议制度的建立有利于形成多部门的信息共享和系统合作。健全部门间协作机制,多部门联合行动,共享监督信息,配合相应的惩处措施,才能建立起更有效的工作推动和监管机制,提高医疗卫生领域的回扣行为的打击力度,切实改善医疗领域行风问题。

四、上海市反商业贿赂的相关实践

根据以上回扣行为链条所暴露出的部分医疗机构药品管理、医药代表接待管理等医药产品回扣治理方面的薄弱环节和提出的针对性建议。按照国家卫生和计划生育委员会、国家中医药管理局"九不准"等文件精神,结合上海市实际情况,市卫生计生委与市医保办会同市发展改革委、市财政局、市食药监局、申康中心等部门组建工作小组,联合制定了整治药品回扣"1+7"配套文件。该系列文件主要包括对回扣治理的建设意见,其中明确组织架构,完善主要职能和工作制度,规范药品遴选操作流程,细化监督责任,预期目标为全市所有医疗机构均建立药事会,工作制度健全,工作有序开展,药品遴选流程规范,为切实加强药物临床应用管理,促进临床合理用药打下良好基础。另外还有七个配套文件,分别针对药事管理与药物治疗学委员会、医疗机构处方点评工作、药品使用信息系统规范管理、定点医疗机构执业医师医保、卫生联合约谈工作、自费药品采购和使用管理、医疗卫生机构接待医药生产经营企业管理、医药购销领域商业贿赂不良记录管理等七个不同方面的内容进行了规范。为行风治理制度建设打下了良好的基础,但是政策能否得到有效的贯彻落实,能否有效治理医疗领域商业贿赂行为,尚需进一步的追踪评价。

参 考 文 献

[1] 上海市卫生和计划生育委员会.关于进一步加强行风建设和整治药品回扣的实施意见(沪卫计纠〔2017〕003 号),2017.

[2] 胡济.上海市:严查医药购销领域商业贿赂行为.中国监察,2013(18):15-15.

[3] 伍晓玲,饶克勤.80 年代以来我国卫生资源发展简况.中国卫生经济,2001,20(11):38-41.

[4] 胡超,郑振佺.我国医药代表职业规范化管理的探讨.医学与社会,2012,25(2):73-75.

[5] 杨敏.加强医药代表的规范化管理.市场周刊:理论研究,2012(6):24-25.

上海市卫生热线大数据分析初探

蔡雨阳　谭天宇　杨建军　张　磊　高晶蓉

【导读】　上海市 12320 卫生热线主要接受普通市民对公共卫生事件的咨询、建议、投诉、举报等,是普通市民与卫生系统直接沟通的平台。本研究基于上海市 12320 卫生热线 2015 年全年接听数据,从来电时间、内容、对象、主题等方面进行分析,得到上海市民在医疗卫生方面关注度排名前五位的是服务态度、药品、收费、挂号、计划生育等主题内容,并逐条提出了政策性建议。

引文背景

上海市 12320 卫生热线是在国家卫生和计划生育委员会领导下,由上海市卫生和计划生育委员会主管的便民服务热线[1],于 2006 年 12 月 8 日正式开通。经过十余年发展,现已成为一座卫生系统与公众沟通的桥梁,既能向公众传播卫生政策信息和健康防病知识,也能受理公众对突发公共卫生事件、公共卫生工作和医疗机构服务的举报、投诉和建议[2,3]。本研究通过对上海 12320 卫生热线数据的探索性研究分析,得出上海市民在医疗卫生方面关注的热点问题,并作分析讨论,提出建议措施。

一、研究方法

(一) 数据来源

本研究分析数据为上海 12320 卫生热线 2015 年全年的接线信息,市民拨打电话为语言信息,已由接线员转化为半结构化文字性信息,具体包含了投诉类、咨询类、求助类、表扬类、意见建议类、举报类和其他类等信息。

(二) 数据处理

采用 Python(计算机程序设计语言)进行数据处理及统计分析,包括原始数据整理、分词、去

基金项目:国家自然科学基金重点项目(项目编号:71432006),国家社会科学基金一般项目(项目编号:17BSH056),上海交通大学城市治理专项课题(16JCCS28)。
第一作者:蔡雨阳,男,副教授。
通讯作者:高晶蓉,女,上海市健康促进中心副主任。
作者单位:上海交通大学公共卫生学院、上海交通大学中国城市治理研究院、上海交通大学中国医院管理研究院(蔡雨阳,谭天宇),上海市健康促进中心(杨建军,张磊,高晶蓉)。

除停词、关键词提取、主题归纳等步骤。其中分词是指将整段文本信息分割为独立词语,本研究中采用的是 Python 内置词库(Jieba),同时添加了卫生医疗相关词库,如上海市医疗机构专有名词、常见疾病名称及各类简称词等信息。去除停词是为了方便数据的统计分析,去掉常见的介词、副词、连词等对语句理解无影响的词语。

二、研究结果

(一)来电内容分类

上海市 12320 卫生热线 2015 年人工接听电话 16 962 条,其中投诉类最多,为 8 668 条,其次为求助类、咨询类、意见建议类等,如表 1 所示。

表 1　上海市 12320 卫生热线 2015 年来电内容分类及数量

来 电 类 别	数量(条)	来 电 类 别	数量(条)
表扬类	585	投诉类	8 668
举报类	1	意见建议类	1 484
其他类	162	咨询类	2 727
求助类	3 335	总计	16 962

选取来电数量较多的求助类、投诉类、意见建议类、咨询类,对其统计细分类别,每个类别下数量排前五的细分类别情况见表 2。统计结果显示,求助类、意见建议类、投诉类来电细分类别最多的均是"医疗机构与服务",且与第二位差距较大。而咨询类最多是"寻医问药",且与排名第二位的"人口与计划生育"差别不大。

表 2　上海市 12320 卫生热线 2015 年来电内容细分类别与数量

类别	细 分 类 别	数量(条)	类别	细 分 类 别	数量(条)
求助类	医疗机构与服务	2 879	意见建议类	医疗机构与服务	1 224
	人口与计划生育	166		人口与计划生育	67
	公共卫生机构与服务	94		公共卫生	60
	公共卫生	91		公共卫生机构与服务	57
	医改政策	53		医改政策	53
投诉类	医疗机构与服务	7 968	咨询类	寻医问药	944
	公共卫生机构与服务	281		人口与计划生育	875
	公共卫生	245		公共卫生机构与服务	176
	人口与计划生育	79		政策法规	139
	关于 12320	36		医改政策	101

(二)来电时间统计

按月份统计,接听电话数量最多为 12 月份,超过 1 800 条;最低为 2 月份,全年呈波动上升趋势,如图 1 所示。按每日 24 小时时间统计,接听电话的数量峰值出现在上午 10 点～11 点,接听较为繁忙的时间段为上午 9 点～12 点，和下午 2 点～4 点。由于上海 12320 卫生热线实行 24 小时工作制度，在凌晨时间段也有少数市民拨打电话，如图 2 所示。

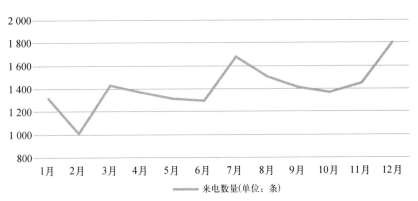

图 1　上海市 12320 卫生热线 2015 年来电月份统计

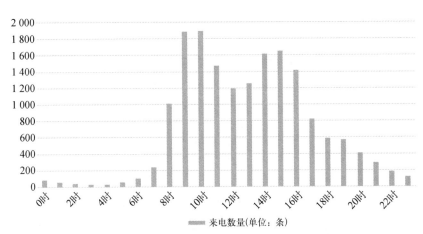

图 2　上海市 12320 卫生热线 2015 年来电时段统计

（三）来电对象分析

此处"对象"是指来电咨询者对应的身份，如咨询者在电话描述中提及"父亲"，则可以推断该咨询人为病人的子女。定义来电对象为父母、子女、妻子、丈夫的对应词分别为：孩子，小孩，宝宝，女儿，儿子；父亲，母亲，父母；丈夫，老公；妻子，爱人，老婆，夫人。

来电对象分析结果如图 3 所示：来电对象为妻子、丈夫的分别为 264 和 879 条；咨询者身份为父母与子女的分别为 2 126 和 1 614 条。由妻子打来的电话远少于丈夫，父母来电略多于子女。

（四）主题分析

经过关键词提取、主题归纳、人工筛选等步骤，得到来电排名前五的主题词，依次为服务态度、药品、收费、挂号、计划生育，如图 4 所示。

对于服务态度主题，关键词频较高的是"态度恶劣""态度差""态度冷漠"等态度相关负面词

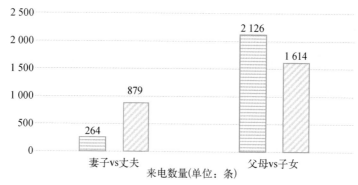

图 3　上海市 12320 卫生热线 2015 年来电对象分析

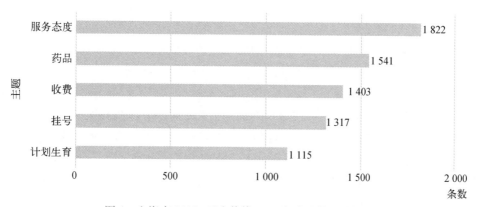

图 4　上海市 12320 卫生热线 2015 年来电前五位主题

语,同时"不负责任"也经常一起出现。来电市民主要投诉医护工作人员言语不当或者工作怠慢、擅离职守,在就医过程中与医护工作者争吵或未能及时得到治疗等问题。但也有部分市民表示医疗机构工作人员服务态度好,来电进行表扬,不过所占比重较小(12.8%)。

药品类主题反映的问题集中在配药相关方面,主要包括药物无法配到、一次性配到药物过少或能配药的医疗机构距离过远导致不便等问题,其中药物无法配到、咨询配药机构位置的占较大的比重。

收费主题中,关键词出现较高的有"收费不合理""乱收费"等,反映的问题有收费不合理、费用过高以及退款问题,其中收费不合理是最主要的问题,市民常来电反映所付费用中包括无须进行的医疗项目或者项目收费比市民认知的价格高。

对于挂号相关主题,市民来电主要投诉排队时间过长、黄牛现象、电话预约不成功以及网上预约失效、专家号挂不到等问题。

计划生育是因国家二胎政策的推行而出现的医疗热点,关键词频较高的有"计划生育""独生子女""二胎"等。市民来电通常是咨询出生证、计划生育审核表及计划生育奖励政策等相关问题。

三、讨论及政策建议

本研究通过对 12320 卫生热线 2015 年数据进行分析,得到上海市民关注的卫生服务热点问题,数据真实可靠。结果显示排名前五的来电主题分别是服务态度、药品、收费、挂号、计划生育,与传统认知基本符合。例如,医疗工作人员态度问题、预约挂号问题等均是普通市民日常关注的焦点,同时也有因政策变化产生的热点,如二孩政策带来的计划生育相关问题。

（一）服务态度问题

从分析结果来看,目前最为突出的是医护工作人员的态度问题,但这个问题的原因是多方面的。对于患者,服务态度是最直观的感受,就诊过程中的任何问题都有可能引发患者对医护人员"态度不好"的评价。对于医护人员,每天需要接待大量病人,常常是超负荷工作状态,无法确保所有人都满意。基于上述现状,首先,建议完善分级诊疗制度,加强基层医疗机构服务水平,分流部分病患到基层医疗机构,避免出现因大医院就诊人数过多而导致医护人员工作压力过大或人手不足的情况;其次,完善医护人员的培训制度,规范化用语,进一步提高医护人员的职业素养;此外,应加强监督投诉评分机制,对服务态度恶劣的医护人员进行处罚。

（二）药品问题

药品问题在于以下四个方面:一是某些药品停止供应,不知该如何再次买到该药品;二是能完整供应基本种类药品的供应点不够多,药物购买不方便,甚至要再次到医院挂号开药;三是罕见病用药等非常用药品获取途径不为公众所知;四是儿童用药规格问题。对此建议:一是健全药品供应保障制度,确保每个供药点的药物时刻处于充足的状态,避免出现药物供应不足的现象,对于罕见病用药、某些特效药等给予优惠补贴,鼓励厂家维持生产[5];二是完善儿童用药种类及用药标准,并进行公示宣传;三是健全药品价格形成机制和监督制度,使每种药物都有一个较为公正且统一的价格;四是对于特定医院销售的药物进行网络备案公示,确保想要配特定药物的患者能到正确地点配药。

（三）收费问题

收费问题产生的主要原因是市民认为某些收费项目无用、与其他医院相比收费过高,导致市民认为医院乱收费。同时,医疗收费制度不健全,监督管理系统没有充分履行责任,不透明的医疗收费体系使患者及其家属对医疗消费带有一种天生的不信任感。对此,本研究建议:① 完善医疗卫生机构医疗费用信息公开机制,使医疗服务收费明码标价;② 规范就医流程,避免不必要检查、重复收费以及过度医疗;③ 健全综合监管体系,加大医疗卫生行业监督执法力度,对违规收费的医疗单位进行处罚与公示,确保形成收费合理公正的医疗环境[4];④ 改变医护人员薪酬机制,遏制以药养医、靠检查费创收等现象,给予医护人员合理收入,从源头上消除过度医疗的动机。

（四）挂号问题

挂号问题是市民关注的热点之一,也是一个老生常谈的话题,投诉集中在黄牛卖号、挂不了号、网上预约挂号失效等问题。建议完善监督体系,严厉打击黄牛卖号等扰乱挂号秩序的行为;优化挂号系统,使线上线下挂号数量达到合理配比。

（五）计划生育相关问题

随着二孩政策的逐步放开，计划生育相关问题也成了新的医疗卫生热点话题。全面二孩政策于 2015 年年底开始实施，而本研究采用数据为 2015 年数据，因此计划生育主题来电涉及新生儿相关问题及计划生育奖励政策较多，二孩政策咨询相对较少。但预计在今后几年内，计划生育相关主题热度将会持续，且更倾向于二胎政策、新生儿和孕妇相关问题的咨询。

参 考 文 献

［1］徐哲懿，魏晓敏，黎明.上海市 12320 卫生热线求询者吸烟情况调查.中国健康教育，2013，29（10）：910-912.

［2］魏晓敏.上海市 12320 公共卫生咨询服务利用分析.中国公共卫生，2010，26(9)：1179-1179.

［3］刘会霞，琚文胜，王晖.北京市 12320 公共卫生公益电话公众需求的分析.医学信息，2008，21(7)：1040-1041.

［4］王海银，金春林，王惟，等.上海医疗服务价格比价体系构建.中华医院管理杂志，2015(8)：627-630.

［5］谷景亮，鲁艳芹，钟彩霞，等.国外罕见病药物政策发展现状对比分析.卫生软科学，2013(7)：393-396.

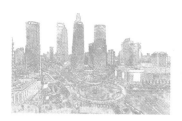

第十章

卫生筹资与保障

建立高效运行的全民医疗保障制度是"十三五"医改5项制度建设的重要内容，其中，完善筹资机制、推进医保支付方式改革、基本医保与商业健康保险衔接互动等是当前改革的关键和难点。本章主要围绕卫生总费用、商业保险、慢性病长处方、社区标化工作量预算及拨付、医保支付方式改革等重点专题展开，既有可供读者了解上海市卫生筹资体系全貌的2016年卫生费用核算报告，也有个人账户资金购买商业保险、慢性病长处方等上海市创新性的实践研究。针对社区预算和基本服务项目，本章收录了上海市近年来开展的基于标化工作量的全面预算管理和财政投入机制研究。

2016 年上海市卫生总费用核算报告

张晓溪　宗　莲　金春林　李　芬　王力男　王常颖　朱碧帆

【导读】　2016 年上海市卫生总费用(来源法)1 838.00 亿元,占国内生产总值(GDP)的比例为 6.52%,人均卫生总费用为 7 595.98 元。卫生筹资保持着以社会卫生支出为主的格局,其中社会卫生支出占卫生总费用比例为 57.77%,政府卫生支出占比为 23.43%,个人卫生支出占比为 18.80%。同期卫生总费用(机构法)为 2 030.65 亿元,其中医疗机构费用占比高达 81.23%。总体来说,2016 年上海市卫生总费用增长较快,卫生总费用占 GDP 比例继续升高。筹资结构出现一定优化,医院费用占卫生总费用的比例有所下降,个人现金卫生支出占比水平降低。在当前经济形势下,应加大力度控制医疗卫生费用的不合理增长,更进一步探索分级诊疗实施的合理路径。同时,应持续推进公立医院改革,落实取消药品加成等举措,建立医疗机构财政补偿的动态机制。通过医疗保障体系的持续完善及医疗服务价格调整的深化,使医疗改革的成效切实惠及人民群众。

卫生费用核算(national health accounts,NHA)对卫生筹资的来源、分配和使用进行分析,通过系统收集、汇总筹资数据,形成卫生筹资战略地图。卫生总费用核算结果为改革成效监测、卫生筹资政策评价等提供循证支持,在各级卫生决策中发挥越来越重要的作用。上海市进行常规卫生总费用核算已逾十年,核算体系渐趋完善,核算方法渐趋成熟,核算结果渐趋丰富。本文主要从卫生资金的筹集(来源法)和使用(机构法)两个维度分析 2016 年上海市卫生总费用核算的结果。

一、卫生筹资来源

(一)筹资总量与构成

1. 筹资总量

2016 年上海市卫生总费用(Shanghai total expenditure of health,STEH)(来源法)为 1 838.00 亿元,人均卫生筹资 7 595.98 元,卫生总费用占 GDP 的比例为 6.52%,与 2015 年相比高出 0.40 个百分比。2001~2016 年,卫生总费用和人均卫生总费用继续保持增长态势,卫生总

第一作者:张晓溪,女,实习研究员。
通讯作者:金春林,男,上海市卫生和健康发展研究中心(上海市医学科学技术情报研究所)主任。
作者单位:上海市卫生和健康发展研究中心(上海市医学科学技术情报研究所)(张晓溪、金春林、李芬、王力男、王常颖、朱碧帆),上海市宝山区疾病预防控制中心(宗莲)。

费用增速(年均增长率13.85%)较GDP增速(年均增长率9.99%)高3.86个百分点(增长率均以2001年为基准的可比价格计算,下同)(表1,图1)。2016年上海市卫生总费用较上年实际增长14.94%,高于GDP较上年增长率(7.77%)(图2)。

表1　2001~2016年上海市卫生总费用(来源法)

年份	上海市生产总值(GDP)		卫生总费用(STEH)		卫生总费用占GDP比例(%)	人均卫生总费用(元)	卫生消费弹性系数
	名义值(亿元)	增长速度(上年=100)(%)	名义值(亿元)	增长速度(上年=100)(%)			
2001	5 210.1	—	202.6	—	3.9	1 232.5	—
2002	5 741.0	11.3	220.3	9.8	3.8	1 356.0	0.9
2003	6 694.2	12.3	266.2	16.4	4.0	1 555.8	1.3
2004	8 072.8	14.2	315.5	12.2	3.9	1 810.9	0.9
2005	9 247.7	11.4	362.1	11.6	3.9	2 036.3	1.0
2006	10 572.2	12.7	401.5	9.3	3.8	2 211.8	0.7
2007	12 494.0	15.2	485.7	17.9	3.9	2 613.8	1.2
2008	14 069.9	9.7	559.8	12.3	4.0	2 964.5	1.3
2009	15 046.5	8.2	656.7	18.7	4.4	3 417.8	2.3
2010	17 166.0	10.3	752.0	10.7	4.4	3 265.7	1.0
2011	19 195.7	8.2	931.0	19.8	4.9	3 966.0	2.4
2012	20 181.7	7.5	1 092.4	20.0	5.4	4 588.9	2.7
2013	21 602.1	7.7	1 248.7	15.0	5.8	5 170.2	2.0
2014	23 576.7	7.0	1 347.8	5.8	5.7	5 556.4	0.8
2015	25 123.5	6.9	1 536.6	7.77	6.1	6 362.0	2.1
2016	28 178.7	7.8	1 838.0	14.94	6.52	7 595.98	1.9

注：① 上海市生产总值(GDP)名义值来源于《上海市统计年鉴2016》。
② 卫生消费弹性系数反映卫生总费用增长速度与国内生产总值增长速度间的比例关系。

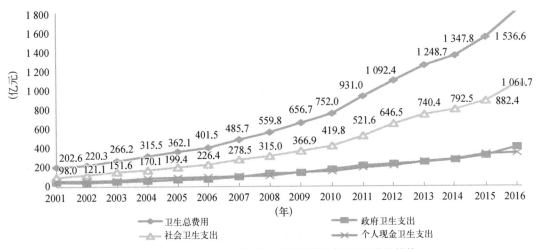

图1　2001~2016年上海市卫生总费用(来源法)增长趋势

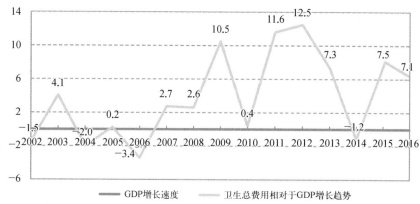

图 2　2002～2016 年上海市卫生总费用相对 GDP 增速（单位：％）

2. 筹资构成

在筹资构成方面，采用国内三分法口径。2016 年上海市社会卫生支出占总费用的 57.77％，政府卫生支出占比为 23.43％，个人卫生支出占比为 18.80％。2001～2016 年，卫生筹资保持着以社会卫生支出为主的格局，社会卫生支出占比总体在 56％左右，略有波动，在 2012 年、2013 年明显上升至 59％以上后，近两年逐渐出现回落，2016 年占比较 2015 年呈现微升。同一时期，OOP 占比在近 15 年内总体呈减少趋势，从 2001 年的 29.0％下降至 2016 年的 18.80％，下降了 10.20 个百分点。政府卫生支出占卫生筹资的比例基本保持稳定，2016 年较上年提高 2.61 个百分点（图 3）。

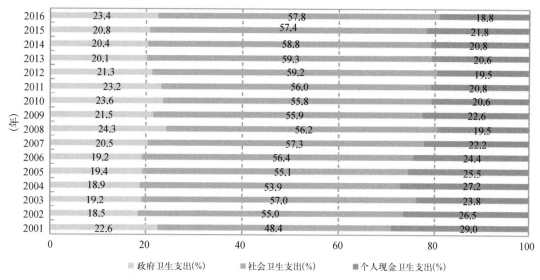

图 3　2001～2016 年上海市卫生总费用筹资构成（国内口径）

采用国际二分法来看，即将社会保障卫生支出和狭义政府卫生支出划归为广义政府卫生支出，将商业健康保险和个人现金卫生支出划归为私人卫生支出。2016 年上海市广义政府卫生支出占卫生总费用的 70.60％，私人卫生支出占 29.40％。2001～2016 年，广义政府卫生支出在卫生总费用的占比总体稳中有升,在 2012 年出现峰值 75.00% 之后,近年来略有回落。与 2001 年相比,2016 年私人卫生支出占比略有减少,下降了 4.36 个百分点(图 4)。

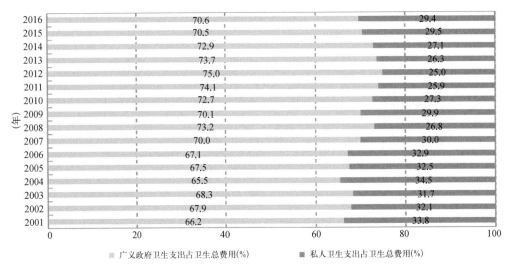

图 4　2001～2016 年上海市卫生总费用筹资构成(国际口径)

(二)主要筹资渠道

1. 政府卫生支出

2016 年上海市政府卫生支出为 430.73 亿元,占卫生总费用比例为 23.43%,占财政总支出比例为 6.23%,占 GDP 比例为 1.53%。2001～2016 年,政府卫生支出年均增长率达 14.14%。2011～2014 年,政府卫生支出在财政支出的占比稳定上升,2015 年占比略有下降,2016 年占比再度上升,较 2015 年高 1.06 个百分点,出现了仅次于 2001 年的历史新高(图 5)。

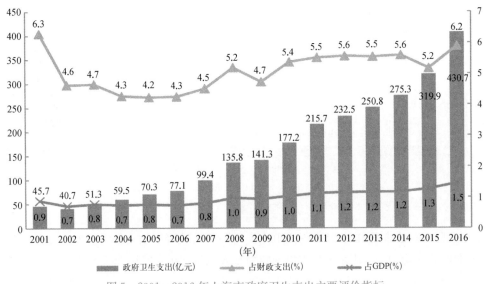

图 5　2001～2016 年上海市政府卫生支出主要评价指标

2016年政府卫生支出中,医疗卫生服务支出占51.25%,医疗保障支出占40.60%。与2015年相比,医疗卫生服务支出占比下降7.00个百分点。在医疗卫生服务支出中,公立医院占比46.97%,基层医疗卫生机构占比24.35%,公共卫生占比18.58%。通过比较发现,近年来公立医院支出占政府医疗卫生服务支出的比例基本稳定;基层医疗机构的占比在2014年大幅增加后,维持平稳水平;公共卫生支出占比略有增加,2016年较2015年增加0.60个百分点;其他占比较少,如中医药占比为0.50%。与2015年相比,医疗保障支出在政府卫生支出中的占比上升了9.67个百分点,总额增加了75.94亿元。

2. 社会卫生支出

社会筹资是上海市卫生费用最主要的渠道。2016年上海市社会卫生支出为1 061.73亿元,占卫生总费用的57.77%,较2015年相比增加179.34亿元。2001～2016年,社会卫生支出总额一直保持稳健增长,年均增长率达15.21%。其占卫生总费用的比例在2012年、2013年达到峰值(59.19%、59.30%)后开始平稳回落。

在社会卫生支出中,社会医疗保障支出占绝大部分(79.75%),商业健康保险费其次(18.06%)。可以发现,社会医疗保障支出一直保持总量的平稳增长,2016年社会医疗保障支出较2015年多104.35亿元。在相关政策的鼓励引导下,近年来,商业健康保险费无论在总量还是占比上均呈现快速增长态势,2016年商业健康保险费较2015年多75.34亿元,较上年增加64.70%(图6)。

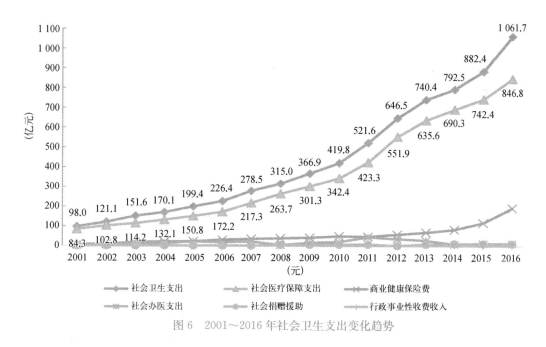

图6　2001～2016年社会卫生支出变化趋势

2016年上海市职工基本医疗保险参保人数达到1 404.00万人,比上年年末增加23.55万人,其中,参保职工975.09万人,离退休(职)人员428.91万人。职工基本医疗保险基金收入850.00亿元(含财政补贴收入3.72亿元),比上年增加116.69亿元,其中统筹基金收入634.33亿元,个人账户基金收入233.26亿元。基金支出571.92亿元,比上年增加52.98亿元,其中统筹基金支出 433.43 亿元,个人账户基金支出 138.49 亿元,到 2016 年年末基金累计结存 1 402.98 亿元。住院医疗费用中基金次均支付 12 407 元,比上年增长 8.10％[1,2]。

2016 年上海市城镇居民基本医疗保险参保人数达到 338.03 万人,比上年末增加 65.16 万人(其中大学生参保人数为 59.77 万人)。城镇居民基本医疗保险基金收入 53.79 亿元(含财政补贴收入 46.31 亿元),比上年增加 41.10 亿元,到 2016 年年末基金累计结存 7.77 亿元,住院医疗费用中基金次均支付 9 882 元,比 2015 年降低 6.34％[1]。

3. 个人现金卫生支出(OOP)

2016 年上海市 OOP 总量达到 345.53 亿元,其占卫生总费用比例为 18.80％,较上年下降 2.95 个百分点。2001～2016 年,OOP 占比总体呈下降趋势,与 2001 年相比,2016 年 OOP 金卫生支出占比下降 10.20 个百分点。从总额来看,2001～2016 年个人现金卫生支出年均增长率为 10.6％,低于同期卫生总费用年均增长率(13.85％)、政府卫生支出年均增长率(14.14％)和社会卫生支出年均增长率(15.21％),略高于 GDP 年均增长率(9.99％)。

(三)比较分析

1. 与部分省市和地区比较

上海长期处于我国经济和卫生事业发展的高地。2015 年,上海与北京、天津人均生产总值全国前三。上海市卫生总费用占 GDP 的比例为 6.12％,高于世界卫生组织对发展中国家提出的最低标准(5％),在全国范围内处于中等位次,高于江苏(4.24％)、天津(4.65％)、浙江(5.25％)等地,低于西部的四川(7.20％)、陕西(6.96％)、重庆(6.36％),中部的安徽(6.64％)等,并远低于北京(7.99％)以及一些西部省份,如贵州(7.18％)、宁夏(7.83％)、甘肃(9.63％)。卫生总费用占 GDP 的比例是评价国家或地区卫生资金的筹集水平的重要指标之一,其绝对值的大小与多种因素有关,包括该地区对卫生事业的投入、该地区卫生筹资机制和方案、该地区生产总值总量水平、中央财政对地方卫生的政策性支付等。西部地区的部分省市,地区生产总值总量水平较低,受到中央财政对当地卫生事业的倾斜支持,卫生总费用占地区生产总值的比例呈现较高水平(图 7)。

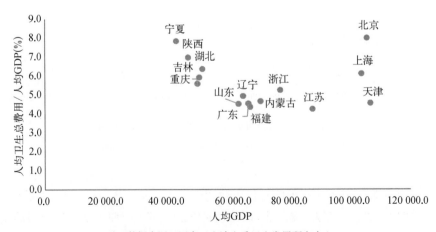

注:数据来源于国家卫生计生委卫生发展研究中心

图 7　2015 年部分省市人均 GDP 与卫生总费用占 GDP 比例关系

2015年,上海市人均卫生总费用为6 362.02元,仅次于北京(8 453.14元),远高于全国平均水平(2 980.80元),并高于天津(4 866.32元),以及东部的江苏(3 729.07元)、浙江(4 062.45元),西部的陕西(3 307.08元)、青海(3 667.80元)、宁夏(3 411.75元),中部的山西(2 518.82元)等地。人均卫生总费用受地区生产总值的影响较大,人均生产总值领先全国的地区,如上海、北京、天津,人均卫生总费用也处于全国较高水平。可以看出,卫生总费用水平与地区间发展水平密切相关。与北京相比,上海的人均卫生总费用较低,或与两城卫生系统发展策略以及功能定位(如,北京承担较多卫生保障任务)有关(图8)。

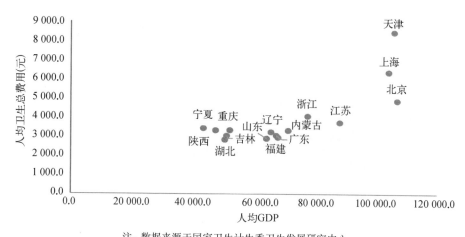

注:数据来源于国家卫生计生委卫生发展研究中心

图8　2015年部分省市人均GDP与人均卫生总费用关系

2. 与部分国家比较

将2001年与2016年广义政府卫生支出占总费用比例进行比较发现,部分国家如美国、日本、英国、韩国、广义政府卫生支出占比增长较快,其中以美国增长最多,为4个百分比;部分国家如土耳其、冰岛、埃森堡等广义政府卫生支出占比减少。上海2001年广义政府卫生支出占总费用比例为66.2%,2016年占比70.60%,相比2001年增加了4.40个百分点,提示2001~2016年政府对卫生的投入增长幅度明显(图9)。

二、卫生费用机构分配

(一)分配总额情况

2016年,上海市卫生总费用(机构法)为2 030.65亿元,其中医疗机构费用总量为1 649.54亿元,占比达81.23%,与2015年相比低4.03个百分点,其中,医院费用占总费用69.13%;基层医疗卫生机构费用占卫生总费用12.10%,较上年(13.39%)略有下降。公共卫生机构费用为69.44亿元,占比3.42%;药品及其他医用品零售机构费用为143.58亿元,占7.07%,与上年基本持平(图10)。上海市是周边长三角地区乃至全国重要的医疗中心,人口流动大,外来人口多。机构法核算采用属地原则,将外来就医纳入卫生费用核算。为了充分展现常住人口地卫生花费情况,本文一并对外来人口进行剥离核算。根据市卫生计生委信息中心的统计数据,

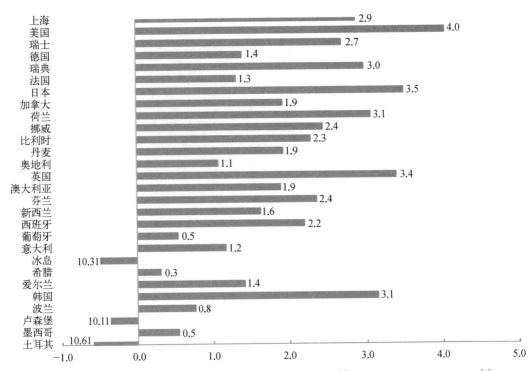

注：国家数据来源于世界卫生组织(World Health Organization，WHO)[3]、世界银行(World Bank，WB)[4]和 OECD 网站数据库[5]，中国数据来源于国家卫生和计划生育委员会卫生发展研究中心

图 9　2001～2016 年部分国家和上海市广义政府卫生支出占总费用比例变化情况

2016 年外来就医发生在医疗机构的费用为 252.04 亿元，占卫生总费用机构法的比例为 12.41%，与上年基本持平。剔除外来就医费用后，医院、基层医疗卫生机构和公共卫生机构占卫生总费用机构法的比例分别为 65.85%、13.69% 和 3.90%，医院占比下降，基层医疗卫生机构和公共卫生机构占比上升(图 11)。

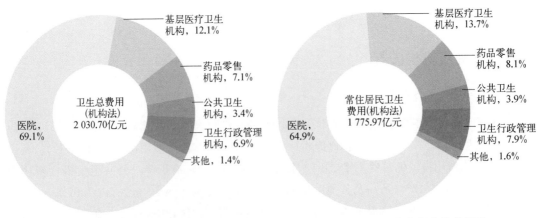

图 10　2016 年上海市卫生总费用　　　　　图 11　2016 年上海市常住居民
　　　　　(机构法)分配情况　　　　　　　　　　　卫生费用机构分配情况

（二）分配流向变化

2001～2016 年,上海市卫生总费用的分配流向总体保持稳定,约 80％流向医疗机构(包括医院和基层医疗卫生机构),20％流向药品零售机构、公共卫生机构及其他。2008 年,医院费用占卫生总费用的比例出现了近 15 年内的最低值(62.5％),随后医院占比出现了一定的攀升,2015年达到 71.9％。2016 年医院费用逐渐停止走高,较上年下降了 2.67 个百分点。与此同时,基层医疗机构的费用占比(12.1％)较上年(13.4％)也略有下降(图 12)。

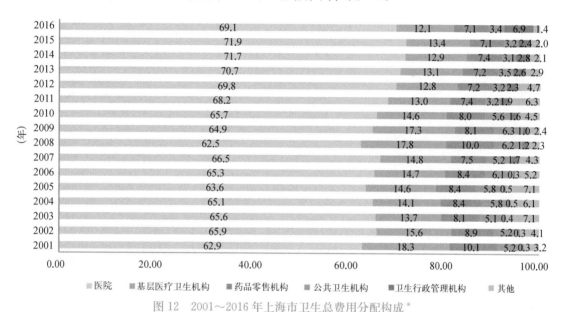

图 12　2001～2016 年上海市卫生总费用分配构成*

医疗机构费用构成上,医院费用占比在 2001～2016 年间总体呈现上升趋势,在 2008～2009 年医改年降至最低值,2011 年后医院费用占比保持稳定。2016 年医院费用占医疗机构费用比例达85.1％,其中绝大多数发生在城市医院,基层医疗机构占医疗机构费用的比例为 14.90％(图 13)。

三、主要特点

（一）卫生总费用总量增速较快,占 GDP 比例升高

2016 年上海市卫生总费用较上年环比增长 14.94％,高于上年增速(14.37％),并显著高于当年 GDP 增速(7.77％),卫生消费弹性系数为 1.92。这意味着上海市卫生总费用控制的形势仍然严峻。在连续数年卫生总费用的高速上升的情况下,卫生总费用基数已达较高水平。2016年,上海市人均卫生费用达 7 595.98 元,较 2015 年(6 362.02 元)高 1 233.96 元。2016 年上海市卫生总费用占 GDP 比例为 6.52％,高于上年(6.12％)0.40 个百分点,这也从另一个角度说明了上海市卫生总费用总量的增长令人关注。

---

* 2011 年起卫生总费用机构法核算纳入部队医院数据。2014 年部队医院费用为 100.91 亿元,占当年机构法卫生总费用的 6.6％,较 2013 年总量增长了 20.48 亿元,占机构法比重(5.9％)增加了 0.7 个百分点。

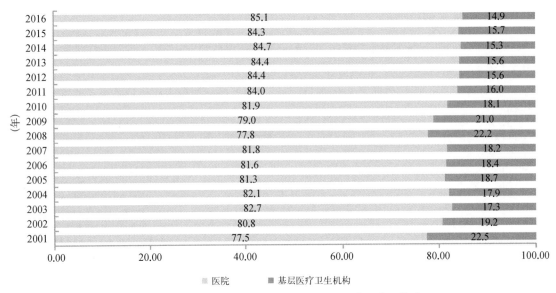

图 13　2001～2016 年上海市医疗机构卫生费用分配构成

（二）政府卫生投入增加，个人卫生支出降低

2016 年上海市社会卫生支出占总费用的 57.77%，政府卫生支出占 23.43%，个人卫生支出占比为 18.80%。其中，政府卫生支出占比较上年（20.82%）提高 2.61 个百分点，个人卫生支出占比较上年（21.75%）降低 2.95 个百分点，这在一定程度上反映出了卫生筹资结构的优化。2016 年上海市政府卫生支出为 430.73 亿元，占财政总支出比例为 6.23%，较 2015 年高 1.06 个百分点，为自 2001 年之后的最高值。这体现出在医疗改革进入深水区的重要阶段，上海市政府对于卫生事业的大力支持。特别地，小城镇医疗保险于 2017 年并入城镇职工基本医疗保险，上海市财政于 2016 年拨出专项资金，一次性补足原小城镇参保人员的缺缴保费，在个人卫生支出方面，2016 年上海市个人现金卫生支出总量达到 345.5 亿元，在总费用中占比较上年明显下降，为 2001 年之后的最低值，并于 2012 年之后首次低于 20%，这体现出 2016 年上海市在医疗保障水平提高、医疗服务价格调整、医疗救助精准化发展等方面，为切实减轻人民群众看病就医负担所做出的卓有成效的努力。

（三）医疗保障支出增长明显，商业医保发展迅猛

2016 年政府卫生支出中，医疗保障支出占 40.60%，较上年占比上升 9.67 个百分点，总额增加了 75.94 亿元。从社会卫生支出来看，社会医疗保障支出占绝大部分（79.75%），2016 年社会医疗保障支出较 2015 年多 104.35 亿元。2016 年，上海市新型农村合作医疗与城镇居民基本医疗保险合并完成，成为城乡居民基本医疗保险。双保合并后，原有的新型农村合作医疗参保人的保障水平明显提高，基金使用效率明显提升，成为政府医疗保险改革的重大利好举措。2016 年社会卫生支出中，商业健康保险费较上年增加 64.70%，总额增加 75.34 亿元。随着商业保险与医疗行业的不断融合，各项支持政策逐步落地，商业保险逐年呈现迅猛发展势头，商业保险筹资越发成为社会筹资中极具潜力的新兴力量。

（四）医院费用为卫生总费用的主要机构流向，占比略有下降

2016年上海市卫生总费用中医疗机构费用占比达81.23%，与2015年相比低4.03个百分点，其中医院费用占总费用的69.13%，低于2015年2.70个百分点。上海集中了全国尤其是江浙沪地区的优势医疗资源，不仅为上海本地居民服务，也吸引着来自全国各地的人群前来就医。据统计，2016年外来就医发生在医疗机构的费用为252.04亿元，占卫生总费用机构法的比例为12.41%，与上年基本持平。剔除外来就医费用后，医院费用占卫生总费用机构法的比例为64.85%。总体而言，从卫生费用流向的角度来说，2016年上海市医院费用出现明显下降，分级诊疗效果初显。近年来，上海基于社区综合改革和家庭医生签约服务的举措使得分级诊疗制度建设有所推进。2015年，上海启动社区综合改革2.0版，旨在通过改革补偿和激励机制，提升社区健康管理服务效率。截至2016年年底，家庭医生签约常住居民超过1 050万人，签约率超过45%；本市社区卫生服务中心"1+1+1"组合式签约覆盖全市77%的社区，签约居民逾130万人，签约居民在组合内就诊比例达80%，在签约社区就诊比例达60%。

四、政策建议

（一）进一步推进公立医院改革，控制医疗费用不合理上升

在当前总体经济进入新常态、卫生费用基数已达较高水平的形势下，过快的医疗费用增长将给社会和个人带来沉重的负担。卫生总费用增速连年超越GDP增速，提示卫生费用长此以往将超越社会可支付能力的趋势，必须加以有效控制。医院费用是卫生费用主要的构成部分，医院费用的控制在总费用控制中至关重要。而医院费用的控制应着眼于医院管理体制改革以及医疗服务费用结构调整。从管理体制改革来说，上海申康医院发展中心对其管理的24家市级公立医院实施以"两切断、一转变"为核心的内部绩效考核与人事分配制度改革，旨在切断科室经济收入与医务人员考核之间直接挂钩关系，医务人员收入与检查、耗材间直接挂钩的关系，转变传统的科室提成分配模式。从经济手段来说，2015～2017年上海分三批每次取消5%药品加成，分批调整1 300余项医疗服务价格，优化医疗费用的结构。接下来，应在深化落实上述举措的基础上，完善制度的精细化设计，形成医院控制医疗费用的内在激励机制，促进医疗公益性的回归。同时，应进一步加强医疗服务价格调整的范围和力度，探索医药分开后医疗机构财政补偿的科学路径。

（二）以家庭医生制度建设为抓手，加快分级诊疗体系形成

2015年，上海市发布《关于进一步推进本市社区卫生服务综合改革与发展的指导意见》（沪府办发〔2015〕6号）及8个配套文件，其中提出按照"覆盖广、签约实、服务好"的原则，做实家庭医生签约服务，力争到2020年，实现家庭医生服务基本覆盖全市家庭的目标。随着"1+1+1"医疗机构组合签约试点的推进，居民在就诊、配药和健康管理等方面获得了切实的实惠，延伸处方和长处方制度更是受到了人民群众的广泛欢迎。下一步应该进一步扎实有效地推进建设家庭医生制度，做实家庭医生与社区居民的签约关系，充实家庭医生对签约居民的服务内容，修正盲目追求签约率的不良作风。同时，应进一步完善社区卫生服务中心与家庭医生的关系，完善家庭医生

的职业发展和薪酬待遇,加快家庭医生的人才队伍建设,使家庭医生队伍真正具备让广大人民群众放心的"健康守门人"的能力。同时,通过医联挂号平台、上下转诊渠道、药品供应保障等配套政策的实施,避免家庭医生制度建设成为"无米之炊"。

(三)鼓励商业保险发展,完善医疗保险体系

近年来,上海健康险保费收入增长迅速。商业健康保险服务业在现代经济社会的发展趋势下应运而生,是与满足人民群众日益增长的对美好生活的需求相适应的业态,应大力挖掘商业健康保险在医疗保障体系中所能发挥的作用。比如,进一步探索商业保险在健全医疗服务业保险险种方面的优势,加快发展医疗责任保险和医疗意外保险等医疗执业保险。商业医疗保险作为医疗服务过程的第三方机构,其机制可以运用于医疗纠纷的评定和调解。商业保险公司对于经费精算、筹资风险控制方面的经验,可以应用于医保资金的管理。目前,上海市已在全市推广长期护理保险试点,然而商业保险在其中发挥的作用还较为有限。应将养老健康产业作为商业医疗保险大有可为的阵地,发挥商业保险的灵活性和丰富性,积极开发满足老年人医疗、护理、康复、养老的复合性需求的创新险种,并发挥商业保险对于社会卫生筹资的补充作用。

(四)完善卫生费用核算体系,适应大数据时代的卫生决策改革

卫生费用核算成为上海卫生决策支持的一项常规工作已逾十年,其在卫生事业发展中所提供的数据支持作用也越发凸显。大数据时代已经来临,医疗卫生信息化是国家"十三五"规划中信息化建设的重点领域。上海持续走在国家科技发展的前端,应当在医疗卫生信息化发展中做出表率。应进一步健全全市人口健康数据库,并提高数据库的互联互通性、开放性和覆盖面,为卫生总费用核算的数据收集带来变革式的改进。

参 考 文 献

[1] 上海市人力资源和社会保障局. 2016 年度本市社会保险基本情况. http://www. 12333sh. gov. cn/201712333/xxgk/zdly/01/201711/t20171103_1270735. shtml[2017 - 12 - 17].

[2] 上海市人力资源和社会保障局. 2015 年度本市社会保险基本情况. http://www. 12333sh. gov. cn/201712333/xxgk/zdly/01/201711/t20171103_1270731. shtml[2017 - 12 - 17].

[3] World Health Organization. Global Health Expenditure Database. http://apps. who. int/nha/database/Home/Index/en [2016 - 06 - 02].

[4] World Bank. Global Database. http://data. worldbank. org/indicator [2016 - 06 - 02].

[5] Organisation for Economic Co-operation and Development. Global Statistics. http://stats. oecd. org [2016 - 06 - 02].

基于标化工作量成本测算的
社区卫生财政投入机制研究

张　安　王　玲　王　冬　应晓华

万和平　刘静静　徐　静　史　野

【导读】　2015年6月,上海市政府召开深化社区卫生综合改革大会,印发了《关于进一步深化社区卫生服务综合改革的指导意见》和8个配套文件,掀起了上海市社区卫生新一轮的改革。此轮改革体现了社区卫生服务的精细化管理和建立现代医院管理制度的理念。改革的主要目标是通过核定社区卫生标化工作项目,确定标化工作量,建立政府基于标化工作量的资源投入与分配机制,并建立以标化工作量为基础的岗位设置、财政补偿制度和社区医务人员的薪酬分配机制。随着社区综合改革的推进,成效逐渐显现,同时一些问题亟待解决:一是社区卫生服务的成本如何测算;二是财政补偿单价测算及方法不统一;三是医护人员的可分配单价测算不统一。本研究选取上海中心城区、城郊区以及远郊区,共70家社区卫生服务中心作为样本单位,对上海市的社区卫生服务项目进行成本测算,分析当前财政部门社区卫生服务补偿现状,探索财政补偿单价及医护人员的可分配单价测算方法,为有关部门对社区卫生服务的补偿提供依据。

一、上海社区卫生服务成本分析

(一)社区卫生成本核算

社区卫生服务项目不同,服务的内容和难易程度不一样,这对社区卫生服务中心的工作量计算造成了困难,但是由于引进了标化工作量这一"尺度",社区卫生服务的不同内容,都可以通过标化工作量来测量社区卫生服务中心的总工作量,这也为社区卫生服务的成本测算提供了一条新的途径。

(二)社区医疗卫生支出

根据2015年全国卫生计生财务年度报表(以下简称"财务年报")编制中《基层医疗机构业务

基金项目:基于社区卫生标化工作项目成本投入机制研究(项目编号:HP201704)。

第一作者:张安,男,副研究员。

通讯作者:王玲,女,上海市卫生和计划生育委员会基层卫生处处长。

作者单位:上海市健康促进中心(张安、万和平、刘静静),上海市卫生和计划生育委员会(王玲、王冬),复旦大学公共卫生学院(应晓华),青浦区社区卫生服务中心(徐静、史野)。

收费与收支明细表》(国卫财18表)所规定医疗卫生支出反映基层医疗卫生机构开展基本医疗服务和公共卫生服务活动中发生的各项支出成本。包括人员支出成本、药品费、材料支出成本、非财政资本性支出成本、维修费、提取医疗风险基金和其他公用经费。

(三) 单位标化工作量成本

对上海中心城区、城郊区及远郊区的医疗卫生服务成本进行各项分析,考虑到社区卫生服务中心的药品零加成,医疗卫生支出去除了药品费用,以便更好分析其他各项支出占医疗卫生支出情况(表1)。从表1中可以看出,剔除药品费用后,人员支出占医疗卫生支出超过70%,占据了医疗卫生支出的主要部分。

表1 城区、郊区和远郊区各项成本分析(不含药品费)

项　　目	城 区		城 郊		远 郊	
	金额(万元)	构成比(%)	金额(万元)	构成比(%)	金额(万元)	构成比(%)
人员支出	87 407.84	71.60	70 202.62	72.13	29 853.47	73.14
材料支出	15 432.89	12.64	8 132.64	8.36	4 336.13	10.62
公用经费支出	13 687.75	11.21	16 869.79	17.33	5 756.87	14.1
其他经费支出	5 548.56	4.55	2 116.59	2.17	871.46	2.13

将机构的医疗卫生支出(去除药品费用)分摊到每单位标化工作量上(表2),不同地域标化工作量单位成本不同,城郊区和远郊区的单位标化工作量成本要明显高于中心城区的单位标化工作量成本。

表2 各区每个标化工作量成本

区	社区数(个)	标化工作总量(个)	医疗卫生支出总额(元)	每标化工作量成本(元)
黄浦区	5	7 124 039	180 054 533	25.27
虹口区	8	11 399 943	380 770 400	33.4
普陀区	11	13 790 283	437 574 351	31.73
青浦区	10	8 551 962	389 462 476	45.54
嘉定区	13	12 156 090	583 754 024	48.02
崇明区	18	9 090 975	408 179 275	44.9

二、基于标化工作量社区卫生服务项目成本核算

(一) 社区卫生服务项目成本核算

社区卫生服务中心的每项服务项目可经由标化工作量来衡量,而每单位标化工作量的成本能测算。每项服务项目的成本也可以通过标化工作量和单位标化工作量的成本进行核算,公式如下:

每项服务项目单位成本＝标化工作量×单位标化工作量成本。

社区卫生服务某服务项目总成本＝单位标化工作量成本×该服务项目标化工作总量。

现在以中心城区 10 万服务人口的高血压管理工作为例，测算要完成这项工作的成本：根据《本市社区卫生服务中心标化工作量核定与指导模型》（沪卫计基层〔2016〕18 号）之设定高血压高危组、中危组、低危组分别占高血压患者的 20％、30％、50％[9]，管理每位高危组、中危组、低危组患者的标化工作量分别为 10 个标化量/年、4 个标化量/年、2 个标化量/年，高血压患病率为 23.6％，高血压健康管理率为 40％，15 岁以上人群占比为 91.4％，每单位标化工作量成本为 30.13 元。

该中心城区不同组别高血压健康管理标化工作量如下：

高危组：100 000×91.4％×23.6％×40％×20％×10＝17 256 个。

中危组：100 000×91.4％×23.6％×40％×30％×4＝10 354 个。

低危组：100 000×91.4％×23.6％×40％×50％×2＝8 628 个。

该中心城区高血压健康管理工作成本＝(17 256＋10 354＋8 628)×30.13＝1 091 850.94(元)。

(二)社区卫生服务项目成本核算思考

本研究是基于基层医疗卫生机构的实际支出测算的标化工作量的成本，测算出社区卫生服务项目成本。但是目前基层医疗卫生技术人员工作量大、收入偏低等不合理因素客观存在，因此本研究测算的项目成本更接近实际成本，与理想成本可能存在一定差距。

三、基于标化工作量社区卫生服务财政补偿

(一)基于标化工作量财政补偿公式设定

为了便于直观标化工作量的补偿单价，以及增强全市范围内可比性，采用与社区卫生标化工作量直接相关的财政补偿项，具体包括财政基本支出补助收入中在职人员经费补助收入、公用经费补助收入、基本公共卫生服务补助收入，项目支出财政补助收入中公共卫生服务项目补助收入等。非直接相关项，包括财政基本支出补助收入中离退休人员经费补助收入、项目支出财政补助收入中基建项目补助收入、设备购置项目补助收入及其他补助收入差异性大，不作为计算项目。标化工作量财政补偿单价计算公式如下：

1. 实际标化工作量财政补偿单价＝基本项目财政补偿金额/核定的社区卫生服务中心标化工作总量

其中：基本项目财政补偿金额包括基本公共卫生经费补助、公共卫生专项补助、在职人员收入、公用经费收入。

在职人员收入指人社部门核定人均薪酬×在岗职工数。

标化工作量财政补偿单价＝(公共卫生经费补助＋公共卫生专项补助＋人社部门核定人均薪酬×在岗职工数＋公用经费)/核定的社区卫生服务中心标化工作总量。

2. 目标标化工作量财政补偿单价＝基本项目财政补偿金额/核定的社区卫生服务中心标化工作总量

其中：基本项目财政补偿金额包括基本公共卫生经费补助、公共卫生专项补助、在职人员收入、公用经费收入。

在职人员收入指改革设定人均薪酬×在岗职工数。

标化工作量财政补偿单价＝（公共卫生经费补助＋公共卫生专项补助＋改革设定人均薪酬×在岗职工数＋公用经费）/核定的社区卫生服务中心标化工作总量。

（二）实例分析

以某区为例测算该区的财政补偿单价。

1. 实际财政补偿单价

某区基本公共卫生经费补助、公共卫生专项补助经费为：80 482 013 元。

在岗职工数为：1 566 人。

人社部门核定人均薪酬为：103 000 元。

公用经费为：52 488 226 元。

2016 年实际完成标化工作量：8 551 962 个。

某区标化工作量财政补偿单价＝（80 482 013＋103 000×1 566＋52 488 226）/8 551 952＝34.4 元。

2. 目标财政补偿单价

某区基本公共卫生经费补助、公共卫生专项补助为：80 482 013 元。

在岗职工数为：1 566 人。

改革设定人均薪酬为：2016 年为 150 000 元。

公用经费为：52 488 226 元。

2016 年实际完成标化工作量：8 551 962 个。

某区标化工作量财政补偿单价＝（80 482 013＋150 000×1 566＋52 488 226）/8 551 952＝43.02 元。

3. 基于标化工作量财政补偿公式

鉴于前面所分析，基于标化工作量的财政补偿公式可表示为：

财政补偿公式＝（财政补偿单价×社区卫生服务中心标化工作总量）×考核系数＋退休人员经费＋专项经费。

财政补偿单价体现了财政部门对每单位标化工作量的价值体现，也反映了对社区卫生服务价值的认可程度。从上述实例分析可以看出，实际的财政补偿单价比现阶段改革设定目标的财政补偿单价要低 20%，说明财政部门对标化工作量的价值低估。

（三）基于标化工作量的卫生人员可分配单价

1. 卫技人员可分配总额核定

社区卫生人员可分配单价反映了社区卫生人员完成每单位标化工作量能够获得的报酬，也反映了社区卫生人员的社会劳动价值。

实际标化工作量对应可分配单价＝(社区卫生人员岗位数量×人社部门核定人均薪酬水平标准)/社区卫生服务中心年标化工作总量。

目标标化工作量对应可分配单价＝(社区卫生人员岗位数量×改革目标人均薪酬水平标准)/社区卫生服务中心年标化工作总量。

2. 实例分析

以某区为例,测算该区的卫技人员可分配单价:

(1) 实际卫技人员可分配单价:

在岗卫技人员数为:1 286 人。

人社部门核定人均薪酬为:103 000 元。

2016 年实际完成标化工作量:8 551 962 个。

A:某区实际卫技人员实际标化工作量可分配单价＝(103 000×1 286)/8 551 952＝15.49 元。

(2) 目标卫技人员可分配单价:

在岗卫技人员数为:1 286 人。

改革设定人均薪酬为:2016 年为 150 000 元。

2016 年实际完成标化工作量:8 551 962 个。

B:某区目标卫技人员实际标化工作量可分配单价＝(15 000×1 286)/8 551 952＝22.56 元。

可分配单价体现了医护人员的劳动价值,从实际可分配单价与现阶段改革设定目标的可分配单价相比要低 32.8%,表明该区社区卫生服务中心医务人员的劳动价值存在贬值。

四、政策建议

(一) 正确认识社区卫生服务价值,加大对社区卫生服务的投入

社区卫生服务中心是提供基本医疗卫生服务的重要平台,是实现健康中国战略的重要阵地。上海新一轮的社区卫生改革不仅要使居民的医疗卫生获得感增加,同时也要增强医务人员的职业获得感。财政补偿单价体现了财政部门对社区卫生服务的经济价值的认可,案例分析表明目前财政部门投入要远低于改革目标(低于 20%),同样,体现医务人员的可分配单价也远低于改革设定的标准(低于 33%)。这反映出了当前社区卫生服务中心面临的尴尬境遇,社区卫生服务中心和医护人员的劳动价值都未得到政府相关部门的合理、科学的认识。因此,要提高对社区卫生服务的价值认识,加大投入力度,才能保障社区卫生服务的可持续、良性发展。

(二) 建立和完善基于标化工作量的财政补偿机制

建立和完善运行机制,是保障上海市社区卫生综合改革的关键。建立科学、合理的财政补偿机制才能保障上海市的社区卫生服务健康发展。上海此次改革核心的一项举措是,以标化工作量来测算辖区内的基本卫生服务需求,以标化工作量来核定社区卫生岗位,以标化工作量来进行绩效考核,因此建立和完善以标化工作量为基础的财政补偿机制,科学确立财政补偿测算方法,有利于财政补偿的针对性和有效性,利于全市的统一性和可比性,也有利于对财政补偿的效果进行科

学评价。

（三）加大对社区卫生服务人力资源的投入

社区卫生服务人力成本在社区卫生服务中心总成本(除去药品费用)中占70％以上,是社区卫生服务中心的主要成本,这也是由社区卫生服务的性质所决定。一方面是社区卫生服务的公益性,实现了收支两条线,去除了市场趋利性。另一方面,人力资源是社区卫生服务的主要生产力[10]。但是全科医生短缺仍是当前瓶颈问题。至2016年4月,全市共有6 300名全科医生,按照社区卫生服务配置要求还差6 000多名全科医生。加强社区卫生人才队伍建设,不仅要加大培养力度,同时也要保障医护人员的合理收入,保护医护人员积极性,避免社区卫生人才的流失。

（四）综合区域的客观情况,确定社区卫生项目成本

根据本研究分析结果,上海中心城区和郊区单位标化工作量的成本差异性大,郊区单位标化工作量的成本要高于中心城区的单位标化工作量成本。这主要是因人口密度、服务面积以及当地的卫生需求不同造成。由于单位标化工作量成本的不同,形成每项服务项目的成本也不同。财政部门应当根据当地人口密度、服务面积等因素的具体情况,充分考虑当地的医疗成本予以财政补偿。

参 考 文 献

[1] 上海市人民政府.上海市人民政府办公厅印发《关于进一步推进本市社区卫生服务综合改革与发展的指导意见》的通知(沪府办发〔2015〕6号).2015.

[2] 上海市卫生和计划生育委员会.关于印发《上海市社区卫生中心基本服务项目目录(2015)版》的通知(沪卫计基层〔2015〕5号).2015.

[3] 上海市卫生和计划生育委员会.关于印发《本市社区卫生服务中心基本项目标化工作量指导标准》的通知(沪卫计基层〔2015〕6号).2015.

[4] 上海市财政局,上海市卫生和计划生育委员会.本市社区卫生服务中心基本项目财政补偿核定工作的指导意见(沪财社〔2015〕15号).2015.

[5] 上海市卫生和计划生育委员会,上海市机构编制委员会办公室.关于印发《本市完善本市社区卫生服务中心人员岗位管理的实施意见(试行)》的通知.(沪卫计基层〔2015〕9号).2015.

[6] 上海市卫生和计划生育委员会.关于印发《本市规范本市社区卫生服务中心全面预算(试行)》的通知(沪卫计基层〔2015〕11号).2015.

[7] 上海市卫生和计划生育委员会,上海市医疗保险办公室.关于印发《关于完善本市家庭医生制度的实施意见》的通知(沪卫计基层〔2015〕19号).2015.

[8] 上海市卫生和计划生育委员会,上海市发展和改革委员会.关于印发《本市社区卫生服务综合改革试点方案》的通知(沪卫计基层〔2015〕10号).2015.

[9] 上海市卫生和计划生育委员会.关于印发《本市社区卫生服务中心标化工作量核定与应用指导模型》的通知(沪卫计基层〔2016〕18号).2016.

[10] 张安,张天晔,夏雯,等.基于生产函数分析的社区卫生服务效率探讨.中国全科医学,2013,10:1090-1092.

基于基本服务项目标化工作量的
全面预算管理实践

彭德荣　朱文英　沈　薇　杨芬红　孔　斌

【导读】　2015 年,上海市人民政府下发《关于进一步推进本市社区卫生服务综合改革与发展的指导意见》(沪府办发〔2015〕6 号)和相关配套文件,标志着新一轮社区卫生服务综合改革正式启动。该意见明确了完善社区卫生服务平台建设、建立基于基本项目的运行新机制、建立信息化技术支持体系、基本建立家庭医生制度等七大任务。上海市 65 家社区卫生服务中心被纳入首批综合改革试点,2016 年年底,在前期试点的基础上,全市所有社区卫生服务中心均被列入了改革试点。通过两年的试点,在平台功能完善、基本项目运行机制、家庭医生制度等方面成效显著。截至 2017 年 10 月,全市"1＋1＋1"组合机构签约人数接近300 万,其中 60 岁及以上老人 220 多万,签约率超过 60％;签约居民组合机构内就诊率75.5％,居民社区就诊意愿逐渐恢复;提供延伸处方服务 80 余万人次,社区居民的获得感得到提高。

全面预算管理是社区卫生服务中心构建科学的现代管理制度的基础性工作,它通过量化数据与信息化技术支撑,在内部实现精细化、科学化的预算管理,避免单纯实施综合预算管理可能引起的效率降低等问题,有利于提高财政资金使用效率和社区卫生机构的服务效率。为了进一步深化社区卫生服务改革,规范社区卫生服务机构的运行和管理,上海市卫生和计划生育委员会制定并下发了《关于规范本市社区卫生服务中心全面预算管理的实施意见(试行)》。但是,由于社区卫生服务中心的预算意识不强,以及预算管理、数据采集等方面存在的问题,这项工作的开展并不顺利。静安区彭浦新村街道社区卫生服务中心依托信息技术,在基于基本服务项目标化工作量的全面预算管理方面积极探索实践,并取得了一定的成效。

一、社区卫生服务中心预算管理的发展

20 世纪 50～60 年代,基层医疗卫生机构执行"统收统支"的预算管理模式;1997～2005 年,

第一作者:彭德荣,男,副主任医师,上海市静安区彭浦新村街道社区卫生服务中心主任。
作者单位:上海市静安区彭浦新村街道社区卫生服务中心(彭德荣、沈薇、杨芬红),上海市静安区卫生和计划生育委员会(朱文英),上海市静安区科技与信息中心(孔斌)。

实行定额补助和专项补助；2005～2012年，强化成本核算、完善预算管理、加强考核监管，逐步建立了科学合理的收支管理机制；2012年以来，社区卫生服务中心普遍执行"核定任务、核定收支、绩效考核补助、超支不补、结余按规定使用"的综合预算管理办法[1]。新一轮社区卫生服务综合改革把完善社区卫生服务中心的平台功能作为主要任务之一，而全面预算管理是构建平台现代管理制度、完善绩效工资制度的基础性工作。

二、全面预算管理的主要问题

（一）管理人员的预算意识不强

社区卫生服务中心管理人员的预算意识不强主要体现在两个方面：一是预算管理参与意识不够，除了主要领导、分管领导和财务人员，职能科室管理人员的预算编制、预算执行参与度低，特别是医务人员，极少会关注预算执行；二是对预算管理的要求和目的不明确，往往认为预算管理只是一种形式要求，而非立足于社区卫生服务中心内部的管理和控制[2]。

（二）预算管理的组织体系不全

全面预算管理的组织体系包括决策机构、常设机构和执行机构三个层面，完整的组织体系承担着预算编制依据发布以及年度预算的编制、审批、执行、监督、分析、控制、调整、评估、考核等一系列预算管理活动。全面预算管理能否正常运行并发挥作用，组织体系将起到关键性的作用。社区卫生服务中心普遍没有专门的预算管理部门，预算管理组织体系不全[2]，难以开展全面预算管理。虽然上海市新一轮社区卫生服务综合改革针对全面预算管理有明确的要求，但是由于预算管理意识、概念、专业知识缺乏等原因，要求还难以落实。

（三）预算管理的责任主体模糊

社区卫生服务中心传统的年度预算编制工作多由财务部门承担，对接上级财务部门对年度预算编制的要求、口径，完成收支统计，做到收支平衡。除了设备采购更新、基本建设等方面的需求，各职能科室、业务科室对于预算编制和执行并不承担责任。全面预算管理要求落实预算主体责任，主体责任包括预算编制和预算执行。预算编制、预算执行的责任主体是各业务部门（科室）、职能部门。最小预算编制单元是预算执行的最小个体，并不是预算编制主体。预算"责任主体"概念模糊影响全面预算管理工作的推进，有些基层医疗卫生机构让每个家庭医生编制预算，这种做法显然不妥。

（四）全面预算的框架内容不全

全面预算包括业务预算、成本预算和财务预算，社区卫生服务中心的业务包括基本医疗和公共卫生，可以进一步按功能细化为基本诊疗、社区护理、社区康复、家庭医生、基本公共卫生、重大公共卫生六大类。业务预算内容主要是工作量预算、费用预算、管理预算，工作量是指基本服务项目的预算标化工作量，费用预算是指各类业务收入，管理预算对应的是综合预算的"商品服务支出"。业务预算同时需要业务开展过程中有相对应的质量、安全、效率类指标，成本预算分为物耗类成本、人员支出类成本,财务预算包括收入预算、支出预算和资产预算。全面预算管理对社区卫生服务中心来说是新要求,预算内容多,预算编制前首先要发布预算编制依据,预算编制过程牵涉内部业务部门(科室)、管理部门,容易造成部分内容的缺失。

(五)全面预算的编制流程不清

全面预算管理中各专业预算应相辅相成、密切关联、前后衔接,是一个完整的体系。根据预算编制依据,首先应该编制业务预算和成本预算,再编制财务预算。支出预算方面,根据预算执行的最小单元,需要对管理预算进行拾遗补阙。全面预算基于综合预算,两者的衔接非常重要,实际操作中两者往往会割裂,特别是编制流程,容易出现两者各自按照"自下而上、二上二下"流程编制的问题。

(六)预算编制和执行分析数据采集难

全面预算管理涉及基本服务项目标化工作量、业务收入、公用支出、考核指标、绩效薪酬,预算以预测为基础,必须对既往数据有一个全面的掌握。预算执行分析需要动态采集数据。业务系统覆盖不全、管理系统缺失,造成无法科学编制预算,也无法精准分析预算执行情况。尤其在成本预算方面,医疗机构成本核算是一项基础性工作,上海公立医院成本核算工作开展比例不高[3],物耗成本的预算编制和执行分析难以实现。

另外,针对机构的全面预算监督和考核需要进一步完善。

三、信息技术支撑下的全面预算管理实践

(一)完善全面预算管理的组织体系

从预算管理的角度,全面预算管理组织体系包括决策机构、工作机构、执行机构三个层面,同时还应该包括预算控制的相关制度、规范、规范化操作流程。要做好全面预算管理,首先要明确决策机构、工作机构、执行机构的设置及组成人员。对社区卫生服务中心来说,全面预算框架应设置全面预算管理委员会、全面预算管理办公室、预算管理责任主体三级架构,对应决策机构、工作机构、执行机构。

决策机构:全面预算管理委员会(以下简称"委员会"),由中心主任、业务副主任担任委员,吸纳相关部门、班组(全科团队)负责人,以落实社区卫生服务中心平台功能建设、保障中心运行、规范机构管理为出发点,组织领导预算管理工作的有序开展,监督预算管理体系的正常运行,协调上级相关部门,沟通预算编制相关事宜。

工作机构:委员会下设全面预算管理办公室(以下简称"办公室"),中心业务分管主任兼办公室主任,由财务科、行政办公室、人事科、后勤保障部、质量控制部负责人组成办公室成员,负责处理与预算相关的日常事务,协调各部门(科室)、全科团队等业务部门(科室)预算信息、资料的收集整理,根据收集的资料和上级主管部门的要求,在委员会的指导下编制年度预算。

执行机构:各全面预算责任部门由中心各部门(科室)、全科团队、老年病区、健康管理部等

业务部门组成,是全面预算编制、调整、执行以及考核的主体。

(二) 构建预算管理的监督保障体系

建立预算执行的全程监管制度。定期召开预算分析会议,掌握预算的执行情况,对预算执行中出现的异常情况,要及时分析,提出解决办法,纠正预算的执行偏差;发挥内部审计的监督作用,定期组织预算审计,纠正预算执行中存在的问题,维护预算管理的严肃性,内部审计监督是预算调整、改进内部管理和绩效考核的重要参考;完善全面预算管理的考核评价,对预算管理责任部门进行考核评价,考核遵循"目标、激励、时效、例外"原则,考核评价结果作为各责任主体目标考核和绩效分配的依据。

(三) 全面预算管理的信息系统建设

1. 完善预算管理配套的核心应用

全面预算管理的实施需要对中心内部人、财、物信息资源全面掌握,通过预算管理优化资源配置,预算数据的准确性显得尤为重要。社区卫生服务中心业务复杂程度高,仅公共卫生服务就有几十条线,要保证预算数据的准确性,必须保证生产系统功能健全,能够客观、自动地生成相关业务数据。信息系统建设有一个逐渐完善的过程,首先必须优先完善核心应用,比如,满足岗位设置要求的人事系统建设。预算数据采集涉及复杂的人员岗位配置,新一轮社区卫生服务综合改革对各类岗位配置有明确的要求,人事系统的完善有助于根据部门、岗位的动态变化采集和分析个人的基本服务项目标化工作量、物耗类成本的消耗;物资管理系统建设便于精准掌握每个人、每个部门的物耗成本,结合成本核算科学编制、分析成本预算。

2. 服务项目标化工作量日报系统

基本服务项目标化工作量是全面预算的核心。2016 年,市级层面基本服务项目有六大类141 项、标化工作量153 项,《指导意见》要求各社区卫生服务中心进一步地细化,覆盖社区业务功能的标化工作量一般在 200 项左右,现有的生产系统能够采集到的数据不到 60%,要做到分类(六大类)统计分析每个人、每个部门的服务项目标化工作量难度可想而知。按照岗位性质、工作内容设置个性化工作量日报,既满足了个人、团队(科室)基本服务项目标化工作量的统计需求,也解决了分类统计汇总的难题,便于动态分析预算执行情况。

3. 全面预算管理的运行平台建设

全面预算管理的运行除了要求生产线系统完善,还必须实现系统之间的信息共享,确保数据来源统一,以提高预算数据的质量,形成多层次、多级次、多维度的数据分析体系,科学编制年度预算,全程管理、控制预算执行情况。预算编制需要查询大量的历史数据,执行分析也需要各个系统提供每天实际发生的数据,必然影响生产系统的日常运行效率,甚至造成应用系统"瘫痪"。本文通过临床数据中心(clinical data repository,CDR)和企业服务总线(enterprise service bus,ESB)解决了上述矛盾。设计基于信息技术的全面预算管理流程,在平台上部署完整的全面预算内容框架,通过平台开展预算的编制和分析预算执行。

四、全面预算管理实施中需要注意的问题

（一）厘清全面预算管理与综合预算管理的关系

做好、做实全面预算管理要厘清全面预算管理与综合预算管理两者的关系。综合预算管理基于社区卫生服务中心的基本任务、责任目标与政府职能，全面预算管理是在社区卫生服务中心落实各项任务、细化分解目标、实施全程管理的预算管理方式。前者是外部补偿机制，需要兼顾政府财政承受能力，后者则是通过内部精细化、科学化的管理，提供政府财政补偿依据，提高财政资金使用效率和社区卫生服务机构的服务效率。全面预算管理基于综合预算管理，两者相互依存、相互联系。

（二）注意全面预算管理与综合预算管理的衔接

全面预算基于综合预算，预算编制需要执行"自上而下、自下而上、上下结合、二上二下"的原则，两者之间相互联系，实施过程中要注意两者的衔接，衔接包括预算流程、时间节点、预算内容。按照卫生计生委规财处下发的财政综合预算要求，委员会制定预算编制依据并下发到各预算管理责任主体，各部门（科室）、全科团队据此编制业务预算、成本预算，办公室负责收集、整理、汇总经过最小预算单元确认后的预算数据报批，审核同意后财务部门负责编制财务预算，经过委员会审核后形成"一上"预算报卫生计生委规财处。规财处下发"二上"预算控制要求后，按照"一上"编制流程进行修正并逐级审批，形成"二上"预算上报卫生计生委，最终下达"二下"预算。

（三）根据财务科目对预算内容进行合理的分类

财务科目分类复杂、明细过多，预算编制过程需要对相关数据重新分类，便于预算责任主体操作。管理预算根据用途可分为运行保障、后勤管理、行政办公、社会保险等。费用预算根据费用发生的部门（科室）进行分类。物耗成本可以按用途结合发生部门（科室）进行进一步的分类。

------ 参 考 文 献 ------

［1］马季.基层医疗卫生机构预算支出标准体系研究.新会计，2016，（4）：27-30.

［2］黄守云.浅谈由公立医院建立的社区卫生服务中心全面预算管理.财会研究，2016，（17）：201.

［3］彭颖，王贤吉，王力男，等.上海市公立医疗机构成本核算现状调查与分析.中国医院管理，2015，35（3）：11-13.

上海市慢性病长处方医保
适宜性管理研究

梁　鸿　黄蛟灵　张璐璐

【导读】　由配药时长限制导致的配药难问题一直是慢性病患者就医过程中普遍反映的突出问题,上海市有关政府部门基于该问题出台了长处方政策。该项政策允许诊断明确、病情稳定的居民,有长期服药需求的患者可在家庭医生处开具1~2个月用药量。本研究表明该项政策有效解决了居民配药时长限制问题,提升了居民就医体验与满意度,并且在很大程度上助推了家庭医生签约服务的开展,为分级诊疗格局的形成提供了抓手。

一、研究背景

(一) 近年来慢性病门诊限量配药一直是群众看病就医所反映的突出问题

部分医院及医生通过多种形式对患者限量限金额配药,使得患者不停在家和医院之间奔波,既增加了患者就医负担、也增加了患者往返医院的时间。以常见慢性病高血压、糖尿病为例,一次能满足4周用量的不到50%,有20%的患者连2周用量都不能满足,配药限量情况在医院确实普遍存在。调查显示65.28%的慢性病患者表示用药时间太短,来回就医不方便,增加了医疗负担。慢性病患者配药难问题严重影响了患者医疗服务的获得感与满意度,该问题占医保卫生联合投诉电话的80%以上。72.22%慢性病患者表示希望社区卫生服务中心延长单次配药量,超过50%的患者希望就诊配药时间能够延长到1个月。此外,调查显示慢性病患者配药到二、三级医院仍占较大比例,40%高血压、糖尿病参保患者配药没有下沉到社区。

(二) 为了切实解决患者呼声强烈的配药难问题,上海市出台了《关于开展本市医保慢性病长处方试点工作的实施意见》(沪人社医监〔2015〕79号)(以下简称《意见》)

上海市医保定点监管处通过前期调查研究发现,高血压、糖尿病等慢性病具有诊断明确、治疗方案清楚、长期服药、病情在短期内变化很小、病情的变化患者可监测等特征,这使得慢性病长

第一作者:梁鸿,男,教授,复旦大学城市发展研究院院长。
通讯作者:黄蛟灵,女,复旦大学人口与发展政策研究中心博士后。
作者单位:复旦大学城市发展研究院(梁鸿),复旦大学人口与发展政策研究中心(黄蛟灵),浙江大学医学院附属妇产科医院(张璐璐)。

处方具有可行性。基于前期研究,医保定点监管处开展上海市试点工作。对于在社区卫生服务中心与家庭医生签约并且纳入家庭医生慢性病管理的"诊断明确、病情稳定、需要长期服用治疗性药物"的参保慢性病患者,家庭医生在"合理、安全、有效"的前提下,满足其单次高血压、糖尿病所有品种的治疗性药物1~2个月的用量。此外,将社区卫生服务中心与二、三级医院用药进行衔接,通过双向诊疗渠道,吸引慢性病患者配药下沉到社区,以期更好满足群众的医疗需求,深化推进家庭医生制度建设,提高社区卫生服务能力,完善合理分级诊疗模式。

本研究根据《意见》的相关内容和要求进行医保长处方适宜性管理研究,通过深入了解试点区(县)改革工作进展情况、掌握上海市慢性病长处方医保管理状况,并探索《意见》中的改革内容在实施中取得的成效与面临的困难,为下一步改革发展提供政策建议。

二、主要做法

2015年4月,上海市医保定点监管处选择了家庭医生制度实行较为成熟的长宁区、徐汇区、杨浦区率先正式实行慢性病长处方试点,共涉及试点社区卫生服务中心34家。2015年下半年至2016年年初,静安区、闵行区等其他一些区(县)也开始逐渐对签约患者开展慢性病药品长处方工作。五个区(县)均达到了签约人数万人以上,长宁区是签约长处方人数最多的(71 284人),家庭医生人均慢病长处方人数达到488人。在药品保障上,徐汇区与杨浦区做法突出(表1)。

表1　试点区(县)开展慢性病长处方相关情况

区(县)	纳入试点的家庭医生数(人)	慢性病长处方签约人数(人)	家庭医生人均慢性病长处方签约人数(人)	改革以来累计开具长处方数(张)	新进药品(种)	新进非基药(种)
长宁区	146	71 284	488	252 885	122	64
徐汇区	218	25 135	115	72 896	235	71
杨浦区	200	24 005	120	91 831	196	196
静安区	139	11 484	83	71 706	4	0
闵行区	166	34 709	209	341 697	26	7

在具体的长处方工作开展中,五个区(县)的做法有差异,也有共同之处,各自都结合本区(县)实际情况进行长处方工作的摸索。

第一,团队保障与签约基础。以徐汇、长宁、杨浦、静安、闵行五个区(县)为例,共有家庭医生团队数395个,家庭医生869人。从事家庭医生工作时间平均5年,即基本上都是从上海市2011年实行家庭医生制度时就开始从事相关工作,积累了较多的工作经验。此外,家庭医生制签约普及率高,慢性病管理水平较高。比如,长宁区家庭医生人均签约患者数为1 185.1人,目前平均有效签约率为66.17%。徐汇区签约患者468 965人,签约利用率67.71%。

第二,自主探索与经验积累。自2011年5月家庭医生制签约服务工作启动以来,也即在上海市启动慢性病长处方试点之前,长宁区实际上在一定条件下放宽了对高血压、糖尿病的单次配药量。徐汇区也于2014年自主探索尝试过慢病长处方举措,涵盖9个病种(高血压、糖尿病、冠心病、骨质疏松、前列腺增生肥大、高血脂、高尿酸血症、帕金森病、甲状腺功能减退症)、59种药品(以西药为主),处方周期1个月。经过区内自主探索,社区卫生服务中心管理者和家庭医生对长处方形成了初步认识。

第三,组织保障与培训学习。在正式进行慢性病长处方签约前,静安、徐汇、长宁等区(县)将开展医保慢性病长处方试点工作列入重点工作,成立慢性病长处方工作领导小组具体负责此项工作,为顺利开展好慢性病长处方工作做好组织保障工作。同时,对家庭医生也进行长处方培训。如徐汇枫林社区卫生服务中心在社区团队中筛选出优秀的家庭医生作为慢性病长处方的签约医生,并对他们进行培训和指导。徐家汇社区卫生服务中心相关人员在参加市医保培训后,对全体家庭医生进行签约和信息化平台培训。

第四,调研摸底与前期准备。为了解慢性病长处方的可行性,各区(县)在正式开展慢性病长处方前,均对部分医疗机构、参保人员进行了深入细致的摸底和调查研究。如徐汇区把调研作为及时发现和排除问题的重要机制,采取个别走访和集中听取两种形式,与各家社区卫生服务中心持续保持畅通、密切的沟通反馈,为试点工作的全面、有序开展提供了有力保障。如静安区、长宁区医保相关部门人员则多次召开座谈会,发放相关行政人员调查问卷、家庭医生调查问卷,听取参保人的情况反馈,制定《慢性病长处方试点工作实施细则》。

第五,多渠道宣传与签约引导。为了充分宣传慢性病长处方政策并引导居民与家庭医生签约、下沉社区就医,各试点社区卫生服务中心通过中心宣传、社区宣传及网络宣传等实现多渠道宣传提升居民认知,引导其签约与下沉就医。比如,徐汇区在宣传力度、方式上同时发力,构建同口径、多渠道、立体化的政策推介模式,以生动活泼、浅显易懂的语言向慢性病患者介绍试点政策,阐释其最关心的问题,政策知晓度和影响力不断上升。

第六,基本药品保障与个性化。各试点区(县)承诺首诊在社区的签约患者,在国家基本药物制度的基础上满足不同病情的用药需求,一定程度上突破了社区卫生服务中心只能使用基本药物的限制。如徐家汇社区卫生服务中心在改革后新进药品18种,其中新进非基药7种。同时也在一定程度上突破"一品两规",目前徐汇区社区中心涵盖1528个品规。

第七,信息化平台建设与利用。为了推进家庭医生慢性病长处方工作的顺利开展,试点区(县)进行了家庭医生签约平台的完善。如杨浦区和徐汇区在完善已有的"家庭医生操作平台"时,由自主开发的信息系统对长处方相关数据进行分析和追踪,做到长处方签约、开药、预约提醒和数据实时汇总、社区卫生服务中心互联互通等功能。

第八,机制建设与长效管理。各区(县)都在探索建立长处方与家庭医生慢性病管理相结合的长效管理工作机制。如徐汇区将家庭医生、签约患者、长处方药品进行"一对一"绑定,明确了家庭医生开具长处方的"权限",实行家庭医生与医保部门签约、高糖患者与家庭医生签约的两个签约机制。在考核机制上,部分区(县)在一定程度上调整了相应的考核指标。如徐汇区卫生管理部门将门诊均次费用从社区卫生服务中心的考核指标中淡化,采取"全市同级同类医院的平均水平"指标,对药占比采取长处方单独计算方法,并补充了一定的医保额度。

第九,药品戳章与风险管控。为了规避长处方政策实施后出现的违规违法配药风险,各区(县)采取了风险管控措施。如闵行莘庄、静安静安寺社区卫生服务中心同时开展了医保门诊药品外包装加盖标记工作,对门诊销售量大的医保药品,尤其是所有医保慢性病长处方药品加盖标记,并加强统计分析,努力提高标记效果和工作效率。为了防止骗保现象的发生,杨浦区还规定慢性病长处方患者不能代配药。

三、实施成效

本研究采用多阶段整群随机抽样法在签约慢性病长处方人群中随机抽取签约人群进行问卷调查,共发放问卷 612 份,回收 600 份,经问卷质量控制筛检去除 31 份无效问卷,纳入问卷分析的问卷共 569 份,调查问卷的回收率为 98.04%,问卷有效率为 94.83%。问卷调查就签约居民的认知、就医行为、服务依从性与满意度等几方面开展调查。

(一)长处方签约服务认知

在知晓与认知上,71%的受访签约居民表示,主要是通过医院或家庭医生了解政府出台了慢性病长处方政策,其次是通过电视新闻(17%)和社区宣传(6%),少数被调查者是通过家人或朋友(5%)及报纸等其他渠道(1%)了解政策出台的(图 1)。

在对慢性病长处方服务的基本认知上,政策实施后有 87.87%签约居民知道全部或部分的长处方服务内容,88.40%知道签约家庭医生的具体姓名或联系方式。这表明,政策实施后知晓率有一定程度的提升,但还有进一步宣传的需要,仍有 12.13% 和 11.60%表示虽然签约了,但不清楚长处方的服务内容及家庭医生姓名或联系方式(表 2)。

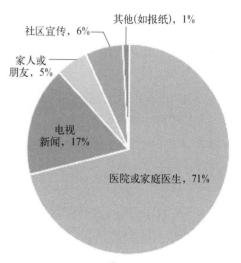

图 1　签约长处方服务知晓途径

表 2　改革后参保居民对长处方及家庭医生的认知度(单位:%)

认知状况	签约服务内容	家庭医生姓名或联系方式
知 道	87.87	88.40
不知道	12.13	11.60

(二)配药时长与就诊选择

居民在签约后配药时长得到了显著的提升,改善了慢性病患者配药难问题。数据显示,在签约前,超过七成居民配药时长被限制在半个月以内,而在签约后该比例下降至四成。并且,约六成居民在签约后配药时长超过 1 个月。可见,慢性病长处方政策在一定程度上打破了签约居民为了配药频繁往返医院的困境(图 2)。

签约长处方后,88%的受访签约居民目前就诊配药会首选社区卫生服务中心,10%则看情况进行选择。由于二、三级医院药品种类齐全,设备完备,医生医术相对较高,临床经验丰富,可以治疗一些疑难杂症,也可以做手术,在以下一些情况下,居民会去二、三级医院就诊:社区卫生服务中心缺药;突发疾病,如半夜发病,需要急诊;社区无法解决疾病,需作进一步检查和诊断;病情

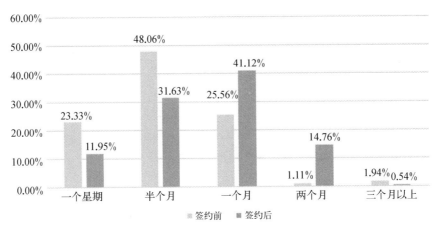

图 2 居民签约前后配药时长分布

发生变化,情况加剧,出现大病、重病等。

从签约前后就诊行为的变化来看,有 25.66% 居民在签约后选择了前往社区就诊。也就是说长处方作为一项签约家庭医生的优惠政策,除了给慢性病患者提供配药便利外还在一定程度上吸引了更多居民签约与下沉就医,有利于分级诊疗就医格局的形成(表 3)。

表 3 签约长处方后居民就诊选择变化

就诊行为变化	频数(人)	比例(%)
从二、三级医院转为社区	146	25.66
一直在社区就诊	319	56.06
看情况	104	18.28
合计	569	100.00

(三) 依从性与满意度

居民在签约后首选签约医生的比例占到 88%,也就是说近九成居民在遇到身体不适时首先会选择自己签约的家庭医生咨询或者就诊。而表示比较不愿意或者非常不愿意的比例仅占到 4.05%。可见签约居民对家庭医生产生了较高的依从性(表 4)。

表 4 签约居民身体不适时是否首选签约家庭医生

首选家庭医生意愿	频数(人)	比例(%)
非常愿意	213	37.43
比较愿意	289	50.79
一般	44	7.73
比较不愿意	23	4.05
非常不愿意	0	0.00
合计	569	100.00

签约居民对长处方服务的总体满意度评价中,非常满意与满意的占91%,表示不满意或者非常不满意的仅2%。可见该项政策通过慢性病长处方的优惠政策,提高了签约居民服务的便捷性,从而在居民中产生了较高的满意度评价(图3)。

四、小结与讨论

慢性病长处方政策是基于群众现实诉求而出台的政策,该项政策旨在解决慢性病患者中普遍存在的配药时长限制而导致的反复往返医院配药的问题。可见它的出发点是群众的就医便利性与服务体验这样的实际医疗诉求。本研究的调查结果显示该项政策在很大程度上实现了政

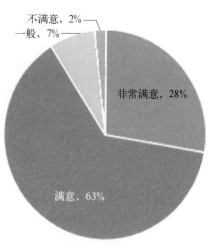

图 3 签约居民长处方满意度分布

策的预期目标。从认知层面上看,居民从医院、家庭医生、社区、亲戚朋友等多渠道获悉长处方优惠政策,为签约行为的开展提供了有效引导;在配药时长层面上,长处方政策直接改善了居民配药时长限制的问题,六成居民配药时长超过1个月。而该项政策有效引导了签约居民下沉就医行为的产生,约九成签约居民首诊选择社区,并且超过八成会选择自己的签约医生就诊;该项政策在签约居民中获得了良好的口碑与服务满意度。本研究的结果与其他研究的结果基本一致[1],并且来其他研究的实证结果表明,慢性病长处方政策降低了患者医疗费用,并且不会在短期内影响医疗质量[2,3]。

而在政策的开展过程中,政策实施者将配药时长与家庭医生签约服务进行了有效地整合,即只有与家庭医生签约的慢性病患者才能享有慢性病长处方的配药优惠。这在两个方面对该项政策的积极成效提供了助力:一是通过家庭医生这一责任主体对长处方的开具进行了规范。即如何判断诊断明确、如何确定病情稳定、处方配药时长的适时调整等这些都由家庭医生来把控,这在很大程度上提高了该项政策的安全性与可行性。二是将慢性病长处方作为签约福利推进家庭医生签约工作的开展,积极有效引导患者下沉就医。这样的政策组合必然将实现多方共赢的局面,即居民的满意、配药安全性与规范性问题的解决,并且将助推家庭医生签约服务的开展。同时,规范开具长处方给家庭医生增加了工作量、对社区药品的配备提出要求、也提升了社区医保费用支出,如何激发家庭医生工作积极性、满足群众多样化的用药需求、合理分配现有体系下的医保额度,这些都是亟待解决的问题。

参 考 文 献

[1] 高文娟,陈碧华,赵立宇.社区"三色阶梯"长处方管理模式的探索与效果研究.中国全科医学,2016,19(7):757-761.

[2] 玄泽亮.社区卫生服务中心试行慢性病长处方的实践和思考.上海医药,2015,36(24):19-20.

[3] 李婷,林其意,黄涛,等.慢性病长处方政策对签约患者医疗质量的短期影响及政策建议.中国全科医学,2017,20(25):3084-3087.

上海职工医保个人账户资金自愿购买
商业医疗保险的实践与探索

郑树忠

【导读】　为了推进完善上海多层次医疗保障体系,减轻参保职工自费医疗费用负担,引导树立个人健康责任意识,提升群众对医疗改革的获得感。本文就上海职工医保个人账户历年结余资金自愿购买商业医疗保险实践进行了探索。

为了推进完善上海多层次医疗保障体系,减轻参保职工自费医疗费用负担,引导树立个人健康责任意识,提升群众对医药卫生体制改革(以下简称"医改")的获得感,上海市政府下发了《关于职工自愿使用医保个人账户历年结余资金购买商业医疗保险有关事项的通知》(沪府发〔2016〕106 号)(本书以下简称《通知》),从 2017 年 1 月 1 日起,上海试行职工医保个人账户历年结余资金自愿购买商业医疗保险。本文就该政策实施背景、上海市的主要做法和特点、重要意义进行介绍,并在此基础上,为进一步完善上海多层次医疗保障体系提出思考和建议。

一、实施背景

随着医改深化推进,上海医疗保障制度不断完善,保障水平稳步提高。上海职工医保政策范围内费用的总体支付水平已达到 84%,但是部分群众对医保待遇提高的获得感仍然不高。主要有三方面原因:

一是部分参保人员自费负担比例较高,削弱了对医改成果的获得感。上海在先进医疗技术应用上处于领先水平,医院使用自费药品和医疗器械的情况相对普遍,使得部分参保人员在这些医院就医时,感觉自费负担较重,削弱了对医改成果的获得感。

二是商业健康保险发展不够成熟,对基本医保的补充作用有待进一步提升。与发达国家(地区)相比,上海市商业健康保险覆盖的深度和广度还有很大差距,以下 3 个短板问题亟待破解。

(1)覆盖范围局限,不能满足市场需求。据统计,上海健康险险种已达 400 种,但保障范围

第一作者:郑树忠,男,上海市人力资源和社会保障局副局长。
作者单位:上海市人力资源和社会保障局(郑树忠)。

大同小异,大致分为两类:一是医疗费用报销型产品,大多针对基本医保范围个人自负部分的补偿,较少有涉及医保范围外的产品,与市场多层次、多样化的需求差距较大;二是疾病给付型产品,一般只提供十几种重大疾病保障,覆盖范围较为局限,限制性条款较多。

(2)基础研究薄弱,新产品开发困难。相对于财产保险、人寿保险等成熟市场,健康险仍属于从属地位,加之开发健康险新产品,需要各种疾病在不同年龄段的实际发病率、平均住院天数、平均医疗费用等大量基础数据,精算更为复杂,造成健康险在新产品开发、条款设计、费率厘定时面临较多困难。

(3)投保手续繁琐,运行成本较高。现行健康险一般以传统的人工投保为主,通常还需要体检核保,这些都转化成了昂贵的运行成本。群众在投保时感觉到手续复杂,价格相对较高,影响了服务品质的提高,制约了普通群众的投保意愿。

三是个人医疗账户结余沉淀,使用绩效仍有提升余地。近年来,上海医保控费机制日益成熟,上海市职工医保基金收支运行情况良好,实现了统筹基金和个人账户双结余。为了更好地发挥职工医保账户互助共济功能,本文对职工医保个人医疗账户资金情况进行了深入分析。从资金分布来看,结余在 2 000～5 000 元的约占总人数的 16%,5 000～10 000 元的约占总数的 13%,超过 1 万元以上的占 7%;从年龄分布来看,结余超过 2 000 元的以年轻人为主,其中,25～40 岁年龄段约占总数的 66%。总体来看,活化医保个人账户资金,进一步提升使用绩效,符合深化医改、减轻群众自费负担的方向。

二、上海的基本做法与特点

(一)上海的基本做法

近年来,重庆、南京、苏州、深圳等地已经出台政策[1~3],支持医保个人账户资金购买商业医疗保险。职工的广泛参与,保证一定的参保率,是确保政策效果的关键所在,需要通过政府的大力支持、有效引导、增强产品吸引力、优化购买渠道来共同实现。

1. 深入分析保障需求,支持、引导商业保险开发互补的新产品

由保监部门牵头,发挥商业保险精算优势,通过对相关数据的分析、测算,引导保险行业突破现有市场产品“一般只保基本医保范围”的惯例,开发了两款专属产品,保障医保政策范围外的自费费用。其中,“住院险”产品针对住院自费费用,不设免赔额,直接按 50% 的比例进行赔付,保额为 10 万。“重疾险”产品将市场现行的 20 余种重大疾病扩大到 45 种,该款产品提供 10 万、20 万两档保额可供选择。职工可同时投保两款产品,总保额可达 30 万元。根据上海职工医保医疗费用全口径数据,“住院险”产品 10 万元保额可覆盖 99.5% 人员的住院自费费用支出;“重疾型”产品 10 万元保额可覆盖 40% 以上的常见重大疾病治疗费用。两款产品同时购买,可以覆盖 90% 以上自费治疗费用。

2. 放宽投保限制条件,保障更多人群参保

为了体现项目促医改、惠民生的特点,鼓励更多人群受益,市医保办督促保险企业多次调整产品的部分条款,放宽了投保限制条件:① 放宽投保年龄限制。市场上通行产品对老年人群都有限制,一般不超过 60 周岁。上海市“住院险”产品 16 周岁以上人群均可投保,“重疾险”放宽到

75 周岁,使更多老人可以参保。② 投保时无须体检,只需填写健康告知问卷,且仅供保险公司了解参保人健康状况,不得作为强制性拒保条件。

3. 优化操作衔接,降低运行成本

在确保信息安全的前提下,有序推进与商业保险进行必要的信息共享。商业保险公司通过行业信息平台向市医保经办机构上报经参保人确认的投保申请信息,经审核后,市医保经办机构将参保人购买商业保险的医保个人账户资金划转至商业保险公司指定的银行账户,既大大降低了运行成本,又保障了资金安全。

4. 投保资金来源可选,保费有一定优惠力度

上海文件明确,参保人购买产品时,既可用个人账户历年结余资金,也可用现金支付。在方案设计之初,保险公司从风险防控的角度出发,希望限定只能用个人账户资金购买。但考虑到部分参保人由于缴费少、计入标准低等各种原因,个人账户很少或基本用光,这部分人员一旦患病,他们的自费费用也应该有所保障,因此市医保办要求保险公司允许参保人在初次投保和续保时均可用现金购买。此外,两款产品与市场现有产品相比,价格上有竞争优势。相关产品还建立费率动态调整机制,运行 2 年后,将进行一次费率评估,对定价进行调整,确保参保人员利益和项目可持续运行。

5. 适应互联网要求,投保、理赔方式便捷多样

为最大限度方便参保人投保,相关保险公司提供了多种投保申请渠道,并通过搭建行业统一的网络业务平台,在实现安全认证的前提下,对接医保平台,探索实现投保、缴费、出单、理赔、退保等全流程在线操作。

6. 发挥市场机制作用,明确法律责任

职工使用个人账户资金购买商业医疗保险,政府相关部门主要是政策引导,最终还是要发挥市场机制作用,由参保人自主决定购买哪家保险公司的何种产品。在试点初期,上海保监局已公布了五家符合承办条件的保险公司。今后,根据试点推进情况,还会有更多的保险公司参与。文件明确相关行为的责任主体为参保人和保险公司,参保人应与保险公司以合同契约方式来确定双方责任、权利、义务,一旦发生纠纷,也应以商业保险相关法规予以解决。

(二)阶段性成效与特点

《通知》下发后,各方反响较为积极,商业医疗保险销售量增长迅速。截至 4 月,相关商业保险公司销售保单约 4.3 万笔,医保个人账户扣款约 2 200 万元。从统计结果分析看,有以下 4 个特点。

1. 使用医保个人账户资金购买占绝大多数,相关产品受到参保职工欢迎

从资金来源来看,医保个人账户扣款购买占 99.0%,现金购买的占 1.0%;从销售增长速度来看,3 月份的销售量较 1 月份增长 797.3%。相关产品受到参保职工欢迎,也达到活化个人账户政策设计初衷。

2. 年轻人成为购买保险产品的主力军,符合政策预期

经统计,60 周岁以下购买的占购买人群的 99%,26～45 周岁的占 90%,这与不同年龄段消费意识差异有关,也与年轻人投保费率相对较低有关。

3. 参保职工对基本医保的住院保障水平认可度较高,但对重大疾病产生的自费负担更为敏感

从两个产品购买数量上看,"重疾险"约占总数的72%,"住院险"约占28%,购买"住院险"的绝大部分人(占82.6%)还同时购买了"重疾险",说明参保职工个人对基本医保的住院保障水平认可度较高,但对重大疾病产生的其他医疗费用更为敏感。

4. 通过微信销售数量增加,购买商业医疗保险的渠道愈加便捷

据统计,通过5家保险公司柜台销售约占5%,通过移动终端的约占95%。特别是在1月下旬,五家公司统一的微信公众号"E保无忧"推出后,参保职工可以足不出户购买保险产品,销售增长更加迅速。购买渠道的便捷,有力地助推了销量的增长。

三、重要意义

探索医保个人账户资金购买商业健康保险试点,既是当前上海深化医药卫生体制改革的内在要求,也是完善上海市多层次医疗保障体系的题中之意。

一是有利于深化上海市基本医疗保障制度改革,通过制度创新更好地惠及民生。通过政策引导,发挥市场机制作用,鼓励参保人员通过参加商业医疗保险,解决基本医保以外的健康保障需求,更好地促改革、调结构、惠民生。

二是有利于满足参保人员多样化、多层次的保障需求,进一步提升医疗保障水平。在基本医保"保基本"的基础上,利用个人账户资金购买商业健康保险,有利于加快推动商业健康保险发展,与基本医疗保险衔接互补、形成合力,提高职工医疗保障程度,满足其日益增长的多样化、个性化的医疗保障需求。

三是有助于引导群众树立正确的健康观,培养健康责任意识。鼓励参保职工个人购买商业健康保险,一方面可以明确个人在整个医疗保险体系中的责任,增强参保人员为自身健康保障付费的意识;另一方面,也可以让更多的市民了解商业健康保险,培养市民的保险意识,激发保险需求,推动扩大商业保险的覆盖率。

四、进一步完善上海多层次医疗保障体系的思考与建议

从上海试行职工医保个人账户历年结余资金自愿购买商业医疗保险探索中延伸思考,进一步完善上海多层次医疗保障体系应处理好以下三个方面的关系。

一是要处理好政府与市场关系。习近平同志在全国卫生与健康大会上指出:"在推进健康中国建设的过程中,要坚持正确处理政府和市场关系。"党的十八届三中全会《决定》明确提出"使市场在资源配置中起决定性作用和更好发挥政府作用"。因此,在新常态下推进卫生与健康事业发展,首先要处理好政府和市场关系。在政策设计时,曾有意见提出,为确保政策效果,应统一从职工医保账户扣费,但经慎重研究,仍然坚持了群众自愿原则。在非基本医疗领域,政府应发挥好政策引导作用,但必须尊重市场配置资源的决定性作用,让人民群众在市场中自主选择。

二是要处理好供给与需求的关系。近期,中央多次就深入推进供给侧结构性改革进行研究

部署。供给侧结构性问题,不仅在经济发展领域,在社会民生领域也同样存在。医保部门一头连着参保人员需方,要完善健康保障;另一头牵着服务供给方,要引导保险行业以客户需求变化为导向,发展健康产业。医保部门要发挥基础性作用,发挥深化医改的重要引擎作用,就必须兼顾供给侧改革与需求侧管理。

三是要处理好改革创新与安全底线的关系。近年来,上海一直探索在医改领域进行改革创新。站在新的历史起点上,要实现医保新旧发展模式的转换,推动建立更高质量、更加公平、更有效率、更可持续的多层次医疗保障体系,更需要以理念创新、制度创新、管理创新、技术创新,深化改革。一方面,要顺应"互联网+"发展趋势,有序推动数据资源开放共享,力争实现投保、缴费、出单、理赔、退保等全流程网上在线操作,让人民群众足不出户享受便捷高效的服务;另一方面,必须强化信息安全和个人隐私保护,确保相关改革安全、有序推进。

参 考 文 献

［1］ 重庆市人力资源和社会保障局,重庆财政局.关于城镇职工基本医疗保险个人帐户使用范围的通知.(渝人社发〔2014〕188 号).2014.

［2］ 南京市人力资源和社会保障局.关于进一步扩大城镇职工基本医疗保险个人帐户支付范围有关事项的通知(宁人社〔2015〕63 号).2015.

［3］ 深圳市人力资源和社会保障局.关于印发深圳市重特大疾病补充医疗保险试行办法的通知(深人社规〔2015〕7 号).2015.

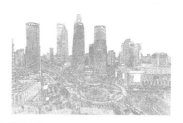

第十一章

他
山
之
石

随着社会经济的快速发展，与众多发达国家一样，我国也面临了人口老龄化等全球性社会问题。发达国家在社会保障体系方面的探索较早，已累积了一定实践经验，虽然国际经验不能盲目照搬，但"他山之石可以攻玉"，各个国家在解决社会问题及制定社会保障政策时均有其针对性要解决的重点问题，可借鉴其中部分做法。2016年，根据国务院医改领导小组的统一部署，上海市被列入第二批省级综合医改试点单位，同年上海市还被列为全国15个试点长期护理保险的试点城市之一。因而本章首先从宏观的角度对美国特朗普新医改法案的发展前景进行了前瞻性分析，随后就美国医疗服务价格的动态调整机制进行了详细地介绍，收录的第3篇文章对日本的照护保险体系及其收费标准进行简单介绍，以期为上海市改革试点工作的深入推进提供参考借鉴。

特朗普新医改计划前景不乐观

胡善联

【导读】 美国新一届总统特朗普入主白宫之后，废除了奥巴马平价医疗法案，引起了各界的广泛关注。本文思考特朗普新医改的未来方向，及其对美国医药产业的影响，认为特朗普医改计划的前景还有待于进一步观察。

2017年1月20日，美国共和党新当选的总统特朗普入主白宫后签订的第一个行政命令就是叫停前总统奥巴马的医改计划。2010年3月在民主党奥巴马总统执政时期，美国众参两院通过了平价医疗法案（Affordability Care Act，ACA）。这在美国医疗卫生保健史上是一个重要的里程碑，主要目的是鼓励竞争、鼓励创新，使美国4 000多万没有保险的人有机会获得医疗保险；同时，加强联邦老年医疗保险（以下简称"Medicare"）和其他卫生计划、改进税收制度、扩大医疗服务提供者之间的合作、完善卫生信息系统。美国平价医疗法案的影响是深远的，实施以来，已使2 000多万未参保者获得了医疗保险。

一、特朗普反对平价医疗法案的原因

在奥巴马的平价医疗法案中，政府用税收来补助参保者的做法引起了美国广大中产阶层的不满。共和党的理念是强调个人自主、个人主义和自力更生，纳税人的钱不可以被强迫去支付别人的医疗保险费用，并认为社会福利是不可能持续的。美国的患者住院费用和药费是极其昂贵的。2015年美国人均卫生费用达9 086美元，占人均GDP的17.1%；而且平价医改法案规定医疗保险机构有自主定价权，鼓励竞争，因此为了克服不能逆向选择的问题，医疗保险机构保费年年增加，致使雇主支付参保雇员的费用不断增加，提高了生产成本，未能起到有效控制医疗费用增长的作用[1~4]。相反，民主党的价值理念是社会团结（social solidarity）和全民健康覆盖，医疗改革一个核心的伦理和道德的观念是人人享有医疗保险。可见，特朗普反对奥巴马的平价医疗法案，与两党之间的基本理念和政治斗争是分不开的。自2016年共和党掌握众参两院的多数席位后，奥巴马平价医疗法案立即遭到抵制。

第一作者：胡善联，男，教授，上海市卫生和健康发展研究中心（上海市医学科学技术情报研究所）首席顾问。
作者单位：复旦大学公共卫生学院、上海市卫生和健康发展研究中心（上海市医学科学技术情报研究所）（胡善联）。
原文发表于《卫生经济研究》2017年第3期。

二、医疗改革计划的亮点

目前特朗普尚未具体公布未来医疗改革的方案,他上任后签署的一系列文件只是为了向选民兑现竞选的承诺,撤销奥巴马的平价医疗法案只是其中之一。诸如退出跨太平洋伙伴关系协定(TPP)、在美国、墨西哥边境修建隔离墙、推进油管建设、使用水刑等酷刑进行反恐、限制移民和难民入境、增加就业岗位,无一不是竞选承诺的兑现,无一不是以美国为主(America first)的政策。

特朗普与奥巴马在白宫会晤后,有两点得到了同意和承诺。一是继续制止医疗保险机构对已有疾病者拒绝投保,并誓言"人人要有保险"(insurance for everybody);二是同意儿童可随其父母参保到 26 岁。总的来说,2017 年 1 月 31 日最后参保日期以后,美国将不再强制个人参保或企业投保,即使不参保也不会被罚款,对保险市场是一个很大的打击。联邦和各州的保险交换机构将继续运行到 2018 年,但参保者不会再得到联邦政府的补助。

其他已见端倪的措施有:推迟实施奥巴马医改法案中任何可能给政府、医保机构、医院、家庭和个人带来经济负担的条款;各级政府在执行奥巴马医改法案过程中,可以实行免除或延期措施,以减少实行过程中的费用;鼓励发展州际自由开放的医疗保险市场,取消跨州销售的限制,为患者和消费者提供更多的选择;同意个人所交的医保费用全部抵税;允许家人分享个人医疗储蓄账户金额;联邦政府对 Medicaid 的补助改为对各州固定的拨款(block grant)。

三、新医改政策对美国医药产业的影响

多年来,美国制药企业(以下简称"药企")一直反对 Medicare 降低药品价格的要求。尽管新政府迄今对美国医药行业还没有出台明确的政策,但目前 Medicare 都由私立保险机构在运行,如 Humana、Aetna 等保险公司,事实上它们为获得较低的药品价格也在进行药品招标,被称为Medicare Advantage。由此看来,今后由新政府出面组织药品招标采购的可能性也不大。但美国不少药企认为,可能有朝一日特朗普总统会发布行政命令拿高昂的药品价格开刀。例如,美国Valeant 制药公司在 2010 年对一个抗肿瘤药物制定 9.3 万美元的高价,曾激怒特朗普,其在竞选时公开表示要采取措施,并提出两个可能性:一是开展竞争性招标,二是对 Medicare 用药开展价格谈判(声称每年可以节省 3 000 亿美元)。因此,可以肯定美国今后会开展药品价格谈判,由共和党控制的国会可能会通过政策,要求药企补交离岸现金(off-share cash)或增加 20% 的进口边境税(border tax),还会允许海外比较便宜的药品进入美国医保市场。特朗普上任一周内还专门约见了几位跨国药企总监,要求降低药价、提供更好的创新药物,把药企生产工厂搬回美国,雇用更多的美国工人[5]。

四、特朗普医改计划的前景

总的来说,特朗普医改面临着巨大的挑战,前景不容乐观。因为福利是不可逆的。目前,在奥巴马医保计划中已有 2 000 万人获得了医疗保险,如果没有一个良好的解决方案,这部分人将成为

一股政治力量。另外,美国有7 000万低收入人群享有Medicaid,这种医疗保险原来是不封顶的,如何改革也是一个问题。美国俄亥俄州提出将覆盖Medicaid的人群由原来的138%贫困线上补助的标准,降低为100%贫困线上补助的标准,要求在贫困线100%~138%的贫困者去市场购买保险,这部分人也将成为一股反对特朗普的政治力量。将来可能对州政府实行划区限制使用拨款,以减少中央政府的支出。美国医疗保健的政策比其他任何政策更为重要,特朗普新政出台后,有些过去医保的投保者,因为不再有罚款,可能会退保。医院和医生也不能再得到医疗保险的补偿。

最近加利福尼亚州等地的共和党议员建议用"患者自由法案"(Patient Freedom Act,PFC)来部分废除和替代平价医疗法案。鉴于各州政治势力不同,PFC有3种选择:一是继续或多或少地保留ACA;二是采用不同的方法补助个人账户(Roth HASs);三是拒绝所有的改革方案。这样可以满足有些州支持原有的平价医疗法案;有些州希望减少法规干预,倾向于以市场为导向。"患者自由法案"被认为是一种结合了医疗保健可及性、个人赋权和自由的法案,给州政府更多的权力去增加医疗保险的可及性和保证患者的选择权,但仍然保留了保护消费者的重要特性[6]。

美国不少医学专科学会也对特朗普政府拟废除ACA向国会提出意见和建议,例如,美国医学会认为应推动健康保险,如果一旦废除,又没有替代的法案将造成很大的破坏。美国医学生学会表态愿意建立一个公共的筹资机制,由私立部门来运行联邦政府的单一支付系统,对所有人提供高质量、可承受的卫生保健。全科、儿科等初级保健组织学会则认为应达到3个目标:一是不能因此而增加没有保险的人数;二是保证医疗保健安全网的存在;三是确保对患者的保护,提供保险费用援助计划和共付机制。美国公共卫生学会认为在没有替代法案前,要保持平价医疗法案的完整性。美国糖尿病学会反对在没有建立替代法案前就废除平价医疗法案,这样会将糖尿病患者置于危险之中。

无疑,特朗普医改计划的不确定性对美国人民来讲是需要付出代价的。美国医疗保险覆盖一波三折,其最终结果还有待于进一步观察。

参 考 文 献

[1] aetna. http://www.aetna.com [2017-12-31].

[2] Harris D. Future Trends for Health Reform in the United States: Effects of the 2016 Elections. Presented at Shanghai Health Development Research Center [2016-12-9].

[3] Eilperin J & Sullivan S/Reuters. Trump Signs First Executive Order on Affordable Care Act. http://uk.reuters.com/[2017-1-22].

[4] 新浪. 急不可耐 特朗普为何叫停奥巴马医保计划. http://finance.sina.com.cn/stock/usstock/c/2017-01-24/doc-ifxzuswq3309188.shtml? cre = tagspc&mod = g&r = user&pos = 4_1 [2017-1-27].

[5] Staton T. Big Pharma Largely Keeps Mum on Trump Travel Ban, but Many Biotech Execs are Vocal. https://www.fiercepharma.com/[2017-1-30].

[6] Jost T. ACA Replacement Bill From Cassdy and Colleaues Offeres State Options, Roth HSAs. http://www.healtheconomics.com/healthreform [2017-1-23].

美国医疗服务价格动态调整机制及启示

王海银　彭　颖　金春林

【导读】　建立科学合理的医疗服务价格动态调整机制是当前公立医院改革的重点方向,本文深入分析美国医疗服务价格改革历史、动态调整参与主体和流程,以及美国医疗服务价格改革的发展趋势。同时,对我国当前医疗服务价格调整存在的问题进行剖析,并提出建立多方参与的医疗服务价格动态调整模式;建立医疗服务项目标化点值体系,加强医保支付标准建设;逐步转变现行按项目支付模式,逐步建立疾病诊断相关分组(DRGs)和按绩效付费机制等政策建议。

20 世纪 90 年代,美国在全球率先建立了以资源为基础的相对价值(resource-based relative value scale,RBRVS)支付体系,后在全球多个地区推广应用。美国每年对医疗服务价格进行动态调整,形成了较成熟的医疗服务价格调整模式和方法。本文深入分析美国医疗服务价格动态调整的改革经验,对其医疗服务价格调整的发展模式进行归纳和提炼,并针对我国当前医疗服务价格调整机制存在的问题提出政策建议。

一、美国医疗保险及医疗服务价格改革历史

美国采用的是以商业医疗保险为主的混合型医疗保险制度。医疗保险类型包括私人保险、老年医疗保险(Medicare)、医疗帮困救助(Medicaid)、军人和印第安人保险、政府工作人员的医疗保障和无保险人群等[1]。其中,Medicare 服务对象是 65 岁及 65 岁以上的老人,或者符合一定条件的 65 岁以下的残疾人或晚期肾病患者。Medicare 服务共包括 4 个部分,其中补充性医疗保险由投保人每月缴纳保费,该保险保障的项目主要是住院保险没有覆盖到的项目,医疗服务目录价格支付主要是由该部分完成[2]。支付方式方面,美国的医保支付模式为医生以按项目付费、工资和按人头付费为主,医院以疾病诊断相关分组(diagnosis related groups,DRGs)为主。

20 世纪 80 年代,美国面临医疗总费用持续增长及基层医生薪酬水平低等一系列问题,促使

基金项目:美国中华医学基金会"上海市医药卫生体制改革循证决策与政策转化"(项目编号:CMB - CP14 - 190),上海市卫生和计划生育委员会"基于大数据的上海市卫生决策支持体系构建"(项目编号:GWIV - 33);上海市卫生和计划生育委员会"循证公共卫生经济学"(项目编号:15GWZK0901)。
第一作者:王海银,男,助理研究员,上海市卫生和健康发展研究中心(上海市医学科学技术情报研究所)卫生技术评估部主任。
通讯作者:金春林,男,研究员,上海市卫生和健康发展研究中心主任。
作者单位:上海市卫生和健康发展研究中心(上海市医学科学技术情报研究所)(王海银、彭颖、金春林),复旦大学公共卫生学院(王海银)。
原文发表于《中国卫生政策研究》2017 年第 10 卷第 6 期。

其开始探索转变原有的医生支付模型。1984 年之前，Medicare 对医生的支付主要基于医生团体"惯例、经常的、合理的"医疗费用，代表医生开展某个医疗服务项目的实际费用或其平均值[3]。随后，美国医保财务管理局（Health Care Financing Administration，HCFA）委托美国哈佛大学萧庆伦教授开展了新的医疗服务项目支付模型探索，研究提出的 RBRVS 主要包括 3 个部分：① 医生的工作量，包括工作时间、强度、技术难度等；② 医疗项目运行成本，包括办公室房租、设备折旧、水电费用等；③ 责任成本，包括医疗责任险以及医生培训的机会成本等。研究者在测算的 460 项医疗服务项目基础上外推估计建立了所有医疗服务项目相对价值。1989 年美国国会批准了该支付模型，1992 年美国医疗保险和救助服务中心（Centers for Medicare & Medicaid Services，CMS）正式运行，负责按项目付费目录、点数及基金支付，目前项目收费目录涵盖了 7 000 多项医疗服务项目[4]。

CMS 实施 RBRVS 支付系统的要素略不同于研究提出的模型，未包括医生培训机会成本。该支付模型主要包括 3 个核心参数，分别为各医疗服务项目所消耗资源的相对价值点数（relative value unites，RVU）、变换常数（conversion factor，CF），以及地区成本调整系数（geographic practice cost index，GPCI）[5]。其中，每个 RVU 值由 3 部分组成：一是工作量点数（work RVU），测算包括工作时间、工作强度、技术难度、工作压力等；二是成本点数（practice expense RVU），包括办公设备、非技术人员、器械耗材等成本费用；三是医疗责任险点数（professional liability insurance RVU），三者的权重分别为 52%、44% 及 4%[6]。总的 RVU 值是 3 个部分分别乘以 GPCI 后的总和。根据执业地点不同，每个医疗服务项目可有两个总的 RVU 值。总的机构点数值（facility total RVU）主要指在医疗机构中开展诊疗的总点值，总的非机构点值（non-facility total RVU）主要是指在诊所、医生办公室等开展诊疗的点值总额。变换常数由美国联邦医保中心按照每年的财政预算及整体医疗服务量计算得出，即每点的价格。

二、美国医疗服务价格动态调整机制及发展趋势

美国每年发布新的医疗服务价格目录（Medicare physician fee schedule，MPFS），以反映新增项目和需要调整的项目，并建立相应的相对点值。每 5 年对全部目录进行一次修订[7]。美国医疗服务价格动态调整具有较成熟的管理运行模式，下面分别从参与主体，动态调整流程及调整进展简要进行概述。

（一）医学专业团体为主的多方参与模式

医疗服务价格调整涉及三个主要利益方，美国相对价值更新委员会（Relative Value Scale Update Committee，RUC）及其咨询委员会负责提出价格调整建议，CMS 负责发布实施。

RUC 是医疗服务价格项目及价格调整的重要机构。该委员会由 31 个成员组成。其中，21 个席位由各大临床专科代表组成，4 个轮换席位（每 2 年调整一次）分别由 2 个内科亚专科，1 个社区和 1 个其他亚专科组成，5 个席位由相关委员会或机构组成，包括美国医学会、项目编码组、骨科协会、成本委员会及医学专业咨询委员会（非医生），另外 1 个为主席席位。委员会主要负责每年更新调整 work RVU，近几年也逐步开展成本点数的更新[8]。

RUC 的咨询委员会（advisory committee）由 122 个美国医学会专科代表组成，主要参与医疗服务项目编码的内涵设定，Work RVU 要素调查及修订项目提议，但咨询委员会无投票决定权。

CMS 主要负责接收或修订 RUC 的提议并接受公众评论，以及新版目录的发布和实施。

（二）有序的动态调整流程和机制

RUC 通过组织项目编码、点数测算及审议投票，有序地推进了美国医疗服务价格的动态调整[9]。从流程来看，首先，RUC 接受新项目申请后，安排相应委员会拟定项目编码和项目内涵。其次，组织各专业委员会进行项目点数的调查测算，包括工作点数（如工作时间、技术难度及风险程度等），以及机构成本或非机构成本点数。再次，组织 31 个委员会代表对形成各项目点数进行投票表决。最后，将结果报送 CMS 进行审议和公布（图 1）。总体来看，流程充分发挥了专业团体和各方力量，决策具有一定的科学支撑。

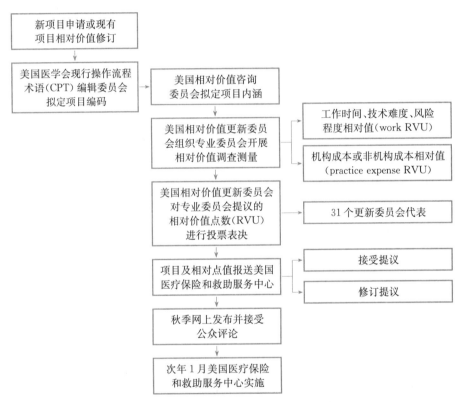

图 1　美国医疗服务价格动态调整流程

美国医疗服务价格调整采用总量平衡原则[10]，即当部分项目的点数增加时，则其他项目的点数要相应降低，从而保持预算平衡。具体方法为对 CF 值进行年度动态调整。影响 CF 值的主要因素有保险增长率（medicare economic index，MEI）和可持续增长率（sustainable growth rate，SGR）。其中，MEI 主要测算医生执业成本及工资的通胀情况。而 SGR 则是 1997 年美国为控制医疗费用增长而通过的平衡预算法案中新引入的概念[11]。SGR 主要通过设定目标支出总量，比较实际医疗费用支出与目标支出差距来调整医疗服务价格支付总量。SGR 设定主要依据 4 个因素：① 医疗服务价格；② 保险覆盖人群；③ 美国国内生产总值(GDP)增长率；④ 在变化的政策和法律框架下的医疗服务费用。通常 SGR 以美国 GDP 增长率为基准,避免医疗费用增长超过 GDP 增长率,并以 1996 年的医疗费用总额为基数进行 SGR 测算[12]。总体来看,2001 年以前 SGR 发挥了较好的控制作用；2001 年以后卫生总费用长期超过目标值,使得 CMS 每年减少医疗服务支付总额,如 2015 年减少了 21.2%。这引发了美国医学会等医疗团队的一致反对和抵制。2015 年 4 月,奥巴马签署了 MACRA 法案(Medicare Access and CHIP Reauthorization Act, MACRA)[13],正式废除了 SGR 控制机制。

从实际调整数据来看,1994～2010 年美国共调整 2 768 项医疗服务项目。其中,新增项目 1 414 项,调整现有项目 1 063 项,平均每年调整 162 项。调整的项目主要由 RUC 提出,委员会提出的相对点数平均值高于 CMS 最终实际支付价值,具体来看,CMS 接受了 87.4% 的医疗服务工作量点数调整建议,其中,降低了 10.8% 的工作量点数,提高了 1.8% 的工作量点数[14]。

(三)美国医疗服务价格改革趋势

从近年的改革法案来看,美国正逐步以价值和质量的支付模式替代按服务收费(fee-for-service)模式。在废除 SGR 控制机制后,MACRA 法案提出在 2015～2019 年间,将保持每年 0.5% 的支付增长率,2020～2025 年间保持支付总额不变。2026 年后将实行两种新的医疗服务价格支付系统。一种为全新的优化奖励付费系统(merit-based incentive payment system, MIPS),该系统是在传统按服务付费的基础上,纳入医疗质量(clinical quality)、医疗适用性(meaningful use)、资源合理性(resource use)和绩效提升(practice improvement)评分指标,而保险公司依此评分调整保险赔付金额[15]。另一种则是替代支付模型(alternative payment models, APMs),其完全不同于按服务付费,MACRA 法案规定对加入 APMs 的医生每年给予 5% 的支付津贴,并且不受 MIPS 限制。目前,美国 30% 的联邦医疗保险支付是采取 APMs。美国卫生和福利部计划将在 2018 年将该比例提高到 50%[16]。

三、我国医疗服务价格动态调整问题及改革建议

2014 年以来,我国已有 10 多个省市先后开展了医疗服务价格调整工作。各地调整的特点包括：① 坚持总量控制,结构调整,医疗服务价格调整同取消药品加成政策联动；② 提升技术劳务价值,降低检查及检验类价格；③ 逐步采用“打包”收费,分级分类定价[17]。但总体来看,我国尚缺乏科学的医疗服务项目定价和调整机制,国内尚未形成有效可借鉴的发展模式,本文结合美国医疗服务价格动态调整模式及经验和我国医疗服务价格存在的问题,综合提出完善我国医疗服务价格改革的政策建议。

(一)建立多方参与的医疗服务价格动态调整模式,充分发挥专业团体力量

当前,全国医疗服务价格调整主要由各省物价或卫生行政部门主导。多数地区价格调整由物价局或卫生行政部门制定价格后,听取医生团体及各方意见后发布实施。医生专业团体在医疗服务价格制定过程中参与度不够,致使当前的医疗服务价格目录脱离了临床实际,在项目设

定、内涵制定及计价单位等方面与临床实际不符,价格调整流程和机制不通畅。建议我国借鉴美国医疗服务价格调整流程和模式,建立由各专业学科代表、物价、医保、卫生计生委等行政代表、医学会及研究机构代表组成的医疗服务价格委员会,由各委员会代表组织各专科每年动态提议建议调整和修订项目,并同第三方研究机构合作开展相关医疗服务项目价值测算,物价组织专家进行审议确定价格,医保开展预算影响分析和实施,形成我国有序科学的动态调整发展模式。

(二)建立医疗服务项目标化点值体系,加强医保支付标准建设

我国医疗服务项目价格尚缺乏科学的形成机制。成本定价主要考虑器械和耗材等物耗因素[18],未能体现技术劳务价值;参考定价主要依靠专家咨询和参考周边省市价格,缺乏系统、科学的价格测算和形成机制[19]。这使得我国医疗服务项目比价关系不合理,同实际运行成本差距大。此外,我国医疗服务价格没有区分技术劳务和物耗成本价值,没有形成科学的标化点值体系。建议参考国内标化价值方法学体系[20],各地探索测算医疗服务项目标化价值(总点数),建立工作点数、成本点数数据库,明确各项目价值构成。通过转换系数将医保和医疗服务价格点数进行挂钩,以实现总额控制的目标。同时,结合医疗服务行业发展特点,科学设定增长率,形成有利于医疗卫生事业发展的报销支付机制。

(三)逐步转变现行按项目支付模式,逐步建立DRGs和按绩效付费机制

当前,我国门诊和住院均仍以按项目付费为主,医疗机构通过服务量获得补偿和激励,这使得我国过度医疗广泛存在。美国及国际经验表明,按项目付费从总体上看不利于控制医疗费用增长,美国率先引入的绩效付费理念和模式是对当前按项目付费的修正,住院实行DRGs已成为国际改革的热点和发展趋势。建议我国制定医疗服务价格改革路径表,探索从部分医疗服务项目进行试点,纳入质量、效果等绩效指标,控制技术的不合理使用,进而控制医疗费用的不合理增长。

参 考 文 献

[1] 袁伟.美国医疗保险制度考察报告.中国医疗保险,2015,(10):68-71.

[2] 中华人民共和国财政部国际司.美国医疗保险制度介绍.http://gjs. mof. gov. cn/pindaoliebiao/cjgj/201310/t20131025_1003317. html[2016-08-20].

[3] 段云峰,王小万.美国Medicare临床检验费用支付方式的变革.《国外医学》卫生经济分册,2002,19(2):56-59.

[4] Beck DE, Margolin DA. Physician coding and reimbursement. Ochsner J, 2007,7(1): 8-15.

[5] Baltic S. Pricing Medicare services: insiders reveal how it's done. Managed Healthcare Executive, 2013(8): 28-30, 33-34,36,38,40.

[6] Maxwell S, Zuckerman S. Impact of resource-based practice expenses on the Medicare physician volume. Health Care Financ Rev, 2007,29(2): 65.

[7] American Medical Association. The Medicare physician payment schedule. http://www. ama-

assn. org/ama[2016 - 08 - 04].

[8] American Medical Association. The RVS Update Committee. http://www. ama-assn. org/ama/pub/physician-resources/solutionsmanaging-your-practice/codingbilling-insurance/medicare/theresource-based-relative-value-scale/the-rvs-update-committee. page[2016 - 08 - 04].

[9] Baadh A, Peterkin Y, Wegener M, et al. The relative value unit: history, current use, and controversies. Curr Probl Diagn Radiol, 2015, 45(2): 128 - 132.

[10] Laugesen MJ. The resource-based relative value scale and physician reimbursement policy. Chest, 2014, 146(5): 1413 - 1419.

[11] Reinhardt U. The little-known decision-makers for Medicare physician fees. The New York Times. http://www. economix. blogs. nytimes. com / 2010 / 12 / 10 / the-little-known-decision-makers-for-medicarephysicans-fees[2016 - 08 - 04].

[12] Cadish LA, Richardson EE. The end of the Medicare sustainable growth rate. Obstet Gynecol, 2015, 126(3): 613 - 616.

[13] Hirsch JA, Harvey HB, Barr RM, et al. Sustainable growth rate repealed, MACRA revealed: historical context and analysis of recent changes in Medicare physician payment methodologies. AJNR Am J Neuroradiol, 2016, 37(2): 210 - 214.

[14] Laugesen MJ, Wada R, Chen EM. In setting doctors' Medicare fees, CMS almost always accepts the relative value update panel's advice on work values. Health Aff, 2012, 31(5): 965 - 972.

[15] Manchikanti L, Staats PS, Boswell MV, et al. Analysis of the carrotand stick policy of repeal of the sustainable growth rate formula: the good, the bad, and the ugly. Pain Physician, 2015, (18): 273 - 292.

[16] McCurdy DA, Carder-Thompson EB, Cody DA, et al. President signs MACRA: permanently reforms Medicare physician reimbursement framework, includes other Medicare payment, program integrity, and policy provisions. http://www. reedsmith. com/Congress-Approves-MACRA Permanently-Reforms-Medicare-Physician-Reimbursement-Framework-Includes-Other-Medicare-Payment-Program-Integrity-and-Policy-Provisions - 04 - 16 - 2015/[2016 - 06 - 07].

[17] 金春林,王惟,龚莉,等.我国医疗服务项目价格调整进展及改革策略.中国卫生资源,2016,19(2): 83 - 86.

[18] 胡天天,刘丹,罗桢妮,等.县级公立医院医疗服务价格体系改革方略.中国卫生经济,2015,34(5): 58 - 60.

[19] 张慧,于丽华,张振忠.我国医疗服务项目定价方法探析.中国卫生经济,2014,33(7): 61 - 62.

[20] 王海银,金春林,王惟,等.上海医疗服务价格比价方法体系构建.中华医院管理杂志,2015,31(8): 635 - 638.

日本长期照护服务收费标准及其借鉴

丁汉升　陈　多　程文迪

【导读】　日本作为老龄化程度较高的发达国家之一,在处理老龄化所带来的社会问题时开展了一系列切实有效的预防和干预措施,其中,最受关注的内容之一便是自 2000 年开始的基于《照护保险法》而正式实施的照护保险制度。日本的照护保险服务为自愿申请,在经过充分评估后对申请者进行照护等级的划分,由照护服务提供人员根据评估等级进行服务提供,最大限度地统筹利用全社会的照护资源。而服务费用则根据提供的服务项目和数量进行计算。日本照护保险对服务收费制定了细致的标准,该标准为保险基金与服务提供者之间费用偿付的唯一依据,其收费标准所涵盖的内容体现了日本照护服务体系以服务利用者本位的全程全人服务思想。本文对日本的长期照护服务收费标准进行简介,以期为上海市相关服务费用的标准制定提供参考。

随着日本人口老龄化的日益加剧,日本国内出现了老年人口医疗费用的快速增加、高龄老年人照护需求增长,以及照护需求时间逐渐延长等一系列问题。而与此相对的却是家庭小型化发展的趋势,以及照护服务提供人员自身高龄化等现实情况。因此,从社会可持续发展的角度,日本在 1997 年制定了《照护保险法》,并从 2000 年开始正式实施。日本照护保险制度为明确给付与负担的关系,将过去以低收入人群为主,作为社会福利之一的照护服务转变为要求人们负担保险费与使用费的社会保险制度。

一、日本长期照护服务体系简介

人均寿命的延长及出生率的下降导致日本老龄化进程加快,并于 1970 年进入老龄化社会。1994 年日本 65 岁及 65 岁以上人口占到总人口的 14%[1]。随着老年人口比重的不断加大,为解决老年人照护需求,1995 年,日本政府提出了“关于创设照护保险制度”的议案[2],随后在 1997 年 12 月通过了《照护保险法》[3],制定了老年长期照护需求分级标准——要介护认定标准,于 2000 年 4 月 1 日起正式实施。同时将照护保险纳入社会保险体系[4],属于强制性社会保险。

基金项目:美国中华医学基金会卫生系统研究与政策转化合作项目(项目编号:14 - 190);第四轮上海市公共卫生体系建设三年行动计划(2015—2017);上海市卫生和计划生育委员会“上海市医养结合体系建设研究”(项目编号:GWIV - 37)、上海市卫生和计划生育委员会“循证公共卫生与卫生经济学”(项目编号:15GWZK0901)。
第一作者:丁汉升,男,研究员,上海市卫生和健康发展研究中心(上海市医学科学技术情报研究所)副主任、副书记。
作者单位:上海市卫生和健康发展研究中心(上海市医学科学技术情报研究所)(丁汉升、陈多)、复旦大学公共卫生学院(程文迪)。

在筹资制度方面,日本照护保险的投保对象为居住在辖区内的 40 岁及 40 岁以上人群(包括外国人)[5],根据年龄将投保人细分为 65 岁及 65 岁以上的一号投保人和 40~64 岁的二号投保人。一号投保人的保费由市町村决定,其额度根据当地实际给付情况和当地保险参保情况决定,该额度每 3 年进行一次调整;二号投保人的保费与其加入的医疗保险相关,根据医疗保险的计算与缴费方式,与医疗保费一起由单位代为缴纳。

在服务申请方面,当投保人对长期照护服务具有需求时,可由服务需求者本人或其家属向所在辖区的市町村政府提交"照护认定"申请,当地政府会派调查员进行入户调查,调查内容按照全国统一标准包括涉及本人基本信息、生活状况等方面的基本调查项目,以及涉及申请者疾病和医疗状况的医疗调查项目。调查结束后,根据特定软件推算出该申请者的照护等级,随后由 5 位不同方面的专家组成的护理认定审查会对申请进行第二次判定,该判定为最终判定。日本的照护等级共分为七级,不同级别所能利用的护理服务内容各不相同,同时保费的支付额度和利用者负担也有所差异[6]。

在服务提供方面,《照护保险法》规定,日本照护保险的责任人为基层政府市町村及特别区,由其负责当地保费的制定、征收、运营、管理,以及具体使用,同时还需负责辖区内的照护需求调查,并以此为根据制定当地的照护服务规划,落实照护服务的提供者[7]。日本的长期照护服务在经过近 20 年的发展后,已基本形成了养老—护理—医疗无缝衔接的服务提供模式,主要体现在:一是服务人员,日本厚生劳动省明确规定了各类型长期照护服务提供机构的人员设置和配比要求,且对长期照护服务人员进行了细致地分类,包括医师、(助理)护士、社会福祉士、照护支援专门员、言语听觉士、理学疗法士等多种学科,职责清晰,分工明确,这也促使日本长期照护服务均由多学科服务团队提供。根据实地调研可知,长期照护服务机构(上门或养老机构)除却本身聘请的全职或兼职的卫生专业人员提供相应医疗护理服务外,大多还与地区医疗机构签署协议,当机构服务的老年人一旦发生医疗需求,可直接进行诊疗或入院,等身体情况平稳再回到养老机构或家中。二是服务内容,护理等级确定后,就需要针对该服务利用者制定个人照护计划,照护计划可以由服务利用者指定的照护援助机构帮助制定,也可以委托政府派遣的照护支援专门员进行,在制定照护计划时,服务利用者及其家属需全程参与,共同协商制定。由于机构本身多为多学科服务团队,因此在照护计划制定和服务提供上,均以患者需求为中心,"医"和"养"的概念便自然而然地融入照护计划当中,形成了医疗护理服务和养老服务之间的无缝衔接。

二、日本长期照护服务收费标准及其特点

日本照护保险以实物(服务)给付方式为主,现金给付方式为辅。对服务利用者而言,需支付全部护理费用的 10%~20%(根据服务利用者的年收入而自负比例有所不同),若使用的服务费总额超过了规定限额,则超出部分全部由个人承担。对服务提供者而言,照护保险的费用结算模式与医疗保险费用结算模式一致,以点数为计价单位对当月提供的所有服务进行月度结算。虽然日本的长期照护中兼具有"医"和"养"的服务内容,但由于两者均是以点数法进行清算,且每一项服务均可进行查询,因此不会对服务利用者造成额外负担,而是由服务提供机构进行清算并向相应的保险团体费用审查委员会提出费用支付申请。无论是医疗保险还是照护保险的服务项目

点数均有动态调整机制,平均每2年调整一次。

根据日本长期照护服务收费标准内容,可将其特点总结如下:

(一) 日本照护保险支付制度向居家养老方面倾斜

从近年来日本照护服务保险支付方面的政策变化趋势来看,居家型养老服务作为对老年人和社会资源均负担最小的照护服务类型,受到政府的鼓励。主要体现在一般老年人享受照护服务时,由服务利用者负担全部费用的10%,照护保险基金负担余下的90%,而收入在一定程度以上的服务利用者则需要负担最高达20%的服务费用,由照护保险基金负担余下的80%。此外,除照护服务费用以外,若使用与设施相关的服务,还需自行负担所有的住宿费、伙食费,以及公共事业费等费用。相对地,若享受居家照护(预防)援助服务,则无论收入水平,均由照护保险基金负担全部费用。且就服务内容来看,居家照护服务内容也最为广泛,基本包含了社区、机构等众多服务内容,以此鼓励服务利用者在自己熟悉的环境中康复、生活。

(二) 根据照护服务的不同分类设定收费标准

根据服务类型的不同,日本照护服务可分为包括工作人员前往服务利用者住宅的上门服务、服务利用者前往指定地点接受照护的日托服务、服务利用者入机构接受服务的设施服务、为帮助患有痴呆症或独居的老人在当地社区接受服务的社区型服务,以及针对潜在有照护需求的老年人而设立的各种照护预防服务等。

在每一种不同的服务类型中,又进一步进行了细分。以上门服务为例,上门服务中包括以身体照护为主的服务、以生活援助为主的服务,以及以机构接送上下车照护为主的辅助服务等。而各自服务的收费标准及依据各不相同,身体照护服务及生活援助服务以根据评估等级制定的照护计划内的照护时间为收费依据,身体照护不设时间上限,时间越长则费用越高,而生活援助服务虽同样以照护时间作为收费依据,但其同样服务时间的收费较身体照护服务更低,且在照护时间的计算上设有上限,到达一定时间后做统一计算,不再叠加。而以机构接送上下车照护为主的辅助服务则以实际发生次数进行结算,收费依据与另两项服务不同。由此可见,日本的长期照护保险对不同服务项目的分类较细,并对每一项服务根据其提供服务的方式进行不同的定价和计价,总体上与实际工作量较为贴近。

(三) 根据服务中的实际情况及难易度另行调整或加算

由于在进行部分非常规情况的服务或是服务对象的情况较为复杂时,会较一般常规情况花费更多的时间和精力,因此对该类情况的服务费用进行额外加算。此处的非常规情况的照护服务主要包括如首次服务、临终患者服务,以及为患有痴呆症的服务利用者服务等情况。其中,首次服务加算是指该指定服务提供机构的每一位不同员工为同一服务利用者提供首次服务时,均可在当月进行额外加算。

此外,日本长期照护保险由被保险人根据制度设定向所在区域政府机关提出相关照护服务请求,由政府指定的评价机构上门对申请者进行评估并根据一系列计算和校准得到最终的照护等级,再由照护计划负责人根据照护等级和申请者实际身心状态,在"确保服务利用者有尊严地生活,并提升其自身独立生活的能力"的基本原则下,制定照护计划并由政府指定的服务机构提供照护服务。然而,若服务提供者在拜访服务利用者时认为照护计划与实际需求之间存在出入,则可以提升服务利用者生活功能为初衷,在和照护计划负责人讨论的情况下,共同修改照护计划。该类行为将根据收费标准内容,在首次进行指定上门照护之日所属月份之后的 3 个月内,每月进行一定加算。

(四)通过服务收费标准对照护机构的服务质量进行规范

日本长期照护服务收费标准中明确规定了各类机构在提供相关照护服务时需配备工作人员与照护对象的标准比例,只有在此比例以上的照护服务机构才能按照费用标准进行 100% 的收费,若接收的照护服务对象超过比例所划定的人数上限,则会根据实际照护人员与照护对象的比例对费用进行折减。此外,标准对于提供服务的人员资质也有要求,主要体现在同样的照护服务内容,由看护士开展服务时按照收费标准划定的 100% 进行收费,若由准看护士进行服务时,则为按照收费标准的 90% 进行收费,以此保证服务利用者的服务质量,同时鼓励照护人员快速提升自身专业服务能力。

(五)社区照护服务体系建设全面

日本社区照护服务机构在提供常规照护服务的基础上,还提供辖区内的 24 小时随时应对型服务、定期巡回上门访问及登记等服务。同时,针对服务利用者可能在夜间产生的各种照护需求,日本社区照护服务机构还提供夜间上门照护服务项目,服务利用者只需要在有服务需求时使用电话或通过按铃的方式,就会有专业照护人员上门为其提供所需要的照护服务。由于日本的社区照护服务体系建设较为全面,能够为社区内的老年人提供全方位不间断的照护服务,结合合理的给付制度,在一定程度上奠定了日本社会鼓励并开展居家养老的基础。

(六)提供预防及干预服务以提高服务利用者自身状态的稳定性

日本长期照护服务体系中始终体现着预防优于治疗的理念,从《照护保险法》第一条"要提高长期照护利用者独立生活的能力,从而预防长期照护服务的使用"也可以看出,其提供照护服务的最终目的也是希望能够提高服务利用者自身的生活能力,使其在主观上对"生"产生渴望,这也与世界卫生组织提出的"积极养老"概念一致。因此,日本长期照护服务项目中不仅包括身体照护、生活援助等服务,还包含有出院后的疗养膳食服务等种类繁多的照护预防及提高服务利用者身体稳定性的服务项目,这些服务项目均在日本照护保险基金的支付范围之内。

(七)同时关注服务需方和供方的双方利益

日本长期照护服务收费标准在关注供方服务质量的同时,也制定了一定的激励措施以鼓励服务供方主观上提高自身服务品质。在照护服务收费标准中主要体现在,在每一类服务收费标准中,有"照护员工待遇改善加算"项,在符合厚生劳动省照护员工薪资改善政策的基础上,地区机构可向当地政府机关提交待遇改善加算的申请,只要申请内容符合标准即可获得这一部分的加算。

根据日本长期照护服务收费标准的特点,可以了解到,首先,日本社会鼓励开展居家照护,并通过政策倾斜和相关配套保障为日本开展居家照护奠定了良好的基础。其次,日本长期照护服务收费标准分别以服务类型、服务机构类型、服务时间、服务提供人员为维度,对所有的长期照护服务项目进行了支付标准的分类和制定,并且每2年对该支付标准进行一次修订,确保服务成本与收入在合理范围之内。最后,日本社会及政府重视预防的概念,从收费标准上将众多类型的预防型照护(援助)服务项目划定到照护保险的支付范围内,以帮助服务利用者提高自身独立生活的能力并拥有相对稳定的身心状态。

三、对上海市的经验借鉴

(一)可在收费标准上向居家养老进行倾斜

根据日本经验可知,日本政府通过设定服务收费标准,同时对照护服务的供需双方向居家养老方向引导。就需方而言,保险基金仅覆盖了照护服务80%~90%的相关费用,且对由于机构养老而产生的额外费用不予支付,从而引导服务利用者及其家属优先考虑居家养老;而就供方而言,照护服务提供机构为居家老年人提供上门服务时,同一服务可计算的点数相较于机构养老的老年人更高,这一倾斜政策在一定程度上也将社会资本导向了居家养老服务提供。同时,由于日本采取自由选择机构的模式,且全部照护服务机构均为社会资本运营,因此社区居家照护服务机构和居家养老老年人之间能够形成良性循环,促使社区照护服务机构自发地对服务品质进行完善。

(二)可根据服务内容进一步对收费标准进行细分

日本照护收费标准以服务对象照护等级、照护持续时间(以半小时为界,两小时封顶,因具体服务项目而有所差异)、照护具体时间段(日间、夜间)、照护服务提供人员资质(护士、助理护士、介护师等)等维度,对服务项目点数进行进一步分类,以尽可能与实际工作量贴近,切实保障服务提供人员的劳务价值。上海市可适当借鉴日本相关收费标准在制定中所采用的维度划分,进一步细化各项目收费标准以更加切合服务提供人员的实际劳务价值,提高服务人员的工作积极性。

(三)在基金可持续运行的前提下将照护预防服务纳入保险支付范围

已有大量研究表明,早期的、适当的照护预防干预可有效延缓老年人进入长期照护状态的时间。上海市可学习日本做法,以需求评估结果为依据对部分需要帮助的老年人进行提前的预防性照护服务,帮助他们在有一定障碍的情况下重新获得自立生活的能力,以此防止能力的快速退化,进而延缓老年人进入长期照护状态的进程,既提高老年人的生活质量,同时也可节约社会资源和成本。

参 考 文 献

[1] 高春兰,班娟.日本和韩国老年长期护理保险制度比较研究.人口与经济,2013,198(3):

104 - 110.

［2］李文群. 长期护理保险国际经验与政策建议. 经济研究导刊,2012,147(1)：74 - 76.

［3］厚生劳动省. 平成 28 年白皮书. http://www. mhlw. go. jp/toukei_hakusho/hakusho/［2017 - 12 - 2］.

［4］刘金涛. 老年人长期护理保险制度研究. 北京：科学出版社,2014：14 - 17.

［5］王莉莉,叶晓恬. 日本老年护理保险制度的发展与启示. 外国问题研究,2011,199(1)：48 - 54.

［6］李恬. 德日长期护理保险制度比较及其对我国的启示. 赤字(中旬),2014,1：19 - 20.

［7］裴晓梅,房莉杰. 老年长期照护导论. 北京：社会科学文献出版社,2010：135 - 139.

附　　录

附录一　2017 年上海市卫生计生统计公报

一、健康三大指标情况

2017 年,上海户籍人口期望寿命 83.37 岁,其中:男性 80.98 岁,女性 85.85 岁。上海地区婴儿死亡率为 3.71‰。上海地区孕产妇死亡率为 3.01/10 万,具体见表 1。

表 1　健康三大指标情况

指　　标	2017 年
上海户籍人口期望寿命(岁)	
男性	80.98
女性	85.85
合计	83.37
上海地区婴儿死亡率(‰)	3.71
户籍人口 1~4 岁儿童死亡率(‰)	0.16
户籍人口 5 岁以下儿童死亡率(‰)	3.15
上海地区孕产妇死亡率(/10 万)	
户籍	1.01
非户籍	5.01
合计	3.01

二、人口变动情况

(一)人口数

2017 年,末全市户籍人口 1 455.71 万人,较上年增加 6.41 万人,同比增长 0.44%。其中市区 1 388.12 万人,崇明区 67.59 万人。

(二)死亡数

2017 年,户籍人口死亡 12.64 万人,死亡率 8.70‰,较上年上升 0.16 个千分点。

（三）自然增长

2017 年,人口自然增长率－0.87‰。

三、妇幼卫生情况

（一）婚前保健

2017 年,全市接受婚前保健检查人数为 3.23 万人,婚检率 16.77％。

（二）妇女保健

2017 年,妇女病普查受检人数为 67.92 万人,患病率为 34.63％,治疗率为 93.92％。

（三）儿童保健

2017 年,全市 0～6 岁儿童保健管理率为 99.54％,较上年上升 0.12 个百分点。

四、防病工作情况

（一）预防接种

2017 年,全市免疫规划疫苗常规免疫接种率为 99.88％,乙肝疫苗全程接种率为 99.82％,乙肝疫苗首剂及时接种率为 92.47％。

（二）牙病防治

2017 年,学生牙病防治受检人数为 73.80 万人,龋齿患病率为 34.92％。

（三）眼病防治

2017 年,中小学生视力受检人数为 112.48 万人,视力不良率为 53.5％。

五、卫生计生监督

（一）卫生计生监督户次数

2017 年,全市卫生计生行政部门共监督检查 12.68 万户次(监督对象包括饮水卫生、职业卫生、放射卫生、传染病防治、消毒产品、场所卫生、医疗执业等单位)。

（二）行政处罚案件数

2017 年,全市卫生计生行政部门行政处罚案件数 5 542 件,其中警告案件 3 659 件,罚款案件 4 751 件,没收违法所得案件 150 件,责令停产停业或(暂)停止执业案件 9 件,吊销证件案件 16 件。

(三)许可及备案项目数

2017年,全市卫生计生行政部门共完成许可及备案、内部征询意见项目83 950件,其中完成公共卫生许可项目25 443件(其中包括公共场所、集中式供水单位、消毒产品生产企业、建设项目预防性卫生审查、涉及饮水卫生安全产品卫生许可、上海市现制现售水经营单位、职业病诊断机构审批、职业健康检查机构审批、放射卫生技术服务机构审批、放射诊疗许可、职业病诊断医师资格审批等许可证和许可批件),完成医疗执业许可项目57 264件(其中包括母婴保健技术从业人员、医疗广告、母婴保健技术、大型医用设备、医师资格证书、医师执业证书、护士执业证书、医疗机构冠名、医疗机构设置、医疗机构执业等许可证和许可批件),完成备案等其他卫生审核项目1 243件(包括食品安全企业标准备案、消毒产品卫生安全评价报告备案、二次供水设施清洗单位卫生备案、1~2级病原微生物实验室备案、义诊备案、内部医疗机构设置、医疗机构申请配置制剂审核、药物临床试验机构资格许可)。

(四)投诉举报接报数

2017年,全市卫生监督机构共受理投诉举报5 050件,其中医疗执业1 625件,公共卫生3 408件,公共卫生与医疗执业兼有的17件。

六、院前急救情况

2017年,全市院前急救完成急救公里1 524万千米;急救车次76.3万车次,同比增长4.56%;急救人次68.9万人次,同比增长5.45%。

七、公民无偿献血、用血情况

2017年,无偿献血50.5万人份,临床用血49.01万人份。

八、计划生育

(一)计划生育服务情况

2017年,全免费计划生育技术服务量2.6万件,其中:流动人口免费计划生育技术服务量0.9万件;流动人口免费计划生育技术服务经费43.8万元。

(二)流动人口计划生育区域协作情况

2017年,发给外省市协查通报量25.0万条,反馈外省市协查通报量8.4万条。

(三)再生育审批情况

2017年,再生育审批办理总量2 422件。

（四）计划生育奖励与补助情况

2017 年,农村计划生育奖励扶助金发放 25.13 万人,发放金额 3.84 亿元。计划生育家庭特别扶助金伤残家庭发放 4.37 万人,发放金额 3.18 亿元;死亡家庭发放 2.38 万人,发放金额 2.12 亿元。年老退休一次性计划生育奖励发放 21.94 万人,发放金额 11.22 亿元。独生子女父母光荣证发放量 1.4 万份。

九、卫生计生资源[①]

（一）医疗卫生机构数

2017 年,全市各级各类医疗卫生机构总数达 5 144 所(含村卫生室),其中:医院 363 所,基层医疗卫生机构 4 574 所,专业公共卫生机构 112 所,其他卫生机构 95 所。医疗卫生机构总数比上年增加 133 所,其中:医院增加 14 所,基层医疗卫生机构增加 104 所,专业公共卫生机构未有增减,其他卫生机构增加 15 所。

医院中,公立医院 179 所,民营医院 184 所;三级医院 47 所,二级医院 105 所,一级医院及未评级医院 211 所。

基层医疗卫生机构中,社区卫生服务中心(分中心)308 所,社区卫生服务站 701 所,门诊部 831 所,诊所、卫生所、医务室和护理站 1 547 所,村卫生室 1 187 所。

专业公共卫生机构中,疾病预防控制中心 19 所,卫生监督机构 17 所,妇幼保健机构 20 所,专科疾病防治机构 20 所,急救中心(站)11 所,采供血机构 8 所,健康教育机构 1 所,计划生育服务指导中心 16 所。

（二）床位数

2017 年,全市医疗机构实有床位 13.46 万张,其中:医院 11.59 万张(占 86.11%),基层医疗卫生机构 1.64 万张(占 12.18%),专业公共卫生机构及其他机构 0.23 万张(占 1.71%)。

医院中,公立医院 9.49 万张,民营医院 2.10 万张;三级医院 4.72 万张,二级医院 4.36 万张,其他医院 2.51 万张;民营医院床位占全市总床位 15.60%,具体见表 2。

按 2017 年末全市户籍人口 1 455.71 万人计算,每千人口医疗机构床位 9.25 张。

表 2　医疗卫生机构及床位数

	机构数（所）		床位数（万张）	
	2017 年	2016 年	2017 年	2016 年
总计	5 144	5 011	13.46	12.92
医院	363	349	11.59	11.01
公立医院	179	178	9.49	9.30
民营医院	184	171	2.10	1.71

① 机构、床位、人员数据不包含部队医院。

	机构数（所）		床位数（万张）	
	2017 年	2016 年	2017 年	2016 年
医院中：三级医院	47	47	4.72	4.66
二级医院	105	105	4.36	4.26
其他医院	211	197	2.51	2.09
基层医疗卫生机构	4 574	4 470	1.64	1.67
社区卫生服务中心	308	307	1.64	1.67
社区卫生服务站	701	732	—	—
门诊部	831	683	—	—
诊所、卫生所、医务室、护理站	1 547	1 530	—	—
村卫生室	1 187	1 218	—	—
专业公共卫生机构	112	112	0.15	0.15
疾病预防控制中心	19	19	—	—
卫生监督所（中心）	17	17	—	—
妇幼保健机构	20	20	0.13	0.13
专科疾病防治机构	20	20	0.02	0.02
急救中心（站）	11	11	—	—
采供血机构	8	8	—	—
健康教育机构	1	1	—	—
计划生育服务指导中心	16	16	—	—
其他卫生机构	95	80	0.08	0.09

注：① 其他医院指级别为一级和未评级的医院；② 其他卫生机构指疗养院、临床检验中心、卫生监督检验所（站）、医学科学研究机构、医学教育机构、临床检验中心、其他卫生事业机构等，下同。

（三）卫生人员

2017 年末，全市卫生人员总数达 22.78 万人，比上年增加 1.06 万人。

卫生人员中，卫生技术人员 18.80 万人，占卫生人员总数的 82.53%；管理人员 1.30 万人，其他技术人员 1.14 万人，工勤技能人员 1.54 万人，分别占 5.71%、5.00%、6.76%。

卫生技术人员中，执业（助理）医师 6.83 万人，注册护士 8.40 万人。与上年相比，卫生技术人员增加 0.98 万人。

执业（助理）医生中，中医类执业（助理）医师 0.83 万人，公共卫生类执业（助理）医师 0.38 万人。

按户籍人口统计：每千人口执业（助理）医师 4.69 人，每千人口注册护士 5.77 人，具体见表 3。

表 3　卫生人员情况

	2017 年	2016 年
卫生人员总数(万人)	22.78	21.72
卫生技术人员	18.80	17.82
其中：执业(助理)医师	6.83	6.55
注册护士	8.40	7.94
药师	1.00	0.98
技师	1.13	1.03
管理人员	1.30	1.23
其他技术人员	1.14	1.07
工勤技能人员	1.54	1.52
每千人口执业(助理)医师数(人)	4.69	4.52
每千人口注册护士数(人)	5.77	5.48

注：卫生人员总数含 594 名乡村医生、235 名卫生员。

从卫生人员机构分布看，医院 15.34 万人(占 67.34％)，基层医疗卫生机构 5.84 万人(占 25.64％)，专业公共卫生机构 1.27 万人(占 5.58％)，卫生人员机构分布情况具体见表 4。

表 4　各医疗卫生机构卫生人员情况

	卫生人员数(万人)	
	2017 年	2016 年
总计	22.78	21.72
医院	15.34	14.73
公立医院	13.30	12.93
民营医院	2.04	1.80
医院中：三级医院	8.02	7.77
二级医院	5.13	5.02
其他医院	2.19	1.94
基层医疗卫生机构	5.84	5.46
社区卫生服务中心(站)	3.55	3.50
门诊部	1.49	1.19
诊所、卫生所、医务室、护理站	0.59	0.55
村卫生室	0.21	0.22
专业公共卫生机构	1.27	1.24
疾病预防控制中心	0.31	0.31
卫生监督所(中心)	0.12	0.12
妇幼保健机构	0.32	0.32
专科疾病防治机构	0.16	0.15
急救中心	0.27	0.25
采供血机构	0.06	0.06
健康教育	0.01	0.01
计划生育服务指导中心	0.02	0.01
其他机构	0.33	0.29

十、医疗服务

（一）医疗服务量

1. 门急诊服务

本年度门急诊人次达 25 728.22 万人次，同比增长 3.16%，其中急诊患者 1 782.94 万人次，占门急诊总量的 6.93%。

医院中，公立医院门急诊服务量同比增长 2.46%，民营医院增长 6.06%。按级别分，三级医院同比增长 2.96%，二级医院同比增长 1.78%。其他医疗机构门急诊服务情况见表 5。

社区卫生服务中心门急诊服务量为 8 491.33 万人次，同比增长 1.51%，占全市门急诊总量的 33.00%，具体见表 5。

表 5　门急诊服务

	2017 年(万人次)	构成比(%)	2016 年(万人次)	构成比(%)	同比增长(%)
总计	25 728.22	100.00	24 940.07	100.00	3.16
医院	15 980.41	62.11	15 559.28	62.39	2.71
公立医院	14 852.82	57.73	14 496.07	58.12	2.46
民营医院	1 127.59	4.38	1 063.21	4.26	6.06
医院中:					
三级医院	9 619.99	37.39	9 343.11	37.46	2.96
二级医院	5 233.50	20.34	5 141.85	20.62	1.78
其他医院	1 126.92	4.38	1 074.32	4.31	4.90
社区	8 491.33	33.00	8 364.99	33.54	1.51
门诊部	765.68	2.98	529.49	2.12	44.61
妇幼保健院	234.86	0.91	252.30	1.01	-6.91
专科疾病防治院	236.13	0.92	224.95	0.90	4.97
其他医疗机构	19.81	0.08	9.06	0.04	118.65

2. 出院人数

2017 年，全市医疗卫生机构出院人数达 419.73 万人，比上年同期增长 6.50%。

出院人数中，医院 396.67 万人，社区卫生服务中心 7.40 万人，妇幼保健院 7.53 万人，专科疾病防治院 0.10 万人，其他医疗机构 8.03 万人，分别占出院总人数的 94.51%、1.76%、1.80%、0.02%、1.91%。

医院中，公立医院出院人数为 376.73 万人，民营医院出院 19.94 万人，分别占出院总人数的 89.76%、4.75%；民营医院出院人数同比增长 0.61%，低于公立医院增速。不同级别医院中，三级医院、二级医院、其他医院出院人数分别占出院总人数的 63.86%、25.79%、4.86%，具体见表 6。

表 6　出院服务

	2017 年(万人次)	构成比(%)	2016 年(万人次)	构成比(%)	同比增长(%)
总计	419.73	100.00	394.12	100.00	6.50
医院	396.67	94.51	370.29	93.95	7.12
公立医院	376.73	89.76	350.47	88.92	7.49
民营医院	19.94	4.75	19.82	5.03	0.61
医院中:					
三级医院	268.03	63.86	247.00	62.67	8.51
二级医院	108.23	25.79	102.78	26.08	5.30
其他医院	20.41	4.86	20.51	5.20	−0.49
社　区	7.40	1.76	7.43	1.89	−0.40
妇幼保健院	7.53	1.80	8.40	2.13	−10.36
专科疾病防治院	0.10	0.02	0.10	0.03	0.00
其他医疗机构	8.03	1.91	7.90	2.00	1.65

3. 手术人次数

2017 年全市医疗机构手术人次数达 230.00 万人次,同比增长 6.03%。

医院手术人次达 222.42 万人次,社区卫生服务中心(站)0.003 万人次,妇幼保健院 7.58 万人次,分别占总手术人次数的 96.70%、0.001%、3.30%。

医院中,公立医院手术人次数达 213.52 万人次,民营医院 8.90 万人次,分别占手术总次数的 92.83%、3.87%;三级医院手术人次数占手术总人次数的 73.13%,具体见表 7。

表 7　手术服务

	2017 年(万人次)	构成比(%)	2016 年(万人次)	构成比(%)	同比增长(%)
总计	230.00	100.00	216.92	100.00	6.03
医院	222.42	96.70	208.80	96.26	6.52
公立医院	213.52	92.83	198.52	91.52	7.56
民营医院	8.90	3.87	10.28	4.74	−13.42
医院中:					
三级医院	168.19	73.13	156.67	72.22	7.35
二级医院	45.63	19.84	41.98	19.35	8.69
其他医院	8.60	3.73	10.15	4.68	−15.37
社　区	0.003	0.001	0.02	0.01	−85.00
妇幼保健院	7.58	3.30	8.10	3.73	−6.42

本市 16 个区中,各区域内医疗服务量与 2016 年相比有增有减,同比增长 5% 以上的有黄浦、金山、松江三个区域。出院人数同比增长 8% 以上的区域有徐汇、普陀、闵行、宝山、嘉定、金山等。各区医疗服务情况具体见表 8。

表 8　各区域内医疗机构医疗服务情况

行政区划	门急诊人次			出院人数(万人次)		
	2017 年 (万人次)	2016 年 (万人次)	增长 (%)	2017 年 (万人次)	2016 年 (万人次)	增长 (%)
黄浦区	2 867.47	2 718.74	5.47	57.76	54.18	6.61
徐汇区	2 756.76	2 673.97	3.10	64.52	58.72	9.88
长宁区	980.47	950.11	3.20	18.92	19.45	−2.72
静安区	2 650.79	2 608.43	1.62	54.31	52.50	3.45
普陀区	1 308.26	1 281.82	2.06	18.19	16.82	8.15
虹口区	1 606.94	1 601.81	0.32	26.09	24.61	6.01
杨浦区	1 894.01	1 827.29	3.65	43.45	40.90	6.23
闵行区	1 827.74	1 798.79	1.61	19.16	17.65	8.56
宝山区	1 401.77	1 370.23	2.30	18.69	17.19	8.73
嘉定区	1 092.42	1 062.56	2.81	12.71	11.30	12.48
浦东新区	4 058.15	4 021.24	0.92	43.62	40.66	7.28
金山区	726.15	578.54	25.51	10.53	9.70	8.56
松江区	810.29	769.93	5.24	8.77	8.37	4.78
青浦区	586.29	559.69	4.75	5.38	5.31	1.32
奉贤区	632.79	602.83	4.97	9.21	8.78	4.90
崇明区	527.92	514.09	2.69	8.40	7.99	5.13

(二)医师工作负荷

2017 年,全市医疗机构医师日均担负诊疗 15.28 人次,日均担负住院 2.65 床日,社区卫生服务中心(站)医师日均担负诊疗 27.60 人次、住院 1.67 床日。各级医院医师日均担负诊疗人次及住院床日情况具体见表 9。

表 9　医师日均担负工作量

	日均担负诊疗人次(人次)		日均担负住院床日(人次)	
	2017 年	2016 年	2017 年	2016 年
总计	15.28	16.59	2.65	2.02
医院	14.37	14.38	3.73	2.52
公立医院	14.89	14.91	3.66	2.52
民营医院	9.88	9.73	4.42	2.55
医院中:				
三级医院	15.45	15.52	3.10	2.15
二级医院	14.18	14.17	4.27	2.93
其他医院	9.42	9.22	5.35	3.15
社区	27.60	27.74	1.67	1.18

（三）病床使用情况

1. 病床使用率

2017 年,全市医疗机构病床使用率为 93.52%。三级医院病床使用率 101.27%,社区卫生服务中心病床使用率为 89.24%。与上年同期相比,医院病床使用率略有下降,社区病床使用率有所上升。

2. 病床周转次数

2017 年全市医疗机构病床平均周转次数 30.16 次,其中,三级医院病床周转达到 51.32 次;社区卫生服务中心病床周转次数为 4.60 次。

3. 出院者平均住院日

2017 年,全市医疗机构出院者平均住院日 10.72 天,三级医院平均住院日为 7.13 天,与上年同期相比平均住院日减少 0.42 天。社区卫生服务中心住院者平均住院日为 64.55 天,具体见表 10。

二、三级综合医院,中医(中西医)医院和三级专科医院等各医院病床使用情况具体见表 10～表 15。

表 10　病床使用效率

	病床使用率(%)		病床周转次数(次)		出院者平均住院日(天)	
	2017 年	2016 年	2017 年	2016 年	2017 年	2016 年
总计	93.52	93.97	30.16	29.53	10.72	10.88
医院	94.55	95.07	32.83	32.24	10.00	10.00
公立医院	98.08	98.11	36.88	35.14	9.39	9.63
民营医院	75.22	74.97	10.67	13.11	21.53	16.54
医院中:						
三级医院	101.27	101.07	51.32	48.42	7.13	7.55
二级医院	94.67	94.91	23.55	22.82	13.84	13.77
其他医院	78.80	79.18	9.00	10.90	27.30	20.64
社　区	89.24	88.62	4.60	4.53	64.55	70.04

表 11　三级综合医院病床使用情况

顺位	单　位　名　称	病床使用率(%)	周转次数(次)	出院者平均住院日(天)
1	上海市第一人民医院	136.61	73.58	6.76
2	上海市第六人民医院	111.49	53.83	7.57
3	上海市第十人民医院	110.95	58.67	6.95
4	上海市奉贤区中心医院	109.84	50.19	8.00
5	上海市普陀区中心医院	108.84	44.89	8.79
6	复旦大学附属华东医院	107.54	38.33	9.57
7	上海交通大学医学院附属第九人民医院	106.02	57.99	6.70

顺位	单　位　名　称	病床使用率(%)	周转次数(次)	出院者平均住院日(天)
8	上海交通大学医学院附属瑞金医院	106.00	54.85	6.99
9	复旦大学附属华山医院	105.70	50.05	7.32
10	上海交通大学医学院附属新华医院崇明分院	105.27	43.81	8.80
11	复旦大学附属中山医院	103.13	63.92	5.95
12	上海交通大学医学院附属新华医院	102.64	54.40	6.86
13	复旦大学附属金山医院	102.09	46.06	8.02
14	上海市同济医院	99.30	46.96	7.74
15	上海市第五人民医院	99.23	43.85	8.21
16	上海市杨浦区中心医院	98.93	41.20	8.81
17	上海交通大学医学院附属仁济医院	97.62	63.07	5.82
18	第二军医大学第一附属医院	93.48	56.04	6.05
19	上海市第六人民医院东院	93.08	45.38	7.55
20	上海交通大学医学院附属仁济医院南院	92.28	53.57	6.37
21	第二军医大学第二附属医院	92.15	52.02	6.47
22	上海市东方医院	91.79	42.77	7.79
23	复旦大学附属中山医院青浦分院	88.03	38.48	8.25
24	复旦大学附属华山医院北院	77.94	39.16	7.58
25	上海交通大学医学院附属瑞金医院北院	76.22	40.92	6.76

表 12　三级中医(中西医)医院病床使用情况

顺位	单　位　名　称	病床使用率(%)	周转次数(次)	出院者平均住院日(天)
1	上海市中医医院	116.41	40.75	10.39
2	上海中医药大学附属龙华医院	103.45	40.86	9.23
3	上海中医药大学附属岳阳中西医结合医院	102.28	39.70	9.37
4	上海中医药大学附属曙光医院	99.56	56.73	6.48
5	上海市中西医结合医院	99.23	30.03	12.01
6	上海市长宁区光华中西医结合医院	96.25	39.67	9.12
7	上海市第七人民医院	94.57	41.16	8.35
8	上海市宝山区中西医结合医院	92.31	52.14	6.50

表 13　三级专科医院病床使用情况

顺位	单　位　名　称	病床使用率(%)	周转次数(次)	出院者平均住院日(天)
1	上海交通大学医学院附属上海儿童医学中心	124.75	59.43	6.72
2	复旦大学附属儿科医院	119.32	65.92	6.65
3	上海市精神卫生中心、上海市心理咨询中心	113.09	3.13	107.69
4	上海市肺科医院	110.20	88.77	4.70

顺位	单　位　名　称	病床使用率(%)	周转次数(次)	出院者平均住院日(天)
5	上海市胸科医院	109.98	75.72	5.33
6	中国福利会国际和平妇幼保健院	105.49	90.65	4.26
7	上海市公共卫生中心	99.64	37.29	9.94
8	复旦大学附属妇产科医院	94.02	83.38	4.25
9	复旦大学附属肿瘤医院	92.05	59.36	5.90
10	上海市儿童医院	86.56	54.55	5.72
11	上海市第一妇婴保健院	86.54	70.55	4.46
12	复旦大学附属眼耳鼻喉科医院	83.49	90.44	3.37
13	上海市皮肤病医院	80.05	26.89	9.97
14	第二军医大学第三附属医院	67.85	24.61	9.98
15	上海市眼病防治中心	49.78	178.88	1.02
16	同济大学附属口腔医院	20.31	11.40	6.51

表 14　二级综合医院病床使用情况

顺位	单　位　名　称	病床使用率(%)	周转次数(次)	出院者平均住院日(天)
1	上海市浦东新区浦南医院	113.99	38.10	10.91
2	上海市静安区北站医院	113.86	31.23	13.26
3	上海电力医院	111.46	32.09	12.66
4	上海市闵行区中心医院	110.67	50.30	8.00
5	上海市金山区亭林医院	109.02	46.33	8.56
6	上海中冶医院	108.81	23.91	16.56
7	上海市松江区泗泾医院	104.61	50.54	7.50
8	上海市嘉定区安亭医院	104.32	40.38	9.45
9	上海市浦东医院	104.00	44.15	8.56
10	上海航道医院	103.94	13.32	29.33
11	上海市静安区中心医院	103.35	40.02	9.39
12	上海市徐汇区中心医院	99.76	34.43	10.52
13	上海市第四康复医院	98.49	14.53	24.57
14	上海市浦东新区公利医院	97.75	45.64	7.79
15	上海市第八人民医院	97.71	40.82	8.72
16	上海市黄浦区中心医院	97.64	23.90	14.72
17	上海市同仁医院	97.55	44.32	8.03
18	上海市第十人民医院崇明分院	97.14	40.31	8.82
19	上海市第六人民医院金山分院	97.06	36.22	9.79
20	上海市黄浦区东南医院	96.88	27.40	12.50
21	上海市宝山区罗店医院	96.74	42.00	7.54
22	上海长航医院	96.53	21.23	16.67

续 表

顺位	单 位 名 称	病床使用率(%)	周转次数(次)	出院者平均住院日(天)
23	上海邮电医院	95.94	24.09	14.48
24	上海市江湾医院	95.62	29.15	12.00
25	上海市闵行区吴泾医院	95.12	33.34	10.11
26	中国人民解放军第四五五医院	94.64	26.86	12.78
27	上海市浦东新区人民医院	94.31	37.22	9.34
28	上海市嘉定区南翔医院	93.85	37.08	9.27
29	上海市松江区中心医院	93.76	40.00	8.69
30	上海市松江区九亭医院	93.41	34.53	9.64
31	上海市第一人民医院宝山分院	93.13	35.19	9.70
32	上海市静安区市北医院	92.98	36.66	9.16
33	上海市浦东新区周浦医院	92.80	43.43	7.80
34	上海市嘉定区中心医院	92.60	40.98	8.29
35	上海市徐汇区大华医院	92.04	31.95	10.43
36	上海市第一康复医院	90.91	18.17	18.20
37	上海市奉贤区奉城医院	88.70	29.26	19.91
38	上海建工医院	88.13	25.67	12.15
39	上海市青浦区朱家角人民医院	87.69	26.28	10.50
40	上海市第一人民医院分院	87.65	30.60	10.34
41	上海市浦东新区老年医院	87.60	2.85	117.38
42	上海市杨浦区市东医院	87.07	31.18	10.28
43	上海市宝山区仁和医院	87.03	35.07	9.08
44	上海市第二人民医院	86.73	10.08	31.74
45	上海市普陀区利群医院	86.65	31.81	10.02
46	上海市普陀区人民医院	86.61	28.25	11.03
47	中国人民解放军第四一一医院	85.09	26.44	11.65
48	上海沪东医院	83.84	23.93	12.71
49	上海交通大学医学院附属瑞金医院卢湾分院	82.59	39.69	7.53
50	上海市静安区闸北中心医院	82.50	27.30	11.19
51	上海市崇明区第三人民医院	81.29	26.94	11.10
52	上海市杨浦区控江医院	80.24	22.86	12.84
53	上海市监狱总医院	76.23	7.24	38.20
54	上海曲阳医院	75.08	25.35	10.81
55	上海市宝山区大场医院	74.47	22.90	11.89
56	武警上海总队医院	73.12	18.94	14.26
57	中国人民解放军八五医院	66.13	17.14	14.22
58	上海市公惠医院	65.13	11.16	19.46
59	民航上海医院	55.47	17.51	11.26

表 15　二级中医(中西医)医院病床使用情况

顺位	单 位 名 称	病床使用率(%)	周转次数(次)	出院者平均住院日(天)
1	上海市杨浦区中医医院	105.39	28.23	13.66
2	上海市长宁区天山中医医院	102.48	25.26	14.73
3	上海市闵行区中医医院	101.40	27.37	13.27
4	上海市静安区中医医院	100.23	26.39	13.82
5	上海市松江区方塔中医医院	99.49	38.56	9.30
6	上海市黄浦区中西医结合医院	95.70	15.56	22.15
7	上海市浦东新区中医医院	94.61	27.31	12.60
8	上海市嘉定区中医医院	92.46	33.69	10.02
9	上海市浦东新区光明中医医院	89.02	38.21	8.56
10	上海市金山区中西医结合医院	87.35	31.18	10.23
11	上海市普陀区中医医院	86.65	17.34	18.29
12	上海市奉贤区中医医院	83.43	29.12	10.57
13	上海市青浦区中医医院	82.60	27.94	10.81
14	上海市黄浦区香山中医医院	82.51	21.98	13.76

十一、医药费用

(一)医药总费用

2017 年,全市医疗机构门急诊医药总费用 785.76 亿元,同比增长 9.43%。其中医院 582.31 亿元、社区为 136.41 亿元。较去年同期分别增长 8.11%、11.96%。

住院患者医药总费用达 766.58 亿元,同比增长 13.12%。其中:医院为 748.96 亿元,同比增长 13.25%;社区为 10.39 亿元,同比增长 15.32%。各级别医院门急诊患者医药总费用及住院患者医药总费用情况具体见表 16。

表 16　医药总费用情况

	门急诊医药总费用			住院医药总费用		
	2017 年(亿元)	2016 年(亿元)	增长(%)	2017 年(亿元)	2016 年(亿元)	增长(%)
总计	785.76	718.07	9.43	766.58	677.65	13.12
医院	582.31	538.63	8.11	748.96	661.32	13.25
公立医院	523.08	487.72	7.25	699.20	621.94	12.42
民营医院	59.23	50.91	16.34	49.76	39.38	26.36
医院中:						
三级医院	374.58	346.14	8.22	523.68	460.33	13.76
二级医院	148.65	141.26	5.23	170.95	157.56	8.50
其他医院	59.08	51.22	15.35	54.33	43.43	25.10
社　区	136.41	121.84	11.96	10.39	9.01	15.32

(二) 门急诊患者医药费用

2017 年医疗机构门急诊患者次均医药费用 305.41 元,较上年同期增长 7.00%,药占比同期下降 3.33 个百分点。

医院中,公立医院门急诊次均费用明显低于民营医院,但药占比明显高于民营医院。不同级别医院中,三级医院门急诊患者次均医药费用为 389.38 元,二级医院为 284.03 元,分别较上年同期上涨 5.10%、3.39%。

社区卫生服务中心(站)门急诊患者次均医药费用 160.64 元,同比增长 10.28%,具体见表 17。

表 17　门急诊患者医药费用情况

	门急诊患者次均医药费用				
	2017 年(元)	药占比(%)	2016 年(元)	药占比(%)	增长(%)
总计	305.41	49.47	285.43	52.80	7.00
医院	364.39	46.96	346.18	50.66	5.26
公立医院	352.18	48.48	336.45	52.25	4.68
民营医院	525.25	33.52	478.79	35.52	9.70
医院中:					
三级医院	389.38	46.95	370.48	50.85	5.10
二级医院	284.03	52.12	274.73	55.44	3.39
其他医院	524.30	34.05	476.79	36.26	9.96
社　区	160.64	76.01	145.66	76.47	10.28

各区属医院门急诊患者次均医药费用高低不等,最高达 347.640 元,最低为 228.63 元;门急诊费用同比增长最高的达 8.78%,最低的同比降低 4.75%。

各区社区卫生服务中心(站)门急诊患者次均医药费用最高为 220.87 元,最低为 118.86 元;门急诊费用同比增长最高达 25.49%,最低的同比降低 17.67%,具体见表 18。

表 18　各区属医疗机构门急诊患者次均费用情况

行政区划	区属医院			社区		
	2017 年(元)	2016 年(元)	增长(%)	2017 年(元)	2016 年(元)	增长(%)
黄浦区	347.64	331.35	4.92	183.25	164.89	11.13
徐汇区	295.87	275.60	7.35	184.41	172.60	6.84
长宁区	339.53	323.96	4.81	220.87	204.72	7.89
静安区	299.27	301.06	−0.59	154.06	148.02	4.08
普陀区	329.31	345.75	−4.75	156.43	149.82	4.41
虹口区	288.01	281.39	2.35	173.18	171.88	0.76
杨浦区	279.69	266.07	5.12	193.66	176.50	9.72
闵行区	250.26	231.42	8.14	174.32	138.91	25.49
宝山区	257.36	243.70	5.61	129.21	117.33	10.13

行政区划	区属医院			社区		
	2017 年（元）	2016 年（元）	增长（%）	2017 年（元）	2016 年（元）	增长（%）
嘉定区	261.77	241.26	8.50	156.53	128.06	22.23
浦东新区	289.97	273.72	5.94	157.07	139.71	12.43
金山区	274.91	279.07	−1.49	118.86	144.37	−17.67
松江区	228.63	215.73	5.98	137.37	119.84	14.63
青浦区	296.52	272.58	8.78	143.59	122.15	17.55
奉贤区	300.72	294.01	2.28	152.96	129.14	18.45
崇明区	284.59	279.33	1.88	145.21	133.53	8.75

三级综合医院中,门急诊患者次均医药费用高低不等,最高达 620.33 元,最低为 205.61 元。门急诊药占比最高达 60.97%,最低为 27.18%,具体见表 19。

表 19　三级综合医院门急诊患者次均费用情况

顺位	单　位　名　称	费用（元）	药占比（%）
1	上海交通大学医学院附属第九人民医院	620.33	27.18
2	复旦大学附属中山医院	512.90	42.57
3	上海交通大学医学院附属仁济医院	469.13	37.42
4	上海交通大学医学院附属瑞金医院	450.41	41.87
5	第二军医大学第二附属医院	426.14	60.97
6	第二军医大学第一附属医院	396.93	55.99
7	上海市东方医院	393.92	48.13
8	复旦大学附属华东医院	390.99	48.99
9	上海市第一人民医院	372.61	44.51
10	上海市第六人民医院	365.06	51.07
11	上海市普陀区中心医院	350.04	57.34
12	上海交通大学医学院附属新华医院	349.52	44.64
13	复旦大学附属华山医院	342.38	43.89
14	上海市第十人民医院	331.54	46.79
15	上海市同济医院	327.15	48.59
16	上海交通大学医学院附属瑞金医院北院	324.82	47.16
17	上海交通大学医学院附属仁济医院南院	319.40	43.64
18	上海交通大学医学院附属新华医院崇明分院	298.34	45.55
19	复旦大学附属中山医院青浦分院	292.09	47.02
20	上海市第六人民医院东院	285.47	41.67
21	上海市奉贤区中心医院	284.56	43.94
22	上海市杨浦区中心医院	279.45	47.73
23	复旦大学附属金山医院	274.54	52.72
24	复旦大学附属华山医院北院	266.83	45.80
25	上海市第五人民医院	205.61	45.24

三级中医(中西医)医院中,门急诊患者次均医药费用最高为 389.79 元,最低为 285.90 元;门急诊药占比最高达 47.66%,最低为 22.73%,具体见表 20。三级专科医院门急诊患者次均医药费用情况见表 21。

表 20　三级中医(中西医)医院门急诊患者次均费用情况

顺位	单 位 名 称	费用(元)	药占比(%)
1	上海市长宁区光华中西医结合医院	389.79	47.66
2	上海市中医医院	375.11	23.09
3	上海中医药大学附属曙光医院	362.16	35.23
4	上海市中西医结合医院	346.35	40.40
5	上海中医药大学附属龙华医院	337.29	22.73
6	上海中医药大学附属岳阳中西医结合医院	313.47	25.99
7	上海市宝山区中西医结合医院	293.53	44.16
8	上海市第七人民医院	285.90	37.38

表 21　三级专科医院门急诊患者次均费用情况

顺位	单 位 名 称	费用(元)	药占比(%)
1	复旦大学附属肿瘤医院	1 322.86	57.82
2	上海市公共卫生中心	725.22	71.38
3	第二军医大学第三附属医院	568.75	46.02
4	上海市胸科医院	523.84	58.82
5	复旦大学附属眼耳鼻喉科医院	521.57	34.57
6	同济大学附属口腔医院	462.94	0.92
7	中国福利会国际和平妇幼保健院	418.35	20.83
8	上海市肺科医院	415.21	56.87
9	复旦大学附属妇产科医院	405.08	20.82
10	上海市精神卫生中心、上海市心理咨询中心	390.92	81.92
11	上海市第一妇婴保健院	340.20	13.75
12	复旦大学附属儿科医院	323.72	48.15
13	上海交通大学医学院附属上海儿童医学中心	299.37	45.66
14	上海市眼病防治中心	257.55	32.31
15	上海市儿童医院	257.22	45.34
16	上海市皮肤病医院	217.84	41.01

二级综合性医院中,门急诊患者次均医药费用最高达 427.65 元,药占比最高达 84.53%。各二级综合性医院门急诊次均费用情况见表 22。

表 22　二级综合性医院门急诊患者次均费用情况

顺位	单 位 名 称	费用(元)	药占比(%)
1	中国人民解放军第四五五医院	427.65	43.36
2	上海市黄浦区中心医院	426.37	73.32

顺位	单 位 名 称	费用（元）	药占比（%）
3	上海长航医院	411.14	34.39
4	民航上海医院	403.28	48.81
5	上海市青浦区朱家角人民医院	401.78	31.82
6	上海中冶医院	365.70	42.12
7	中国人民解放军第四一一医院	365.46	27.70
8	上海市第二人民医院	358.51	65.21
9	上海沪东医院	353.14	35.59
10	上海市静安区北站医院	349.71	51.42
11	上海市同仁医院	347.71	47.47
12	上海交通大学医学院附属瑞金医院卢湾分院	337.86	57.46
13	上海市奉贤区奉城医院	331.67	50.07
14	上海市普陀区人民医院	314.14	66.34
15	上海市普陀区利群医院	312.17	56.10
16	上海市第一人民医院宝山分院	311.04	44.98
17	上海市徐汇区中心医院	310.70	59.22
18	武警上海总队医院	309.09	47.59
19	中国人民解放军八五医院	306.52	45.39
20	上海市静安区中心医院	303.42	53.00
21	上海江南造船集团职工医院	300.72	80.71
22	上海市第八人民医院	298.77	52.03
23	上海市静安区市北医院	298.17	53.74
24	上海市第六人民医院金山分院	290.87	41.62
25	上海市浦东新区浦南医院	289.18	46.59
26	上海市静安区闸北中心医院	287.00	55.53
27	上海建工医院	282.71	57.34
28	上海邮电医院	282.34	59.70
29	上海市嘉定区中心医院	280.20	43.57
30	上海市浦东医院	276.91	43.91
31	上海市闵行区中心医院	275.89	38.31
32	上海市第一人民医院分院	275.71	58.37
33	上海曲阳医院	273.76	36.54
34	上海市杨浦区控江医院	272.41	59.16
35	上海市杨浦区市东医院	270.03	57.71
36	上海市浦东新区人民医院	268.69	48.09
37	上海市徐汇区大华医院	266.82	46.28
38	上海市浦东新区公利医院	261.86	49.01
39	上海市江湾医院	260.85	57.80
40	上海市嘉定区安亭医院	260.41	44.28

顺位	单　位　名　称	费用(元)	药占比(%)
41	上海市公惠医院	257.34	70.19
42	上海市金山区亭林医院	256.91	49.27
43	上海电力医院	256.37	59.81
44	上海市松江区中心医院	254.43	43.30
45	上海市浦东新区周浦医院	253.31	49.02
46	上海市第十人民医院崇明分院	251.84	50.78
47	上海市第一康复医院	248.12	73.26
48	上海市嘉定区南翔医院	244.10	43.83
49	上海市第四康复医院	241.96	59.11
50	上海市黄浦区东南医院	238.86	62.84
51	上海市崇明区第三人民医院	236.44	67.28
52	上海市宝山区罗店医院	219.95	48.35
53	上海市宝山区大场医院	218.77	49.29
54	上海市松江区泗泾医院	215.62	37.99
55	上海市浦东新区老年医院	211.08	84.53
56	上海市闵行区吴泾医院	211.06	49.66
57	上海市宝山区仁和医院	205.43	47.44
58	上海航道医院	174.52	63.87
59	上海市松江区九亭医院	165.77	50.82
60	上海市监狱总医院	62.74	24.45

二级中医、中西医结合医院中,门急诊患者次均医药费用最高达 459.29 元,最低为 212.10 元,药占比最高为 51.09%,最低为 23.36%。二级中医(中西医)医院门急诊患者费用情况见表 23。

表 23　二级中医(中西医)医院门急诊患者次均费用情况

顺位	单　位　名　称	费用(元)	药占比(%)
1	上海市黄浦区香山中医医院	459.29	39.14
2	上海市静安区中医医院	385.38	23.62
3	上海市闵行区中医医院	358.55	33.81
4	上海市杨浦区中医医院	316.42	24.53
5	上海市普陀区中医医院	296.40	48.26
6	上海市奉贤区中医医院	292.60	47.07
7	上海市长宁区天山中医医院	286.14	27.57
8	上海市黄浦区中西医结合医院	284.35	51.09
9	上海市青浦区中医医院	282.48	45.71
10	上海市浦东新区中医医院	268.48	23.36
11	上海市金山区中西医结合医院	264.66	40.30

顺位	单 位 名 称	费用(元)	药占比(%)
12	上海市嘉定区中医医院	244.61	33.26
13	上海市浦东新区光明中医医院	225.89	43.15
14	上海市松江区方塔中医医院	212.10	41.35

　　社区门急诊患者次均医药费用最高达 269.74 元,最低为 33.51 元,顺位前十和后十社区门急诊患者费用情况见表 24,表 25。

表 24　社区门急诊患者次均费用情况(顺位前十)

顺位前十	单 位 名 称	费用(元)	药占比(%)
1	上海市长宁区仙霞街道社区卫生服务中心	269.74	77.47
2	上海市长宁区新华街道社区卫生服务中心	267.17	73.79
3	上海市杨浦区大桥社区卫生服务中心	261.58	78.46
4	上海市长宁区天山路街道社区卫生服务中心	239.94	77.45
5	上海市杨浦区五角场镇社区卫生服务中心	222.99	77.61
6	上海市杨浦区控江社区卫生服务中心	222.89	68.01
7	上海市奉贤区金汇镇齐贤社区卫生服务中心	221.76	66.69
8	上海市长宁区虹桥街道社区卫生服务中心	218.96	73.70
9	上海市长宁区北新泾街道社区卫生服务中心	217.28	72.31
10	上海市长宁区程家桥街道社区卫生服务中心	217.03	68.32

表 25　社区门急诊患者次均费用情况(顺位后十)

顺位后十	单 位 名 称	费用(元)	药占比(%)
1	上海市奉贤区四团镇社区卫生服务中心	101.07	78.01
2	上海市金山区张堰镇社区卫生服务中心	100.91	85.92
3	上海市奉贤区海湾镇燎原社区卫生服务中心	100.64	87.64
4	上海市金山区枫泾镇社区卫生服务中心	98.34	85.91
5	上海市松江区永丰街道社区卫生服务中心	94.89	65.21
6	上海市奉贤区奉城镇塘外社区卫生服务中心	92.41	84.07
7	上海市金山区吕巷镇社区卫生服务中心	92.28	81.28
8	上海市浦东新区芦潮港社区卫生服务中心	91.20	76.73
9	上海市奉贤区四团镇平安社区卫生服务中心邵厂分中心	80.94	91.97
10	上海市宝山区光明社区卫生服务中心	33.51	69.63

(三)出院患者医药费用

　　2017 年,出院患者人均医药费用 17 597.36 元,较上年同期增长 5.39%。出院患者日均医药费用 1 641.16 元,较上年同期上涨 6.89%。出院患者药占比为 28.25%。

　　医院中,公立医院出院患者人均医药费用较上年同期上涨 4.91%,日均医药费用上涨

4.95％；民营医院出院患者人均医药费用上涨 24.70％，日均医药费用下降 4.21％。不同级别医院中，三级医院出院患者人均医药费用、日均医药费用分别较上年同期上涨 3.68％、9.80％。二级医院的分别较上年同期上涨 2.58％、2.08％。

社区卫生服务中心出院患者人均医药费用较上年同期上涨 13.46％，日均医药费用同比上涨 23.11％，药占比为 41.17％，具体见表 26。

表 26　出院患者医药费用情况

	出院患者人均费用（元）		出院患者日均费用（元）		药占比（%）
	2017 年	2016 年	2017 年	2016 年	
总计	17 597.36	16 697.95	1 641.16	1 535.42	28.25
医院	18 213.22	17 361.28	1 821.50	1 735.62	28.23
公立医院	17 889.33	17 239.52	1 905.37	1 789.58	28.81
民营医院	24 333.58	19 513.56	1 130.31	1 179.96	20.24
医院中：					
三级医院	18 876.01	18 206.19	2 646.90	2 410.75	27.14
二级医院	15 138.81	14 757.72	1 093.91	1 071.67	33.99
其他医院	25 812.80	20 233.65	1 059.16	980.45	20.78
社　区	12 445.87	10 969.22	192.80	156.61	41.17

1. 各区属医院出院患者医药费用

各区属医院出院患者人均医药费用高低不等，最高为 20 633.17 元，最低为 10 682.48 元；与上年同期相比，人均医药费用最高上涨幅度达 9.60％，最低减少 4.49％。

各区属医院出院患者日均医药费用最高为 1 703.10 元，最低为 913.15 元；上涨幅度最高达 16.07％，最低降低 11.52％。具体见表 27。

表 27　各区属医院出院患者费用情况

行政区划	各区属医院人均费用			各区属医院日均费用			药占比（%）
	2017 年（元）	2016 年（元）	增长（%）	2017 年（元）	2016 年（元）	增长（%）	
黄浦区	18 313.30	17 390.77	5.30	913.15	891.45	2.43	43.88
徐汇区	18 583.56	18 085.00	2.76	1 703.10	1 467.34	16.07	43.64
长宁区	20 633.17	19 221.54	7.34	1 586.92	1 556.44	1.96	25.50
静安区	15 436.96	15 991.15	−3.47	1 086.48	1 125.20	−3.44	32.37
普陀区	17 037.84	16 420.30	3.76	1 248.32	1 321.49	−5.54	33.95
虹口区	16 896.37	16 960.08	−0.38	1 062.41	1 023.85	3.77	36.03
杨浦区	15 333.77	14 828.12	3.41	1 242.06	1 168.49	6.30	28.00
闵行区	14 048.39	13 102.61	7.22	1 404.31	1 330.84	5.52	31.86
宝山区	12 439.84	12 781.84	−2.68	1 076.20	1 080.01	−0.35	35.58
嘉定区	10 754.74	9 812.70	9.60	945.06	926.15	2.04	29.59
浦东新区	15 647.84	15 341.30	2.00	1 531.80	1 424.75	7.51	30.90
金山区	11 270.82	11 800.46	−4.49	1 056.63	1 194.17	−11.52	33.22

行政区划	各区属医院人均费用			各区属医院日均费用			药占比（%）
	2017 年（元）	2016 年（元）	增长（%）	2017 年（元）	2016 年（元）	增长（%）	
松江区	10 682.48	10 000.33	6.82	993.61	923.04	7.65	30.90
青浦区	14 347.26	13 663.92	5.00	1 315.11	1 293.47	1.67	31.69
奉贤区	13 238.27	12 616.82	4.93	1 054.38	1 066.68	−1.15	36.38
崇明区	11 982.41	11 639.19	2.95	1 245.85	1 179.69	5.61	41.69

2. 各医疗机构出院患者费用情况

三级综合医院出院患者人均费用最高为 30 172.68 元，最低为 12 998.43 元；日均费用最高为 4 668.37 元，最低为 1 476.95 元。药占比最高为 38.72%，最低为 16.03%。三级综合医院出院患者人均、日均费用情况具体见表 28。

表 28 三级综合医院出院患者费用情况

顺位	单 位 名 称	人均费用（元）	日均费用（元）	药占比（%）
1	第二军医大学第二附属医院	30 172.68	4 660.51	27.86
2	复旦大学附属中山医院	27 780.28	4 668.37	26.24
3	第二军医大学第一附属医院	27 563.52	4 559.30	25.05
4	上海市第六人民医院	24 004.78	3 172.46	16.03
5	复旦大学附属华山医院	23 859.24	3 257.58	25.87
6	复旦大学附属华东医院	21 232.55	2 218.74	35.43
7	上海交通大学医学院附属瑞金医院	21 059.88	3 013.75	25.37
8	上海市东方医院	20 629.35	2 647.49	27.10
9	上海交通大学医学院附属第九人民医院	20 619.53	3 076.26	26.15
10	上海交通大学医学院附属新华医院	20 379.38	2 969.33	24.57
11	上海市第一人民医院	18 816.77	2 783.38	21.57
12	上海交通大学医学院附属仁济医院	18 518.95	3 182.87	24.39
13	上海市第十人民医院	18 127.12	2 609.09	25.86
14	上海市普陀区中心医院	17 540.96	1 994.84	33.44
15	复旦大学附属华山医院北院	16 750.23	2 209.61	30.04
16	上海市同济医院	16 678.70	2 154.29	30.93
17	上海交通大学医学院附属瑞金医院北院	16 214.03	2 399.25	31.61
18	复旦大学附属中山医院青浦分院	16 034.84	1 944.43	31.19
19	上海市第六人民医院东院	15 214.84	2 015.36	23.44
20	上海交通大学医学院附属仁济医院南院	14 858.12	2 333.15	28.95
21	上海市杨浦区中心医院	14 820.22	1 682.55	28.46
22	复旦大学附属金山医院	14 707.34	1 833.41	35.26
23	上海市奉贤区中心医院	13 762.15	1 720.58	32.85
24	上海市第五人民医院	13 761.44	1 676.04	24.96
25	上海交通大学医学院附属新华医院崇明分院	12 998.43	1 476.95	38.72

三级中医(中西医)医院出院患者人均费用最高为 18 611.28 元,最低为 11 366.56 元;日均费用最高为 2 032.13 元,最低为 1 133.33 元。药占比最高为 40.77%,最低为 23.45%。其他三级中医医院出院患者人均、日均费用情况具体见表 29。各三级专科医院出院患者人均、日均费用情况具体见表 30。

表 29 三级中医(中西医)医院出院患者费用情况

顺位	单 位 名 称	人均费用(元)	日均费用(元)	药占比(%)
1	上海市中西医结合医院	18 611.28	1 549.03	39.71
2	上海市长宁区光华中西医结合医院	17 997.14	1 973.29	23.45
3	上海中医药大学附属岳阳中西医结合医院	14 088.40	1 503.72	38.95
4	上海市第七人民医院	13 568.33	1 624.74	29.97
5	上海中医药大学附属龙华医院	13 538.90	1 467.49	35.05
6	上海中医药大学附属曙光医院	13 177.66	2 032.13	36.16
7	上海市中医医院	11 776.03	1 133.33	40.77
8	上海市宝山区中西医结合医院	11 366.56	1 747.52	37.44

表 30 三级专科医院出院患者费用情况

顺位	单 位 名 称	人均费用(元)	日均费用(元)	药占比(%)
1	上海市精神卫生中心、上海市心理咨询中心	46 746.34	434.07	9.69
2	第二军医大学第三附属医院	29 001.57	2 905.02	42.25
3	上海市胸科医院	24 843.10	4 659.94	25.89
4	上海交通大学医学院附属上海儿童医学中心	20 962.32	3 120.35	20.99
5	上海市公共卫生中心	20 121.21	2 024.74	43.64
6	复旦大学附属肿瘤医院	20 031.36	3 397.96	33.79
7	上海市肺科医院	16 615.99	3 531.98	31.46
8	复旦大学附属儿科医院	15 495.79	2 330.00	19.13
9	复旦大学附属眼耳鼻喉科医院	11 749.97	3 489.46	8.78
10	上海市儿童医院	11 531.88	2 015.25	17.44
11	同济大学附属口腔医院	11 119.30	1 707.90	17.45
12	复旦大学附属妇产科医院	9 275.95	2 181.73	16.46
13	上海市第一妇婴保健院	7 543.42	1 689.48	18.31
14	中国福利会国际和平妇幼保健院	7 444.03	1 749.21	15.71
15	上海市皮肤病医院	7 308.72	732.78	29.60
16	上海市眼病防治中心	6 538.04	6 380.33	4.05

二级综合性医院中,出院患者次均医药费用最高达 37 738.78 元,日均费用最高为 2 596.31 元,具体各二级综合性医院人均、日均医药费用情况见表 31。

二级中医、中西医结合医院中,出院患者次均医药费用最高达 15 061.01 元,最低为 8 099.82 元;日均费用最高为 1 134.69 元,最低为 630.55 元;药占比最高为 47.75%,最低为 19.08%。具体各二级中医(中西医)医院人均、日均医药费用情况见表 32。

表 31　二级综合医院出院患者费用情况

顺位	单 位 名 称	人均费用(元)	日均费用(元)	药占比(%)
1	上海市浦东新区老年医院	37 738.78	321.50	46.23
2	中国人民解放军第四五五医院	27 897.61	2 182.31	40.95
3	上海市徐汇区中心医院	24 200.48	2 300.67	51.21
4	上海市第二人民医院	22 800.62	718.25	53.28
5	中国人民解放军第四一一医院	21 479.37	1 844.35	38.40
6	武警上海总队医院	21 459.29	1 504.60	33.70
7	上海市第四康复医院	20 881.83	849.87	7.91
8	上海市同仁医院	20 856.56	2 596.31	27.73
9	上海航道医院	20 207.10	688.92	23.94
10	上海市黄浦区中心医院	19 330.51	1 313.54	53.70
11	中国人民解放军八五医院	18 955.94	1 333.05	30.87
12	上海市第一康复医院	17 590.70	966.45	25.82
13	上海长航医院	17 535.90	1 051.87	27.23
14	上海市第一人民医院分院	17 457.73	1 687.87	37.45
15	上海交通大学医学院附属瑞金医院卢湾分院	16 751.02	2 224.63	35.69
16	上海市浦东新区浦南医院	16 456.29	1 508.44	31.10
17	民航上海医院	16 402.93	1 456.62	31.42
18	上海中冶医院	16 375.91	989.07	25.95
19	上海市普陀区人民医院	16 372.29	1 484.64	37.94
20	上海市黄浦区东南医院	16 002.87	1 280.61	27.62
21	上海市静安区中心医院	15 933.51	1 696.15	29.75
22	上海市杨浦区控江医院	15 652.74	1 218.68	32.42
23	上海建工医院	15 361.89	1 263.91	26.87
24	上海市第八人民医院	15 039.99	1 724.21	36.21
25	上海市静安区闸北中心医院	14 996.82	1 340.46	41.61
26	上海市浦东新区周浦医院	14 805.28	1 898.15	29.91
27	上海市浦东医院	14 760.52	1 723.57	33.33
28	上海邮电医院	14 543.83	1 004.35	22.76
29	上海市杨浦区市东医院	14 519.31	1 412.88	26.37
30	上海市第一人民医院宝山分院	14 279.73	1 472.81	37.16
31	上海电力医院	14 208.81	1 122.05	34.08
32	上海市浦东新区公利医院	14 110.37	1 812.34	31.18
33	上海市浦东新区人民医院	13 717.12	1 469.25	32.96
34	上海市闵行区中心医院	13 712.81	1 714.31	29.33
35	上海市公惠医院	13 475.35	692.39	22.94
36	上海市普陀区利群医院	13 443.52	1 341.28	34.09
37	上海曲阳医院	13 366.98	1 236.73	24.70
38	上海市静安区市北医院	13 334.58	1 455.85	35.06
39	上海市奉贤区奉城医院	12 751.51	640.41	44.61

顺位	单 位 名 称	人均费用(元)	日均费用(元)	药占比(%)
40	上海市第六人民医院金山分院	12 740.79	1 301.30	35.14
41	上海市松江区中心医院	12 599.83	1 449.94	28.99
42	上海沪东医院	12 597.01	991.25	16.79
43	上海市嘉定区中心医院	12 068.11	1 456.13	28.62
44	上海市松江区九亭医院	11 854.82	1 229.21	36.68
45	上海市徐汇区大华医院	11 625.41	1 114.31	31.20
46	上海市宝山区仁和医院	11 004.07	1 211.73	31.11
47	上海市静安区北站医院	10 616.09	800.33	43.62
48	上海市第十人民医院崇明分院	10 614.54	1 203.93	47.27
49	上海市宝山区大场医院	10 134.42	852.23	44.51
50	上海市金山区亭林医院	9 758.19	1 139.68	28.98
51	上海市嘉定区安亭医院	9 738.76	1 030.52	30.96
52	上海市江湾医院	9 287.35	773.69	31.50
53	上海市崇明区第三人民医院	8 530.34	768.51	48.11
54	上海市闵行区吴泾医院	8 390.30	829.53	27.59
55	上海市青浦区朱家角人民医院	8 216.94	782.53	32.89
56	上海市监狱总医院	7 269.38	190.32	11.30
57	上海市嘉定区南翔医院	7 225.84	779.80	35.99
58	上海市宝山区罗店医院	6 943.49	920.60	33.68
59	上海市松江区泗泾医院	6 737.77	898.28	35.17

表 32　二级中医(中西医)医院出院患者费用情况

顺位	单 位 名 称	人均费用(元)	日均费用(元)	药占比(%)
1	上海市闵行区中医医院	15 061.01	1 134.69	34.26
2	上海市黄浦区中西医结合医院	14 458.89	652.76	47.75
3	上海市杨浦区中医医院	14 115.49	1 033.03	36.53
4	上海市普陀区中医医院	13 769.35	752.72	32.41
5	上海市黄浦区香山中医医院	12 951.83	940.93	27.35
6	上海市长宁区天山中医医院	12 087.37	820.61	19.08
7	上海市青浦区中医医院	10 022.78	927.20	36.82
8	上海市奉贤区中医医院	9 566.49	904.81	34.85
9	上海市浦东新区中医医院	9 414.06	747.12	38.06
10	上海市浦东新区光明中医医院	9 412.98	1 099.45	40.90
11	上海市嘉定区中医医院	8 813.04	879.95	32.09
12	上海市金山区中西医结合医院	8 733.24	853.59	37.02
13	上海市静安区中医医院	8 715.37	630.55	36.50
14	上海市松江区方塔中医医院	8 099.82	870.67	38.59

附录二 2017 年度国家主要卫生计生政策文件一览表

序号	文 件 名 称	文 件 文 号	发 文 单 位	发文日期
1	国务院关于印发"十三五"推进基本公共服务均等化规划的通知	国发〔2017〕9 号	国务院	2017 年 1 月
2	国务院关于印发"十三五"国家食品安全规划和"十三五"国家药品安全规划的通知	国发〔2017〕12 号	国务院	2017 年 2 月
3	国务院办公厅关于印发生育保险和职工基本医疗保险合并实施试点方案的通知	国办发〔2017〕6 号	国务院办公厅	2017 年 1 月
4	国务院办公厅关于印发中国遏制与防治艾滋病"十三五"行动计划的通知	国办发〔2017〕8 号	国务院办公厅	2017 年 1 月
5	国务院办公厅关于印发中国防治慢性病中长期规划(2017—2025 年)的通知	国办发〔2017〕12 号	国务院办公厅	2017 年 1 月
6	国务院办公厅关于进一步改革完善药品生产流通使用政策的若干意见	国办发〔2017〕13 号	国务院办公厅	2017 年 1 月
7	国务院办公厅关于推进医疗联合体建设和发展的指导意见	国办发〔2017〕32 号	国务院办公厅	2017 年 4 月
8	国务院办公厅关于印发深化医药卫生体制改革 2017 年重点工作任务的通知	国办发〔2017〕37 号	国务院办公厅	2017 年 4 月
9	国务院办公厅关于支持社会力量提供多层次多样化医疗服务的意见	国办发〔2017〕44 号	国务院办公厅	2017 年 5 月
10	国务院办公厅关于进一步深化基本医疗保险支付方式改革的指导意见	国办发〔2017〕55 号	国务院办公厅	2017 年 6 月
11	国务院办公厅关于深化医教协同进一步推进医学教育改革与发展的意见	国办发〔2017〕63 号	国务院办公厅	2017 年 7 月
12	国务院办公厅关于建立现代医院管理制度的指导意见	国办发〔2017〕67 号	国务院办公厅	2017 年 7 月
13	国家卫生计生委关于印发 2017 年卫生计生工作要点的通知	国卫办函〔2017〕11 号	国家卫生和计划生育委员会	2017 年 1 月
14	国家卫生计生委办公厅关于印发城乡居民基本医疗保险(新型农村合作医疗)跨省就医联网结报定点医疗机构操作规范(试行)的通知	国卫办基层发〔2017〕17 号	国家卫生和计划生育委员会办公厅	2017 年 4 月
15	关于全面推开公立医院综合改革工作的通知	国卫体改发〔2017〕22 号	国家卫生和计划生育委员会、财政部、中央机构编制委员会办公室、国家发展和改革委员会、人力资源和社会保障部、国家中医药管理局、国务院深化医药卫生体制改革领导小组办公室	2017 年 4 月

续　表

序号	文 件 名 称	文 件 文 号	发 文 单 位	发文日期
16	关于促进健康旅游发展的指导意见	国卫规划发〔2017〕30 号	国家卫生和计划生育委员会、国家发展和改革委员会、财政部、国家旅游局、国家中医药管理局	2017 年 5 月
17	关于做实做好 2017 年家庭医生签约服务工作的通知	国卫基层函〔2017〕164 号	国家卫生和计划生育委员会、国务院深化医药卫生体制改革领导小组办公室	2017 年 5 月
18	关于做好国家卫生计生委和国家中医药局属管医院参加属地公立医院综合改革有关工作的通知	国卫体改发〔2017〕38 号	国家卫生和计划生育委员会、财政部、国家发展和改革委员会、教育部、人力资源和社会保障部、国家中医药管理局、国务院深化医药卫生体制改革领导小组办公室	2017 年 7 月
19	关于开展健康旅游示范基地建设的通知	国卫规划函〔2017〕257 号	国家卫生和计划生育委员会、国家发展和改革委员会、财政部、国家旅游局、国家中医药管理局	2017 年 7 月
20	国家卫生计生委关于深化"放管服"改革激发医疗领域投资活力的通知	国卫法制发〔2017〕43 号	国家卫生和计划生育委员会	2017 年 8 月
21	关于印发医疗机构临床路径管理指导原则的通知	国卫医发〔2017〕49 号	国家卫生和计划生育委员会、国家中医药管理局	2017 年 8 月
22	关于确定公立医院综合改革首批国家级示范城市和第二批国家级示范县的通知	国医改办函〔2017〕116 号	国务院深化医药卫生体制改革领导小组办公室、国家卫生和计划生育委员会、财政部、国家中医药管理局	2017 年 8 月
23	关于遴选健全现代医院管理制度示范医院的通知	国医改办函〔2017〕156 号	国务院深化医药卫生体制改革领导小组办公室、国家卫生和计划生育委员会办公厅、财政部办公厅、国家中医药管理局办公室	2017 年 11 月
24	关于进一步加强医疗救助与城乡居民大病保险有效衔接的通知	民发〔2017〕12 号	民政部、财政部、人力资源和社会保障部、国家卫生和计划生育委员会、中国保险监督管理委员会、国务院扶贫开发领导小组办公室	2017 年 1 月
25	关于推进按病种收费工作的通知	发改价格〔2017〕68 号	国家发展和改革委员会、国家卫生和计划生育委员会、人力资源和社会保障部	2017 年 1 月
26	四部门关于开展公立医院薪酬制度改革试点工作的指导意见	人社部发〔2017〕10 号	人力资源和社会保障部、财政部、国家卫生和计划生育委员会、国家中医药管理局	2017 年 1 月

序号	文　件　名　称	文　件　文　号	发 文 单 位	发文日期
27	人力资源社会保障部关于印发国家基本医疗保险、工伤保险和生育保险药品目录（2017 年版）的通知	人社部发〔2017〕15 号	国家人力资源和社会保障部	2017 年 2 月
28	人力资源社会保障部财政部关于做好2017 年城镇居民基本医疗保险工作的通知	人社部发〔2017〕36 号	国家人力资源和社会保障部、财政部	2017 年 4 月
29	财政部关于印发《社会保险基金财务制度》的通知	财社〔2017〕144 号	财政部、人力资源和社会保障部、国家卫生和计划生育委员会	2017 年 8 月
30	总局关于推进药品上市许可持有人制度试点工作有关事项的通知	食药监药化管〔2017〕68 号	国家食品药品监督管理总局	2017 年 8 月
31	总局关于鼓励药品创新实行优先审评审批的意见	食药监药化管〔2017〕126 号	国家食品药品监督管理总局	2017 年 12 月

附录三 2017 年上海市主要卫生计生政策文件一览表

序号	文 件 名 称	文 件 文 号	发 文 机 关	发文日期
1	上海市传染病防治管理办法	上海市人民政府令第60号	上海市人民政府	2017年11月
2	中共上海市委办公厅 上海市人民政府办公厅印发《"健康上海2030"规划纲要》的通知	沪委办发〔2017〕26号	中共上海市委办公厅、上海市人民政府办公厅	2017年9月
3	上海市人民政府办公厅关于促进本市生物医药产业健康发展的实施意见	沪府办发〔2017〕51号	上海市人民政府办公厅	2017年8月
4	上海市政府办公厅关于本市进一步改革完善药品生产流通使用政策的实施意见	沪府办发〔2017〕57号	上海市人民政府办公厅	2017年9月
5	上海市人民政府办公厅关于印发《上海市遏制与防治艾滋病"十三五"行动计划》的通知	沪府办发〔2017〕70号	上海市人民政府办公厅	2017年11月
6	上海市人民政府办公厅关于印发《"十三五"上海市结核病防治规划》的通知	沪府办发〔2017〕71号	上海市人民政府办公厅	2017年11月
7	上海市人民政府办公厅关于进一步加强本市疫苗流通和预防接种管理工作的通知	沪府办发〔2017〕78号	上海市人民政府办公厅	2017年12月
8	上海市人民政府办公厅印发《关于本市推进医疗联合体建设和发展的实施意见》的通知	沪府办发〔2017〕83号	上海市人民政府办公厅	2017年12月
9	关于印发《上海市2017年深化医药卫生体制改革工作要点》的通知	沪发改医改〔2017〕3号	上海市发展和改革委员会	2017年6月
10	关于印发《上海市康复医疗服务体系发展规划（2016—2020年）》的通知	沪卫计医〔2017〕002号	上海市卫生和计划生育委员会、上海市发展和改革委员会、上海市财政局、上海市人力资源和社会保障局、上海市医疗保险办公室、上海市教育委员会	2017年1月
11	关于印发《上海市老年医疗护理服务体系发展"十三五"规划》的通知	沪卫计基层〔2017〕001号	上海市卫生和计划生育委员会、上海市发展和改革委员会、上海市民政局、上海市人力资源和社会保障局、上海市医疗保险办公室	2017年2月
12	关于印发《上海市血液管理事业发展"十三五"规划》的通知	沪卫计医〔2017〕012号	上海市卫生和计划生育委员会	2017年3月
13	关于印发《2017年上海市基层卫生工作要点》的通知	沪卫计基层〔2017〕6号	上海市卫生和计划生育委员会	2017年4月
14	关于印发《上海市医学科技创新发展"十三五"规划》的通知	沪卫计科教〔2017〕013号	上海市卫生和计划生育委员会	2017年4月

序号	文 件 名 称	文 件 文 号	发 文 机 关	发文日期
15	关于印发《上海市中医药事业发展"十三五"规划》的通知	沪卫计中发〔2017〕011号	上海市卫生和计划生育委员会、上海市中医药发展办公室	2017年4月
16	关于印发《上海市计划生育事业发展"十三五"规划》的通知	沪卫计家庭〔2017〕9号	上海市卫生和计划生育委员会	2017年5月
17	关于印发《上海市卫生人才发展"十三五"规划》的通知	沪卫计人事〔2017〕40号	上海市卫生和计划生育委员会	2017年5月
18	关于印发《上海市医疗机构设置"十三五"规划》的通知	沪卫计医〔2017〕17号	上海市卫生和计划生育委员会、上海市发展和改革委员会、上海市财政局、上海市人力资源和社会保障局、上海市医疗保险办公室、上海市机构编制委员会办公室、上海市民政局	2017年5月
19	关于印发《关于控制本市公立医院医疗费用不合理增长的实施意见（试行）》的通知	沪卫计规划〔2017〕4号	上海市卫生和计划生育委员会、上海市发展和改革委员会、上海市财政局、上海市人力资源和社会保障局	2017年6月
20	关于印发《上海市妇女健康服务能力建设专项规划（2016—2020年）》的通知	沪卫计〔2017〕15号	上海市卫生和计划生育委员会、上海市发展和改革委员会、上海市教育委员会、上海市财政局、上海市人力资源和社会保障局、上海市医疗保险办公室、上海市机构编制委员会办公室、上海市妇女儿童工作委员会办公室	2017年6月
21	关于印发《上海市基层中医药服务能力提升工程"十三五"行动计划实施方案》的通知	沪卫计中管〔2017〕13号	上海市卫生和计划生育委员会、上海市中医药发展办公室、上海市发展和改革委员会、上海市财政局、上海市人力资源和社会保障局、上海市食品药品监督管理局	2017年8月
22	关于加强医药产品回扣治理制度建设的意见	沪卫计医〔2017〕35号	上海市卫生和计划生育委员会、上海市发展和改革委员会、上海市人力资源和社会保障局、上海市食品药品监督管理局、上海市财政局、上海市医疗保险办公室	2017年8月
23	关于印发《上海市医疗卫生机构接待医药生产经营企业管理规定》的通知	沪卫计规〔2017〕10号	上海市卫生和计划生育委员会、上海市人力资源和社会保障局、上海市食品药品监督管理局、上海市医疗保险办公室	2017年8月
24	关于印发《上海市医药购销领域商业贿赂不良记录管理规定》的通知	沪卫计规〔2017〕11号	上海市卫生和计划生育委员会、上海市人力资源和社会保障局、上海市医疗保险办公室	2017年8月
25	关于印发《上海市医疗机构处方点评工作管理规定》的通知	沪卫计规〔2017〕12号	上海市卫生和计划生育委员会、上海市人力资源和社会保障局、上海市医疗保险办公室	2017年8月
26	关于印发《上海市医疗机构药事管理与药物治疗学委员会管理规定》的通知	沪卫计规〔2017〕13号	上海市卫生和计划生育委员会、上海市人力资源和社会保障局、上海市医疗保险办公室	2017年8月

序号	文 件 名 称	文 件 文 号	发 文 机 关	发文日期
27	关于印发《上海市加强药品使用信息系统规范管理规定》的通知	沪卫计规〔2017〕14号	上海市卫生和计划生育委员会	2017年8月
28	关于印发《上海市疾病应急救助制度实施细则》的通知	沪卫计规〔2017〕15号	上海市卫生和计划生育委员会、上海市财政局、上海市公安局、上海市民政局、上海市人力资源和社会保障局、上海市红十字会	2017年9月
29	关于印发《上海市临床重点专科建设"十三五"规划》的通知	沪卫计医〔2017〕46号	上海市卫生和计划生育委员会、上海市发展和改革委员会、上海市财政局、上海市人力资源和社会保障局、上海市医疗保险办公室、上海市机构编制委员会办公室、上海市教育委员会	2017年9月
30	关于进一步做实本市家庭医生签约服务工作的通知	沪卫计基层〔2017〕12号	上海市卫生和计划生育委员会	2017年9月
31	关于印发《上海市贯彻落实〈"十三五"全国地方病防治规划〉实施方案》的通知	沪卫计疾控〔2017〕21号	上海市卫生和计划生育委员会、上海市经济和信息化委员会、上海市教育委员会	2017年10月
32	关于印发《上海市城乡医疗救助资金管理办法》的通知	沪民规〔2017〕2号	上海市民政局、上海市财政局	2017年1月
33	关于本市公立医疗机构药品加价率有关问题的通知	沪价费〔2017〕6号	上海市物价局、上海市卫生和计划生育委员会、上海市医疗保险办公室	2017年1月
34	关于调整本市部分医疗服务价格的通知	沪价费〔2017〕5号	上海市物价局、上海市卫生和计划生育委员会、上海市医疗保险办公室	2017年2月
35	关于调整本市门急诊诊查费基本医疗保险支付标准的通知	沪人社医发〔2017〕3号	上海市人力资源和社会保障局、上海市医疗保险办公室	2017年2月
36	上海市人力资源和社会保障局、上海市医疗保险办公室关于本市被征地人员纳入职工基本医疗保险有关事项的通知	沪人社规〔2017〕10号	上海市人力资源和社会保障局、上海市医疗保险办公室	2017年3月
37	关于印发上海市公立医疗机构药品采购"两票制"实施方案（试行）的通知	沪人社医〔2017〕246号	上海市人力资源和社会保障局、上海市医疗保险办公室、上海市卫生和计划生育委员会、上海市发展和改革委员会、上海市经济和信息化委员会、上海市商务委员会、上海市工商行政管理局、上海市食品药品监督管理局、上海市国家税务局	2017年6月
38	关于进一步加强本市医保定点医疗机构自费药品采购和使用管理的通知	沪人社医〔2017〕263号	上海市人力资源和社会保障局、上海市医疗保险办公室、上海市卫生和计划生育委员会、上海市食品药品监督管理局、上海市发展和改革委员会、上海市财政局、上海市经济和信息化委员会、上海市商务委员会、上海市工商行政管理局	2017年7月

序号	文　件　名　称	文　件　文　号	发　文　机　关	发文日期
39	关于进一步加强本市公立医疗机构等医疗器械价格行为管理的通知	沪价费〔2017〕14 号	上海市物价局、上海市卫生和计划生育委员会、上海市医疗保险办公室	2017 年 8 月
40	关于开展本市定点医疗机构执业医师医保、卫生联合约谈工作的通知	沪人社医监〔2017〕274 号	上海市人力资源和社会保障局、上海市医疗保险办公室、上海市卫生和计划生育委员会	2017 年 8 月
41	关于全面推进本市医疗器械"阳光采购"有关事项的通知	沪人社医〔2017〕293 号	上海市人力资源和社会保障局、上海市医疗保险办公室	2017 年 8 月
42	关于印发《上海市基本医疗保险、工伤保险和生育保险药品目录（2017 年版）》的通知	沪人社医〔2017〕430 号	上海市人力资源和社会保障局、上海市医疗保险办公室、上海市卫生和计划生育委员会、上海市食品药品监督管理局	2017 年 11 月
43	关于深化本市医保支付方式改革的实施意见	沪人社医〔2017〕540 号	上海市人力资源和社会保障局、上海市医疗保险办公室、上海市卫生和计划生育委员会、上海市发展和改革委员会、上海市财政局	2017 年 12 月